国家卫生健康委员会"十四五"规划教材

全国高等学校教材

供基础、临床、预防、口腔医学类专业用

新形态教材

急诊与灾难医学

Emergency and Disaster Medicine

第 **4** 版

主　　审｜沈　洪

主　　编｜张进祥　崇　巍

副 主 编｜曹　钰　赵　剡　徐　峰

数 字 主 编｜张进祥　朱华栋

数字副主编｜徐　峰　陈旭锋　张　茂

人民卫生出版社

·北京·

版权所有，侵权必究！

图书在版编目（CIP）数据

急诊与灾难医学 / 张进祥，崇巍主编. -- 4 版.
北京：人民卫生出版社，2024. 11. --（全国高等学校
五年制本科临床医学专业第十轮规划教材）. -- ISBN
978-7-117-37141-4

Ⅰ. R459.7；R129

中国国家版本馆 CIP 数据核字第 2024XF0325 号

| 人卫智网 | www.ipmph.com | 医学教育、学术、考试、健康，购书智慧智能综合服务平台 |
| 人卫官网 | www.pmph.com | 人卫官方资讯发布平台 |

急诊与灾难医学

Jizhen yu Zainan Yixue

第 4 版

主　　编：张进祥　崇　巍
出版发行：人民卫生出版社（中继线 010-59780011）
地　　址：北京市朝阳区潘家园南里 19 号
邮　　编：100021
E - mail：pmph @ pmph.com
购书热线：010-59787592　010-59787584　010-65264830
印　　刷：北京盛通印刷股份有限公司
经　　销：新华书店
开　　本：850×1168　1/16　印张：22　插页：1
字　　数：651 千字
版　　次：2008 年 1 月第 1 版　　2024 年 11 月第 4 版
印　　次：2024 年 12 月第 1 次印刷
标准书号：ISBN 978-7-117-37141-4
定　　价：69.00 元
打击盗版举报电话：010-59787491　E-mail：WQ @ pmph.com
质量问题联系电话：010-59787234　E-mail：zhiliang @ pmph.com
数字融合服务电话：4001118166　E-mail：zengzhi @ pmph.com

编委名单

编　委 （以姓氏笔画为序）

王国兴　首都医科大学附属北京友谊医院

朱华栋　北京协和医院

朱海燕　中国人民解放军总医院

李　旭　南方医科大学南方医院

李树生　华中科技大学同济医学院附属同济医院

李湘民　中南大学湘雅医院

何　庆　西南交通大学医学院

张进祥　华中科技大学同济医学院附属协和医院

张连阳　陆军军医大学陆军特色医学中心

赵　剡　武汉大学中南医院

徐　峰　山东大学齐鲁医院

曹　钰　四川大学华西医院

崇　巍　中国医科大学附属第一医院

谢　伟　山东第一医科大学附属中心医院

裴红红　西安交通大学第二附属医院

谭宏涛　哈尔滨医科大学附属第一医院

编写秘书 孙　鹏　华中科技大学同济医学院附属协和医院

数字编委

新形态教材使用说明

新形态教材是充分利用多种形式的数字资源及现代信息技术,通过二维码将纸书内容与数字资源进行深度融合的教材。本套教材全部以新形态教材形式出版,每本教材均配有特色的数字资源和电子教材,读者阅读纸书时可以扫描二维码,获取数字资源、电子教材。

电子教材是纸质教材的电子阅读版本,其内容及排版与纸质教材保持一致,支持手机、平板及电脑等多终端浏览,具有目录导航、全文检索功能,方便与纸质教材配合使用,进行随时随地阅读。

获取数字资源与电子教材的步骤

① 扫描封底红标二维码,获取图书"使用说明"。

② 揭开红标,扫描绿标激活码,注册 / 登录人卫账号获取数字资源与电子教材。

③ 扫描书内二维码或封底绿标激活码,随时查看数字资源和电子教材。

④ 登录 zengzhi.ipmph.com 或下载应用体验更多功能和服务。

扫描下载应用

客户服务热线 400-111-8166

读者信息反馈方式

欢迎登录"人卫e教"平台官网"medu.pmph.com",在首页注册登录后,即可通过输入书名、书号或主编姓名等关键字,查询我社已出版教材,并可对该教材进行读者反馈、图书纠错、撰写书评以及分享资源等。

序言

百年大计，教育为本。教育立德树人，教材培根铸魂。

过去几年，面对突如其来的新冠疫情，以习近平同志为核心的党中央坚持人民至上、生命至上，团结带领全党全国各族人民同心抗疫，取得疫情防控重大决定性胜利。在这场抗疫战中，我国广大医务工作者为最大限度保护人民生命安全和身体健康发挥了至关重要的作用。事实证明，我国的医学教育培养出了一代代优秀的医务工作者，我国的医学教材体系发挥了重要的支撑作用。

党的二十大报告提出到 2035 年建成教育强国、健康中国的奋斗目标。我们必须深刻领会党的二十大精神，深刻理解新时代、新征程赋予医学教育的重大使命，立足基本国情，尊重医学教育规律，不断改革创新，加快建设更高质量的医学教育体系，全面提高医学人才培养质量。

尺寸教材，国家事权，国之大者。面对新时代对医学教育改革和医学人才培养的新要求，第十轮教材的修订工作落实习近平总书记的重要指示精神，用心打造培根铸魂、启智增慧、适应时代需求的精品教材，主要体现了以下特点。

1. 进一步落实立德树人根本任务。遵循《习近平新时代中国特色社会主义思想进课程教材指南》要求，努力发掘专业课程蕴含的思想政治教育资源，将课程思政贯穿于医学人才培养过程之中。注重加强医学人文精神培养，在医学院校普遍开设医学伦理学、卫生法以及医患沟通课程基础上，新增蕴含医学温度的《医学人文导论》，培养情系人民、服务人民、医德高尚、医术精湛的仁心医者。

2. 落实"大健康"理念。将保障人民全生命周期健康体现在医学教材中，聚焦人民健康服务需求，努力实现"以治病为中心"转向"以健康为中心"，推动医学教育创新发展。为弥合临床与预防的裂痕作出积极探索，梳理临床医学教材体系中公共卫生与预防医学相关课程，建立更为系统的预防医学知识结构。进一步优化重组《流行病学》《预防医学》等教材内容，撤销内容重复的《卫生学》，推进医防协同、医防融合。

3. 守正创新。传承我国几代医学教育家探索形成的具有中国特色的高等医学教育教材体系和人才培养模式，准确反映学科新进展，把握跟进医学教育改革新趋势新要求，推进医科与理科、工科、文科等学科交叉融合，有机衔接毕业后教育和继续教育，着力提升医学生实践能力和创新能力。

4．坚持新形态教材的纸数一体化设计。数字内容建设与教材知识内容契合，有效服务于教学应用，拓展教学内容和学习过程；充分体现"人工智能＋"在我国医学教育数字化转型升级、融合发展中的促进和引领作用。打造融合新技术、新形式和优质资源的新形态教材，推动重塑医学教育教学新生态。

5．积极适应社会发展，增设一批新教材。包括：聚焦老年医疗、健康服务需求，新增《老年医学》，维护老年健康和生命尊严，与原有的《妇产科学》《儿科学》等形成较为完整的重点人群医学教材体系；重视营养的基础与一线治疗作用，新增《临床营养学》，更新营养治疗理念，规范营养治疗路径，提升营养治疗技能和全民营养素养；以满足重大疾病临床需求为导向，新增《重症医学》，强化重症医学人才的规范化培养，推进实现重症管理关口前移，提升应对突发重大公共卫生事件的能力。

我相信，第十轮教材的修订，能够传承老一辈医学教育家、医学科学家胸怀祖国、服务人民的爱国精神，勇攀高峰、敢为人先的创新精神，追求真理、严谨治学的求实精神，淡泊名利、潜心研究的奉献精神，集智攻关、团结协作的协同精神。在人民卫生出版社与全体编者的共同努力下，新修订教材将全面体现教材的思想性、科学性、先进性、启发性和适用性，以全套新形态教材的崭新面貌，以数字赋能医学教育现代化、培养医学领域时代新人的强劲动力，为推动健康中国建设作出积极贡献。

教育部医学教育专家委员会主任委员

教育部原副部长

林蕙青

2024 年 5 月

全国高等学校五年制本科临床医学专业
第十轮 规划教材修订说明

全国高等学校五年制本科临床医学专业国家卫生健康委员会规划教材自 1978 年第一轮出版至今已有 46 年的历史。近半个世纪以来，在教育部、国家卫生健康委员会的领导和支持下，以吴阶平、裘法祖、吴孟超、陈灏珠等院士为代表的几代德高望重、有丰富的临床和教学经验、有高度责任感和敬业精神的国内外著名院士、专家、医学家、教育家参与了本套教材的创建和每一轮教材的修订工作，使我国的五年制本科临床医学教材从无到有、从少到多、从多到精，不断丰富、完善与创新，形成了课程门类齐全、学科系统优化、内容衔接合理、结构体系科学的由纸质教材与数字教材、在线课程、专业题库、虚拟仿真和人工智能等深度融合的立体化教材格局。这套教材为我国千百万医学生的培养和成才提供了根本保障，为我国培养了一代又一代高水平、高素质的合格医学人才，为推动我国医疗卫生事业的改革和发展作出了历史性巨大贡献，并通过教材的创新建设和高质量发展，推动了我国高等医学本科教育的改革和发展，促进了我国医药学相关学科或领域的教材建设和教育发展，走出了一条适合中国医药学教育和卫生事业发展实际的具有中国特色医药学教材建设和发展的道路，创建了中国特色医药学教育教材建设模式。老一辈医学教育家和科学家们亲切地称这套教材是中国医学教育的"干细胞"教材。

本套第十轮教材修订启动之时，正是全党上下深入学习贯彻党的二十大精神之际。党的二十大报告首次提出要"加强教材建设和管理"，表明了教材建设是国家事权的重要属性，体现了以习近平同志为核心的党中央对教材工作的高度重视和对"尺寸课本、国之大者"的殷切期望。第十轮教材的修订始终坚持将贯彻落实习近平新时代中国特色社会主义思想和党的二十大精神进教材作为首要任务。同时以高度的政治责任感、使命感和紧迫感，与全体教材编者共同把打造精品落实到每一本教材、每一幅插图、每一个知识点，与全国院校共同将教材审核把关贯穿到编、审、出、修、选、用的每一个环节。

本轮教材修订全面贯彻党的教育方针，全面贯彻落实全国高校思想政治工作会议精神、全国医学教育改革发展工作会议精神、首届全国教材工作会议精神，以及《国务院办公厅关于深化医教协同进一步推进医学教育改革与发展的意见》(国办发〔2017〕63 号)与《国务院办公厅关于加快医学教育创新发展的指导意见》(国办发〔2020〕34 号)对深化医学教育机制体制改革的要求。认真贯彻执行《普通高等学校教材管理办法》，加强教材建设和管理，推进教育数字化，通过第十轮规划教材的全面修订，打造新一轮高质量新形态教材，不断拓展新领域、建设新赛道、激发新动能、形成新优势。

其修订和编写特点如下:

1. 坚持教材立德树人课程思政　认真贯彻落实教育部《高等学校课程思政建设指导纲要》,以教材思政明确培养什么人、怎样培养人、为谁培养人的根本问题,落实立德树人的根本任务,积极推进习近平新时代中国特色社会主义思想进教材进课堂进头脑,坚持不懈用习近平新时代中国特色社会主义思想铸魂育人。在医学教材中注重加强医德医风教育,着力培养学生"敬佑生命、救死扶伤、甘于奉献、大爱无疆"的医者精神,注重加强医者仁心教育,在培养精湛医术的同时,教育引导学生始终把人民群众生命安全和身体健康放在首位,提升综合素养和人文修养,做党和人民信赖的好医生。

2. 坚持教材守正创新提质增效　为了更好地适应新时代卫生健康改革及人才培养需求,进一步优化、完善教材品种。新增《重症医学》《老年医学》《临床营养学》《医学人文导论》,以顺应人民健康迫切需求,提高医学生积极应对突发重大公共卫生事件及人口老龄化的能力,提升医学生营养治疗技能,培养医学生传承中华优秀传统文化、厚植大医精诚医者仁心的人文素养。同时,不再修订第9版《卫生学》,将其内容有机融入《预防医学》《医学统计学》等教材,减轻学生课程负担。教材品种的调整,凸显了教材建设顺应新时代自我革新精神的要求。

3. 坚持教材精品质量铸就经典　教材编写修订工作是在教育部、国家卫生健康委员会的领导和支持下,由全国高等医药教材建设学组规划,临床医学专业教材评审委员会审定,院士专家把关,全国各医学院校知名专家教授编写,人民卫生出版社高质量出版。在首届全国教材建设奖评选过程中,五年制本科临床医学专业第九轮规划教材共有13种教材获奖,其中一等奖5种、二等奖8种,先进个人7人,并助力人卫社荣获先进集体。在全国医学教材中获奖数量与比例之高,独树一帜,足以证明本套教材的精品质量,再造了本套教材经典传承的又一重要里程碑。

4. 坚持教材"三基""五性"编写原则　教材编写立足临床医学专业五年制本科教育,牢牢坚持教材"三基"(基础理论、基本知识、基本技能)和"五性"(思想性、科学性、先进性、启发性、适用性)编写原则。严格控制纸质教材编写字数,主动响应广大师生坚决反对教材"越编越厚"的强烈呼声;提升全套教材印刷质量,在双色印制基础上,全彩教材调整纸张类型,便于书写、不反光。努力为院校提供最优质的内容、最准确的知识、最生动的载体、最满意的体验。

5. 坚持教材数字赋能开辟新赛道　为了进一步满足教育数字化需求,实现教材系统化、立体化建设,同步建设了与纸质教材配套的电子教材、数字资源及在线课程。数字资源在延续第九轮教材的教学课件、案例、视频、动画、英文索引词读音、AR互动等内容基础上,创新提供基于虚拟现实和人工智能等技术打造的数字人案例和三维模型,并在教材中融入思维导图、目标测试、思考题解题思路,拓展数字切片、DICOM等图像内容。力争以教材的数字化开发与使用,全方位服务院校教学,持续推动教育数字化转型。

第十轮教材共有56种,均为国家卫生健康委员会"十四五"规划教材。全套教材将于2024年秋季出版发行,数字内容和电子教材也将同步上线。希望全国广大院校在使用过程中能够多提供宝贵意见,反馈使用信息,以逐步修改和完善教材内容,提高教材质量,为第十一轮教材的修订工作建言献策。

沈 洪

主任医师,解放军医学院、南开大学教授,博士研究生导师。中国人民解放军总医院急诊医学科原主任。

全军急救医学专业委员会第七届、八届主任委员,学术顾问;中华医学会急诊医学分会副主任委员;北京医学会急诊医学分会副主任委员;中国医师协会急诊医师分会副会长;国际红十字会专家指导委员会委员。担任《中国急救医学》杂志编委会主任委员,《中国危重病急救医学》《中华急诊医学杂志》副主编,《世界急危重病医学杂志》总编等十余家国内学术期刊编委。参与国际心肺复苏(CPR)及心血管急救(ECC)指南修订,国际红十字急救指南制定。主编规划教材《急诊医学》(第1版)、《急诊与灾难医学》(第2、3版)及15部学术著作,发表学术论文600余篇。承担多项国家专项课题,并获科技进步奖、医疗成果奖多项,专利和软件著作权10余项。

张进祥

　　教授,主任医师,博士研究生导师。华中科技大学同济医学院附属协和医院副院长。

　　兼任武汉医学会急诊医学分会主任委员。曾赴美国匹兹堡大学医学中心外科系学习,师从美国科学院院士 Timothy R. Billiar 教授。长期从事急诊医疗、教学和科研工作。担任规划教材《消化系统与疾病》(第 2 版)副主编。主持 4 项国家自然科学基金项目、6 项省部级课题,发表 SCI 论文 40 余篇,获授权国家发明专利 7 项,获软件著作权 3 项。入选湖北省新世纪高层次人才,获首届中国医学教育题库命题创新大赛特等奖 1 项,湖北省科技进步奖一等奖 2 项,湖北省高等学校教学成果奖特等奖 1 项。

崇　巍

　　教授,主任医师,博士研究生导师。中国医科大学附属第一医院急诊科主任,教育部"长江学者奖励计划"特岗学者。

　　辽宁国家紧急医学救援队队长,教育部首批全国学校急救教育专家。中华医学会急诊医学分会副秘书长,辽宁省医学会急诊医学分会候任主任委员、灾难医学分会主任委员,中国医师协会急诊医师分会常委,辽宁省医师协会急诊医师分会会长,辽宁省急危重症(急诊)临床医学研究中心负责人,辽宁省急诊医疗质量控制中心主任。主持国家、省、市级各级课题十余项,先后获得国家科学技术进步奖二等奖和辽宁省科学技术奖一等奖,哈佛医学院麻省总医院特殊贡献奖,以及全国卫生健康系统新冠肺炎疫情防控工作先进个人、辽宁省五一劳动奖章、辽宁省高等学校优秀共产党员、辽宁青年名医和沈阳市杰出医师等奖励和荣誉。

曹　钰

教授,主任医师,博士研究生导师。四川大学华西医院急诊科主任、灾难医学研究所 / 急诊医学研究所执行所长。兼任中华医学会急诊医学分会副主任委员,中国医师协会急诊医师分会副会长,中国急诊专科医联体副主席,四川省医师协会急诊医师分会会长,四川省医学会急诊医学专业委员会候任主任委员。美国 Thomas Jefferson 大学医院访问学者。

长期从事急诊医学医疗、教学、科研、管理工作。主持国家自然科学基金项目等多项课题;发表 SCI 论文 72 篇;申请发明专利 12 项;主编、副主编、主译教材 9 部;主持国家级一流本科课程 1 门,获"全国医德楷模"、四川省教学成果奖一等奖、四川省科学技术进步奖二等奖、"四川省优秀教师"等荣誉和奖项。

赵　剡

教授,主任医师,博士研究生导师。武汉大学中南医院副院长。兼任教育部高等学校临床实践教学指导分委员会委员、中国医师协会急诊医师分会常委等职务。

长期从事急诊医学临床、教学和科研,主要研究方向为膈肌功能障碍、急诊大数据分析等,发表 SCI 文章 50 余篇,*Emergency Medicine*(《急诊医学》)副主编,参编论著 10 余部,*Emergency and Critical Care Medicine* 杂志副主编,《中华急诊医学杂志》等学术期刊编委。主持国家级、省部级科研项目约 30 项。主讲的"急救常识"获"国家精品在线开放课程"等荣誉。

徐　峰

教授,主任医师,博士研究生导师。山东大学齐鲁医院副院长。国家杰出青年科学基金获得者,国家卫生健康突出贡献中青年专家,国家重大项目首席专家。兼任中华医学会急诊医学分会常委,中国医师协会胸痛专业委员会总干事,美国心脏协会和欧洲心脏病学会 Fellow,山东省医学会急诊医学分会主任委员等。*Resuscitation* 杂志、《中华急诊医学杂志》编委。

长期从事急诊医疗、教学和科研工作。主持国家自然科学基金项目 6 项,建立全国心脏骤停注册登记队列(BASIC 研究,超 47 万例),主编我国首部《中国心脏骤停与心肺复苏报告(2022 年版)》。以通信作者或第一作者在 *JAMA* 等期刊发表论文。获中国青年科技奖、教育部科技进步奖二等奖和山东省科学技术进步奖一等奖等奖项。

前言

　　《急诊与灾难医学》第 4 版是在上版教材基础上，认真总结使用中的反馈意见，本着落实"干细胞"教材突出基础理论、基本知识、基本技能和思想性、科学性、先进性、启发性、适用性的"三基""五性"原则，突出急诊与灾难医学专业的学科特点，体现医学人文精神和方法，关注科技创新与医学的融合，将思政融入全章节，注重学术概念、方法标准的科学属性，语言表达的精准简练，以精益求精的态度进行修订。对上版教材章节进行了小部分内容的规整，但在整体结构上未进行大的变化，如：增加了急诊常见的眩晕，单列突出讲解突发公共卫生事件，并鉴于当前的世界局势，增加了战争伤害、创伤后心理应激等内容。同时依据临床学科特点调整了部分章节内容：将中毒的排列顺序按照就诊习惯予以归类分述；将水、电解质紊乱的内容与症状或疾病相整合，不独立成章；对灾难医学的阐述顺序予以调整，删除"空气污染"部分。并根据学术概念和内容更新修订各章节内容，结合新形态教材的形式变化，在数字资源里增加了动画、思维导图。教材仍突出急诊医疗实际应用，从常见症状入手，讲述如何进行病情评估、控制及可能病因的判断，列举了可能导致突发生命危险的常见疾病的临床特点、诊断与鉴别诊断和救治流程。教学中应结合常见临床急症实例，交叉贯穿相关病理生理机制进行病因的鉴别，快速确定救治方案，帮助和引导医学生拓展获取知识的途径，并将学习的知识应用于临床实践。

　　本版教材编写的宗旨是发挥桥梁作用，从临床常见急症入手帮助和引导医学生从课堂走向临床实践，同时对灾难医学进行初步讲解；较系统地讲授急诊常见的急症及与其最相关可致命的临床疾病；详细介绍急性感染、休克、多器官功能障碍综合征、心肺脑复苏、急性中毒、创伤、环境及理化因素损伤和灾难救援等专业理论知识。教学的特点是能让学生结合临床实际，跨越各临床疾病学习时的专业界限，能从最初的突出的临床急诊症状着手展开分析，按照循证医学的基本思维原则，快速完成评估及初步诊断，从而使学习深入到一线临床实践中，逐步形成抢救生命的快速决策意识，以及边救治、边观察、边诊断、边评估、边调整的急诊工作方式。

　　本版教材在编写过程中，中国人民解放军总医院、华中科技大学同济医学院附属协和医院、中国医科大学附属第一医院等给予了大力支持，在此表示由衷的感谢！

　　由于时间和水平有限，书中难免存在不足，诚恳欢迎广大师生和同道提出建议，以便再版时改进。

张进祥　　崇　巍

2024 年 3 月

目录

第一章　绪论 ·· 1

第二章　急性发热 ·· 6

　　第一节　概述 ··· 6
　　第二节　临床特点及诊断、鉴别诊断 ·············· 8
　　第三节　急诊处理 ·· 11

第三章　意识障碍与抽搐 ·· 14

　　第一节　晕厥与昏迷 ·· 14
　　第二节　眩晕 ··· 20
　　第三节　脑卒中 ·· 23
　　第四节　低血糖症 ·· 34
　　第五节　糖尿病急症 ·· 36
　　第六节　常见抽搐急症 ·· 40

第四章　呼吸困难 ·· 47

　　第一节　概述 ··· 47
　　第二节　支气管哮喘急性发作 ··························· 50
　　第三节　自发性气胸 ·· 54
　　第四节　急性心力衰竭 ·· 55
　　第五节　急性肺栓塞 ·· 57
　　第六节　急性呼吸窘迫综合征 ··························· 59

第五章　心悸与心律失常 ·· 62

　　第一节　概述 ··· 62
　　第二节　严重心律失常 ·· 68

第六章　急性疼痛 ·· 76

　　第一节　急性头痛 ·· 76
　　第二节　急性胸痛 ·· 85
　　第三节　急性腹痛 ·· 93
　　第四节　腰背及四肢疼痛 ···································· 102

第七章　出血	109
第一节　咯血	109
第二节　呕血、便血	115
第三节　血尿	123
第四节　鼻出血	128

第八章　呕吐与腹泻	130
第一节　呕吐	130
第二节　腹泻	136

第九章　少尿与无尿	140
第一节　概述	140
第二节　急性肾损伤	142
第三节　急性尿潴留	146

第十章　休克	148
第一节　概述	148
第二节　各类休克的特点及救治	153

第十一章　急性中毒	157
第一节　总论	157
第二节　杀虫剂中毒	161
第三节　除草剂中毒	165
第四节　杀鼠剂中毒	167
第五节　食物中毒	168
第六节　药物中毒	170
第七节　酒精中毒	172
第八节　毒品中毒	173
第九节　气体中毒	174

第十二章　环境及理化因素损伤	177
第一节　淹溺	177
第二节　中暑	178
第三节　冻伤及冻僵	180
第四节　急性高原病	182
第五节　烧烫伤	185

第六节　电击伤 ………………………………………… 187
第七节　强酸、强碱损伤 ……………………………… 189
第八节　动物咬伤 ……………………………………… 191
第九节　节肢动物螫伤 ………………………………… 193
第十节　毒蛇咬伤 ……………………………………… 195

第十三章　急性感染　199

第一节　急性感染诊断与处理原则 …………………… 199
第二节　社区获得性肺炎 ……………………………… 203

第十四章　多器官功能障碍综合征　209

第一节　概述 …………………………………………… 209
第二节　多器官功能障碍综合征(含脓毒症) ………… 211
第三节　多器官系统功能监护 ………………………… 216
第四节　多器官功能障碍的治疗与营养支持 ………… 228

第十五章　心肺脑复苏　231

第一节　概述 …………………………………………… 231
第二节　基本生命支持(含气道异物梗阻与处理) …… 234
第三节　高级心血管生命支持 ………………………… 240
第四节　特殊情况下的心肺复苏 ……………………… 242
第五节　脑复苏 ………………………………………… 244

第十六章　创伤急救　248

第一节　创伤的院前急救 ……………………………… 248
第二节　特殊创伤急救 ………………………………… 255
第三节　创伤后急性心理应激 ………………………… 264

第十七章　灾难医学　267

第一节　灾难医学及救援的教育与培训 ……………… 267
第二节　灾难救援组织与管理 ………………………… 270
第三节　灾难医学救援的伦理问题 …………………… 273
第四节　突发公共卫生事件 …………………………… 274
第五节　灾后疾病的预防与卫生保障 ………………… 276

第十八章　灾难现场医学救援　281

第一节　灾难伤员医疗急救 …………………………… 281

第二节　伤员现场分拣 ⋯⋯⋯⋯⋯⋯⋯⋯⋯⋯⋯⋯⋯ **285**

第三节　伤员分级救治 ⋯⋯⋯⋯⋯⋯⋯⋯⋯⋯⋯⋯⋯ **287**

第四节　伤员转运 ⋯⋯⋯⋯⋯⋯⋯⋯⋯⋯⋯⋯⋯⋯⋯⋯ **289**

第五节　救援人员自我防护 ⋯⋯⋯⋯⋯⋯⋯⋯⋯⋯⋯ **293**

第十九章　自然灾难的医学救援　　**298**

第一节　地震 ⋯⋯⋯⋯⋯⋯⋯⋯⋯⋯⋯⋯⋯⋯⋯⋯⋯⋯ **298**

第二节　水灾 ⋯⋯⋯⋯⋯⋯⋯⋯⋯⋯⋯⋯⋯⋯⋯⋯⋯⋯ **301**

第三节　山体滑坡与泥石流 ⋯⋯⋯⋯⋯⋯⋯⋯⋯⋯⋯ **302**

第四节　海啸 ⋯⋯⋯⋯⋯⋯⋯⋯⋯⋯⋯⋯⋯⋯⋯⋯⋯⋯ **304**

第二十章　人为灾难的医学救援　　**306**

第一节　交通事故 ⋯⋯⋯⋯⋯⋯⋯⋯⋯⋯⋯⋯⋯⋯⋯⋯ **306**

第二节　火灾 ⋯⋯⋯⋯⋯⋯⋯⋯⋯⋯⋯⋯⋯⋯⋯⋯⋯⋯ **308**

第三节　矿难 ⋯⋯⋯⋯⋯⋯⋯⋯⋯⋯⋯⋯⋯⋯⋯⋯⋯⋯ **311**

第四节　踩踏事件 ⋯⋯⋯⋯⋯⋯⋯⋯⋯⋯⋯⋯⋯⋯⋯⋯ **312**

第五节　危险化学品事故 ⋯⋯⋯⋯⋯⋯⋯⋯⋯⋯⋯⋯ **314**

第六节　恐怖袭击 ⋯⋯⋯⋯⋯⋯⋯⋯⋯⋯⋯⋯⋯⋯⋯⋯ **316**

第七节　核与辐射事故 ⋯⋯⋯⋯⋯⋯⋯⋯⋯⋯⋯⋯⋯ **317**

第八节　战争 ⋯⋯⋯⋯⋯⋯⋯⋯⋯⋯⋯⋯⋯⋯⋯⋯⋯⋯ **321**

第二十一章　灾难心理救援　　**324**

第一节　群体性灾难应激反应 ⋯⋯⋯⋯⋯⋯⋯⋯⋯⋯ **324**

第二节　心理救援系统的建立与运作 ⋯⋯⋯⋯⋯⋯ **325**

第三节　灾民社区心理救援服务 ⋯⋯⋯⋯⋯⋯⋯⋯⋯ **325**

推荐阅读　　**330**

中英文名词对照索引　　**331**

第一章 | 绪 论

一、急诊与灾难医学的概念与范畴

(一) 急诊与灾难医学的概念

急诊医学(emergency medicine)是一门临床医学专业,涉及院前急救、院内急诊、急危重症监护、现场急救(first aid)、创伤急救、急病(症)救治、心肺复苏、急性中毒、理化及环境因素损伤,以及相关学科的理论和技能等。急诊主要针对不可预测的急危重症、创伤、意外伤害以及心理急症,进行评估判断、急诊处理、治疗和预防,或对人为及环境伤害给予迅速的手术、非手术和/或介入等治疗及精神心理救助。

随着公众对急诊医疗服务(emergency medical service,EMS)需求的日渐提高,要求在发病或致伤早期采取快速有效的救治方法,目的是在"黄金时间"内抢救生命,控制伤病情恶化,保护器官功能,以期获得良好的临床预后。

急诊医学是对急危重症、创伤和意外伤害进行评估、急诊处理、治疗和预防的学科专业,其核心是早期判断、迅速有效救治、保护脏器功能和生命安全。急救的内涵更侧重对急危重症、创伤、灾害事件伤害的急救反应能力,包括急救人员、车辆、通信的调动准备,现场急救、安全转运,乃至到达医院后的初期抢救,更突出抢救生命,急救过程中的有效措施和组织管理是其核心。

灾难医学(disaster medicine)是指因灾难事故中涉及人员伤亡而必须迅速实施的大规模医疗救援的医学分支,包括对灾难的预见、预防和准备,灾难现场伤员的解救和医疗急救,灾难后的卫生防疫,如饮水卫生、营养,以及适时的心理危机干预等。灾难现场急救与急诊医学所涉及的理论、知识和技能相互交叉、重叠,但灾难现场有其救援的特殊性,随着实践深入与理论探讨可以融入一个完整的急救医疗服务体系之中。

(二) 急救医疗服务体系

我国目前的急救医疗服务体系(emergency medical service system,EMSS)是院前急救、医院急诊、危重症监护三位一体的模式。

1. 院前急救 院前急救(prehospital care)是指到达医院前急救人员对急症、创伤病人开展现场或转运途中的医疗救治。其主要任务是:①对急症、创伤病人进行现场生命支持和紧急处理,快速稳定病情和安全转运;②对突发公共卫生事件或灾难事故现场实施应急医学救援;③在特殊重大集会、重要会议、赛事和重要人物活动中承担意外救护的准备;④承担急救通信指挥,即作为联络急救中心(站)、医院和上级行政部门的信息枢纽。

院前急救作为急救医疗服务体系的重要组成部分,对其技术指标的评价可以控制急救医疗服务质量。其技术指标如下。

(1)院前急救时间:①急救反应时间:是从接到求救电话到派出救护车抵达伤病现场的平均时间。考虑受通信、交通状况、急救人员数量、车辆配置、急救站点分布和急救半径等因素的影响,国际目标要求为5~10分钟。②现场抢救时间:是急救人员在现场对伤病员救治的时间,视伤病情是否允许安全转运而定,也根据是否急需送往医院接受确定性治疗的要求而定。③转运时间:即从现场到医院的时间,往往取决于交通状况、有能力接受危重伤病员救治的医院的分布等因素。

(2)院前急救效果:急救反应时间、急救设施、急救人员能力和急救技术水平,以及院前急救系统的管理水平都会影响急救的实际效果。院前心脏骤停的复苏成功率是评价急救效果的重要客观指标之一。熟练实施标准化急救流程会提高急救效果。

（3）院前急救需求：随着公众对EMSS的认识和了解，院前急救需求也在不断增加，而救护车数量、分布，急救电话应答指导和急救人员反应能力等都会制约对急救需求的满足。对突发公共卫生事件或灾害事故的应急救援能力也是衡量急救需求满足程度的重要指标，这就要求急救医疗机构与其他救援机构相互协调，共同完成重大灾难事故的现场救援任务。从这一角度看，院前急救也是政府通过急救机构履行向公众提供急救医疗服务的职能。

2. 医院急诊　医院急诊是EMSS中最重要而又最复杂的中心环节。医院急诊的救治能力及质量是医院管理、医护人员素质和急救技术水平的综合体现。

急诊科（emergency department，ED）是医院急症、创伤救治的首诊场所。急诊科实行全年每天24小时开放，承接来院的紧急诊疗服务，从而为获得后续的专科诊治提供支持和保障。急诊科在医院中须有相对独立区域，设置布局和流程合理，急救设施齐备，人员相对固定，是能承担医疗、教学和科研的综合性科室。其主要任务是担负急诊伤病员的院内急诊早期救治和部分危重症病人的急诊监护治疗，也可根据所在区域特点承担院前急救。医院急诊还直接面向社会承担大量非急诊病人的门诊工作，需要合理处置和分流病员，准备应对随时可能出现的批量伤病员的急救。充分利用有限的急诊资源是医院急诊工作中需要特别注意的问题，组织协调医院各专业科室参加急诊会诊、救治，尽快收容危重伤病员入院治疗也是急诊工作的职责。

急诊分诊根据病情的轻重缓急将急诊病人分为5类：

Ⅰ类：生命垂危病人（patient with life threatening condition）：需要立即进行抢救。

Ⅱ类：随时危及生命的病人（patient with immediately life threatening condition）：应在10分钟内进行病情评估和治疗。

Ⅲ类：存在危及生命状况的病人（patient with potentially life threatening condition）：应在30分钟内进行病情评估和治疗。

Ⅳ类：潜在危重状况的病人（patient with potentially critical condition）：可在1小时内给予急诊处理。

Ⅴ类：非紧急的病人（patient with less urgent condition）：可根据当时急诊抢救情况适当延时给予治疗，一般可在2小时内处理。

经过急诊诊治的伤病员，根据病情决定给予急诊手术、入院治疗、危重症监护治疗、急诊留观、转专科门诊或离院等处理。

医院急诊科应不断加强相对独立的综合诊治能力，为大多数学科的急诊问题提供解决方案，能对急危重症、创伤病人进行初期评估和处理。根据我国医院急诊发展现状，许多以急症就诊的病人一时难以明确诊断，或者合并多器官功能障碍或衰竭，造成专科收容困难，从而大量较长时间滞留在急诊科。2009年公布的《急诊科建设与管理指南（试行）》明确要求："急诊科应当根据急诊患者流量和专业特点设置观察床，收住需要在急诊临时观察的患者，观察床数量根据医院承担的医疗任务和急诊病人量确定。急诊患者留观时间原则上不超过72小时。"

3. 危重症监护　危重症监护（critical care）是指在急诊抢救和观察区域内能实现完备的监护和抢救的医疗功能，即监护床单位都有完备的监护设备，能及时抢救生命及提供器官功能支持。急危重症监护的基本特征是：①在严重伤病发生后的"黄金时间"内给予恰当救治，以避免死亡和伤残；②经过危重症监护培训的医护人员能更有效地处理危重症病人。急危重症病人住急诊和重症监护病房（ICU）的时间是评价救治效果、衡量医疗质量的重要指标。

现阶段在我国三级综合型医院急诊科中已普遍建立急诊危重症监护室（emergency intensive care unit，EICU），因为急危重症病人在急诊科长时间停留更需要实施严密的监护治疗，这类危重症病人的特点是：①心肺复苏后生命体征不稳定，需要持续循环、呼吸支持；②病情垂危而不宜搬动、转运；③只需要短时间监护救治即可治愈，无需再住院治疗；④为其他专科难以收住院的复杂危重症病人。

总之,建立急诊危重症监护室或监护床单位要更注重对急危重症病人连续的急救,加强监护治疗,适时收入院进行后续治疗,以提高危重症病人的救治质量和效果。

二、我国急诊医学的发展阶段

我国急诊医学仍是一门新的临床学科专业。1980 年颁布的《卫生部关于加强城市急救工作的意见》,促进了急救相关领域的学术交流。1986 年卫生部颁布《中华人民共和国急救医疗法(草案)》,规定"市、县以上地区都要成立急救医疗指挥系统,实行三级急救医疗体制",成立医院急诊科、城市急救站(中心)。1987 年 5 月正式成立急诊医学学会,1997 年更名为中华医学会急诊医学分会。2009 年5 月卫生部公布了《急诊科建设与管理指南(试行)》,2011 年国务院新修订《突发公共卫生事件应急条例》,为指导和加强医疗机构急诊科的规范化建设和管理、促进急诊医学的发展、提高急诊医疗水平、保证医疗质量和医疗安全提供了法规性依据。

从我国急诊医学学科的正式创建伊始至今,急诊医学发展的过程分为三个阶段。

1. **第一阶段**　三级医院成立急诊科,但多采取急诊分诊和专科支援方式来解决临床急诊的医疗问题。

2. **第二阶段**　急诊医学科逐渐成熟,主要围绕急诊发展的需求形成自主型发展模式,着手解决大多数急诊相关问题;能对急危重症、创伤做好初期评估和处理,能进行危重症监护和生命、器官功能支持。急诊专业人员队伍不断壮大,相对稳定,急诊科的规模也不断扩大,急诊教学、科研由浅入深,但大多数急诊执业人员来自不同学科专业,多未经过急诊专业学习和专科培训。

3. **第三阶段**　急诊医学专业逐步完善,急诊医学教育列入医学院校本科、研究生教学课程,国家建立符合行业标准的急诊医学住院医师培训基地,相应的住院医师培训制度不断完善,并探索建立急诊专科医师培训体系,并逐渐将急诊医师的培训纳入考核及准入制度,使今后从事急诊工作的人员专科化,能够解决临床涉及的急诊问题,使急诊医学真正成为跨专科、综合性强的临床医学专业。

三、急诊与灾难医学专业的特点及观念

(一)"救人治病"和"先抢后救"的原则

急诊医学要强调"救人治病"的原则,即将抢救生命作为第一目标。"治病"意味着首先要明确疾病的诊断,再采取相应的治疗措施,这一逻辑会支配医师首先要清楚疾病的临床诊断。而通常在急诊工作中,伤病员最突出的表现是病情危重且复杂多变,常主诉病史不清,病情有时不容许进行必要的检查,往往一时很难明确临床诊断,但病情危急时重点应放在立即抢救生命、稳定生命体征上。急诊抢救具有很强的时限性,要尽可能减少院前和院内延误救治时间。"黄金时间"更强调从致伤、发病起计时,缩短救治时间窗。只有在生命体征稳定的情况下,才能赢得确定诊断和针对病因治疗的时机,而不是在救治早期让时间浪费在繁杂的检查和诊断过程中,要在救命优先的原则下确定急诊制度和流程。

灾难医学的原则是"先抢后救",强调在灾难条件下,先使伤员脱离危险环境,再进行必要的分拣急救。灾难救援要与急救紧密衔接,使 EMSS 更有效地发挥作用。

(二)急诊医学专业的特点

医学专科的划分通常是以传统解剖系统为基础,现代医学专业越分越细,同时可能也削弱了医师对多系统疾病或器官病变之间交叉关联的认识与理解,容易造成专业知识和思维方式的局限性,分专科处理急危重症会影响医疗质量和临床效果。特别是解决复杂的急危重症医疗问题时,急诊医学专业可发挥其理论、医疗实践体现的跨专业综合的突出特点,来弥补专科会诊方式诊治的弊端。其特点如下。

1. **危重复杂性**　急症、创伤通常是突然发生的,病情危重程度及进展难以预料,伤病机体急性期应激反应强,可能相继发生全身炎症反应综合征(SIRS),以致进展为多器官功能障碍综合征(MODS)

或恶化为多器官功能衰竭（MOF）。急性器官功能衰竭伤病者由于代偿能力差，病情进展迅速，短时间内病情可十分危重，复杂的急危重症及伤情应作为急诊救治的重点。

2. 时限急迫性　由于危重的伤病情发展变化快，易出现多器官功能障碍，以至于威胁病人生命，必须尽可能早地阻止伤病情的恶化，早期及时有效的救治会比延误后的补救治疗代价更低、预后更好。因此，急诊强调救治"时间窗"的概念，在时间窗内实现早期目标治疗，可获得更好的救治效果，提高伤病危重症病人抢救的存活率，减少功能伤残。

3. 机制可逆性　急症及伤害导致的急性器官功能障碍与慢性疾病失代偿的功能衰竭机制不同。早期有效纠正器官功能紊乱和失调状态，遏制致伤、致病因素的持续影响，阻断病情恶化的病理生理机制，在病理变化的可逆阶段尽可能使组织结构损害和器官功能障碍得到控制，最终使器官功能逐步恢复正常。这也是急诊早期有效救治的关键所在。

4. 综合关联性　急诊病人涉及的临床症状零乱复杂，急性多器官损害及功能障碍变化规律有别于单一器官的病理变化。临床看似不直接关联的症状、体征，却在复杂病理机制中存在密切的相关性，所以需要具备跨多专科的理论知识来进行综合分析判断，寻找影响生命体征稳定的根源。单个病变和伤情可能并不直接致命，而相继发生的多器官功能障碍或衰竭却可导致生命危害。将各种生理功能按其代偿状况进行区分，作为急危重症临床评分的基础，以利于临床判断和确定性救治。

5. 处置简捷性　急诊对危重伤病员的处理原则要求及时、简捷、有效，对众多临床急症，特别是可能快速引起生命危险的急症，应该制定相对固定的临床路径，作为急诊医疗实践可遵循的最基本标准，尽可能依照循证医学的原则，以便急诊医师选择最为适合的诊疗方法。急诊的救治方法简捷有利于现场急救和早期救治时规范使用，也方便记忆和实施操作。往往最简单的方法却是最有效的。

四、急诊与灾难医学教学的特点及方法

急诊与灾难医学的教学首先要让学生学会如何进行急诊救护救援相关的思考，怎样去面对临床急诊问题，如何把人文及专业知识融入灾难救援中去，怎样把各专科急症的条理化教学内容综合地应用于实际场景，并将敏锐识别和关注特征作为一名急诊医师的专业品质进行完善。这意味着急诊医师更加能够在繁乱复杂的急诊急救甚至灾难环境中，敏锐地把握住威胁生命、瞬息变化的病情，能关注到来自医院环境之外的社会、心理问题和需求。在急诊中，首先要确定伤病员生命体征是否平稳，以抢救生命作为根本原则。要培养快速采集伤病员病史信息的能力，如简要询问发病、受伤的情况和既往病史，针对相关的伤病部位进行查体，根据伤病情决定应做哪些必要的辅助检查，对获得的所有临床资料进行综合分析，并将分析的结果用于病情判断和急诊救治。由于急诊时间紧迫，往往伤病员发病信息及检查内容有限，在考虑急症的病因时可参照病因分类表，以帮助快速鉴别诊断，减少漏诊。急诊医学教学要密切结合社会、心理、环境等相关要素，培养学生在紧急复杂环境，甚至是灾难环境下，具备能为伤病员及其家属提供人文关怀的素养，使其注重社会、心理等要素给急诊救治带来的正、负面影响。

医学生必须时刻记住需要掌握的急诊处理临床问题的思维方法和解决问题应遵循的急诊流程，可归纳为：①评价病人"A-B-C"（气道、呼吸、循环），判断有无生命危险，如有危险要立即抢救；②无论是否能立即做出临床诊断，都要马上评估病情严重程度；③根据病情采取相应的救治措施；④救治中要继续观察病情变化，重复评估，以确认治疗反应。在灾难场景中，还需要对环境安全进行评估，并快速完成分拣，从而保证在紧急条件下完成合理的资源分配和实现有序、高效的救治。

本教材的学习是在医学生已掌握各门专科与各个系统的基本知识、基本技能和基础理论之后，要注重培养学生跨越各门学科专业知识去认识和解决临床实际问题的能力，特别是在发生紧急医疗情况时；对于灾难医学的部分，更多的是了解如何融入灾难救援体系，实现大规模伤员的分拣、现场急救、安全转运及得到有效的分级救治。急诊医学的学习不同于传统内外科系统疾病的学习，不是重复地将疾病从病因、病理机制、临床表现、诊断、鉴别诊断到治疗逐一介绍。急诊中常会遇到不能马上明

确诊断的情况,需要从复杂的临床病症,危险的伤病情评估入手,结合所学专业知识,从中提炼出病症的临床特点。急诊的思维方式更倾向于思考的顺序:有无生命危险? 有无器官功能障碍以及可能导致的原因? 原发疾病及其解剖部位? 急诊诊治过程首先是评估风险,抢救生命,边救治、边观察、边诊断、边评估、边调整,从而稳定病情、减轻痛苦,保障病人安全并使其得到最佳救治。

(张进祥)

思考题

1. 急诊医学与灾难医学的基本概念是什么?

2. 急诊病人为何要根据病情分为 5 类? 在实际工作中有何意义?

3. 急诊与灾难医学的基本原则和专业特点是什么?

思考题解题思路

第二章 | 急性发热

发热（fever）是机体在内、外致热原作用下，或由于各种病因导致体温调节中枢功能障碍，而出现的以体温升高超出正常范围为主要表现的临床症状。通常体表温度≥37.3℃可诊断为发热。热程在2周以内者为急性发热。

第一节 | 概　述

急性发热可分为感染性发热和非感染性发热。感染性发热较为多见，常见的病原体包括细菌、病毒、衣原体、支原体、立克次体、螺旋体、真菌、原虫、蠕虫等，涉及的部位可由浅表组织到深部组织。非感染性发热的病因包括结缔组织病、超敏反应性疾病、过敏性疾病、肿瘤性疾病、内分泌和代谢性疾病、中枢神经系统疾病、散热障碍、创伤、烧伤、手术以及其他不明原因。

急性发热起病急骤，常有受凉、劳累或进不洁饮食史。发热及其伴随症状和体征多种多样，详细询问病史，连续观察热程、热型，仔细查体，完善实验室检查，是发热诊断和鉴别诊断的重要依据。而体温的高低并不是判断疾病危重程度的唯一依据。

发热是一个病因较为复杂的临床症状，而不是一种疾病，是机体对致病因素的一种全身性的代偿反应。发热的治疗包括正确使用物理降温和解热药物，合理应用抗生素以及糖皮质激素。对于急性发热，需要快速评估病情，密切监测生命体征。出现神志改变、呼吸困难、血流动力学不稳定时，立即给予监护、氧疗、建立静脉通道、呼吸支持等治疗。

发热病人中有部分具有呼吸道或消化道传染性，预检分诊的发热病人先进入发热门诊、隔离病房，有助于减少传染病的医源性传播和流行。对于法定传染病，医护人员有责任和义务严格按照《中华人民共和国传染病防治法》进行疫情报告，并做好病人隔离和医护人员防护工作。

急性发热的常见病因分类及临床表现见表2-1。

表2-1　常见急性发热病因分类及其临床表现

分类		主要疾病	主要临床表现
急性感染性疾病	病毒性感染	病毒性感冒	以畏寒、寒战、高热急性起病，伴全身感染中毒症状
		急性病毒性肝炎	可有畏寒、发热，伴黄疸及消化道症状
		乙型脑炎	发热伴中枢神经系统症状，脑脊液检查异常
		传染性单核细胞增多症	发热、脏器肿大、周围血出现异型淋巴细胞、嗜异性凝集试验阳性
		流行性出血热	由汉坦病毒引起，鼠类为主要传染源，典型病例主要分为五期（发热期、低血压休克期、少尿期、多尿期和恢复期）
		巨细胞病毒（CMV）感染	常可引起肺及肝脏的损伤，亦可累及泌尿生殖系统、中枢神经系统、血液系统、循环系统等
		SARS、禽流感	始发症状一般表现为流感样症状

分类		主要疾病	主要临床表现
急性感染性疾病	病毒性感染	获得性免疫缺陷综合征（AIDS）	由人类免疫缺陷病毒（HIV）引起,临床表现具有多样性
	支原体、衣原体、立克次体感染		热程短、有自限性,依病原体不同,临床表现各异
	细菌性感染	社区获得性肺炎	发热、寒战、咳嗽、血痰、胸痛,肺实变体征
		感染性心内膜炎	高热,血培养阳性,超声心动图发现赘生物或瓣周改变
		急性肾盂肾炎	腰痛伴尿路刺激症状,尿常规证实有脓尿
		急性胆道感染	上腹绞痛,尤其是伴有黄疸
		结核病,急性粟粒性肺结核	PPD 试验（+）,相对特异的胸部 X 线片/胸部 CT 表现
		伤寒、副伤寒	肥达试验（+）,血或骨髓培养伤寒杆菌阳性
	超敏反应性疾病	风湿热	环形红斑、皮下结节、心脏炎、游走性多关节炎、舞蹈病
急性非感染性疾病	结缔组织病	系统性红斑狼疮（SLE）	皮肤、关节、肾脏、血液等多系统受累以及抗核抗体（+）、抗 Sm 抗体（+）等多种免疫指标异常
		类风湿关节炎急性期	类风湿因子（RF）高滴度阳性;关节畸形及侵蚀性破坏（累及四肢小关节）
		多发性肌炎（PM）/皮肌炎（DM）	近端肢体肌无力;肌酸激酶（CK）增高;肌活检异常;肌电图异常
		贝赫切特病（白塞病）	复发性口腔溃疡,皮肤病变,眼炎
		系统性血管炎	多脏器受累,抗中性粒细胞胞质抗体（ANCA）往往阳性,具体分类不同,临床表现各异
		成人 Still 病	高热而中毒症状轻,伴皮疹、关节症状,抗生素治疗无效而糖皮质激素治疗效果显著,除外其他感染性疾病
		复发性多软骨炎活动期	多有耳、鼻、喉等软骨受累证据,多并发 SLE、PM/DM
	肿瘤性疾病	急性白血病	发热、贫血、出血,骨髓象提示原始细胞/骨髓有核细胞>30%
		淋巴瘤	发热伴淋巴结肿大和由此产生的压迫症状,可有多系统受累,15% 的淋巴瘤病人有周期性发热
		恶性组织细胞病	高热、肝脾大、全血细胞减少及进行性衰竭
		再生障碍性贫血	骨髓造血功能低下、全血细胞减少和贫血、出血、感染综合征
	内分泌和代谢性疾病	甲状腺危象	高热、心动过速、中枢神经系统症状、消化道症状
		垂体危象	高热伴循环系统、消化系统功能异常和精神异常
		痛风急性发作	发热、关节炎反复发作、高尿酸血症、痛风石形成等

续表

分类	主要疾病	主要临床表现
急性非感染性疾病	栓塞性疾病	如肺栓塞、心肌梗死以及其他脏器血管栓塞等，临床表现各异
	药物热	有用药史，多伴有皮疹
	其他	如热射病等，根据疾病不同临床表现各异
原因不明的急性发热		夏秋季节多见，多见于年轻人，有感染中毒症状，查体及实验室检查无异常发现，除外急性器质性疾病

注：SARS，严重急性呼吸综合征；PPD，结核菌素纯蛋白衍生物。

第二节 | 临床特点及诊断、鉴别诊断

一、临床特点

急性发热的临床表现主要为体温升高及所患疾病的症状和体征。

（一）热度与热程

通常将发热程度分为：①低热：37.3～38℃；②中等度热：38.1～39℃；③高热：39.1～41℃；④超高热：41℃以上。

热程是指发热病程持续的时间。通常按发热持续的时间将其分为急性发热和长期发热，而急性发热在急诊最为常见。

（二）热型

1. **稽留热**　体温持续于39～40℃以上达数日或数周之久，24小时体温波动<1℃。
2. **弛张热**　体温持续升高，24小时波动达2℃或更多。
3. **间歇热**　体温骤升达高峰，持续数小时后骤降至正常水平，无热期持续1日至数日，高热期与无热期交替反复出现。
4. **波状热**　体温在数日内逐渐上升至高峰，而后逐渐下降至正常或低热状态，一段时间后再升高，体温曲线呈波浪式起伏。
5. **回归热**　体温急剧上升至39℃或以上，持续数天后又骤然下降至正常水平，高热期与无热期各持续数日，周期性交替。
6. **不规则热**　发热持续时间不定，变化无规律。

（三）发热时相及临床特点

急性发热的临床过程通常经过三个阶段。

1. **体温上升期**　体温上升时伴疲乏无力、肌肉酸痛、皮肤苍白、畏寒或寒战等前驱或伴随症状。

（1）骤升型：体温在数小时内达39～40℃或以上，常伴有寒战，多见于疟疾、细菌性肺炎、急性肾盂肾炎及输液反应等，幼儿易在此阶段伴发惊厥。

（2）缓升型：体温逐步上升，在数日内达高峰，多不伴有寒战。常见于伤寒、结核、布鲁菌感染所致发热。

2. **高热期**　体温上升到高峰后在较高水平保持一定的时间。病人不再有寒战，出现颜面潮红、皮肤灼热、呼吸加快、口唇干燥等表现。发热持续时间因病因不同而有差异，如疟疾可持续数小时，流行性感冒、细菌性肺炎可持续数日，伤寒则可为数周。

3. **体温下降期**　随着病因消除或疾病得到控制，致热原的作用逐渐减弱和消失，体温开始下降

并逐渐降至正常水平。此期机体散热超过产热,病人表现为汗多、皮肤潮湿等。

体温下降常有两种表现形式。

（1）骤降:体温在数小时内迅速下降至正常,有时可略低于正常,常伴有大汗淋漓。多见于疟疾、细菌性肺炎、急性肾盂肾炎和输液反应等。

（2）渐降:体温在数日内逐渐降至正常,如伤寒、风湿热等。

二、诊断与鉴别诊断

（一）诊断

发热诊断的主要目的是明确发热病因。大部分急性发热病人通过详细询问病史和仔细查体即可明确诊断,少部分需根据病史和体格检查结果,并选择相关的辅助检查来明确诊断。少数病人通过各种检查一时难以做出病因诊断时,则需要在密切观察病情变化的同时采取诊断性治疗。

急性发热病人的病史采集和体格检查应注意的原则:① "有的放矢" 原则:根据具体情况,有目的地采集病史和查体,寻找 "定位" 线索;② "重复" 原则:由于急诊的特殊性,早期的病史采集不一定确切和全面,需要在诊疗过程中不断完善,甚至更改。

1. 病史　详细认真的病史采集是明确诊断的基础,其中发热的病程、起病急缓、热型特点及伴随症状对明确诊断和预后评估有着重要的临床意义。采集病史时应注意询问是否到过疫区、有无传染病接触史、有无动物或昆虫叮咬史、有无可疑食物或毒物的摄入史;发病时一般情况,如精神状态、食欲和体重改变等,以及诊疗经过;应特别注意老年人和免疫功能低下者发热时其伴随症状往往不典型,可能仅有精神萎靡、神志改变、行动不便和食欲减退等非特异性表现。

2. 体格检查

（1）全身体格检查:全面细致的体格检查往往能发现与诊断有关的阳性体征。发热常见的伴随症状有心动过速、呼吸急促,高热和超高热可能伴有神志改变。通常体温每升高1℃,心率相应增加12～15 次/分。如果体温每升高 1℃,心率增加超过 15 次/分,见于甲状腺功能亢进、心力衰竭、病毒性心肌炎等。也有一些疾病会出现相对缓脉,见于伪热、药物热、伤寒、布鲁菌病和钩端螺旋体感染。中枢性神经系统感染、甲状腺功能减退也可存在绝对缓脉。体温每升高1℃,呼吸频率可增加2～4 次/分,如呼吸频率明显增加提示可能存在呼吸系统感染或代谢性酸中毒。应注意老年病人的神志改变可能是重症感染的重要表现。

（2）头颈部检查:可能发现一些特定部位的感染性病灶,如中耳炎、鼻窦炎等;颈部淋巴结、肿块和甲状腺是检查的重点;颈项强直常见于中枢神经系统感染有脑膜刺激征的病人,但年老体弱者可能不典型;颈关节疾病和帕金森病病人可能出现颈部僵硬。

（3）胸、腹部检查:注意有无肺部感染和心内膜炎、心肌炎、心包炎体征;有无腹膜炎体征,以及有无肝脏和脾脏肿大、肝区叩击痛、腹水等。

（4）皮肤、四肢检查:应注意是否有皮疹、瘀斑、关节及软组织感染的表现。皮疹及瘀斑出现的时间、性状对鉴别诊断尤为重要:发热 1 天后出疹,多见于水痘;发热 4 天左右出疹,多见于麻疹;发热5 天至 1 周出疹,多见于斑疹伤寒和伤寒;发热伴有环形红斑或结节性红斑、游走性关节痛、心脏杂音等症状之一,见于风湿热;发热于用药 1 周左右出现,用药后感染控制,体温正常后再次发热,伴皮疹、瘙痒、关节肌肉酸痛、外周血嗜酸性粒细胞轻到中度增多,要考虑药物热;发热伴有多形性红斑,面部蝶形红斑,合并多器官功能损害,血抗核抗体阳性,应考虑系统性红斑狼疮;发热伴有四肢对称性出血性皮疹、关节痛、血尿、腹痛等症状,见于过敏性紫癜;金黄色葡萄球菌脓毒症病人的皮疹为出血性皮疹,顶端有脓点,可进行涂片检查。病人在没有外伤的情况下出现长骨或脊柱的触痛应考虑骨髓炎及肿瘤的可能。老年和长期卧床的病人应注意检查是否存在压疮。

3. 辅助检查

（1）常规实验室检查:急性发热最重要的辅助检查是血、尿、便常规检查。血常规可以初步判断是否存在细菌感染,但特异性较差;尿常规对泌尿系统感染的诊断有特异性,敏感性相对较高;急性腹泻病人应行便常规检查,以诊断和排除急性肠道感染性疾病和痢疾等肠道传染性疾病,特别是便悬滴试验有利于排除霍乱弧菌感染。此外,生化检查有助于评估病人是否存在器官功能障碍,水、电解质及酸碱平衡紊乱等。

（2）X线和CT检查:常用于诊断和排除肺部感染性疾病,但需注意当病人合并慢性阻塞性肺疾病、心功能不全、脱水及其他一些慢性肺部疾病时,不能单纯依靠胸部X线和CT等影像学检查诊断和排除肺部感染性疾病。怀疑阑尾炎、憩室炎、胆囊炎或腹腔脓肿时,应行腹腔CT检查明确诊断。

（3）超声检查:对疑有急性渗出性心包炎和感染性心内膜炎的病人,应行超声心动图检查。腹部超声检查对胆囊炎、阑尾脓肿等具有诊断意义。

（4）炎症标志物检查:降钙素原与细菌感染的相关性较好,被推荐用于细菌感染和脓毒症的诊断、危险分层、治疗监测和预后评估。其他反映感染和炎症程度的检查指标如红细胞沉降率(简称血沉)、C反应蛋白、超敏C反应蛋白、白细胞介素-6、白细胞介素-8等,应结合临床表现及其他检查结果综合评价。

（5）血清抗体检查:可以帮助明确病原学诊断,如支原体、衣原体引起的肺炎,对于诊断EB病毒、巨细胞病毒以及各种肝炎病毒的感染等具有重要价值。免疫球蛋白和T细胞亚群分析有助于评价免疫功能。

（6）微生物培养和药敏试验:对重症急性发热病人在治疗前应留置各类标本,进行微生物培养和药敏试验。老年病人及慢性病病人出现原因不明发热时,应常规进行血、尿培养;急性发热病人如伴有头痛、恶心、呕吐或不能解释的意识障碍时,应做脑脊液检查。

（二）鉴别诊断

急性发热的鉴别诊断也是病因诊断和病情判断的重要环节。可根据感染性疾病引起急性发热的病情分为危重症、急症和非急症,见表2-2;亦可根据其伴随症状和体征进行病因的鉴别诊断,见表2-3。

表2-2 感染性疾病致急性发热的病情分类

受累系统	危重症	急症	非急症
呼吸系统	细菌性肺炎伴呼吸衰竭	细菌性肺炎、扁桃体周围脓肿、会厌炎	中耳炎、鼻窦炎、咽炎、支气管炎、流行性感冒、结核病
心血管系统		心内膜炎、心包炎	
消化系统	急性腹膜炎	急性阑尾炎、胆囊炎、憩室炎、腹腔脓肿、急性胰腺炎	结肠炎/小肠炎、急性细菌性痢疾
泌尿生殖系统		肾盂肾炎、输卵管卵巢炎、急性盆腔炎	急性膀胱炎、附睾炎、前列腺炎
神经系统	脑膜炎、海绵窦血栓形成	脑炎、颅内脓肿	
皮肤、软组织		急性蜂窝织炎、软组织脓肿、压疮感染	
全身多系统	感染性休克、脓毒症		

表2-3 急性发热伴随症状、体征与病因

症状、体征	常见病因
寒战	细菌性肺炎、脓毒症、急性胆囊炎、急性肾盂肾炎、流行性脑脊髓膜炎、疟疾、钩端螺旋体病、药物热、输液反应、急性溶血或输血反应

续表

症状、体征	常见病因
结膜充血	麻疹、流行性出血热、斑疹伤寒、钩端螺旋体病等
单纯疱疹	细菌性肺炎、流行性感冒、疟疾、流行性脑脊髓膜炎等
淋巴结肿大	传染性单核细胞增多症、风疹、淋巴结结核、局灶性化脓性感染、丝虫病、白血病、淋巴瘤、转移癌等
肝脾肿大	传染性单核细胞增多症、病毒性肝炎、肝及胆道感染、疟疾、结缔组织病、白血病、淋巴瘤、黑热病、急性血吸虫病、布鲁菌病等
出血	重症感染
	急性传染病：流行性出血热、病毒性肝炎、斑疹伤寒等
	血液病：急性白血病、重度再生障碍性贫血、恶性组织细胞病等
关节肿痛	脓毒症、风湿热、结缔组织病、痛风、猩红热、布鲁菌病等
皮疹	麻疹、猩红热、风疹、水痘、斑疹伤寒、风湿热、结缔组织病、药物热等
昏迷	先发热后昏迷：流行性脑脊髓膜炎、流行性乙型脑炎、斑疹伤寒、中毒性菌痢等
	先昏迷后发热：急性脑卒中、药物中毒等

第三节 | 急诊处理

急性发热治疗的根本是病因治疗。对生命体征稳定的低热和中等度热，应在动态观察体温的同时积极查找病因；对高热和超高热，应予以积极降温和对症处理，以保护脏器、稳定病情和缓解病人的痛苦，同时查找病因；对生命体征不稳定的病人，应立即开始抗生素经验性治疗，同时动态监测病情。

一、快速评估

对急性发热病人应常规检查意识状态和生命体征。当病人出现意识改变、呼吸窘迫和血流动力学不稳定等危及生命的症状与体征时，应快速处理，即使还没有明确病因和病原学诊断，也应立即给予监护、建立静脉通道，实施气道管理、液体复苏及氧疗，必要时给予呼吸机支持治疗。动态监测体温，由于高热可以损伤中枢神经系统，对于持续高热的病人须立即给予退热治疗。

对既往体健、出现危及生命的急性发热的病人，应考虑到由各种急性感染所导致的感染性休克、脓毒症，立即给予抗生素经验性治疗；老年或伴有慢性基础疾病的急性发热病人，其病因多为呼吸道、泌尿生殖系统、皮肤软组织部位的重症感染性疾病，亦应经验性抗感染治疗。

二、急诊处理

（一）解热治疗

对高热、高温中暑，或伴休克、心功能不全，以及儿童和恶性肿瘤病人等特殊人群的急性发热，应立即给予退热治疗。高热的对症治疗包括物理降温和使用非甾体抗炎药。物理降温可采用冷、温水擦浴等方法。退热药物可选用布洛芬或对乙酰氨基酚口服，4～6小时一次。也可选用退热栓剂塞肛，或赖氨匹林等解热药物静脉注射。退热过程中应注意大量出汗致血容量不足对血流动力学的影响，尤其要注意老年病人在退热过程中大量出汗后血压和神志的改变。

（二）抗感染治疗

对疑为感染性疾病致急性发热病情严重的病人，可在各种必要的培养标本采集后，综合考虑发热的可能病因和并发症(如粒细胞减少、尿毒症等),根据初步判断给予抗感染经验性治疗。在获得病人的病原学证据后,根据病原学结果针对性用药。对于浅表性局限性脓肿或深部组织、器官的感染如经常规抗感染治疗效果不良或无效时,可进行外科引流或手术治疗。

(三) 综合治疗

对休克病人应积极进行液体复苏和监测血流动力学变化,必要时使用血管活性药物。对气道阻塞病人应建立人工气道,出现呼吸衰竭时给予机械通气治疗。高热惊厥或谵妄者可酌情使用镇静药物如地西泮、苯巴比妥等。对于确诊脓毒症的病人,治疗的总体原则包括早期复苏、控制感染以及器官功能支持。其他辅助治疗包括糖皮质激素、血糖控制、肾脏替代治疗、预防应激性溃疡、预防深静脉血栓形成等。

三、发热的急诊处理流程

发热的急诊处理流程见图 2-1。

图 2-1　发热的急诊处理流程

(谭宏涛)

思考题

1. 急性发热中,判断疾病危重程度的临床依据是什么?

2. 急性发热病人的病史采集和体格检查应遵循什么原则?

3. 急性发热的急诊处置原则有哪些?

思考题解题思路

本章目标测试

本章思维导图

第三章 | 意识障碍与抽搐

意识障碍是指人对周围环境以及自身状态的识别和觉察能力出现障碍,根据觉醒、知晓及中枢神经系统的其他功能状态,可分为多种类型。一种以兴奋性降低为特点,表现为嗜睡、昏睡以至昏迷;另一种是以意识内容变化为特点,表现为高级中枢急性活动失调的状态,包括意识模糊、定向力丧失、感觉错乱、躁动不安、言语杂乱等。

抽搐是指全身或局部成群骨骼肌非自主的抽动或强烈收缩,常可引起关节运动和强直。

第一节 | 晕厥与昏迷

一、晕厥

晕厥(syncope)又称昏厥,是一过性全脑低灌注导致的短暂性意识丧失,其特点是突然、短暂和自行完全恢复。典型晕厥发作持续时间一般不超过 20 秒,少数可持续数分钟。

(一)分类

晕厥的病因分类见表 3-1。

表 3-1 晕厥的病因分类

分类	病因	分类	病因
反射性晕厥	血管迷走性晕厥		心脏压塞
	直立性低血压性晕厥		肺动脉高压
	颈动脉窦性晕厥	脑源性晕厥	严重脑动脉闭塞
	情景性晕厥		多发性大动脉炎(无脉症)
	舌咽神经痛性晕厥		高血压脑病
心源性晕厥	心律失常		基底动脉型偏头痛
	心脏瓣膜病	其他	哭泣性晕厥
	冠心病及心肌梗死		过度通气综合征
	先天性心脏病		低血糖性晕厥
	原发性心肌病		严重贫血性晕厥
	左心房黏液瘤及巨大血栓形成		

(二)临床特点

晕厥发作是由病人或目击者描述的,采集病史时应主要注意询问晕厥发作次数和频率,发作前诱因及体位,发生时伴随症状,发作结束情况。相关病史包括既往史、家族史、药物应用情况。其临床表现包括以下三个时期:①前驱期:部分病人晕厥发作前可出现头晕及周身不适、视物模糊、耳鸣、面色苍白、出汗等先兆症状。②发作期:大多数晕厥无先兆症状而突然出现意识丧失。个别晕厥病人可出现四肢阵挛性抽搐、瞳孔散大、流涎等。特点为发病迅速,发作时间短暂,大多数意识丧失时间不超过20秒。③恢复期:病人苏醒后定向力和行为随即恢复正常。老年人可有一段时间处于意识混乱、逆行性健忘,甚至呕吐和大小便失禁状态。

常见的晕厥特点如下。

1. 反射性晕厥

（1）血管迷走性晕厥:以青年女性、体质虚弱者常见。诱发因素包括激动、恐惧、焦虑、急性感染、创伤、剧痛等。多在直立位或坐位时诱发。发病前有先兆症状,若继续发展则出现意识丧失、血压迅速下降、脉弱、心率减慢、瞳孔扩大,少数病人可有尿失禁。绝大多数病人都在数秒或数分钟内清醒。醒后可有无力、头晕等不适症状。直立倾斜试验阳性。

（2）直立性低血压性晕厥:直立性低血压又称体位性低血压,直立性低血压性晕厥的病因包括原发性和继发性自主神经功能紊乱,药物诱导的低血压,以及低血容量状态。病人多由平卧位或久蹲突然站立而出现血压急速下降,脑灌注不足导致短暂性意识丧失。发作时多有先兆,常突然跌倒,发作间期卧位起立试验阳性。

（3）颈动脉窦性晕厥:突然转动头部或衣领过紧均可刺激颈动脉窦引起反射性心率减慢,导致血压一过性下降而发生晕厥,发作时多无先兆。多与颈动脉硬化,近颈动脉窦处外伤、炎症与肿瘤压迫,以及应用洋地黄或拟迷走神经药有关。颈动脉窦按摩试验阳性有助于诊断。

（4）情景性晕厥:是指在特定情况下(如排尿、排便、咳嗽、站立等)相关神经介导的晕厥,亦可见于创伤后应激综合征病人。发作多无先兆,约1~2分钟后自行清醒。

2. 心源性晕厥

（1）心律失常致晕厥:各种原因(包括药物)导致的心动过缓(心室率<40次/分)和快速性室性心律失常(心率>130次/分)均可引起急性脑缺血而发生晕厥。临床表现为突然意识丧失、心音消失(心室扑动或颤动)、抽搐、面色苍白或青紫。心电图或24小时心电图动态监测多能明确诊断(参见第五章"心悸与心律失常")。

（2）器质性心脏病致晕厥:病因包括心脏瓣膜病、急性心肌缺血、心肌梗死、肥厚型心肌病、左心房黏液瘤、心脏压塞等。超声心动图和心电图检查有助于诊断。

3. 脑源性晕厥　是由脑部血管或主要供应脑部血液的血管发生循环障碍,导致一时性广泛性脑供血不足所致。如脑动脉硬化引起血管腔变窄,高血压引起脑动脉痉挛,偏头痛时基底动脉舒缩障碍等均可引起晕厥。短暂性脑缺血发作可表现为多种神经功能障碍症状,由于病变的血管不同而表现多样化,如偏瘫、肢体麻木、语言障碍等。

4. 其他

（1）哭泣性晕厥:好发于幼童,先有哭泣,继而屏住呼吸,导致脑缺氧而发生晕厥。

（2）过度通气综合征:是由于情绪紧张或癔症发作时,呼吸急促、通气过度,二氧化碳排出增加,导致呼吸性碱中毒、脑部毛细血管收缩,引起脑缺血缺氧而发生晕厥。

（3）低血糖性晕厥:是由于血糖低而影响大脑的能量供应所致,表现为头晕、乏力、饥饿感、心悸、出汗、震颤、神志恍惚、晕厥甚至昏迷。

（4）严重贫血性晕厥:是由于血氧低而在用力时发生晕厥。

（三）辅助检查

辅助检查有助于晕厥的病因诊断及鉴别诊断。

1. 血糖、血红蛋白测定　需常规检查,有助于鉴别由低血糖、严重贫血引起的晕厥。

2. 心电图（ECG）和24小时心电图动态监测　下列心电图表现提示可能为心律失常性晕厥:①双束支传导阻滞;②室内传导阻滞;③莫氏Ⅱ型房室传导阻滞;④心率<50次/分或窦房传导阻滞;⑤预激波形;⑥长QT间期;⑦V_1~V_3导联ST段抬高的右束支传导阻滞(Brugada综合征);⑧右胸导联T波倒置和心室晚电位异常;⑨右心室心肌病;⑩有心肌梗死Q波。

3. 超声心动图　可发现心脏器质性病变,如主动脉瓣狭窄、梗阻性肥厚型心肌病、心房黏液瘤、主动脉夹层等。

4. 脑电图、CT、磁共振成像(MRI)检查　单纯晕厥病人此类检查的阳性率不高,要视有器质性疾病病人具体情况选择检查。

5. 电生理检查　对于诊断窦房结和房室结功能异常、房性或室性快速性心律失常等有重要价值。

6. 冠脉造影检查　用于排除心肌缺血诱发的晕厥。

7. 其他检查　包括运动激发试验、颈动脉窦按摩和直立倾斜试验,对于诊断不明原因晕厥有一定意义。

(四)急诊评估及鉴别诊断

根据短暂发作性意识丧失,随即自行完全恢复的临床特点,以及病史、查体和心电图等检查,评估:①是否为晕厥;②病因是否明确;③有无心血管事件或猝死的高危因素,晕厥应与眩晕、癫痫发作和昏迷等症状进行鉴别。

对原因不明晕厥的诊断须符合以下条件:①有 2 次或 2 次以上晕厥发作史;②病史和查体排除心脏和神经系统异常;③ECG、24 小时动态心电图(Holter)、脑电图、头颅 CT 扫描不能提示晕厥原因;④心脏电生理检查无异常。

(五)急诊处理

1. 现场处理

(1)体位:立即将病人置于平卧位,双足稍抬高,松解衣领及腰带。

(2)呼吸:保持呼吸道通畅,给予吸氧,纠正低氧血症。

(3)心源性晕厥:识别可能的心律失常,包括心动过速和心动过缓。如发生心跳呼吸骤停,立即行心肺复苏。

晕厥病人的处理流程见图 3-1。

图 3-1　晕厥病人的处理流程

2. 病因治疗 晕厥病因治疗的目标是预防晕厥反复发作和降低猝死的危险。

（1）血管迷走性晕厥：提高心理适应性，避免心理应激引起的过度通气。适当增加含盐饮食，防止脱水，加强锻炼，避免或减量应用血管扩张剂。药物治疗包括β受体拮抗剂、α-受体激动剂、抗胆碱药、依替福林、丙吡胺等，但均未取得满意效果，短期治疗对晕厥发作可能有一定的预防作用。对于心脏抑制型血管迷走神经性晕厥，发作频次≥5次/年或年龄≥40岁者应植入起搏器。

（2）颈动脉窦性晕厥：如无高血压，首选血管收缩药物和增加食盐摄入量。颈动脉窦按摩时记录到心动过缓，且反复发作者应选择起搏器治疗。

（3）情景性晕厥：避免诱发因素和触发因素是治疗此类晕厥的最好方法。

（4）直立性低血压：健康教育和生活方式的改变，包括避免过度使用降压药物，适当增加食盐摄入量和饮水量。睡眠时头部抬高<10°，适当体育活动，增加回心血量可能有助于减少晕厥发作。

（5）心源性晕厥：对心律失常和器质性心脏病行病因治疗。

（6）脑源性晕厥：对引起脑缺血的原因行病因治疗。

二、昏迷

昏迷（coma）是一种最为严重的意识障碍，病人意识完全丧失，各种强刺激不能使其觉醒，无有目的自主活动，不能自发睁眼。

（一）昏迷的病因

正常情况下，人的意识需要一个完整而正常的中枢神经系统维持，其中较重要的部分为：①上行网状激活系统；②丘脑；③丘脑下部激活系统；④大脑皮质。凡上述各部分发生器质性或可逆性病变时，均可导致昏迷。引起昏迷的常见病因见表 3-2。

表 3-2　昏迷的常见病因

病因	疾病/损伤
低氧血症	严重肺部疾病、有害气体/毒物中毒、高原缺氧、溺水
血糖异常	低血糖：酒精性肝病、胰岛素或降糖药过量、胰岛素瘤等 高血糖：糖尿病酮症酸中毒、高渗性高血糖状态
脑低灌注	低血容量性休克 心源性疾病：血管迷走神经性晕厥、心律失常、心肌梗死、心脏瓣膜病、充血性心力衰竭、心脏压塞等 感染性休克 血管/血液疾病：高血压脑病、高颅压性脑病、假性脑瘤、血栓性血小板减少性紫癜、弥散性血管内凝血（DIC）等
代谢辅因子缺乏/缺陷	维生素 B_1、维生素 B_6、叶酸、氰钴胺素、烟酸缺乏等
电解质与酸碱平衡紊乱	酸中毒/碱中毒、高钠/低钠血症、高钾/低钾血症、高钙/低钙血症、高磷血症、高镁/低镁血症
内分泌疾病	黏液性水肿昏迷、甲状腺危象、垂体危象、肾上腺皮质功能减退症、库欣综合征、嗜铬细胞瘤、甲状旁腺功能亢进/减退症等
内源性毒物	高氨血症、CO_2 潴留、卟啉病、尿毒症等
外源性毒物	乙醇类，酸性毒物（水杨酸等），抗抑郁药、镇静药和麻醉药，镇静催眠药，致幻剂，有毒动植物，挥发性物质；其他包括氯胺酮、强心苷、抗惊厥药、异烟肼、重金属、有机磷等
环境异常与体温调节障碍	低温、中暑、神经阻滞剂恶性综合征、恶性高热、高原脑水肿、减压病等
中枢神经系统炎症或浸润	脑膜炎、脑炎、脑病、脑血管炎、蛛网膜下腔出血、类癌性脑膜炎等
原发性神经或胶质疾病	Creutzfeldt-Jakob 病、Marchiafava-Bignami 病、肾上腺脑白质营养不良、进行性多灶性白质脑病、脑胶质瘤、脑桥中央髓鞘溶解等

续表

病因	疾病/损伤
中枢神经系统的局灶性损伤	创伤:颅内出血、脑震荡伤、创伤性轴索剪切伤等 卒中:脑梗死、基底动脉夹层、脑栓塞等 肿瘤:脑干肿瘤、转移瘤、垂体瘤、小脑肿瘤等 感染:脑脓肿、小脑脓肿等
其他	癫痫、瑞氏综合征、基底型偏头痛、脑干脱髓鞘等

(二) 诊断与鉴别诊断

1. 评估　对已昏迷的病人,首先要注意可能危及生命的体征,必要时紧急清除气道分泌物及异物,保持呼吸道通畅,进行有效通气和维持循环。尽快依据病史、全面的体格检查和经验评估昏迷的危重程度。目前常用格拉斯哥昏迷评分(Glasgow coma scale,GCS)作为昏迷程度的量化标准(表 3-3)。

表 3-3　格拉斯哥昏迷量表

检查内容	病人反应	计分
睁眼反应(E)	自动睁眼	4
	语言刺激睁眼	3
	疼痛刺激睁眼	2
	任何刺激不睁眼	1
言语反应(V)	正常	5
	答错话	4
	能理解,不连贯	3
	难以理解	2
	不能言语	1
运动反应(M) (非瘫痪侧)	按指令动作	6
	刺激能定位	5
	刺激时有逃避反应	4
	刺激时有屈曲反应	3
	刺激时有过伸反应	2
	肢体无活动	1

格拉斯哥昏迷量表是目前国际上最常用的一种评价意识障碍程度的方法,主要根据病人的睁眼反应、言语反应、运动反应三项内容进行评分,最高 15 分(无昏迷),最低 3 分,分数越低昏迷程度越深。通常 8 分以上恢复机会较大,7 分以下预后不良,3~5 分者有潜在死亡危险。但此量表有一定局限性:对眼肌麻痹、眼睑肿胀者,不能评价其睁眼反应;对气管插管或切开者,不能评价其语言反应;对肢体瘫痪者,不能评价其运动反应。在临床工作使用中也要注意总分相同但单项分数不同者,其意识障碍的程度可能不同,需灵活掌握量表的使用。

2. 病史与伴随症状　涉及昏迷的主诉多来自家属或目击者,所提供信息多不可靠,但既往史(如高血压、肝病、糖尿病、创伤、酗酒等病史)、昏迷发生的缓急和伴随表现多有参考意义。突然昏迷,应考虑脑出血、脑栓塞、心源性或高血压脑病等;发热应考虑感染原因;昏迷前如有剧烈头痛、呕吐,可能有颅内压增高,应考虑脑肿瘤、脑脓肿、脑出血、脑膜炎等。

根据伴随症状鉴别不同病因可能,包括是否存在喷射性呕吐、大小便失禁、抽搐、高热、低体温,呼吸气味、节律变化,不自主运动及面色异常等。

3. 生命体征检查

(1)体温:急性昏迷高热达 39℃ 以上多为脑干、脑室出血。此外,脑炎、脑膜炎、脑型疟疾、脑脓肿、败血症等也可有体温升高。糖尿病昏迷、低血糖昏迷、肝性脑病及某些中毒时体温降低。

(2)呼吸:呼吸障碍的性质有时可取决于昏迷发生的病因。呼吸深长(Kussmaul 呼吸)见于糖尿病酸中毒和尿毒症昏迷,并分别有呼吸伴烂苹果味和尿有氨味;浅而慢的呼吸见于镇静催眠药及成瘾性药物中毒;鼾式呼吸见于脑出血;肝性脑病和酒精中毒病人的呼吸分别有肝臭味和酒味;潮式(Cheyne-stokes)呼吸和间停(Biot)呼吸(比奥呼吸)多见于中枢神经系统疾病病人,间停呼吸病人多预后不良。

(3)脉搏:有助于发现心源性疾病所致昏迷,如心律失常所致脑缺血综合征,昏迷伴有脉搏强弱不等、快慢不均很可能是心房颤动所致脑栓塞。脑内病变伴颅内压增高者脉搏缓慢,伴发热则脉搏增快。

(4)血压:血压升高见于颅内压升高、脑出血、高血压脑病、尿毒症等;血压降低见于感染、糖尿病昏迷、镇静催眠药和成瘾性药物中毒者。

4. 体格检查

(1)皮肤黏膜:观察皮肤颜色、出汗、皮疹、出血点及外伤等。皮肤巩膜黄染见于肝性脑病;发绀见于窒息、肺性脑病等;皮肤苍白见于休克、贫血、尿毒症、低血糖昏迷等;皮肤潮红见于 CO_2、颠茄类药物及酒精中毒;皮肤湿冷见于休克、低血糖昏迷、吗啡类药物中毒;若有疱疹、皮肤瘀斑、皮疹等,需对疱疹性脑炎、流行性脑脊髓膜炎、脓毒症、流行性出血热等进行鉴别。

(2)全身检查:根据头颈部有无皮肤外伤、"浣熊眼"、脑脊液漏、耳鼻及皮下出血、舌咬伤等,可鉴别颅脑外伤及癫痫大发作。胸部检查可发现心、肺病变所致的神经系统并发症;腹部检查可能发现全身感染、肿瘤、肝病或内脏破裂出血的证据;脊柱、四肢检查可发现肿瘤、长骨骨折引起的脑栓塞等。

(3)特殊检查:对于昏迷病人,应特别注意以下几项检查内容。①神经系统检查:包括瞳孔大小和对光反射、眼球运动、脑干功能及运动反应、各种反射和脑膜刺激征检查。②眼底检查:高血压、糖尿病、尿毒症或颅内压增高可见视神经盘水肿或视网膜出血;成人玻璃体积血,高度提示蛛网膜下腔出血;严重视盘水肿多数是较长时间的颅内压增高所致,应考虑颅内肿瘤、脓肿等占位性病变。

5. 辅助检查

(1)实验室检查:血、尿常规,电解质、血糖、血氨、肝功能、肾功能等生化检查,血气分析等。

(2)脑脊液检查:对了解颅内压改变、有无颅内感染及出血有着非常重要的意义。正常脑脊液无色透明、均匀一致,血性脑脊液见于脑出血或蛛网膜下腔出血,脑脊液混浊见于细菌性脑膜炎或化脓性脑膜炎。

(3)相关检查:包括心电图、脑电图、脑血流图、头部 CT、MRI、数字减影血管造影(DSA)等检查。

6. 神经系统疾病导致昏迷的诊断思路 根据病人发病时有无脑局灶体征、脑膜刺激征和脑脊液改变,将昏迷的病因分为:①无脑局灶体征和脑脊液改变;②有脑膜刺激征、脑脊液呈血性或白细胞增多,常无局症状;③有脑局灶体征,伴或不伴脑脊液的改变。此分类方法可明确病变的性质,有利于快速治疗。也可根据病史、脑脊液、血糖及生化检查结果快速判断昏迷的病因。

7. 鉴别诊断

(1)木僵:常见于精神分裂症病人,对外界各种刺激均无反应,四肢不动,不语,不吃,不喝,身体呈蜡样屈曲。常伴有自主神经功能紊乱的表现,如流涎、尿潴留、低体温等。

(2)精神抑制状态:常见于癔症或严重精神打击之后。起病突然,对外界刺激无反应,僵卧不语,或呼吸急促或闭气,四肢用力伸直或乱动,双目紧闭或睁眼瞪视,双眼睑急速轻眨,翻开上睑可见眼球活动。神经系统检查正常。

(3)闭锁综合征:病人是清醒的,但只有眼睑活动,如闭眼、睁眼及眼球垂直运动。不能言语,四肢不能动。其思维表达方式为眼睑和眼球的垂直活动。

(三) 急诊处理

昏迷的诊断与治疗流程见图 3-2。

图 3-2 昏迷的诊断与治疗流程图

1. 对于危及生命的情况,应立即保持病人呼吸道通畅及氧供,必要时气管插管,人工辅助通气,应用呼吸兴奋剂;建立静脉通道,纠正休克,维持有效循环。对心脏骤停病人应进行心肺复苏。

2. 持续监测呼吸、心率、血压和体温。GCS 评分≤8 分时,持续昏迷病人应予气道管理。

3. 急诊行血、尿常规,肝、肾功能,以及电解质、血气分析等检查,评估和保护各脏器功能。

4. 有颅内压增高表现者给予 20% 甘露醇、呋塞米等降颅内压治疗,必要时行侧脑室穿刺引流。

5. 控制癫痫发作、高血压及高热,预防感染。

6. 伴呼吸衰竭、休克、心力衰竭及癫痫者应予相应救治;对严重颅脑外伤昏迷伴高热、抽搐、去大脑强直发作者,可用人工冬眠疗法。

7. 寻找原因,有针对性地进行病因治疗。

8. 其他治疗

(1) 抗感染:因昏迷病人容易合并感染,可选择抗生素经验性治疗。

(2) 促进脑细胞功能恢复:可用促脑细胞代谢剂,如 ATP、辅酶 A、谷氨酸、γ-氨基丁酸和肌苷等。

(3) 促醒:常用有纳洛酮、胞磷胆碱、甲氯芬酯、脑蛋白水解物和醒脑静注射液等。

(4) 对症支持治疗:昏迷病人禁食,仰卧位,头偏向一侧。需注意补充营养及维持水、电解质的平衡。有呕吐及呃逆者,应用维生素 B_6、甲氧氯普胺肌内注射。

(5) 加强护理:注意口腔、呼吸道、泌尿道及皮肤护理,防止误吸及压疮发生,并留置导尿等。

(6) 密切观察病情:尽快送入 ICU,进一步确诊和治疗。

第二节 | 眩 晕

眩晕(vertigo)是机体在没有自我运动的情况下,对空间定位障碍而产生的一种运动性或位置性错觉,造成人与周围环境的空间关系在大脑皮质中反映失真,产生旋转、摇晃、倾斜、滑动及起伏等感觉,多伴有恶心、呕吐,常突然发病并伴有明显的恐惧感。

一、病因分类和临床特点

临床上按病变的解剖部位可分为系统性眩晕和非系统性眩晕。前者由前庭神经系统病变引起,是眩晕的主要病因,按照病变部位和临床表现的不同又可分为周围性眩晕和中枢性眩晕(表3-4)。

表3-4 周围性眩晕和中枢性眩晕的鉴别

鉴别要点	周围性眩晕	中枢性眩晕
病变部位	前庭感受器及前庭神经颅外段(未出内听道)	前庭神经颅内段、前庭神经核、核上纤维、内侧纵束、小脑、大脑皮质
起病缓急	多为急性、发作性	可为急性、发作性或慢性
程度及持续时间	症状重,持续时间短	症状轻,持续时间长
性质	旋转性或姿势不稳常见,常伴运动性错觉,与体位或头位变化相关	姿势不稳常见,可有旋转感,伴或不伴运动性错觉
迷走神经反应	恶心呕吐、出汗、面色苍白等	不明显
听力下降/耳鸣	常有耳鸣、耳堵、听力减退	常无
平衡障碍	倾倒方向与眼震慢相一致,与头位改变有关	较重,与体位、头位改变无一定关系
意识障碍	常无	可有
眼球震颤	幅度小,水平或略带旋转性,方向不随注视方向改变	幅度大,形式多变,方向随注视方向改变
前庭功能试验	无反应或反应减弱	反应正常
中枢神经系统表现	无	常有
常见病因	迷路卒中、迷路炎、前庭神经元炎、中耳炎、梅尼埃病、咽鼓管阻塞、外耳道耵聍等	椎-基底动脉供血不足、小脑卒中、颈椎病、颅内肿瘤、脑干病变、中枢神经系统感染、脱髓鞘病等

非系统性眩晕一般表现为头晕、视物模糊、站立不稳,通常无对自身或外界环境的位置性错觉,很少伴有恶心呕吐等自主神经症状,常由眼部疾病(眼外肌麻痹、屈光不正等)、心血管疾病(高血压、低血压、心律失常等)、内分泌疾病(糖尿病、低血糖等)、血液病(贫血等)、肾脏疾病(尿毒症等)、精神疾病、中毒等原因引起。

二、评估和诊断思路

眩晕的评估和病因诊断需要详细的病史采集和全面的体格检查,选择有针对性的辅助检查,最终全面综合分析,进行病因诊断。诊断流程见图3-3。

(一)病史采集

询问起病方式急缓和发作形式,症状特点("晕"的性质),有无诱发或加重因素,发作频率和持续时间,伴随症状尤其是有无神经功能损害相关表现,如言语不利、面瘫、偏身感觉和运动障碍等,注意有无发生晕厥或跌倒外伤,近期是否应用可引起眩晕的药物如抗癫痫药、抗焦虑抑郁药、抗心律失常药等,同时注意询问病人有无其他基础疾病。

(二)体格检查

在眩晕的接诊过程中,需要优先排除脑干、小脑病变所致中枢性眩晕,注意以下提示中枢神经病变的症状和体征:意识障碍、复视、视野缺损、肢体无力或肌张力异常、肢体或躯干共济失调、严重平衡障碍、交叉性或偏身感觉障碍、构音障碍、吞咽困难、饮水呛咳、Horner 综合征等。

首先,评估病人的意识状态,是周围性眩晕和中枢性眩晕的鉴别关键;监测生命体征,包括体温、血压、呼吸和脉搏。

1. **瞳孔和眼动检查**　观察双侧瞳孔的形态、大小、对称性和对光反射等,排除青光眼、义眼等眼部疾病状态后的瞳孔异常提示颅内病变。眼球运动异常提示支配眼肌运动的神经或肌肉本身病变;同时观察有无眼震,眼震的方向、幅度等,若出现垂直性、旋转性眼震,幅度大、形式多变、持久不缓解,多属于中枢性眩晕。

2. **脑膜刺激征和病理征**　脑膜刺激征阳性提示脑膜炎、蛛网膜下腔出血或颅内压增高等,病理征阳性提示锥体束病变,大脑失去对脑干和脊髓的抑制作用。

3. **肌力与肌张力**　偏侧肢体肌力下降多见于脑卒中,交叉性偏瘫多见于脑干病变,截瘫多见于脊髓病变;肌张力异常时应进一步检查明确是否有中枢病变。

4. **共济运动和步态评估**　共济运动包括指鼻试验、误指试验、跟-膝-胫试验、快速轮替试验、闭目难立征等,阳性提示小脑半球病变。可通过简单地走直线和原地踏步评估病人的姿势步态平衡,步基宽、醉汉步态提示小脑病变,原地踏步偏斜角度 >30° 为异常,偏斜侧常为前庭功能减弱侧。

5. **其他**　粗测听力是否下降,观察耳道有无异物、耳漏;位置试验包括 Dix-Hallpike 试验和 Supine Roll 试验,阳性多见于良性位置性眩晕;HINTS 检查包括头脉冲试验(又称甩头试验)、凝视诱发性眼震和眼偏斜试验。突发急性眩晕的病人,出现头脉冲试验阳性、凝视诱发方向不变的水平眼震提示周围性眩晕。

图 3-3　急性眩晕发作的诊断流程

HINTS 检查:头脉冲-眼震-垂直眼偏斜检查。

三、辅助检查

1. **实验室检查**　血常规、电解质、血糖、肝肾功能,合并胸闷、心悸的病人要完善心电图、心肌酶学和超声心动图检查。怀疑药物过量或中毒病人,可进行血药浓度或毒物检测。

2. **听力检查**　对伴随耳鸣、耳堵或听力下降的病人,常规于耳鼻喉科进行纯音测听等检查。

3. **前庭功能检查** 包括视频眼震电图、前庭自旋转试验、头脉冲试验等,筛查不同频率的水平或垂直半规管功能,一般需要在耳鼻喉科完成。

4. **影像学检查** 建议有神经系统损害表现的病人进行 CT 或 MRI 检查,以评估颅内病变,头颈部 CT 血管造影(computed tomography angiography,CTA)和经颅多普勒超声有助于评估脑血管情况。颞骨岩部 CT 可用于骨迷路检查,内耳迷路 MRI 及其水成像可用于膜迷路检查。怀疑癫痫性眩晕时可进行脑电图检查。

四、急诊处理

急诊处理眩晕病人时,首先给予紧急止晕、止吐等对症治疗,同时尽可能寻找病因,针对病因进行治疗。

1. **对症治疗**

(1)前庭抑制剂:对于眩晕明显、持续久,恶心呕吐等自主神经反应严重的病人,可短期使用前庭抑制剂控制眩晕症状。临床上常用药有抗组胺药苯海拉明、异丙嗪等。

(2)糖皮质激素:前庭神经炎、突发性聋或梅尼埃病急性期眩晕症状严重或伴有听力下降时,可酌情口服或静脉应用糖皮质激素。

(3)改善循环:可酌情使用改善循环药物如倍他司汀、银杏叶制剂等。

(4)其他支持治疗:吸氧、保暖,抑酸护胃、补液、纠正电解质紊乱、控制血压,防治跌倒、呕吐误吸等并发症。

2. **病因治疗** 中枢性疾病在眩晕病因中占比较小,发病隐匿,眩晕症状明显时病人难以配合详细问诊和查体,临床确诊难度大,但若延误诊断和治疗会导致严重不良预后,所以应重视有中枢神经系统表现的病人,一旦怀疑中枢性眩晕应及时联系专科评估药物或手术治疗。

(1)后循环梗死:后循环缺血性卒中所致眩晕者,争取时间窗内静脉溶栓或介入取栓治疗,超窗病人评估禁忌证后行抗血小板聚集、调脂治疗。

(2)良性阵发性位置性眩晕:复位治疗是首选,根据不同半规管类型选择相应的方法。

(3)中枢神经系统感染:经验性抗感染治疗,积极行腰椎穿刺(简称腰穿)送检脑脊液并进行药敏试验。

(4)手术治疗:小脑出血、颅内占位、规范药物治疗无效的中耳炎/乳突炎,请专科医师评估手术适应证,紧急或择期手术治疗。

3. **前庭康复训练** 可作为眩晕的重要辅助治疗方式,减轻前庭损伤导致的后遗症。常用的前庭康复训练包括凝视稳定性训练、习服性训练、平衡与步态训练和行走训练等。眩晕病人早期进行前庭康复训练更有效。

第三节 | 脑卒中

脑卒中(stroke)分为出血性卒中(脑出血)和缺血性卒中(脑梗死)。

一、脑出血

脑出血(intracerebral hemorrhage)又称出血性卒中(hemorrhagic stroke),是指由脑部动脉、静脉或毛细血管破裂引起的脑实质内和脑室内出血,其中动脉破裂出血最为常见。脑出血是急诊常见急症,起病急、病情重、病死致残率高。最常见病因是高血压合并细小动脉硬化,主要发病机制是脑内细小动脉在长期高血压作用下发生慢性病变破裂。

绝大多数高血压脑出血发生在基底核的壳核及内囊区,约占 70%,脑叶、脑干及小脑齿状核出血各占约 10%。脑室出血分为原发性脑室出血与继发性脑室出血两种。前者系指脑室脉络丛、脑室内和脑室壁血管以及室管膜下 1.5cm 以内的脑室旁区的出血;后者较为多见,多为脑实质内出血破入脑室所致。

(一) 临床表现

脑出血多发生于 50 岁以上有高血压病史的病人,60~70 岁更多见。一年四季皆可发病,寒冷或气温骤变时节发生较多;通常在情绪激动、精神紧张、剧烈活动、用力过度、咳嗽、排便等诱因下发病。一般发病前无预兆,少数病人在出血前数小时或数日可有头痛、头晕、短暂意识模糊、嗜睡、精神症状,以及一过性肢体运动、感觉异常或说话不清等症状。病情与出血的部位、速度、出血量有关,但都起病急骤,数分钟或数小时内病情即可发展到高峰。

全脑症状包括头痛、呕吐、意识障碍等,系由脑水肿和颅内高压引起;局灶症状系由出血后脑组织受损、破坏后引起一系列神经功能障碍,如表现为肢体偏瘫、失语、脑神经麻痹等。

由于出血部位及范围不同可产生某些特殊定位性临床症状。

1. **壳核-内囊出血(图 3-4)** 壳核-内囊为临床最常见出血部位,出血病灶对侧常出现偏瘫、偏侧感觉障碍与偏盲的"三偏综合征"。双眼向病灶侧凝视,呈"凝视病灶"。优势半球发生病变可有失语。

图 3-4 壳核-内囊出血

2. **丘脑出血(图 3-5)** 常为丘脑膝状体动脉或丘脑穿动脉破裂出血,前者常为丘脑外侧核出血,后者常为丘脑内侧核出血。丘脑出血几乎都有眼球运动障碍,如下视麻痹等。临床表现有明显的意识障碍,甚至昏迷,对侧肢体完全性瘫痪、脑膜刺激征等。丘脑内侧或下部出血,出现双眼内收下视鼻尖、上视障碍,是丘脑出血的典型体征。

3. **脑叶出血(图 3-6)** 绝大多数呈急性起病,多先有头痛、呕吐或抽搐,甚至尿失禁等;意识障碍少而轻;偏瘫较基底节出血少见,而且较轻,有昏迷者多为大量出血压迫脑干所致。

4. **小脑出血(图 3-7)** 多表现为突然发作的枕部头痛、眩晕、呕吐、肢体或躯干共济失调及眼球震颤等,当血肿影响到脑干和脑脊液循环通路时,出现脑干受压和急性梗阻性脑积水。小而局限的出血,多无意识障碍,只有 CT 检查方可确诊;重者短时间内迅速昏迷,发生小脑扁桃体疝可致突然死亡。也有部分病人呈进行性加重,逐渐出现昏迷和脑干受压的体征,如不能得到及时有效的治疗,多在 48 小时内死亡。

5. **原发性脑干出血(图 3-8)** 90% 以上的高血压所致的原发性脑干出血发生在脑桥,少数发生在中脑。①中脑出血:侵犯一侧大脑脚则同侧动眼神经麻痹,伴对侧肢体瘫痪(Weber 综合征)。②脑桥出血:常迅速出现深昏迷,瞳孔明显缩小呈针尖样,但对光反射存在;四肢瘫痪,双侧锥体束征阳性,高热,呼吸不规则,血压不稳。③延髓出血:一经发生很快死亡。

6. **脑室出血(图 3-9)** 分为原发性和继发性两种。原发性脑室出血表现为血液成分刺激引起的脑膜刺激征和脑脊液循环梗阻引起的颅内压增高症状;继发性脑室出血除了具有上述原发性脑室出血的临床特点外,还同时伴有原发性出血灶所致的神经功能障碍。

图 3-5　丘脑出血
A. 左侧丘脑出血；B. 右侧丘脑出血。

图 3-6　脑叶出血

图 3-7　小脑出血
A. 右侧小脑出血；B. 左侧小脑出血。

图 3-8 脑干出血

图 3-9 脑室出血

（二）辅助检查

1. 颅脑 CT 扫描 在高清晰度的 CT 图像上,脑出血的诊断率几乎可达 100%。CT 检查既是有效的诊断方法,也是制订治疗方案、观察疗效、判断预后的重要依据。

2. 颅脑 MRI 扫描 慢性血肿的 MRI 特征:高信号血肿,外加一个低信号含铁血黄素环。尽管目前 CT 仍是急性脑出血的首选检查方法,但 MRI 诊断亚急性与慢性血肿比 CT 敏感,尤其对陈旧血肿,MRI 可清晰显示含铁血黄素衬边的低信号残腔,容易与陈旧性脑梗死鉴别。

3. 脑血管造影 临床上怀疑动静脉畸形(AVM)或脑动脉瘤破裂出血时,脑血管造影可明确病因。

（三）诊断与鉴别诊断

1. 诊断要点 根据病史资料和体格检查多可做出诊断:病人年龄多在 50 岁以上,既往有高血压动脉硬化史;多在情绪激动或体力劳动中发病;起病突然,发病后出现头痛、恶心、呕吐,半数病人有意识障碍或出现抽搐、尿失禁;可有明显定位体征,如偏瘫、脑膜刺激征;发病后血压明显升高;CT 扫描及 MRI 可见出血灶。

2. 鉴别诊断

（1）脑梗死:由于脑出血和脑梗死在治疗原则上截然不同,因此对两者的鉴别十分重要。应用 CT 检查可直接明确有无脑出血(表 3-5)。

表 3-5　脑出血的鉴别诊断

疾病表现	出血性脑血管病		缺血性脑血管病	
	脑出血	蛛网膜下腔出血	脑血栓形成	脑栓塞
常见病因	高血压	动脉瘤或血管畸形	动脉粥样硬化	心源性栓子
年龄	40～60 岁	中青年	65 岁以上	35～45 岁
起病	急	急	较慢	最急
诱因	情绪激动、用力时	情绪激动、用力时	休息、睡眠时	心房颤动
头痛	常见	剧烈	无	无
呕吐	多见	多见	无	可有
偏瘫	有	无	有	有
脑膜刺激征	有	明显	无	无
脑脊液压力	增高	增高	正常	可增高
血性脑脊液	有	有	无	无

（2）蛛网膜下腔出血：起病急骤，伴剧烈的头痛、呕吐、一过性意识障碍。有明显的脑膜刺激征，很少出现局限性神经系统体征，脑脊液呈血性，一般鉴别不困难（见表 3-5）。脑出血一般先出现偏瘫，待血液破入脑室和蛛网膜下腔时才出现脑膜刺激征；而动脉瘤和动静脉畸形破裂出血可直接进入蛛网膜下腔，故先出现脑膜刺激征，而后才出现偏瘫。脑血管造影可明确诊断。

（3）颅内肿瘤出血：病程较长，多在原有症状的基础上突然加重，也可为首发症状。对比剂增强的头颅 CT 和 MRI 扫描对肿瘤出血具有诊断价值。

(四) 治疗

脑出血急性期的治疗，主要包括现场急诊处理、内科和手术治疗。

1. **急诊处理**　对昏迷病人应及时清除口腔和呼吸道分泌物，保持呼吸道通畅，对呼吸衰竭病人必要时行气管插管给予人工通气。接诊医师简明扼要询问病史，做较全面的体格检查，对血压过高、出现脑疝危象、抽搐者给予及时处理，尽量减少不必要的搬动。建立静脉通道，监测生命体征。

2. **内科治疗**　急性期内科治疗原则是维持生命体征、止血和防止再出血，减轻和控制脑水肿，预防和治疗各种并发症。主要目的是挽救病人生命，降低致残率，防止复发。

（1）一般处理：①绝对卧床休息、监测生命体征，如烦躁不安，可用地西泮类药物，禁用吗啡类药物。②保持呼吸道通畅，吸氧，必要时行气管插管或行气管切开术。有尿潴留者，应保留导尿。对昏迷病人要定时翻身，防止压疮。③保持水、电解质平衡及营养支持：急性期 48 小时内应予禁食，并适当静脉补液，总量控制在 1 500～2 000ml/d。48 小时后，如果意识好转，且吞咽无障碍者可试进流食，少量多餐，否则应留置胃管，通过鼻饲维持营养。④保持功能体位，防止肢体畸形。

（2）特殊治疗：①急性期血压的处理：当收缩压＞200mmHg 或平均动脉压＞150mmHg 时，要持续应用静脉降压药物积极降低血压；当收缩压＞180mmHg 或平均动脉压＞130mmHg 时，如同时有疑似颅内压增高的表现，要考虑监测颅内压，可间断或持续应用静脉降压药物来降低血压，但要保持脑灌注压＞60～80mmHg；如果没有颅内压增高的证据，降压目标为 160/90mmHg 或平均动脉压 110mmHg。降血压不能过快，要加强监测，防止血压下降过快引起脑低灌注。②控制脑水肿、降低颅内压：抬高床头到 30°；对躁动病人给予轻度镇静；当核心体温＞38℃，予以退热药；保持头颈部姿势；使用生理盐水或等张溶液以维持血清钠＞135mmol/L。使用 3% 高渗盐水或甘露醇 0.25～0.5g/kg，每 6 小时一次。③止血药物的应用：除有出血倾向和并发消化道出血的病人可适当应用止血药物外，多数病人不必常规使用。④挽救疗法：过度通气可诱导脑血管收缩，减少脑血容量，迅速降低颅内压。

药物诱导昏迷疗法可降低脑代谢,从而降低脑血流量。神经阻滞可用于单靠镇静镇痛药物无效的病人以降低颅内压。低体温可减少脑血流量和降低代谢。

3. 急诊手术 急诊手术治疗的指征尚无统一的标准。以出血量来选择治疗:壳核出血>30ml、丘脑出血>15ml、小脑半球出血>10ml或直径≥3cm,重度脑室出血(脑室铸型),合并脑血管畸形、动脉瘤等血管病变,应行手术治疗。具体应根据出血量、部位、手术距离出血的时间、病人年龄和全身情况以及术者的经验来决定。常用清除血肿的方法有神经内镜、定向血肿吸引术、开颅血肿清除术等。

4. 防治并发症 脑出血常见的并发症有消化道出血、肺部感染、泌尿系统感染、压疮、肾衰竭等。基本治疗原则是在降低颅内压、控制脑水肿、减轻下丘脑及脑干损害的前提下,根据病情相应处理。

图 3-10 为最常见的高血压脑出血的抢救流程。

图 3-10 高血压脑出血的抢救流程

二、脑梗死

脑梗死(cerebral infarction,CI)又称缺血性卒中(ischemic stroke),是由于脑血液供应障碍引起缺血、缺氧所致的局限性脑组织坏死或软化,包括脑血栓形成、腔隙性脑梗死和脑栓塞等,是最常见的脑血管病急症,约占全部脑卒中的80%。

(一)脑血栓形成

脑血栓形成是指由脑动脉粥样硬化导致的血管腔狭窄、闭塞,或在狭窄基础上形成血栓,造成局部脑组织急性血液供应中断,致缺血缺氧性坏死,出现局灶性神经系统症状和体征。常见病因为动脉粥样硬化,较少见的有脑动脉炎,以及真性红细胞增多症、多发性骨髓瘤等。

1. 临床表现 可因病灶的部位及大小不同,表现为多种多样的症状和体征。

(1)颈内动脉系统:病灶对侧出现偏瘫、偏身感觉障碍、同向偏盲、双眼向病灶侧凝视、言语不清、饮水呛咳、吞咽困难、优势半球受累可有失语等,大面积脑梗死及丘脑梗死者可有意识障碍,以嗜睡、昏睡者多见,病情危重者可出现脑疝而死亡。

（2）椎-基底动脉系统:较特征性的表现为各种类型的交叉瘫。如 Weber 综合征(眼动脉交叉瘫)为病灶同侧动眼神经麻痹,病灶对侧中枢性面瘫、舌瘫和偏瘫。Millard-Gubler 综合征(面神经交叉瘫)为病灶同侧周围性面瘫,病灶对侧中枢性舌瘫和偏瘫。特殊类型:①脑桥梗死:发病即表现为昏迷,双侧瞳孔针尖样大小,四肢瘫,双侧病理征阳性,常伴有呼吸节律的改变。②基底动脉尖综合征:发病即表现为昏迷,双侧瞳孔不等大,病灶侧瞳孔散大,似急性脑疝,四肢瘫,双侧病理征阳性。③延髓背外侧综合征:眩晕、恶心、呕吐;病灶同侧小脑性共济失调;病灶同侧霍纳征(Horner sign);饮水呛咳,吞咽困难,咽反射消失;交叉性感觉减退(病灶同侧面瘫及对侧偏瘫)。

2. 神经系统及影像学检查

（1）神经系统查体有局灶性神经受损的体征,如偏盲、偏瘫、偏侧感觉障碍、失语等。

（2）颅脑 CT 发病 24 小时内不能显示梗死灶,但可以除外脑出血及颅内肿瘤,有助于早期确诊。24 小时后可见梗死灶,在 CT 图像上显示为低密度病灶,皮质病变呈底朝外的楔形或长方形,髓质病变呈椭圆形、条形等。但脑干及小脑病灶 CT 扫描显示欠佳。

（3）颅脑 MRI 可在发病 1 小时后发现新发病灶,且可以清晰地显示脑干及小脑部位的梗死灶,梗死灶在 T_1 加权图像上显示为低信号,在 T_2 加权图像上显示为高信号。并可除外脑出血(检查效果不如 CT)、颅内肿瘤及血管畸形等。

3. 鉴别诊断

（1）脑出血:通常有高血压病史,于活动中有一过性血压升高的诱因,如用力、排便、愤怒等,病情发展快,多伴有头痛、恶心、呕吐,颅脑 CT 可见脑出血病灶。

（2）低血糖症:常有糖尿病病史,伴有饥饿、大汗、疲乏无力等表现,血糖<2.8mmol/L,经高浓度葡萄糖溶液治疗后,症状迅速好转。

（3）颅内占位性病变:颅内肿瘤、硬膜下血肿和脑脓肿等经 CT 或 MRI 检查可以确诊。

4. 一般处理 对于脑梗死病人,必要时予以吸氧,维持氧饱和度>94%;对于病情危重病人或有气道受累者,需气道支持和辅助通气。脑梗死后 24 小时内应常规进行心电图检查,必要时进行 24 小时或更长时间的心电监护。对体温>38℃的病人应予以退热措施。血糖超过 10mmol/L 时应予以胰岛素治疗,将血糖控制在 7.7～10mmol/L。发生低血糖(<3.36mmol/L)时,可予 10%～20% 葡萄糖口服或静脉注射来纠正。

5. 特异性治疗

（1）早期溶栓:早期溶栓再通可以降低病死率、致残率,保护神经功能。

1）适应证:①有急性脑梗死导致的神经功能缺损症状;②发病 3～4.5 小时以内使用重组组织型纤溶酶原激活剂(rt-PA),6 小时内使用尿激酶;③年龄≥18 岁;④在家属及本人了解溶栓可致脑出血及全身出血并发症后,征得其知情同意。

2）禁忌证:①有出血或出血倾向者;②近 3 个月内有脑卒中、脑外伤史,3 周内有胃肠道或泌尿系统出血病史,2 周内有接受较大的外科手术史,1 周内有在无法压迫的部位进行动脉穿刺的病史;③收缩压≥180mmHg,或舒张压≥110mmHg;④颅脑 CT 有大片的低密度病灶;⑤有严重的心、肝、肾功能障碍;⑥既往有颅内出血、蛛网膜下腔出血和出血性脑梗死病史者。

3）静脉溶栓疗法:①尿激酶(UK):100 万～150 万 IU,溶于生理盐水 100～200ml,持续静脉滴注 30 分钟。②rt-PA:一次用量 0.9mg/kg(最大剂量为 90mg)静脉滴注,其中 10% 的剂量先于 1 分钟内静脉注射,其余剂量在 60 分钟内持续静脉滴注,用药 24 小时内应严密监护。

（2）抗血小板治疗:急性脑梗死病人在发病 24～48 小时内应用阿司匹林可降低死亡率与复发率,但溶栓治疗 24 小时内不得使用。对不能耐受阿司匹林者,可考虑选用氯吡格雷等。

（3）抗凝治疗:一般不推荐急性期应用抗凝药来预防卒中复发、阻止病情恶化或改善预后。但对于合并高凝状态有形成深静脉血栓和肺栓塞风险的高危病人,可以使用预防性抗凝治疗。

（4）神经保护治疗：发病 2 小时内的脑梗死病人应用头部或全身亚低温治疗，可降低脑代谢和脑耗氧量，显著减少脑梗死体积，减轻神经元损伤。

（5）降纤治疗：去纤酶和巴曲酶可显著降低血浆纤维蛋白原水平，具有增加纤溶活性、抑制血栓形成的作用，更适合有高纤维蛋白原血症病人，建议对发病 12 小时以内的脑梗死病人选用降纤治疗。

（6）急性期血压的控制：对准备溶栓者或给予其他急性再灌注干预措施时，需要静脉降压药物，将收缩压降至 180mmHg 以下，舒张压降至 110mmHg 以下。不准备溶栓的急性缺血性卒中 24 小时内的降压治疗则需谨慎。而对于大面积脑梗死病人也需要行血压管控，管控目标应顾及颅脑外科手术；部分颅骨切除减压术前，管控目标为血压≤180/100mmHg；术后 8 小时内，管控目标为收缩压 140～160mmHg。

（7）中药治疗：可使用丹参、银杏叶制剂或水蛭素等中药辅助治疗，可降低血小板聚集，改善脑血流，降低血黏滞度，并具有一定的神经保护作用。

（8）血管内介入治疗：包括动脉溶栓、桥接、机械取栓、血管成形和支架置入术等。对 rt-PA 标准静脉溶栓治疗无效的大血管闭塞病人，在发病 6 小时内给予补救机械取栓。对发病 6～24 小时的前循环大血管闭塞的病人，在特定条件下也可进行机械取栓。对非致残性卒中病人（改良 Rankin 量表评分 0～2 分），如果有颈动脉血运重建的二级预防指征，且没有早期血运重建的禁忌证，应在发病 48 小时至 7 天内进行颈动脉内膜切除术（CEA）或颈动脉血管成形和支架置入术（CAS），而不是延迟治疗。

缺血性脑卒中的救治流程见图 3-11。

图 3-11　缺血性脑卒中的救治流程

（二）脑栓塞

脑栓塞（cerebral embolism）系指血液循环中的固体、液体或气体等各种栓子随血流进入颅内动脉，使管腔急性闭塞，造成供血区脑组织缺血缺氧性坏死而出现的急性脑功能障碍。

按栓子来源不同可分为心源性、非心源性和来源不明三大类。临床上以心源性脑栓塞最多，约占半数以上。

1. 临床表现　起病年龄不一，如风湿性心脏病所致，发病年龄以中青年为主；冠心病、心肌梗死、心房颤动（简称房颤）致栓塞者以中老年居多，安静和活动时均可发病。起病急骤，在数秒内症状达高峰，是所有脑血管病中发病最快者。少数病人起病时可伴有一过性意识障碍，当颈内动脉系统主干或椎-基底动脉栓塞时可发生昏迷。由于发病快，常引起血管痉挛，癫痫发作较其他血管病常见。如在局限性神经功能缺失症状好转或稳定后又加重，提示栓塞再发或出现梗死后出血。

2. 诊断与鉴别诊断

（1）起病急骤、有栓子来源，多无前驱症状，常于数秒内病情达高峰。

（2）主要表现为偏瘫、偏身感觉障碍和偏盲，优势半球则有各种类型的失语，少数病人为眩晕、呕吐、眼震和共济失调。

（3）栓子多来源于心脏，故常有风湿性心脏病、冠心病、心律失常、心肌梗死等心脏疾病。

（4）有其他部位栓塞的症状、体征。

（5）辅助检查

1）颅脑 CT：不仅可以确定栓塞的部位及范围，而且可明确是单发还是多发。一般于 24～48 小时后可见低密度梗死区，如在低密度病灶区中有高密度影提示为出血性梗死。头颈部动脉 CTA 检查可提示头颈部血管的情况。

2）颅脑 MRI：能更早发现病灶，MRA 能显示血管及血流状况。

3）DSA：能准确显示血管阻塞的部位和动脉壁病变。

4）腰穿：脑脊液可正常，亦可提示压力升高，有出血性梗死时可见红细胞。感染性栓塞时白细胞计数增加，脂肪栓塞时可见脂肪球。

5）其他：心电图或 24 小时动态心电图可了解有无心律失常、心肌梗死等；超声心动图有助于显示瓣膜疾病、心内膜病变；颈动脉超声可显示颈动脉及颈内外动脉分叉处的血管状况、有无管壁粥样硬化斑块及管腔狭窄等；胸部 X 线检查有助于了解心脏状况及肺部有无感染、癌肿等。

（6）鉴别诊断：应与脑出血、蛛网膜下腔出血、脑血栓形成相鉴别，由颈部大动脉的动脉粥样硬化斑片的碎片脱落造成的脑栓塞，不易与脑血栓形成相鉴别。

3. 治疗　脑栓塞的治疗应包括针对脑部病变和引起脑栓塞的原发病两部分。

（1）脑栓塞治疗：改善脑血液循环、减轻脑水肿、减小梗死范围。对于心肌梗死、风湿性心脏病、心房颤动病人，应防止心腔内形成新的血栓，以及栓塞血管出现逆行血栓，急性期抗血小板治疗，稳定期抗凝治疗。对出血性梗死、亚急性细菌性心内膜炎及癌性栓塞者，有潜在出血灶或出血性疾病者，禁用抗凝及溶栓治疗。

（2）原发病治疗：对心脏病积极进行内科、外科处理，对亚急性细菌性心内膜炎和其他感染性栓塞采取有效、足量的抗生素治疗。

脑栓塞的救治流程见图 3-12。

图 3-12　脑栓塞的救治流程

三、蛛网膜下腔出血

蛛网膜下腔出血（subarachnoid hemorrhage）是脑底部或脑表面的血管破裂，血液直接或间接流入蛛网膜下腔，可分为外伤性和自发性两类。国内发病率约为 10/10 万，仅次于脑血栓形成与脑出血，约占所有出血性脑血管病的 10%，首次发病率与复发率均在 25% 左右。

（一）病因

最常见的病因为先天性动脉瘤和动静脉畸形破裂，约占 75%～80%；其次是高血压脑出血，约占 15%；其他病变有颅内肿瘤卒中、烟雾病、血液病、颅内炎症、颅内静脉血栓形成、中毒、结缔组织病、抗凝治疗并发症、妊娠并发症以及脊髓血管病变等。通常在 30 岁以前发病者，多为脑血管畸形；40 岁以后发病者，多为颅内动脉瘤破裂；50 岁以上发病者，则往往由高血压动脉硬化及脑肿瘤引起。

（二）临床特点

主要表现为突发性剧烈头痛、呕吐、意识障碍、脑膜刺激征及血性脑脊液等。

1. 出血前征象　约有 1/3 的病人在出血前出现先兆征象或警告信号，以头痛最为常见。

2. 出血后症状

（1）头痛、呕吐：突发剧烈头痛是本病的首发和重要症状。头痛先为局限性，可起始于额、颞、枕部，但很快蔓延至全头痛，并可延及颈项、肩、腰背部。头痛一般先为劈裂样，难以忍受，后变为钝痛或搏动性，持续 1～2 周。

（2）意识及精神障碍：发病时立即出现，少数在起病数小时内发生。意识障碍多为一过性，昏迷时间持续数小时至数日不等。其程度和持续的时间与出血的急缓、出血量多少、出血部位及脑损害的程度有关。年龄越大意识障碍越多见。有些病人清醒数日再度发生意识障碍，可能是由于再出血或继发脑血管痉挛。部分病人发病后先出现意识障碍，或在一过性意识障碍恢复后出现精神障碍症状。

（3）癫痫发作：可发生在出血时或出血后的短时间内，也可作为第一症状，表现为全身性或部分性癫痫发作。

（4）其他症状：头痛的同时可伴有眩晕，部分病人可有尿潴留与尿失禁等。

3. 出血后并发症 一次出血经治疗后病人可完全恢复健康，部分病人出血后可发生再出血、继发脑血管痉挛、急性脑积水、正常颅压脑积水等并发症。

（1）再出血：20%的动脉瘤病人病后10～14天可发生再出血，是蛛网膜下腔出血致死、致残的主要原因之一。临床表现为在病情比较稳定的情况下突然出现剧烈头痛、烦躁不安、恶心、呕吐或意识障碍加重，原有神经体征如动眼神经麻痹、视觉障碍、肢体抽动等加重或再现，缓解或消失的脑膜刺激征再加重或出现新的症状和体征，腰穿提示脑脊液有新鲜出血现象，头颅CT扫描发现新的高密度区。

（2）脑血管痉挛：出血后脑血管痉挛继发脑缺血、脑梗死是蛛网膜下腔出血后常见而且危险的并发症。其发生率为30%～50%。临床脑血管痉挛的主要判断根据：①出现暂时局限性定位体征；②进行性意识障碍；③脑膜刺激征加重；④腰穿时有新鲜出血征象；⑤脑血管造影显示脑血管痉挛变细。

（3）急性脑积水：其发病率约为20%，指出血后数小时至7天以内的急性或亚急性脑室扩大所致的脑积水，主要为蛛网膜下腔或脑室内的血凝块阻塞脑脊液循环通路所致。头颅CT扫描显示脑室扩大。

（4）正常颅压脑积水：发病率为10%～30%，多发生于病后的4～6周，发病机制可能是出血后引起蛛网膜下腔纤维变性，影响脑脊液回流，脑脊液通过扩大的脑室膜转移至脑室周围白质，实现新的代偿性脑脊液循环。

（三）诊断与鉴别诊断

对有突然发作的剧烈头痛、意识障碍和脑膜刺激征及相应神经功能损害症状者，应高度怀疑蛛网膜下腔出血。

1. 诊断

（1）发病诱因：多数在活动、情绪激动等诱因下发病。脑出血病前多已有脑受损的局灶性症状和体征，以及颅内压增高的表现，脑转移瘤病人可伴有原发病的症状和体征。

（2）发病特点：发病急骤，有剧烈头痛、频繁呕吐、意识障碍与脑膜刺激征。

（3）辅助检查

1）颅脑CT：在出血前数日，CT扫描的阳性率可达80%～100%，显示大脑外侧裂池、前纵裂池、鞍上池、脑桥小脑角池、环池等高密度出血征象（图3-13）。随着时间延长，病变的检测阳性率逐渐下降，因此，对疑有蛛网膜下腔出血的病人，应尽快行CT扫描。其密度高低与出血量及出血时间长短

图3-13 **蛛网膜下腔出血**

脑部CT平扫轴位：示双侧大脑颅中窝底部、鞍上池、环池、四叠体池及外侧裂池、双侧颞叶脑沟内弥漫积血、密度增高；双侧侧脑室枕角积血、四脑室内积血，双侧枕角扩张增宽；双侧大脑弥漫肿胀。

有关,出血量越大,扫描时间与出血时间越近,则密度越高,反之则低。

2)脑血管造影:脑血管造影是蛛网膜下腔出血最重要的检查手段。当 CT 或 MRI 发现存在蛛网膜下腔出血及出血部位时,则需要施行脑血管造影。

3)磁共振成像(MRI):发病后数日内 MRI 显像不如 CT 清晰,主要是由于血液被脑脊液稀释和所含血红蛋白以氧合血红蛋白为主,质子密度增加小,造成肉眼分辨信号强度困难。

4)脑脊液检查:血性脑脊液是蛛网膜下腔出血最重要的诊断依据,也是本病的特征。约 75% 的病人可有颅内压增高,一般为 200～300mmH$_2$O,颅内高压可持续 2～3 周。

5)眼底检查:4%～20% 的病人出现玻璃体积血,具有特征性。

6)其他:蛛网膜下腔出血初期,出血对脑膜的刺激可使体温升高,白细胞计数相应升高。心电图检查也可见到显著的异常改变,如 QT 间期延长,ST 段和 T 波改变等。

2. 鉴别诊断

(1)高血压脑病:也表现为急性剧烈头痛、恶心、呕吐、黑矇,甚至全身痉挛发作及意识障碍,但无脑膜刺激症状和体征,也无血性脑脊液。更具特征的是本病血压极高,眼底呈现视神经盘水肿、渗血及瘀斑。头颅 CT 扫描可进一步早期明确诊断。

(2)脑膜炎:特别是细菌性脑膜炎,也有剧烈头痛、发热、恶心、呕吐、白细胞计数升高及脑膜刺激征等,但本病发作不如蛛网膜下腔出血发病急而突然,脑脊液呈非血性炎性改变。

(四)治疗

蛛网膜下腔出血的治疗分为内科治疗和内科治疗基础上的外科治疗。一般对于由高血压脑动脉硬化、血液病、颅内炎症及不明原因等引起的,以及病重不能耐受手术或手术困难,或发病早期病情尚未稳定,病变部位未定和老年病人,均采取内科治疗,其治疗原则为控制继续出血和防止再出血,解除血管痉挛,去除病因,防治并发症。

1. 一般治疗

(1)绝对卧床:一般为 4～6 周,过早离床活动有导致再出血的危险。要积极给予对症处理,如剧烈头痛、烦躁不安者可用镇静、镇痛药物,必要时可肌内注射地西泮及小量冬眠合剂;昏迷者应留置导尿;有癫痫发作者应用抗癫痫治疗。

(2)止血:主要用抗纤溶制剂,目的是阻止动脉瘤破裂处血栓溶解,缓解继发性血管痉挛,预防再出血。用法:6-氨基己酸(EACA)6～18g 加入 0.9% 氯化钠溶液 100ml 静脉滴注,每日 1～2 次,连用 2～3 周。或用氨甲苯酸(PAMBA)每次 200～400mg 静脉滴注。

(3)降低血压:血压过高是促发再出血的危险因素,如果平均动脉压>125mmHg 或收缩压>180mmHg,可在血压监测下静脉持续输注短效安全的降压药。一般应将收缩压控制在 160mmHg 以下。

(4)降低颅内压:脱水剂可缓解头痛、呕吐和意识障碍,减轻脑水肿和脑积水,防止或减轻脑疝。常用 20% 甘露醇 125～250ml 快速静脉滴注,一日 2～4 次,也可联合呋塞米 20～40mg 静脉注射。使用糖皮质激素如地塞米松 5～10mg 静脉滴注,对减轻脑蛛网膜粘连有一定的作用。

无血肿和脑疝的病人,如头痛、呕吐剧烈或伴发热,也可慎重、少量(5～10ml)、多次、缓慢地抽放脑脊液或进行脑脊液置换术,以降低颅内压,减轻血液对脑膜的刺激,预防出血后蛛网膜粘连。

2. 脑血管痉挛的防治 常用口服药物:尼莫地平 30～40mg,一日 3 次;硝苯地平 10mg,一日 3 次;维拉帕米 40～80mg,一日 3 次。也可选用尼莫地平注射液 50mg/d,缓慢静脉滴注。

3. 脑积水的防治 急性期脑积水的有效治疗方法是脑室外引流。应及早应用溶栓剂并配合腰穿等压置换血性脑脊液,清除积血和恢复正常的脑脊液循环。

4. 外科治疗 经血管造影发现颅内动脉瘤或动静脉畸形时,如病人无手术禁忌,均应考虑手术治疗,目的是防止再出血的潜在危险。发生脑疝时应行急诊手术。

蛛网膜下腔出血的抢救流程见图 3-14。

图 3-14　蛛网膜下腔出血的抢救流程

第四节 ｜ 低血糖症

低血糖症（hypoglycemia）是指正常人血中葡萄糖浓度<2.8mmol/L 或糖尿病病人血糖浓度<3.9mmol/L，临床上以自主神经兴奋和脑细胞缺糖为主要特征的综合征，当血糖浓度升高后，临床症状和体征随之消失。低血糖症首先出现自主神经兴奋的症状，称为神经低血糖表现（neuroglycopenic symptom），严重者导致昏迷，称为低血糖昏迷（hypoglycemic coma），可造成永久性脑损伤，甚至死亡。

一、病因与分类

低血糖症或低血糖昏迷的分类和病因见表 3-6。

二、临床特点

典型的低血糖症具有 Whipple 三联征特点：与低血糖一致的症状、症状发生时精确测得血糖浓度偏低、血糖水平升高时症状缓解。低血糖发作的临床表现与血糖水平、血糖下降速度和个体耐受程度有关，可表现为自主神经症状、中枢神经症状。低血糖发作严重且持久时，可出现脑组织水肿、出血及不可逆性损害。症状性低血糖多发生在青壮年；对于昏迷的老年人和危重症病人，应特别注意鉴别是否发生低血糖症。

（一）自主神经症状

包括儿茶酚胺介导的肾上腺素能症状：心悸、焦虑、震颤；以及乙酰胆碱介导的胆碱能症状：饥饿感、出汗和颜面、手足皮肤感觉异常，病人可表现为面色苍白、皮肤湿冷、心动过速、脉压增大等。

（二）中枢神经症状

随着低血糖时间延长和加重，病人可出现中枢神经症状，表现为大汗、头晕、头痛、视物模糊、注意力不集中、精细动作障碍、认知障碍、行为异常和嗜睡、意识模糊，严重者可出现癫痫发作，甚至昏迷。此时逐渐发生的低血糖症自主神经反应症状多被掩盖，以中枢神经症状为主要表现。

表3-6　低血糖症或低血糖昏迷的分类和病因

分类		病因
空腹低血糖	内分泌异常	胰岛细胞瘤、类癌、垂体前叶功能减退、原发性肾上腺功能减退症（Addison病）等
	危重疾病	脓毒症、感染性休克；重症肝炎、肝硬化、肝癌晚期、心力衰竭时肝淤血；慢性肾病等
	代谢性酶缺陷	Ⅰ、Ⅲ、Ⅵ、Ⅸ型糖原贮积症、果糖-1,6-二磷酸酶缺乏症、丙酮酸羧化酶缺乏症等
	营养物不足	婴儿酮症低血糖、严重营养不良（肌肉消耗）；妊娠后期和胰岛素自身免疫性抗体形成等
药物性低血糖		胰岛素和口服降糖药物、酒精过量、喹诺酮类、喷他脒、水杨酸类、土霉素、磺胺类、奎宁、β受体阻断剂、血管紧张素转换酶抑制剂（ACEI）、胰岛素样生长因子-1、地西泮类、苯丙胺、苯海拉明和具有降糖作用的中草药等
餐后低血糖		早期糖尿病、特发性（功能性）低血糖、胃大部切除术后、胃空肠吻合术后、胰岛素自身免疫性抗体形成等
其他		Somogyi效应（低血糖后高血糖）、亮氨酸过敏、遗传性果糖不耐受症、半乳糖血症等

（三）低血糖症的特殊表现

1. **无症状性低血糖**　是糖尿病较为危险的并发症，可无明显的自主神经症状，相较于有症状的低血糖更加凶险，病人可迅速出现惊厥、昏迷甚至死亡，易误诊、漏诊。

2. **Somogyi现象**　是在黎明前（夜间）曾有低血糖，但症状轻微和短暂，于睡眠中未被发现，因导致机体胰岛素拮抗激素分泌增加，继而发生低血糖后的反跳性高血糖。

3. **低血糖昏迷**　病人血糖浓度恢复正常且维持30分钟以上神志仍未清醒，可能存在脑水肿。

三、实验室检查

低血糖症除常规血糖测定外，其他检查应根据鉴别诊断的需要进行。常用的检查如下。

1. **血糖测定**　非糖尿病病人的血糖浓度<2.8mmol/L、糖尿病病人血糖浓度<3.9mmol/L需考虑低血糖症。

2. **血浆相关激素测定**　为了进一步探寻低血糖症的病因，需要同时测定低血糖症发作时的胰岛素、C肽、胰岛素原、β-羟丁酸水平和胰岛素自身抗体，并且观察注射1.0mg胰高血糖素后的血糖反应，可鉴别内源性或外源性胰岛素介导的低血糖和可能的病因。

四、诊断

根据Whipple三联征：低血糖症状、发作时血糖<2.8mmol/L（糖尿病病人<3.9mmol/L）和静脉补糖后症状迅速缓解即可诊断低血糖症。如怀疑餐后低血糖症反复发作，应特别注意有无胃手术史、糖尿病病史和胰岛素瘤的存在。此外，对能引起或加重低血糖发生的药物要予以足够的重视。

五、鉴别诊断

1. 低血糖昏迷易误诊为脑血管疾病，应通过病史、体格检查和血糖测定等分析快速鉴别。对癫痫发作、意识障碍、药物过量、酒精中毒、脓毒症等危重病人，应作血糖测定。有糖尿病病史者应适时监测血糖。

2. 低血糖昏迷应与糖尿病酮症酸中毒和高渗性高血糖状态引起的昏迷相鉴别。

六、急诊处理

立刻补充葡萄糖或含糖食物,严重者需要根据病人意识和血糖水平给予相应的治疗和监护。

1. 立即检测血糖。

2. 对昏迷者补充葡萄糖,首剂静脉注射 50% 葡萄糖 40~60ml,然后继续用 5%~10% 葡萄糖静脉滴注,大多数病人迅速清醒。轻度低血糖症病人给予含糖饮料、进食高碳水化合物食物即可纠正。中枢神经系统血糖恢复正常的时间滞后于其他组织,应持续输注葡萄糖数小时,以免再次发生低血糖症。过量口服降糖药所致的低血糖,补糖时间应予延长,并应连续监测血糖。

3. 胰高血糖素适用于不能迅速建立静脉通道的病人。可根据需要选择 1mg 肌内注射或静脉滴注,30~60 分钟后可重复使用。胰高血糖素对糖原缺乏、酒精性低血糖症无效。

4. 补充葡萄糖 15 分钟后复测血糖,评估低血糖是否纠正;低血糖纠正后初始 4 小时建议每小时监测血糖,评估是否再次发生低血糖;随后根据病人意识水平和临床症状每 2~4 小时监测一次血糖。低血糖昏迷病人意识恢复后至少监测血糖 24~48 小时。

5. **低血糖昏迷的治疗** 对存在脑水肿的病人,应在维持血糖正常浓度的同时行脱水治疗。静脉滴注甘露醇 200ml,20 分钟内注射完毕,或静脉注射地塞米松 10mg,或两者联合使用。

6. **病因治疗** 病人恢复后应尽快查明低血糖的病因和诱因,治疗原发病和消除诱因。糖尿病病人防治低血糖,病人教育和饮食管理最重要,注重动态调整饮食量、运动量和降糖药量平衡。

第五节 │ 糖尿病急症

一、糖尿病酮症酸中毒

糖尿病酮症酸中毒(diabetic ketoacidosis,DKA)是体内胰岛素缺乏、升糖激素(生长激素、糖皮质激素、胰高血糖素等)增多引起的糖、脂肪和蛋白质代谢严重紊乱综合征,临床上以高血糖、高血酮、酮尿、脱水、电解质紊乱、代谢性酸中毒为主要特征。DKA 可分为轻度、中度和重度。重度 DKA 在严重酸中毒的基础上还伴有意识障碍,或虽无意识障碍,但血清 HCO_3^- 低于 5mmol/L。

(一)诱发因素

DKA 多发生于胰岛素依赖型糖尿病(1 型糖尿病),在糖尿病任何时期均可发生,部分病人首发表现可能为 DKA(约占 25%),2 型糖尿病亦可发生 DKA。DKA 的发生常有诱因(表 3-7)。

表 3-7 糖尿病酮症酸中毒的诱发因素

分类	诱因
急性感染	呼吸道、胃肠道、泌尿道感染,脓毒症等
药物使用不当	停用胰岛素、降糖药物,大剂量使用糖皮质激素、拟交感神经药物(肾上腺素、去甲肾上腺素、生长激素、多巴胺等),过量使用利尿剂等
应激状态	胃肠疾病、胰腺炎、心肌梗死、创伤、手术、妊娠、脱水、脑血管病、过度紧张、情绪激动等
饮食不当	暴饮暴食或进食大量含糖及脂肪的食物,酗酒或过度限制碳水化合物的摄入
内分泌疾病	皮质醇增多症、垂体瘤等

(二)临床表现

1. **糖尿病症状加重** 早期原有糖尿病的症状加重,出现烦渴多饮、多尿、疲倦、乏力。

2. **酸中毒症状** 失代偿期可有食欲减退、恶心呕吐、头晕头痛、精神萎靡、烦躁嗜睡等症状。病人出现呼吸深快(Kussmaul 呼吸)、呼气有烂苹果味,口唇樱红。

3. **脱水**　体重减轻,皮肤弹性差、干燥,眼球凹陷,脉搏加快。脱水进一步加重可出现循环衰竭,表现为心率加快、四肢湿冷、血压下降,甚至休克。

4. **腹部症状**　部分病人可出现广泛剧烈腹痛、呕吐,腹肌紧张、反跳痛,以急腹症就诊。

5. **神经系统症状**　因脑细胞脱水出现昏睡,病情严重时病人意识障碍加重甚至昏迷。

6. **其他**　发热或低体温,肌肉疼痛等。

(三) 辅助检查

1. **尿常规**　尿比重增加,尿糖、尿酮体阳性或强阳性,可出现蛋白及管型。

2. **血糖**　一般在 16.7～33.3mmol/L,≥33.3mmol/L 时多伴有高血糖高渗状态或肾功能障碍。

3. **血气分析**　酸中毒失代偿时可见血 pH 降低,HCO_3^- 降低,剩余碱负值增大,阴离子间隙增大。

4. **血酮体、肌酐**　血酮体升高,>1.0mmol/L 为高血酮,>3.0mmol/L 提示可有酸中毒。肾前性氮质血症,血尿素氮、肌酐轻中度升高。

5. **电解质**　①血钾:因多尿和呕吐可使体内总量缺失,但酸中毒时细胞内钾离子进入血液,血钾浓度可正常或略高。酸中毒纠正后,钾离子重新进入细胞内而出现低钾血症。②血钠:多为轻中度低钠血症,是由于高血糖的渗透效应,细胞内水分转移到细胞外,钠离子随体液丢失。

6. **其他检查**　包括血常规、淀粉酶、乳酸等。心电图和胸部影像学检查有助于发现诱发疾病和继发疾病,如肺部感染、心律失常、心肌梗死等。若合并感染,还应进行血、尿等病原体培养。

(四) 诊断与鉴别诊断

1. **诊断**　结合症状、体征和辅助检查进行诊断。如血糖≥11.1mmol/L 伴酮尿症和酮血症,血 pH<7.3 和/或 HCO_3^-<15mmol/L 可诊断为 DKA。出现以下情况之一者表明病情危重:①重度脱水、酸中毒呼吸和昏迷;②血 pH<7.1,HCO_3^-<5mmol/L;③血糖≥33.3mmol/L,血浆渗透压≥320mOsm/L;④电解质紊乱,如血钾过高或过低;⑤血尿素氮持续升高。

2. **鉴别诊断**　应与高渗性高血糖状态、低血糖昏迷、呼吸性酸中毒、乳酸酸中毒等急症相鉴别。临床常见的导致昏迷的其他原因有脑血管意外、严重感染、中毒、肝性脑病、尿毒症、创伤及脑肿瘤等,也需根据病情予以鉴别;首发症状表现为腹痛者,应与急腹症相鉴别;酗酒者近期突然戒酒,出现深大呼吸伴水果味,血气分析示酸中毒改变,应考虑酒精性酮症酸中毒,这部分病人血糖正常或降低。酮症酸中毒亦可见于妊娠后期和哺乳期禁食病人。

3. **并发症**　常见有以下几种:①吸入性肺炎:多由昏迷病人发生胃内容物误吸所致;②低血糖:多因未能及时监测及补充葡萄糖所致;③低钾血症:钾补充不足;④充血性心力衰竭:补液过快过多;⑤脑水肿:补液过多,渗透压变化过快;⑥碱中毒:纠酸过量补充碳酸氢盐时;⑦心肌梗死;⑧静脉血栓形成;⑨弥散性血管内凝血(DIC);⑩横纹肌溶解症:剧烈运动后出现肌痛、酱油色尿时应高度怀疑此病。

(五) 急诊处理

DKA 的治疗原则是尽快补充晶体液以纠正脱水状态,小剂量胰岛素持续输注降低血糖,纠正电解质紊乱及酸碱失衡,消除诱因,加强监测,防治并发症,降低死亡率。确诊 DKA 后,应立即监测生命体征,必要时吸氧,适时间断监测血糖、血气分析、电解质等。DKA 治疗流程见图 3-15。

1. **补液**　补液的原则是先快后慢,适时补钾。有效的液体复苏可增加机体对胰岛素的敏感性,改善血浆 pH 和 HCO_3^- 浓度,有助于纠正酸中毒。第 1～2 小时输入生理盐水 1 000～2 000ml,前 4 小时输入失水量 1/3 的液体,随后补液速度取决于脱水程度、电解质水平、尿量等。要在第 1 个 24 小时内补足预估的脱水量,补液治疗是否奏效,要看血流动力学、出入量、实验室指标及临床表现是否改善。对有心、肾功能不全的病人,在补液过程中要监测血浆渗透压,并适时对心脏、肾脏及神经系统状况进行评估以防止补液过快。静脉补液的同时可进行胃肠道补液,且安全可靠,清醒病人鼓励多饮水,昏迷病人可通过胃管给予等渗盐水,以减少静脉补液量。

2. **胰岛素应用**　连续胰岛素静脉泵入[0.1U/(kg·h)],严密监测血糖,如第 1 个小时血糖下降不明显,可增加胰岛素剂量,以每小时血糖下降3.9～6.1mmol/L为宜。如治疗后2小时血糖无明显下降,提示可能有酸中毒引起的胰岛素抵抗,需将胰岛素剂量加倍。直至降到13.9mmol/L时,改为5%葡萄糖+胰岛素,按葡萄糖(g):胰岛素(U)为(3～4):1继续静脉滴注,使血糖维持在8.3～11.1mmol/L,直至DKA缓解。

3. 纠正电解质紊乱　在开始胰岛素及补液治疗后,若血钾高于正常应暂缓补钾,若病人尿量正常,即使血钾正常也可静脉补钾,一般每升溶液中加入氯化钾1.5～3.0g,维持血钾水平在4～5mmol/L。严重低血钾可危及生命,若血钾<3.3mmol/L,应先进行补钾治疗,当血钾升至3.3mmol/L时再开始胰岛素治疗,以免发生致死性心律失常、心脏骤停和呼吸肌麻痹。

4. 纠正酸中毒　DKA为继发性酸中毒,补充碱性药物一定要慎重。补碱指征为pH<7.1,HCO_3^-<5mmol/L,用法通常为5%碳酸氢钠1～2ml/kg,稀释后缓慢静脉输注1小时以上。补充碳酸氢钠不宜过多过快,否则血pH上升过快,脑内CO_2透过血脑屏障的能力大于HCO_3^-,可能会引起脑脊液反常性酸中毒加重而使病人陷入意识障碍;同时会增加血红蛋白和O_2的亲和力,不利于氧向组织释放,导致缺氧加重、血钾下降和反跳性碱中毒等。

5. 去除诱因和防治并发症　如感染、休克、心律失常、心功能不全、肾功能不全、脑水肿及静脉血栓形成等。

图 3-15　DKA 的治疗流程

二、高渗性高血糖状态

高渗性高血糖状态(hyperosmolar hyperglycemic state,HHS)是糖尿病急性失代偿的严重并发症,临床以严重高血糖、血浆高渗、严重脱水和进行性意识障碍为特征,与DKA的区别在于没有明显的酮症酸中毒。主要见于老年2型糖尿病病人,超过2/3的病人既往无糖尿病病史。

(一)发病诱因

几乎所有HHS病人都有明显的发病诱因(表3-8)。

表 3-8 HHS 的常见诱因

分类	诱因
胰岛素缺乏	初诊糖尿病,停止降糖治疗,胰腺炎等
葡萄糖生成增加/利用减少	感染、心肌梗死、脑血管病、手术、应激、低体温、甲状腺功能亢进(简称甲亢)、库欣综合征、肢端肥大症等
脱水	呕吐、腹泻、利尿剂、烧伤、高渗肠内或肠外营养摄入、大量糖摄入、饮水量少、口渴感减轻、尿崩症等
药物	糖皮质激素,呋塞米、噻嗪类利尿剂、氯丙嗪、奥氮平等抗精神病药物,苯妥英钠,普萘洛尔,西咪替丁,二氮嗪,依他尼酸,甘露醇等

(二) 临床特点

主要特点是严重脱水、血液高渗、血容量不足和神经系统异常。

1. **脱水** 在出现神经系统症状和昏迷前多有脱水的前驱症状,如多饮多尿、倦怠无力、反应迟钝、表情淡漠、心率加快、直立性低血压等。病情进一步发展出现严重脱水(失液量>6L),可有发热、唇舌干裂、眼窝凹陷、皮肤弹性差、少尿或无尿、体重减轻,大部分病人出现血压降低,少数病人呈休克状态,常见于伴有感染时。

2. **神经系统表现** 根据失水程度而不同:当血浆渗透压>320mOsm/(kg·H$_2$O)时,即可出现淡漠、嗜睡等症状;当血浆渗透压>350mOsm/(kg·H$_2$O)时,可有幻觉、偏盲、眼球震颤、上肢拍击样粗震颤、定向力障碍,甚至昏迷和病理征阳性等。

3. **其他** 偶有腹痛、恶心、呕吐等症状。部分晚期病人可因出现横纹肌溶解而表现为肌痛、肌红蛋白尿及血肌酸激酶升高。如出现高热,多为疾病的临终表现。

(三) 实验室检查

1. **血糖检测** 血糖≥33.3mmol/L。

2. **尿常规** 尿糖强阳性,尿酮体阴性或弱阳性,尿比重高。出现横纹肌溶解者尿呈酱油色,尿蛋白阳性。

3. **血浆渗透压** 一般≥320mOsm/(kg·H$_2$O)[正常范围280~310mOsm/(kg·H$_2$O)]。

4. **电解质** 电解质紊乱较 DKA 严重,血钠升高>155mmol/L,血糖过高者,血钠反而可能降低,钾、镁和磷离子发病初期可有升高,但总量不足。

5. **血气分析** pH 正常或轻度下降,可有乳酸中毒所致的代谢性酸中毒表现。

6. **其他** 由于脱水导致血液浓缩或合并感染,血常规中白细胞计数多>10×10^9/L。血肌酐和尿素氮多有轻度增高。

(四) 诊断与鉴别诊断

1. **诊断** 依据病史和发病诱因、循环系统和神经系统的症状和体征,以及实验室检查结果,诊断并不困难。实验室诊断参考标准:①血糖≥33.3mmol/L;②有效血浆渗透压≥320mOsm/(kg·H$_2$O)。

2. **鉴别诊断** 本病须与糖尿病酮症酸中毒相鉴别(表 3-9)。对于昏迷的老年人,脱水伴有尿糖或血糖增高,特别是有糖尿病病史并使用过利尿剂或糖皮质激素者,应高度怀疑 HHS 昏迷的可能。另外还需与低血糖、低钠血症等导致的意识障碍和其他各种原因引起的昏迷相鉴别。

3. **危重程度评估** 所有 HHS 昏迷病人均为危重症病人,有下述表现者提示预后不良:①昏迷持续 48 小时尚未恢复;②血浆高渗状态于 48 小时内未能被纠正;③昏迷伴癫痫样抽搐和病理反射征阳性;④血肌酐和尿素氮持续增高;⑤合并革兰氏阴性菌感染;⑥出现横纹肌溶解或肌酸激酶升高。

(五) 急诊处理

本病死亡率较高,明确诊断后应立即开始治疗。治疗原则同 DKA,主要包括积极补液纠正细胞内及细胞外脱水和高渗状态,小剂量胰岛素治疗纠正血糖,纠正代谢紊乱,去除诱因,积极防治并发症。

1. **一般措施**　立即将病人送入急诊危重症监护室。给予吸氧的同时建立静脉通道补液、常规生命体征监护，并立即完善血常规、血气、电解质、尿常规等实验室检查。严密观察病情变化，记录治疗措施和病人反应。

2. **液体复苏**　液体复苏最好进行中心静脉压（CVP）监测，以确保安全。HHS 失水比 DKA 更严重，24 小时总的补液量一般为 100～200ml/kg。在治疗开始时使用等渗生理盐水，第 1 小时给予 1.0～1.5L，随后的补液速度需根据脱水程度、血电解质及渗透压变化和尿量调整。治疗开始后应每小时监测血浆渗透压，下降速度以每小时 3～8mOsm/$(kg \cdot H_2O)$为宜。当补液过程中血浆渗透压不再下降或血钠升高时，可改用 0.45% 氯化钠溶液，24 小时内血钠下降不应超过 10mmol/L。若病人出现休克或收缩压持续＜80mmHg，在补充等渗液基础上应间断补充胶体溶液。

3. **胰岛素应用**　补液通过增加尿糖排出可一定程度降低血糖。大剂量胰岛素因为可使血糖降低过快而引起低血糖、低血钾和促发脑水肿，不宜使用。应用小剂量胰岛素发生上述并发症的可能性小，其用法、注意事项与 DKA 相似，经补液及胰岛素治疗后血糖下降至 16.7mmol/L，渗透压＜350mOsm/$(kg \cdot H_2O)$时，应用葡萄糖加胰岛素治疗，维持血糖在 13.9～16.7mmol/L，直至 HHS 高血糖危象的表现消失，主要表现为血浆渗透压水平降至正常，病人意识状态恢复正常。

4. **纠正电解质紊乱**　如肾功能正常，尿量在 40ml/h 以上，血钾≤5.5mmol/L，可开始补钾。若有血浆钙、镁降低，可酌情给予葡萄糖酸钙或硫酸镁。

5. **其他治疗**　早期合理应用连续性肾脏替代治疗（CRRT）能平稳地补充水分及降低血浆渗透压，清除循环中的炎症介质和内毒素，有效减少并发症的出现，缩短住院时间，降低病死率。同时，应积极寻找诱因并给予治疗。HHS 导致的癫痫禁用苯妥英钠，否则不但无效，反而还可能损害内源性胰岛素释放。应用低分子量肝素可减少血栓形成的风险并治疗合并症。此外，还应加强护理，预防压疮等。

表 3-9　高渗性高血糖状态与糖尿病酮症酸中毒的鉴别

鉴别要点	DKA			HHS
	轻度	中度	重度	
血糖/（mmol/L）	≥11.1	≥11.1	≥11.1	≥33.3
动脉血 pH	7.2～<7.3	7.1～<7.2	<7.1	≥7.3
HCO_3^-/（mmol/L）	10～<15	5～<10	<5	≥18
尿酮	阳性	阳性	阳性	±
血酮	升高	升高	升高	±
血浆渗透压/$[mOsm/(kg \cdot H_2O)]$	不定	不定	不定	≥320
神志	清醒	清醒/嗜睡	木僵/昏迷	木僵/昏迷

第六节 ｜ 常见抽搐急症

抽搐（tic）是指骨骼肌痉挛性痫性发作及其他不自主的骨骼肌发作性痉挛。急诊约有 1% 的病人是以抽搐为主诉或伴随症状就诊的。其中约有 80% 为痫性抽搐发作，高热抽搐占 8%～10%，低钙性抽搐占 3%～5%，其他不明原因性抽搐占 2%～5%。

一、病因分类

按抽搐发病原因可分为痫性抽搐、高热抽搐、低钙性抽搐、其他不明原因性抽搐和假性抽搐五类；其中强直-阵挛性抽搐及局限阵挛性抽搐均源于大脑神经元的异常放电，可归于癫痫的运动性发作。

抽搐按其发病原因可分为原发性和继发性抽搐,统称为真性抽搐。临床中可见到类似抽搐表现的假性抽搐发作,详细分类见图 3-16。

图 3-16　抽搐的病因分类

二、临床特点

(一) 抽搐发作的特征

1. **突然发作**　典型抽搐发作没有任何先兆。

2. **持续短暂**　抽搐发作持续时间一般不超过 120 秒。

3. **意识改变**　除轻微部分性抽搐发作外,抽搐均伴有意识状态改变。

4. **无目的性活动**　如自主性、无方向性强直-阵挛性发作。

5. **不能被唤醒**　特别是情绪刺激不能唤醒,但儿童高热、成人停药戒断所致的抽搐不在此列。

6. **抽搐发作后状态**　除部分性发作和失神性发作外,几乎所有抽搐病人发作后均有急性意识状态改变;不典型的发作后状态包括神经源性肺水肿和 Todd 瘫痪(一过性偏瘫)等。

抽搐按其发作表现形式可分为强直-阵挛性抽搐、局限阵挛性抽搐及抽搐持续状态三类,其临床表现各异。

(二) 临床表现

1. **强直-阵挛性抽搐**　临床表现为突然意识丧失,头后仰或转向一侧,眼球向上或转向一侧,四肢强直,持续 10~20 秒,继之全身转为一张一弛的阵挛性抽搐,持续 1~2 分钟。发作中由于呼吸肌突然强直,病人可发出尖叫、呼吸暂停、面唇发绀、瞳孔散大、大小便失禁。发作后转入昏迷状态。

2. **局限阵挛性抽搐**　一般无意识障碍,局部出现阵挛性抽搐,多见于口角、眼睑、手指或足部,持续时间多较短暂,也可长达数小时、数日。

3. **抽搐持续状态**　强直-阵挛性抽搐或局限阵挛性抽搐连续发作,发作期间有意识障碍,发作间隙越来越短,体温升高,需紧急采取措施在 2 小时内控制发作。

(三) 诊断与鉴别诊断

1. **诊断**

(1)病史:应注意发病年龄、家族史、用药史、头部外伤史、生育史,对 25 岁以上初发病人应着重排除继发性抽搐。

(2)体格检查

1)生命体征:包括心率、脉搏、呼吸、血压和血氧饱和度。

2)其他:包括意识状态、瞳孔、眼底、运动系统、脑膜刺激征、神经系统定位体征等检查。

（3）辅助检查

1）一般检查：包括血常规、电解质、肝肾功能、脑脊液检查等。

2）颅脑 CT 及 MRI：在确定病因方面具有很大的价值。可发现颅内占位性病变、脑变性疾病、脑血管病变等多种疾病。

3）脑电图：绝大多数抽搐病人是在发作间期进行脑电图描记，其阳性率仅为 40%～50%。可通过各种诱发方法，使其阳性率提高到 80%～85%。脑电图检查也可区分抽搐发作类型，如强直-阵挛性发作可于发作间期描记到对称性同步化棘波或棘-慢波等。

2. 鉴别诊断 首先应明确病人为真性或假性抽搐发作。假性抽搐是指类似抽搐发作的一系列疾病，常有反常的躯体运动和意识障碍，但脑电图检查一般无异常，且无神经定位体征。反常的躯体运动和意识状态易与抽搐相混淆，两者也可存在于同一病人中，其鉴别主要依靠脑电图检查。临床中假性抽搐常见于以下情况。

（1）癔症：发作常以情绪激动为诱因。与抽搐不同的是病人无意识丧失，且绝大多数无大小便失禁、咬舌、跌伤等。常出现过度换气及长时间屏气。体格检查神经系统无异常，经他人劝导或应用镇静药后可终止。

（2）晕厥：由于各种原因导致大脑供血、供氧不足而引起头晕、心悸、出汗、黑矇等，单纯晕厥病人并无抽搐，经平卧休息、吸氧后可逐渐缓解。

（3）精神性疾病：一般仅在发作过程中出现意识障碍，对发作过程不能回忆，但在发作间期精神正常。如神游症、恐惧症等。

急诊不仅应该明确病人是否为抽搐发作，还应找出抽搐诱发因素，明确病因诊断。

三、急诊处理

（一）急性发作期的处理

以立即制止抽搐为首要原则，而后查明病因，针对病因治疗（图 3-17）。

1. 强直-阵挛性抽搐

（1）将病人平卧于空气流通处，使头偏向一侧以防吸入唾液及呕吐物，并解开衣扣。

（2）保持呼吸道通畅，吸氧。

（3）使用抗癫痫药：可选用地西泮 10mg 静脉注射，或苯巴比妥钠 0.1g 肌内注射。

（4）发作控制后，应嘱长期服用抗癫痫药。可选用苯妥英钠每次 0.1g，一日 3 次；或丙戊酸钠每次 0.2g，一日 3 次；或卡马西平每次 0.1g，一日 3 次。

2. 局限阵挛性抽搐

（1）静脉注射地西泮 10mg 或肌内注射苯巴比妥钠 0.1g，必要时 2～4 小时后重复。

（2）控制发作后，长期服用抗癫痫药，同强直-阵挛性抽搐。

3. 抽搐持续状态

（1）地西泮 10～20mg 静脉注射或异戊巴比妥钠 0.5g，以 25% 葡萄糖注射液 20ml 稀释后，缓慢静脉注射，同时密切注意其呼吸抑制的副作用，发作控制后即停止静脉注射，改为肌内注射，每 2～4 小时重复一次。

（2）苯巴比妥钠 0.2g，肌内注射，每 6～8 小时重复一次，可与地西泮或异戊巴比妥钠交替使用，发作控制 24 小时后逐渐减量。

（3）鼻饲或喂服抗癫痫药，同强直-阵挛性抽搐。

（4）处理脑水肿：25% 甘露醇 250ml 快速静脉滴注，15～30 分钟滴注完毕，每 6～8 小时一次。

（5）纠正代谢障碍和水、电解质紊乱。

（6）吸氧。

（7）硫喷妥钠 0.5g 加 0.9% 氯化钠溶液 20ml 缓慢静脉注射，时间不得少于 15 分钟，或者硫喷妥钠 0.5g 加 0.9% 氯化钠溶液 500ml 缓慢静脉滴注。

4. 保持气道通畅　①定时吸痰、雾化；②化痰解痉药物：如氨茶碱、二羟丙茶碱等；③气管插管：一般在病人血氧饱和度低于 80% 时，应考虑经口（鼻）气管插管；④气管切开：主要应用于经口（鼻）气管插管困难者，如破伤风发作所致的气道狭窄。

5. 对症营养支持、纠正内环境紊乱

图 3-17　抽搐急性发作期的处理流程图

（二）病因治疗

颅内感染应选择可透过血脑屏障的抗生素；脑出血应积极脱水、降低颅内压；脑血管先天性畸形可考虑外科手术等。

四、常见抽搐急症

（一）高热抽搐

高热抽搐（febrile seizures，FS）是急诊常见的急性抽搐之一，指伴随呼吸道或消化道感染，体温>38℃，出现全身抽搐发作，持续数分钟，发作后无神经系统症状和体征，排除中枢神经系统感染及其他脑损伤的临床综合征。好发人群为 4 月龄至 4 岁小儿，约占小儿抽搐病因的 5%，成人较为少见。在小儿时期发生抽搐的病人成年后可再次发作。多由上呼吸道感染、支气管炎、肺炎引起，某些急性传染病如麻疹、细菌性痢疾(简称菌痢)等也会诱发。高热抽搐可有明显的家族史。

1. 临床特点 根据其临床特点可分为两大类。

(1)单纯性高热抽搐:首次发作多在 6 月龄至 3 岁之间,发热 24 小时内出现,体温>38℃,发作呈全身性,持续时间短,一般不超过 10 分钟,发作后很快清醒且无神经系统体征,24 小时内只发作一次,热退 1 周后脑电图正常。

(2)复杂性高热抽搐:首次抽搐的发作年龄可以<6 月龄或>6 岁。低热时也可出现抽搐,发作持续时间超过 15 分钟,呈局限性发作或左右明显不对称,清醒后可能有神经系统异常体征,24 小时内反复发作多次,热退 1 周后脑电图仍有异常,并有遗传倾向。

2. 诊断 首先应考虑病人年龄、体温及其变化,有无高热抽搐史,有无各种非中枢神经系统的严重急性感染(如上呼吸道感染、肺炎、菌痢)等。

诊断标准:①抽搐初期体温>39℃或抽搐发生在急骤高热开始后 12 小时内;②过去有高热抽搐史或有家族史;③无明显中毒症状;④抽搐停止后神经系统无异常;⑤退热后抽搐不再发作,即可诊断为高热抽搐。

3. 急诊处理

(1)急救原则:迅速控制抽搐,降低体温,防止抽搐性脑损伤,减少后遗症。

(2)治疗措施

1)急诊处理:①抽搐发作时,立即将病人置于侧卧位或仰卧位头偏向一侧,防止呕吐物吸入。保持呼吸道通畅,及时吸去咽部分泌物,避免发生吸入性肺炎或窒息。②松解衣领、裤带,抢救时减少不必要的刺激。③注意防止舌咬伤,如牙关紧闭者,不可强行撬开,以免损伤牙齿。④加强监护,注意观察病人体温、呼吸、心率、血压、肤色、瞳孔,防止病人坠床、受伤。

2)抗抽搐药物:首选地西泮,可用 0.3～0.5mg/kg,缓慢静脉注射,速度<1ml/min(注意 6 月龄以下婴儿慎用,用药不当会造成呼吸抑制)。无效者可间隔 15～30 分钟重复一次,或加用 10% 水合氯醛 0.4～0.6ml/kg,保留灌肠或两者交替使用。为避免抽搐再次发作,应用苯巴比妥维持治疗,首次先给负荷量 5mg/kg 肌内注射,使其尽快达到有效血药浓度,然后口服 3～7mg/(kg·d)维持治疗,以免抽搐再发。

3)氧疗:应尽早吸氧,以迅速改善组织缺氧。

4)降温:立即采取药物或物理降温。

5)降低颅内压:对于频繁、持续抽搐出现脑水肿者,静脉注射 20% 甘露醇 1～1.5g/kg,每 6～8 小时一次和/或静脉注射呋塞米 1mg/kg。

6)应用抗生素控制感染,治疗原发病。

7)纠正水、电解质与酸碱平衡紊乱。

(二)低钙性抽搐

低钙性抽搐(low calcium seizures,LoCaS)是各种原因的血钙降低导致神经肌肉兴奋性增高而引起的双侧肢体强直性痉挛。

1. 临床特点

(1)症状:口周麻木感、指尖麻木针刺感、喉喘鸣、肌肉痉挛、手足搐搦、精神行为异常。

(2)体格检查:发作时意识清醒,Chvostek 征阳性,即敲击耳屏前方 2cm 处的面神经,发生口角抽搐及眼鼻面肌抽搐;Trousseau 征阳性,即将测血压袖套置于一侧上臂,膨胀至收缩压水平,可引起尺侧神经和正中神经所支配的前臂和手腕肌痉挛性收缩,引起该侧手和腕部抽搐;手足搐搦,即间歇性双侧上肢和手部肌肉强直性痉挛,手指伸直内收,拇指对掌,掌指关节和腕部屈曲,常伴有肘部关节伸直和外旋,呈典型"助产士手"。下肢受累时足趾和踝部屈曲,膝伸直。

(3)实验室检查:血清总钙<2.25mmol/L 时可诊断为低钙血症。诊断低钙血症时的总钙浓度必须是经血清白蛋白校正后的校正钙浓度,必要时可测定游离钙浓度。校正钙浓度(mg/dl)=总钙浓

度（mg/dl）-0.8×［4.0-血清白蛋白浓度（g/dl）］。同时还应查血磷、血镁、甲状旁腺激素（PTH）、肝功能、肾功能、白蛋白、尿钙、1,25（OH）$_2$D$_3$ 等。

2. 诊断与鉴别诊断　根据病史、体格检查及实验室检查,并着重于血钙的影响因素:①有无器质性病变;②有无恶性病变;③营养状况,有无颈部手术史及维生素 D 缺乏;④有无导致血钙下降的用药史。

3. 急诊处理　一般出现抽搐症状表明血钙水平已降至很低,一经明确原因,应立即给予处理。

（1）10% 葡萄糖酸钙注射液或 5% 氯化钙注射液静脉注射,静脉注射时间控制在 10 分钟以上,必要时可间隔 8～12 小时重复注射。注意监测心率,防止心律失常。注射速度<1.25mmol/min（50mg/min）。

（2）乳酸钙、枸橼酸钙、碳酸钙口服并加用维生素 D,以促进钙离子在肠道内的吸收。

（3）反复抽搐者给予吸氧,应用地西泮、苯巴比妥或 10% 水合氯醛治疗。

（三）癫痫

癫痫（epilepsy）发作是大脑神经元过度同步放电所致的短暂性脑功能障碍,是一种反复发作的慢性临床综合征。由于异常放电所涉及的神经元的部位、范围及功能不同而出现各种不同的临床症状,包括运动、感觉、自主神经及精神意识等障碍。一次突然异常放电所致的神经功能障碍称为痫性发作（epileptic seizure）。以儿童及青春期发病者居多,20 岁以后发病率降低,老年人又有上升趋势。

1. 临床特点　癫痫发作的临床类型繁多,1981 年国际抗癫痫联盟（ILAE）提出癫痫的临床分类,将癫痫发作分为全面性发作、部分性发作和不能分类的发作三大类,每个类型又有许多亚型。2001 年 ILAE 进行了部分修订:将部分性发作称为局灶性发作,取消局灶性发作的进一步分类(简单和复杂部分性发作)。目前 1981 年 ILAE 提出的分类仍是临床上最经典、最常用的分类方法。常见类型的临床表现如下。

（1）强直-阵挛性发作(大发作):突然意识丧失,尖叫并跌倒,全身肌肉强直性收缩,同时呼吸暂停,面色青紫,两眼上翻,瞳孔扩大。随后很快出现全身肌肉节律性强力收缩(即阵挛),持续数分钟或更长时间后抽搐突然停止。发作过程中常伴有牙关紧闭,大小便失禁,口鼻喷出白沫或血沫。一次发作达数分钟,事后无记忆。

（2）失神发作(小发作):见于儿童,表现为突然意识短暂中断,停止原来的活动,呼之不应,双目凝视。持续约 30 秒,意识迅速恢复,对发作无记忆。

（3）单纯部分性发作:不伴意识障碍。部分运动性发作表现为一侧口角、手指或足趾、足部肌肉的发作性抽搐,也可扩至邻近部位;部分感觉性发作常表现为口角、舌部、手指或足趾的麻木感和针刺感,也可表现为简单的幻觉;精神性发作表现为恐惧、忧郁、各种错觉及复杂幻觉。

（4）复杂部分性发作(精神运动性发作):发作起始有错觉、幻觉等精神症状以及特殊感觉症状。发作时病人与外界环境失去接触,做一些无意识的动作(称自动症),如吸吮、舔唇、抚摸衣扣或机械地重复发作前的动作,甚至突然外出、大吵大闹、脱衣、跳楼等。

任何一类发作若连续或反复发作之间意识不完全恢复者称为癫痫持续状态。发作连续 30 分钟以上不能自行停止,可引起不可逆性脑损伤,致残率和致死率高。大发作的持续状态最严重,是内科常见急症。

2. 诊断与鉴别诊断

（1）根据详细的病史,尤其是对发作过程的描述和观察,结合癫痫发作的特点(突发性、反复性、短暂性、发作前先兆症状、发作时状态与发作后意识障碍等),以及体格检查、实验室检查无阳性结果,一般可做出临床诊断。

（2）常规脑电图或诱发试验脑电图可见癫痫波形(棘波、尖波、慢波或棘-慢波组合波等),但脑电图正常不能排除癫痫。

（3）选择性应用实验室检查、脑血管造影、头颅 CT 等可进一步做出病因诊断和定位诊断。

（4）排除其他发作性疾病,如癔症、晕厥、短暂性脑缺血发作、低血糖症。

3. 急诊处理

（1）急救处理:①将病人置于安全处,解开衣扣,让病人头转向一侧,以利于口腔分泌物流出,防止误吸;②保持呼吸道通畅,吸氧;③在病人张口状态下,可在上下磨牙间垫以软物,以防止舌咬伤;④抽搐时轻按四肢固定以防误伤及脱臼;⑤监测呼吸、血压、脉搏、体温、氧饱和度等,有条件时可进行脑电监测。

（2）全身强直-阵挛性发作持续状态的处理:处理原则为迅速控制抽搐,立即终止发作。

1）选择药物控制抽搐

A. 地西泮:为首选药物。成人每次 10～20mg,儿童 0.25～0.5mg/kg,以 2～5mg/min 的速度静脉注射,15～20 分钟后可重复给药。也可给予地西泮 100mg+5% 葡萄糖液(或生理盐水)500ml,以 40ml/h 速度静脉滴注,直到发作停止。总量不超过 100～200mg。地西泮有时可抑制呼吸,需停止用药。

B. 氯硝西泮:起效快,一般首次用量 0.5mg 口服,每 5 天增加 0.5～1mg,成人<20mg/d,静脉滴注或过渡至口服。副作用是对呼吸和心脏的抑制,应用时需严密观察。

C. 苯妥英钠:成人首次剂量 150～250mg,儿童 5～10mg/kg,以生理盐水作溶剂,静脉注射,速度不超过 25mg/min,以免发生低血压、心律失常。

D. 利多卡因:如上述药物仍不能控制发作,可选用利多卡因。先以 50～100mg 溶于 10% 葡萄糖 10～20ml,静脉注射,速度低于 25～50mg/min;然后以 2～4mg/(kg·h),静脉滴注 1～3 天,应用时行心脏监测。该药起效快,不降低意识水平,但偶可发生心脏停搏,心脏传导阻滞及心动过缓者慎用。

E. 异戊巴比妥钠:一般用于地西泮、苯妥英钠静脉注射不能控制时。用灭菌注射用水或氯化钠注射液溶解成 5% 的溶液,肌内注射或缓慢静脉注射,成人用量为每次 0.1～0.25g,儿童<12 岁的用量为 3～5mg/kg,>12 岁用法同成人。

F. 咪达唑仑:先予 0.1mg/kg 静脉注射后,以 0.1mg/(kg·h)持续静脉滴注,若癫痫发作未控制,以 0.05mg/(kg·h)幅度加量。该药起效快,有抑制呼吸、引起低血压的作用,应用时需监测生命体征。

G. 其他药物:水合氯醛、苯巴比妥及丙戊酸钠可酌情选择使用。

2）治疗脑水肿:癫痫反复发作可引起脑水肿,后者又会加重癫痫发作,故需应用甘露醇或地塞米松,积极治疗脑水肿。

3）其他:维持呼吸、循环功能,纠正水、电解质及酸碱平衡紊乱,控制高热及感染等。

（赵　刿）

思考题

1. 简述晕厥的定义、分类及其临床特点。寻找晕厥的原因,应从哪些方面考虑?

2. 眩晕发作时如何进行急诊处理?

3. 高血压脑出血的临床表现有哪些? 如何与其他脑血管病相鉴别?

4. 简述低血糖症的病因分类和临床表现。如何诊断与治疗?

5. HHS 与 DKA 如何鉴别? 哪些指标说明 DKA 与 HHS 病情危重?

6. 抽搐发作的特点是什么? 处理原则是什么?

思考题解题思路

本章目标测试

本章思维导图

第四章 | 呼吸困难

呼吸困难(dyspnea)指病人有某种不同程度的空气不足、呼吸不畅、呼吸费力及窒息等呼吸不适的主观感觉,伴或不伴呼吸费力表现,如张口呼吸、鼻翼扇动、呼吸肌辅助参与呼吸运动等,也可伴有呼吸频率、深度与节律的改变,病人的精神状况、生活环境、文化水平、心理因素及疾病本身等对其呼吸困难的描述会有一定的影响。

第一节 | 概　述

一、分类和常见病因

呼吸困难是一种常见的临床表现。它既可以是病人表述的一种症状,又可以作为判断病情的依据。按病程分为急性呼吸困难与慢性呼吸困难;急性呼吸困难是指病程 3 周以内的呼吸困难,慢性呼吸困难是指持续 3 周以上的呼吸困难。按病情可以分为轻、中、重度。按病因分类,可分为肺源性呼吸困难、心源性呼吸困难、中毒性呼吸困难、血源性呼吸困难、神经精神性呼吸困难及其他原因引起的呼吸困难(表 4-1),其中肺源性呼吸困难又分为呼气性、吸气性和混合性呼吸困难。

表 4-1　呼吸困难疾病分类

疾病分类	常见疾病
肺源性	急性支气管炎、肺炎、支气管哮喘、过敏性肺炎、急性呼吸窘迫综合征(ARDS)、肺结核、慢性阻塞性肺疾病(COPD)、急性肺水肿、肺栓塞、自发性气胸、大量胸腔积液、胸膜炎等
心源性	急性左心衰竭、心脏瓣膜病、缩窄性心包炎、急性冠脉综合征、心肌炎、心肌病、严重心律失常、先天性心脏病
中毒性	一氧化碳、药物中毒,毒蛇咬伤等
血源性	重度贫血、高铁血红蛋白血症、甲状腺危象、糖尿病酮症酸中毒、急性大出血
神经精神性	脑出血、脑外伤、脑肿瘤、脑炎、脑膜炎、脑脓肿等,焦虑症、癔症等
其他	大量腹水、腹腔巨大肿瘤、胃扩张和妊娠末期等导致膈肌运动障碍、急性多发性神经根神经炎和重症肌无力累及呼吸肌、药物导致呼吸肌麻痹等

依据病理机制,呼吸困难的常见病因如下。

(1)通气功能障碍:腹部或胸部巨大肿块;支气管哮喘、肺气肿、支气管炎;肺间质纤维化;脊柱后凸及侧凸;肥胖;胸膜肥厚;胸壁烧伤后焦痂形成;胸腔积液;气胸;气管或喉头水肿或狭窄;腹内压增高。

(2)呼吸泵功能减退:神经肌肉疾病;胸壁及膈肌扩展受限、膈肌麻痹、膈肌损伤。

(3)呼吸驱动增加:心输出量减少;有效血红蛋白减少,如中毒等;低氧血症;肾脏疾病;肺内呼吸感受器兴奋增加。

(4)无效通气:肺毛细血管毁损;肺大血管阻塞。

(5)心理异常因素:包括焦虑、躯体化障碍、抑郁、诈病等。

二、临床特点

(一) 临床表现

1. **起病方式**　突然发作的呼吸困难多见于自发性气胸、肺水肿、支气管哮喘、急性心肌梗死和肺栓塞等。夜间阵发性呼吸困难以急性左心衰竭最为常见,COPD 病人夜间可因痰液聚积引起咳喘,被迫取端坐体位。慢性支气管炎肺气肿病人的呼吸困难可随肺功能减退而加重。ARDS 病人多在原发病起病后数日内(约半数者在 24 小时内)出现呼吸加快,随后呈进行性呼吸困难或呼吸窘迫。

2. **伴随症状和体征**　呼吸困难病人可伴有发热、咳嗽、咳痰、胸痛等症状和体征(表 4-2),这些伴随症状和体征对病因诊断与鉴别诊断有帮助。

表 4-2　呼吸困难的常见伴随症状和体征

伴随症状和体征	可能的疾病
高热	呼吸及其他系统感染性疾病
呼吸音减弱或消失	慢性阻塞性肺疾病、哮喘、气胸、胸腔积液
颈静脉扩张	心力衰竭(简称心衰)、呼吸衰竭、心脏压塞、急性肺栓塞
低血压	心衰、代谢紊乱、败血症、肺栓塞
高血压	高血压、急性冠脉综合征、惊恐发作
咯血	肺癌、肺栓塞、支气管扩张症、肺结核、慢性支气管炎
意识障碍	肺性脑病、水电解质紊乱
端坐呼吸	急性心衰、急性肺水肿
胸痛	气胸、胸膜炎、肺栓塞、心肌梗死、主动脉夹层
奇脉	心衰、肺栓塞、心脏压塞、哮喘
贫血貌	贫血
头晕	心脏瓣膜病、心肌病、重度贫血、焦虑症
水肿	心衰、肾功能不全

3. **呼吸困难的类型**　①吸气性呼吸困难:多见于喉、气管狭窄(炎症、水肿、异物或肿物压迫),表现为干咳或高调吸气性喘鸣,吸气时胸骨和锁骨上窝及肋间隙凹陷,称"三凹征"。②呼气性呼吸困难:多见于支气管哮喘、COPD,表现为呼气费力、延长,常伴有呼气期喘鸣音。③混合性呼吸困难:见于重症肺炎、肺间质纤维化、大量胸腔积液和气胸,表现为吸气和呼气费力,频率加快、幅度变小。④潮式呼吸(Cheyne-Stokes)和间停呼吸(Biot breathing):见于中枢神经系统疾病及糖尿病酮症酸中毒、急性中毒等。

(二) 辅助检查

1. **常规检查**　血常规、生化检查,心电图、超声心动图检查。

2. **胸部影像学检查**　有助于发现各种心肺及胸腔疾病,对急危重症病人行床边 X 线检查时尽量取半卧体位,必要时行 CT 扫描、MRI、放射性核素扫描。

3. **动脉血气分析**　通过动脉血氧分压(PaO_2)、二氧化碳分压($PaCO_2$)、酸碱指标来判断病情。

4. **肺功能检查**　对病情并非危急的病人可以选择,以帮助判断功能障碍的程度和性质。但肺功能检查项目较多,应按病情需要及病人的耐受能力来选择。

三、鉴别诊断

呼吸困难的病因涉及呼吸、循环、消化、神经、血液等多个系统。最常见于心血管、呼吸和神经肌肉疾病,其鉴别诊断需要综合判断。

首先应区分急性、慢性和发作性呼吸困难;其次应区分两类呼吸困难:一类为病因尚未明确的新发呼吸困难,另一类为已有心、肺及神经系统等基础疾病的呼吸困难加重。

因此,对于呼吸困难的鉴别诊断,需全面系统了解病人的基础疾病,并遵循"系统、有序、快捷、准确"的原则进行。

四、治疗原则

对于任何原因引起的呼吸困难,最根本的处理措施均是首先判断和排除高危情况,然后针对病人的原发病进行治疗,即病因治疗。

对病因暂时未明的急性呼吸困难者,首先应迅速对其气道、呼吸和循环状况进行评估判断,同时进行相关病史收集和有侧重的体格检查。

对症状紧急、生命体征不平稳者,应立即监测生命体征、建立静脉输液通路并给予吸氧,同时针对可能的病因进行初步治疗;对症状紧急、生命体征尚平稳者,需立即给予生命体征监测,同时针对可能的病因进行初步治疗,如病人症状或生命体征恶化,应建立静脉输液通路并给予吸氧。

五、快速评估与处理流程

急性呼吸困难的快速评估与处理流程见图 4-1。

图 4-1　急性呼吸困难的快速评估与处理流程

第二节 ｜ 支气管哮喘急性发作

支气管哮喘(bronchial asthma)简称哮喘,是一种以慢性气道炎症和气道高反应性为特征的异质性疾病。主要特征包括气道慢性炎症,气道对多种刺激因素呈现的高反应性,多变的可逆性气流受限,以及随病程延长而出现的一系列气道结构的改变,即气道重构。临床表现为反复发作的喘息、气急、胸闷或咳嗽等症状,常在夜间及凌晨发作或加重,多数病人可自行缓解或经治疗后缓解。可分为急性发作期、慢性持续期和临床缓解期。

哮喘急性发作指喘息、气急、胸闷或咳嗽等症状突然发生或症状加重,并以呼气流量降低为特征,常因寒冷、空气污染、接触过敏原或化学性刺激物、呼吸道感染、药物及剧烈运动而诱发。哮喘发作多数见于既往已确诊的病人,也可为首次发作。夜间及晨间多发,夜间哮喘发作的死亡率高,可能与血浆肾上腺素水平低、组胺水平高、胃酸反流、鼻窦炎以及睡眠时鼻后分泌物流入呼吸道有关。近年来,哮喘的平均患病率呈现上升趋势。

一、临床特点

1. **病史**　哮喘急性发作病人的既往病史对诊断很关键,包括发作时间、诱因(如季节、动物接触史)、药物使用及依赖史,最后一次发作时的用药,以及此次发作持续时间。

2. **致命危险因素**　①哮喘发作不稳定;②急诊处置 3 次以上;③入院治疗 2 次以上;④过去一年中有住 ICU 或气管内插管病史;⑤伴有心脏病、HIV 阳性或精神疾病。

3. **临床严重程度分级**　哮喘发作时肺功能恶化以呼气流量降低为特征,通过病人的症状、肺功能及动脉血气分析可对其急性发作的严重程度进行分级,见表 4-3。

表 4-3　支气管哮喘急性发作时病情严重程度分级

临床特点	轻度	中度	重度	危重度
气短	步行、上楼时	稍事活动	休息时	
体位	可平卧	喜坐位	端坐呼吸	
讲话方式	连续成句	只能讲单个词语	只能讲单个字	不能讲话
精神状态	可有焦虑,尚安静	时有焦虑或烦躁	常有焦虑、烦躁	嗜睡或意识模糊
出汗	无	有	大汗淋漓	
呼吸频率	轻度增加	增加	常>30 次/分	
辅助呼吸肌活动及三凹征	常无	可有	常有	胸腹矛盾呼吸
哮鸣音	散在,呼吸末期	响亮、弥散	响亮、弥散	渐弱,乃至无
脉率/(次/分)	<100	100~120	>120	变慢或不规则
奇脉	无	可有	常有(成人)	无,提示呼吸肌疲劳
最初支气管扩张剂治疗后 PEF 占预计值或个人最佳值百分比	>80%	60%~80%	<60% 或绝对值<100L/min 或作用时间<2 小时	
静息状态下 PaO_2/mmHg	正常	≥60	<60	<60
静息状态下 $PaCO_2$/mmHg	<45	≤45	>45	>45
静息状态下 SaO_2/%	>95	91~95	≤90	≤90
pH	正常	正常	正常或降低	降低

注:只要符合某一程度的某些指标,无须满足全部指标,即可提示为该级别的急性发作。
PEF 为呼气流量峰值。

4. 临床表现　主要症状为伴有哮鸣音的呼气性呼吸困难。轻度急性哮喘病人可平卧,稍重者喜取坐位,严重者常取前倾位,伴大汗。危重病人说话断续或不成句,甚至不能讲话,可出现极度呼吸困难、呼吸过缓、大汗淋漓,此时病人反而取卧位。哮鸣音的响亮程度常提示哮喘的严重程度,但危重时哮鸣音、双侧呼吸音却消失。可以出现中心性发绀、下肢水肿、皮下气肿及吸呼比(I/E)改变(轻度为 1∶1,重度为 1∶3)等。儿童可出现锁骨上窝、肋间隙凹陷、辅助呼吸肌活动和鼻翼扇动等症状。

二、辅助检查

1. 实验室检查

（1）血液检查:如病人使用糖皮质激素或合并肺部感染,白细胞计数可升高,新发急性哮喘病人血嗜酸性粒细胞可增多。用 β_2 受体激动剂治疗可导致低钾血症。

（2）血茶碱测定:有助于监测病人对用药的依从性,排除易被忽视的茶碱中毒。

（3）脉搏氧饱和度监测:所有急性哮喘病人均需脉搏氧饱和度监测以除外低氧血症,轻度急性哮喘病人的低氧血症很容易经氧疗改善。在使用 β_2 受体激动剂治疗时由于通气血流比例失调加重,PaO_2 可下降 4～10mmHg,所以治疗时需监测脉搏氧饱和度。

（4）动脉血气分析:根据脉搏氧饱和度测定结果,少数哮喘病人氧疗后如脉搏氧饱和度<90%,需做动脉血气分析。高碳酸血症是由于通气量下降所致,提示需要机械通气,但是否需要气管内插管应视临床具体情况而定。

2. 胸部影像学检查　胸部 X 线检查常显示条索状浸润、双肺过度充气征象。对伴有胸痛的急性哮喘病人需查胸部 X 线片,以除外气胸及纵隔气肿,尤其有皮下气肿时。部分病人的胸部 CT 检查可见支气管壁增厚、黏液阻塞。

3. 心电监护　急性哮喘病人常见窦性心动过速或室上性心动过速。

三、诊断与鉴别诊断

(一)典型哮喘的临床症状和体征

1. 反复发作喘息、气急、胸闷或咳嗽,夜间及晨间多发,多与接触过敏原、冷空气、理化性刺激及病毒性上呼吸道感染、运动等有关。

2. 发作时在双肺可闻及散在或弥漫性以呼气相为主的哮鸣音,呼气相延长。

3. 上述症状和体征可经治疗缓解或自行缓解。

(二)可变气流受限的客观检查

1. 支气管舒张试验阳性,第一秒用力呼气容积(FEV_1)增加>12%,且 FEV_1 增加绝对值>200ml。

2. 支气管激发试验阳性。

符合上述症状和体征,同时具备气流受限客观检查中的任意一条,并除外其他疾病所引起的喘息、气急、胸闷和咳嗽,可以诊断为哮喘。

(三)鉴别诊断

虽然咳嗽、喘鸣、呼吸急促和胸闷是哮喘的特征,但这些也是其他一些呼吸系统疾病、非呼吸系统疾病(如心力衰竭、胃食管反流病)的症状,而且如慢性鼻-鼻窦炎等常见疾病可能与哮喘共存且增加哮喘的严重程度。

哮喘重点需与慢性阻塞性肺疾病(COPD,简称慢阻肺)相鉴别。哮喘慢阻肺重叠(asthma-COPD overlap)是全球哮喘防治倡议(GINA)和慢性阻塞性肺疾病全球倡议(GOLD)推荐的术语,用于描述具有哮喘和慢阻肺两种疾病特征的病人。哮喘慢阻肺重叠不是一种单一的疾病实体,是指"哮喘"和"慢阻肺",它可能包括由不同的基础机制引起的几种不同的表型。

四、治疗

哮喘急性发作时程度轻重不一,可在数小时或数日内出现,偶尔可在数分钟内即危及生命,依病情轻重分为轻度、中度、重度和危重度四个等级,治疗的目的在于尽快缓解症状、解除气流受限、改善低氧血症和恢复肺功能,同时还应制订长期治疗方案以防再次急性发作,防治并发症。故在处理急性哮喘发作时,要正确评估病情,以便进行及时有效的紧急治疗。

(一) 急诊处理

哮喘急性发作后,首先应脱离过敏原,避免诱发及危险因素的接触和暴露。对呼吸困难的病人给予氧疗。仅在机械通气时使用镇静药。接诊后,医师应进行病史询问、体格检查(了解辅助呼吸肌活动情况、心率、呼吸频率,听诊)和辅助检查[呼气流量峰值(PEF)或 FEV_1、SpO_2 监测、动脉血气分析],对哮喘的诊断进一步确认,并作初步评估。同时,尽快给予吸氧、SABA(或联合 SAMA)和糖皮质激素、茶碱类药物等治疗,1 小时后再次评估病人对初始治疗的反应,根据反应不同进行进一步治疗。哮喘急性发作的医院内处理流程见图 4-2。

图 4-2　哮喘急性发作的医院内处理流程

PEF 为呼气峰流速;SABA 为短效 β 受体激动剂;SAMA 为短效抗胆碱药。

1. 大流量吸氧　可用面罩,保持血氧饱和度在 92% 以上(儿童≥95%),但不宜给纯氧,因为会使 $PaCO_2$ 升高;注意保持气道通畅。

2. 吸入短效 β_2 受体激动剂(SABA)　短效 β_2 受体激动剂吸入剂(气雾剂、干粉剂和雾化溶液)

是缓解轻中度以上急性哮喘症状的首选药物。急性加重时用于缓解气道痉挛,也可用于预防运动诱发的气道痉挛。SABA 包括沙丁胺醇、特布他林等,其疗效可维持数小时。吸入压力型定量手控气雾剂(pMDI)和干粉吸入装置适用于控制哮喘发作,第 1 小时内 20 分钟重复 1 次;可用雾化疗法,雾化吸入溶液适用于各级哮喘发作,每日 2～4 次。

SABA 和 SAMA 联合使用,舒张支气管的作用更佳,可更有效改善肺功能,并减少哮喘急性发作住院次数。

3. 糖皮质激素　由于可以阻止哮喘急性加重进展,故在严重哮喘急性加重治疗中非常重要。对于紧急治疗有一个"3Ls 原则",即不要太晚使用,不要太低剂量;不要太长时限。①雾化吸入:布地奈德溶液等吸入糖皮质激素经以压缩空气或高流量氧气为动力的射流装置雾化吸入,对病人吸气配合的要求不高,起效较快,适用于哮喘急性发作时的治疗。②口服:口服糖皮质激素吸收好,起效时间与静脉给药疗效相近。因此中重度急性发作的哮喘病人可口服糖皮质激素。推荐用法:泼尼松或泼尼松龙 0.5～1mg/kg,或等效甲泼尼龙片。③静脉应用:严重的急性发作病人或不宜口服糖皮质激素的病人应及时经静脉注射或滴注糖皮质激素。推荐用法:琥珀酸氢化可的松,常用量 100～400mg/d;或甲泼尼龙,常用量 80～160mg/d。

通常可先用雾化吸入,吸入糖皮质激素(ICS)是最有效的抗炎药物,能减轻哮喘症状,改善肺功能,提高生活质量,降低死亡率。

如果吸入大剂量激素治疗无效、重度急性发作或者近期曾经使用激素的病人应该考虑使用全身性糖皮质激素。一般使用半衰期较短的激素,对严重哮喘,甲泼尼龙和琥珀酸氢化可的松是首选。当症状消失、肺功能恢复到病人个体最佳值时即可停用激素或逐渐减量,并继续用吸入糖皮质激素治疗。无糖皮质激素依赖倾向者,可在短期(3～5 日)内停药,有激素依赖倾向者应延长给药时间,控制哮喘症状后改为口服给药,并逐步减少激素用量。地塞米松抗炎作用虽较强,但由于血浆和组织半衰期长,对脑垂体-肾上腺轴的抑制时间长,应尽量避免使用或仅短时间使用地塞米松。

4. 其他紧急处理和严密观察病情　①脱离过敏原,避免诱发及危险因素的接触和暴露;②坐位或者卧床休息;③通畅气道,防止误吸和窒息;④禁用镇静药;⑤监护心电、血压、呼吸和血氧饱和度;⑥进行血气分析、血电解质检测,必要时复查;⑦计每小时出入量;⑧建立静脉通道,纠正脱水,充分补充血容量并保持气道湿化。

5. 治疗评估和后续处理　经初始足量的支气管扩张剂和激素治疗后,如果病情继续恶化需进行再评估,考虑是否转入 ICU 治疗。初始治疗后病情显著改善,PEF 或 FEV_1 占预计值百分比恢复到个人最佳值 60% 以上可回家继续治疗。

其中,急性重度和危重哮喘病人经过上述药物治疗后,若临床症状和肺功能无改善甚至继续恶化,应迅速缓解支气管痉挛和控制呼吸道炎症,纠正低氧血症和呼吸衰竭,及时发现和处理并发症。指征主要包括:意识改变、呼吸肌疲劳、$PaCO_2 \geqslant 45mmHg$ 等。若无创通气无改善,则应及早行气管插管机械通气。药物处理同前所述。

(二) 并发症处理

1. 呼吸衰竭　哮喘发作因气道阻塞和缺氧可导致呼吸衰竭,应尽早行动脉血气分析,改善通气、给氧,严重时给予呼吸支持治疗。

2. 黏液栓阻塞和肺不张　哮喘严重发作时,黏液腺分泌明显增加,病人张口呼吸,大汗淋漓,使体液耗损过多,增加分泌液黏稠度,且纤毛-黏液传输功能明显下降。应给予充分补液、化痰药及有效吸痰等。

3. 气胸和纵隔气肿　哮喘急性发作时肺过度充气,肺内压力增加,使哮喘已并发的肺大疱破裂形成自发性气胸。另外,气体亦可进入肺间质,沿支气管血管束至肺门进入纵隔引起纵隔气肿。出现气胸时宜尽早行胸膜腔穿刺或胸腔闭式引流排气。

4. 呼吸心跳骤停　哮喘急性发作最严重的并发症是呼吸心跳骤停,一旦发生,应立即气管插管,行心肺复苏。

第三节 ｜ 自发性气胸

气胸可分为创伤性与自发性:创伤性气胸可由胸部钝挫伤、挤压伤或穿入伤引起;自发性气胸为无任何可识别的创伤情况下发生的气胸,是一种常见的胸部疾病。

自发性气胸是指无创伤或医源性损伤因素,自行发生的气体进入胸膜腔内。可以由肺部疾病引起,还有相当一部分病人无明显诱因,甚至胸部 X 线检查无阳性发现,这种情况称为特发性气胸。特发性气胸多见于青年男性,平素身体健康,无肺部疾病。

一、分型

自发性气胸根据肺部是否存在基础病变分为原发性和继发性两种。

1. 原发性自发性气胸　是指原无明确肺部疾病者在无诱发事件情况下发生的气胸,多由胸膜下肺大疱破裂所致。

2. 继发性自发性气胸　是指在肺疾病的基础上并发的气胸,最常见的是慢性阻塞性肺疾病(COPD)、肺囊性纤维化、坏死性肺炎、肺结核等。

还有一种特殊类型的自发性气胸为张力性气胸,发生后很快可以危及生命,需要紧急处理,必须立即抽气减压。

二、临床特点

自发性气胸的临床表现取决于胸膜腔内的气体量、发病速度、肺萎陷程度、胸膜腔内张力以及病人的年龄和呼吸储备能力。最常见于病人静息时或最低程度劳动时。

病人常主诉突发呼吸困难,有胸膜炎性胸痛(尖锐或刀刺样疼痛,可能在弹响感后出现),疼痛在患侧呈弥漫性,并放射到同侧肩部,偶尔伴干咳。

查体可能发现:患侧胸壁随着呼吸上下起伏减弱、呼吸音减低、叩诊过清音及语音震颤减弱。偶尔还会出现皮下气肿伴捻发音或者气腹所致的腹部膨隆。

三、诊断要点

自发性气胸通过胸部 X 线片确立诊断,条件允许时,应选择直立位拍片。

1. 既往胸部 X 线检查无明显病变或有 COPD、肺结核、哮喘等肺部基础病变。

2. 突发一侧胸痛伴不同程度的胸闷、呼吸困难。患侧胸廓饱满、呼吸运动减弱,叩诊呈鼓音,肝、肺浊音界消失,听诊呼吸音减弱,甚至消失。

3. 发病时胸部 X 线影像学检查是诊断气胸最为准确和可靠的方法。

典型自发性气胸诊断不难。继发性气胸病人可因原有基础疾病而影响诊断,因此,对临床不能用其他原因解释或经急诊处理呼吸困难无改善者,需考虑自发性气胸的可能。因病情危重不能立即行胸部 X 线检查时,可在胸腔积气体征最明显处进行诊断性穿刺。

四、急诊处理

治疗方法的选择取决于病人的临床特点和病情。

1. 给氧　对于临床稳定且首发、少量气胸(胸部 X 线片显示肺和胸壁间距≤2～3cm)可以观察;对所有住院的气胸病人辅助供氧治疗,以加快胸膜腔内气体的再吸收,应采用面罩给氧。

2. 胸膜腔排气　对大量气胸(胸膜线与胸壁顶之间的气体边缘宽度≥3cm)或伴有明显呼吸困

难、低氧血症或剧烈疼痛的病人采取穿刺排气。

对临床状况稳定的原发性大量气胸病人,建议针刺抽气,临床状况不稳定的病人应置入胸腔导管;对存在基础肺部疾病的继发性气胸病人,治疗方式取决于气胸量,但通常优选胸膜腔造口术并置入导管或猪尾状导管而非针刺抽吸;对复发性原发性气胸病人应以胸腔闭式引流术使肺张开,后行手术干预。

3. 手术　手术包括将脏层胸膜上破裂的肺小疱或撕裂口予以钉合或缝合,并切除异常的肺组织(若存在)。所用术式包括电视胸腔镜外科手术(video-assisted thoracic surgery,VATS)、小切口开胸手术及常规开胸手术。原发性自发性气胸的外科治疗建议首选微创胸腔镜手术,根据个人经验和医院条件可选择单孔、多孔、插管和非插管等多种手术和麻醉方式。原发性自发性气胸外科手术不建议常规进行胸膜固定。继发性自发性气胸病人由于年龄大,肺部基础病变复杂,应慎重选择微创手术,可视术中病灶的处理确实程度附加胸膜固定等手术。

第四节 | 急性心力衰竭

心力衰竭是由于任何心脏结构或功能异常导致心室充盈或射血能力受损的一组复杂临床综合征。

急性心力衰竭(acute heart failure,AHF)是指心衰症状和体征突然发作或恶化,可能在几分钟到几小时内危及生命的紧急情况。在急性心衰中,以急性左心衰最常见,急性右心衰较少见(约占1/10)。通常表现为急性发作或加重的心肌收缩力明显降低、心脏负荷加重,造成急性心输出量骤降、肺循环压力突然升高、周围循环阻力增加,引起肺循环充血而出现急性肺淤血、肺水肿并可伴组织器官灌注不足和心源性休克的临床综合征。

一、临床特点

(一)症状

1. 呼吸困难　起病急骤,病情可迅速发展至危重状态。突发的病人常突发极度呼吸困难,呼吸频率达30~40次/分,鼻孔张大,吸气时肋间隙和锁骨上窝凹陷。按严重程度可依次表现为:

(1)端坐呼吸:平卧时出现气促,坐起后即好转,称端坐呼吸,是左心衰竭的典型表现。平卧时由于腹部、下肢回流至右心及肺部的血流量增多,使原有的肺血增加;平卧时膈肌抬高,使肺容积减少,淤血加重,肺顺应性降低,潮气量减少,导致呼吸困难而迫使病人端坐,以减轻肺淤血。病人常两腿下垂,两手抓床沿以助呼吸。端坐咳嗽与端坐呼吸的意义相同。

(2)夜间阵发性呼吸困难:常于夜间睡眠1~2小时后突然惊醒,感胸闷、气急,急于坐起,并企图开窗呼吸。这是由于平卧时血液回流、膈肌上抬,以及睡眠时呼吸中枢对来自肺部传入神经的冲动敏感性减弱所致。严重者可出现哮鸣音,即使坐起也并不能缓解,所伴有的哮鸣音是支气管黏膜水肿与支气管痉挛所致。

(3)急性肺水肿:是急性左心衰最严重的表现。病人端坐呼吸,极度烦躁不安,口唇发绀,大汗淋漓,有濒死感,咳出大量泡沫样稀薄痰或粉红色泡沫痰,甚至有血痰从鼻孔中涌出。

2. 交感神经兴奋表现　包括周围血管收缩、动脉压升高、心率增快、面色苍白、四肢湿冷、出冷汗。

(二)体征

听诊时可闻及两肺湿啰音或哮鸣音。心脏听诊心尖部有舒张期奔马律、P_2亢进、心率增快。随心衰加重,可在周围动脉触及交替脉。

(三)辅助检查

1. 心电图　12导联甚至18导联常规心电图及心肌损伤标志物对确定有无急性心肌梗死有重

要诊断意义。如首次检查不能确定,应 1~2 小时后再复查一次。对心律失常的准确诊断需做心电图检查,必要时须连续监测。

2. **胸部 X 线检查**　可显示肺淤血、肺水肿,如出现肺门血管影模糊、蝶形肺门,甚至弥漫性肺内大片阴影等。

3. **超声心电图检查**　对心包积液、心脏扩大、心肌肥厚、瓣膜狭窄及反流、腱索和乳头肌断裂、心肌节段性功能异常等均有较高的敏感性,可检测心室射血分数(EF),并能提供心脏收缩和舒张功能及血流动力学异常变化的相关信息,重复性好、易于随诊,是最重要的无创检查手段之一。

4. **动脉血气分析**　急性左心衰竭常伴低氧血症,肺淤血明显者可影响肺泡氧气交换。应监测动脉氧分压(PaO_2)、二氧化碳分压($PaCO_2$)和氧饱和度,以评价氧含量(氧合)和肺通气功能。

5. **其他实验室检查**　包括血常规和血生化检查,如电解质(钠、氯、钾等)、肝功能、血糖、白蛋白、高敏 C 反应蛋白(hs-CRP),以及血浆脑钠肽(BNP)测定等。

二、诊断与鉴别诊断

1. 诊断要点

(1)原有基础心脏疾病,也可不伴基础心脏病。

(2)突发呼吸困难,呈端坐呼吸,频繁咳嗽,咳粉红色泡沫痰。

(3)面色苍白,口唇发绀,大汗淋漓,听诊双肺湿啰音或哮鸣音,心率 130~140 次/分,心尖区可闻及舒张期奔马律。

(4)胸部 X 线检查显示肺间质水肿。

2. 鉴别诊断

急性左心衰竭应与可引起明显呼吸困难的疾病如支气管哮喘和哮喘持续状态、急性大面积肺栓塞、肺炎、严重 COPD(尤其伴感染)等相鉴别,也要与其他原因所致的非心源性肺水肿(如急性呼吸窘迫综合征)及非心源性休克等鉴别。

三、急诊处理

急性心衰危及生命,应迅速抢救。救治目标:改善组织氧供,减少静脉回流,缓解焦虑,治疗原发病和消除诱因。

(一)一般处理

1. **体位**　使病人采取最舒适的体位,通常为端坐位,双下肢下垂,以减少静脉回流,降低心脏前负荷,改善氧供。

2. **吸氧**　适用于低氧血症和呼吸困难明显(尤其脉搏血氧饱和度<90%)的病人。应尽早采用,使病人 SaO_2≥95%(伴 COPD 者 SaO_2>90%)。可采用如下方法。

(1)鼻导管吸氧:低氧流量(1~2L/min)开始,如仅为低氧血症,动脉血气分析未见 CO_2 潴留,可采用高流量给氧,6~8L/min。

(2)面罩吸氧:适用于伴呼吸性碱中毒的病人,必要时可采用无创性或气管插管呼吸机辅助通气治疗。

3. **饮食**　进易消化食物,避免一次大量进食,不要饱餐。

4. **出入量管理**　肺淤血、体循环淤血及水肿明显者应严格限制饮水量和静脉输液速度,对无明显低血容量因素(大出血、严重脱水、大汗淋漓等)者,每天摄入液体量一般宜在 1 500ml 以内,不要超过 2 000ml。保持每天液体出入量负平衡约 500ml,以减少水钠潴留和缓解症状。3~5 天后,如肺淤血、水肿明显消退,逐渐过渡到出入量平衡。

(二)药物处理

1. **镇静药**　首选吗啡,主要作用在于抑制中枢交感神经,反射性地降低周围血管阻力,扩张静脉而减少回心血量;其他作用包括减轻焦虑、烦躁,抑制呼吸中枢兴奋、避免呼吸过频,直接松弛支气管平滑肌,改善通气。但应密切观察疗效和呼吸抑制的不良反应。伴明显和持续低血压、休克、意识障碍、COPD 等病人禁忌使用。

2. **利尿剂** 适用于急性心衰伴肺循环或体循环明显淤血以及容量负荷过重的病人。可产生快速利尿效应,且有扩张静脉作用,可减少循环血容量。常用呋塞米、布美他尼、依他尼酸、托拉塞米等。首选呋塞米 20~40mg,2 分钟静脉注射,必要时增加剂量或重复使用。急性心肌梗死并发急性左心衰病人利尿时要慎重,过快利尿可能引起低血压。一些新型利尿剂正在逐渐应用于临床,包括高选择性血管升压素 V_2 受体拮抗剂、脑钠肽和腺苷受体拮抗剂等。

3. **血管扩张剂** 此类药可应用于急性心衰早期阶段,可降低心脏前、后负荷及心肌耗氧量。

(1)硝酸甘油:适用于急性冠脉综合征伴心衰的病人。可立即舌下含服 0.4~0.6mg,5~10 分钟后可重复,用药 15 分钟后呼吸困难减轻和肺部啰音减少。如效果不明显,应改用硝酸甘油 10~30μg/min 静脉滴注。

(2)硝普钠:适用于严重心衰、原有后负荷及伴心源性休克的病人。初始剂量为 10~15μg/min,每 5~10 分钟增加 5~10μg/min,直至肺水肿缓解或动脉收缩压降至 100mmHg。硝普钠可降低心脏收缩期室壁张力和肺毛细血管楔压(PCWP),对急性心源性肺水肿特别有效,且作用快、半衰期短。如有低血压,宜与多巴酚丁胺合用。

4. **正性肌力药** 适用于低心排血量综合征。①洋地黄类药物适用于房颤伴心室率快,或有心脏扩大伴左心室收缩功能不全者,治疗主要目标是控制心室率,在急性肺水肿的治疗中其作用是次要的。对于急性心肌梗死病人,最初 24 小时内尽可能不用洋地黄制剂。通常应先用利尿剂,再根据需要应用正性肌力药物,不可先强心后利尿。重度二尖瓣狭窄伴窦性心律失常的急性肺水肿病人禁用洋地黄。②急性心力衰竭伴低血压者可选用多巴胺。③顽固性心衰病人可考虑使用非洋地黄类正性肌力药物,如多巴酚丁胺、米力农、左西孟旦等。

第五节 │ 急性肺栓塞

肺栓塞(pulmonary embolism,PE)是由内源性或外源性栓子阻塞肺动脉引起肺循环和右心功能障碍的临床综合征,包括肺血栓栓塞、脂肪栓塞、羊水栓塞、空气栓塞、肿瘤栓塞等。肺血栓栓塞症(pulmonary thromboembolism,PTE)是最常见的急性栓塞类型,由来自静脉系统或右心的血栓阻塞肺动脉或其分支所致,以肺循环和呼吸功能障碍为主要病理生理特征和临床表现,占急性肺栓塞的绝大多数,通常所称的急性肺栓塞即 PTE。引起 PTE 的血栓主要来源于深静脉血栓形成(deep venous thrombosis,DVT),多发于下肢或骨盆深静脉。PTE 与 DVT 在发病机制上存在关联,是同一疾病病程中两个不同阶段的临床表现,两者合称静脉血栓栓塞症(venous thromboembolism,VTE)。

一、病因及诱因

1. **血栓** 约 70%~90% 是由于深静脉血栓脱落后随血液循环进入肺动脉及其分支。原发部位以下肢深静脉为主,盆腔静脉血栓是女性肺栓塞的重要来源,多发生于妇科手术后、盆腔疾病等病人,极少数血栓来自右心。

2. **其他栓子** 有脂肪栓、气栓、羊水、骨髓、寄生虫、胎盘滋养层、转移性癌、菌栓、心脏赘生物等。

3. **常见诱因**

(1)血流淤滞:常见于老年、久病卧床(如卒中瘫痪)、下肢静脉曲张、肥胖、休克、充血性心力衰竭等病人,或妊娠妇女、中心静脉置管病人等。

(2)静脉管壁损伤:如外科手术、肿瘤、烧伤、糖尿病等。

(3)高凝状态:见于肿瘤、真性红细胞增多症、严重溶血性贫血、脾切除术后血小板增多、高胱氨酸尿症、口服避孕药等病人。

（4）其他：重大创伤、下肢骨折、关节置换手术、脊髓损伤、膝关节镜手术、自身免疫病、炎症性肠道疾病等。

二、临床特点

急性肺栓塞缺乏特异性的临床症状和体征，易漏诊。主要临床类型如下。

1. **猝死型** 肺动脉主干突然阻塞，骤然致死。

2. **急性肺源性心脏病** 见于堵塞2个以上肺叶的肺血管时，表现为突发呼吸困难、发绀、低血压、右心衰竭等。

3. **急性心源性休克** 血栓堵塞约50%以上的肺血管，表现为突发的呼吸困难、发绀和休克。

4. **肺梗死** 常为外周肺血管堵塞所致，表现为突发气短、呼吸困难、胸痛、咳嗽、咯血、胸膜摩擦音及胸腔积液。

5. **不可解释的呼吸困难** 是临床最常见的类型，梗死面积相对较小。

当病人出现不能解释的呼吸困难、胸痛、恐惧、烦躁、咳嗽、突然发生或加重的充血性心力衰竭，且查体有呼吸频率＞20次/分、心率＞100次/分、肺动脉处第二心音亢进及固定分裂，或有室上性心律失常、局部湿啰音及哮鸣音时，均应高度怀疑肺栓塞的可能。

三、诊断要点

对怀疑急性肺栓塞的病人采取"三步走"策略：临床可能性评估、初始危险分层及最后逐级选择检查手段明确诊断。

1. **临床可能性评估** 常用的临床评估标准有加拿大 Wells 评分标准和修正的 Geneva 评分标准（表4-4、表4-5）。

2. **初始危险分层**

（1）高危 PTE：血流动力学不稳定，提示高危 PTE。

（2）中危 PTE：血流动力学稳定，但存在右心功能不全（RVD）的影像学证据和/或心脏生物学标志物升高。中高危：RVD 和心脏生物学标志物升高同时存在。中低危：单纯存在 RVD 或心脏生物学标志物升高。

RVD 的诊断标准：影像学证据包括超声心动图或 CT 提示 RVD，超声检查符合下述表现：①右心室扩张（右心室舒张末期内径/左心室舒张末期内径＞1.0）；②右心室游离壁运动幅度减低；③三尖瓣反流速度增快；④三尖瓣环收缩期位移减低（＜17mm）。

心脏生物学标志物包括 BNP、N-末端脑钠肽前体（NT-proBNP）、肌钙蛋白。

表4-4 急性肺栓塞临床可能性评估的 Wells 评分标准

项目	原始（版）	简化（版）
既往肺栓塞或 DVT 病史	1.5	1
心率≥100次/分	1.5	1
过去4周内手术史或制动史	1.5	1
咯血	1	1
肿瘤活动期	1	1
DVT 的临床表现	3	1
其他鉴别诊断的可能性低于肺栓塞	3	1

注：临床可能性根据各项得分总和推算。三分类法（简化版不推荐三分类法）中，总分0~1分为低度可能，2~6分为中度可能，≥7分为高度可能。二分类法中，对于原始版评分标准而言，总分0~4分为可能性小，≥5分为可能；对于简化版评分标准而言，0~1分为可能性小，≥2分为可能。

表 4-5　急性肺栓塞临床可能性评估的修正的 Geneva 评分标准

项目	原始(版)	简化(版)
既往肺栓塞或 DVT 病史	3	1
心率		
75～94 次/分	3	1
≥95 次/分	5	2
过去 1 个月内手术史或骨折史	2	1
咯血	2	1
肿瘤活动期	2	1
单侧下肢痛	3	1
下肢深静脉触痛和单侧肿胀	4	1
年龄＞65 岁	1	1

注:临床可能性根据各项得分总和推算。三分类法中,对于原始版评分标准而言,总分 0～3 分为低度可能,4～10 分为中度可能,≥11 分为高度可能;对于简化版评分标准而言,0～1 分为低度可能,2～4 分为中度可能,≥5 分为高度可能。二分类法中,对于原始版评分标准而言,总分 0～5 分为可能性小,≥6 分为可能;对于简化版评分标准而言,0～2 分为可能性小,≥3 分为可能。

（3）低危 PTE:血流动力学稳定,不存在 RVD 和心脏生物学标志物升高的 PTE。

3. 明确诊断

（1）高危或中高危可疑急性肺栓塞:可随时危及生命,诊断首选 CT 肺动脉造影(CTPA),应与急性血管功能障碍、心脏压塞、急性冠脉综合征(ACS)和主动脉夹层等进行鉴别。

（2）低危或中低危可疑急性肺栓塞:完善血浆 D-二聚体、心电图、血气分析、床旁超声心动图、凝血功能、血常规、CTPA 等相关检查。

四、急诊处理

1. 血流动力学和呼吸支持　充分补液、氧供,必要时给予正压辅助通气。有右心衰竭时可用镇静药、镇痛药、利尿剂和血管扩张剂,慎用洋地黄类药物。

2. 抗凝　给予抗凝治疗的目的在于预防早期死亡和 VTE 复发,应尽早给予口服或静脉使用抗凝药。初始 5～14 天抗凝推荐选用肝素、低分子量肝素、磺达肝癸钠、华法林、利伐沙班、阿哌沙班。溶栓治疗前如需初始抗凝治疗,也推荐首选肝素。

3. 溶栓治疗　可迅速溶解血栓,恢复肺组织灌注,增加肺毛细血管血容量,并降低病死率和复发率。溶栓药物包括重组组织型纤溶酶原激活剂替奈普酶、瑞替普酶、阿替普酶,以及尿激酶、链激酶等。

4. 手术治疗　外科血栓清除术或经皮导管介入治疗。

第六节 │ 急性呼吸窘迫综合征

一、概述

急性呼吸窘迫综合征(acute respiratory distress syndrome,ARDS)是一种危及生命的急性弥漫性炎症性肺损伤,导致肺血管通透性和肺重量增加,而肺含气组织减少。临床特点为低氧血症,影像学表现为双肺致密影,伴混合静脉血、生理性无效腔增加以及肺顺应性降低,急性期形态学主要特征为弥漫性肺泡损伤。

二、临床特点

1. **临床表现** ARDS 通常在诱因致病后 6～72 小时内出现,并迅速加重。常表现为呼吸困难、发绀和弥漫性湿啰音。呼吸窘迫常明显,包括呼吸急促、心动过速、出汗和呼吸费力,也可出现咳嗽和胸痛。

2. **动脉血气分析** 显示低氧血症,常伴急性呼吸性碱中毒和肺泡-动脉氧梯度增加。

3. **影像学检查** 初始胸部 X 线片通常显示双侧肺泡浸润,CT 通常显示双侧斑片状以至融合成大片状的磨玻璃影或实变浸润影,通常在肺部重力依赖区更明显。

三、诊断与鉴别诊断

(一)诊断

一旦排除心源性肺水肿、可引起急性低氧血症的呼吸衰竭及其他原因,可诊断为 ARDS。须满足下列条件才能诊断为 ARDS:

1. 呼吸系统症状须在临床发病后 1 周内开始出现,或过去 1 周内病人出现新的症状或症状加重。

2. 胸部 X 线片或 CT 扫描须存在符合肺水肿的双肺阴影。

3. 病人的呼吸衰竭须不能完全用心力衰竭或液体过剩来解释。

4. 须有中至重度氧合障碍。采用动脉氧分压与吸氧浓度比值(PaO_2/FiO_2)定义,ARDS 的严重程度:轻度,呼气末正压(PEEP)或持续气道正压(CPAP)$\geq 5cmH_2O$ 时,$200mmHg < PaO_2/FiO_2 \leq 300mmHg$;中度,PEEP 或 CPAP$\geq 5cmH_2O$ 时,$100mmHg < PaO_2/FiO_2 \leq 200mmHg$;重度,PEEP 或 CPAP$\geq 5cmH_2O$ 时,$PaO_2/FiO_2 \leq 100mmHg$。

(二)鉴别诊断

1. **心源性肺水肿** 除可能存在的心功能不全、右心充盈压升高或相关放射影像学异常证据外,其表现几乎与 ARDS 完全相同。

2. **特发性肺纤维化的急性加重** 可与 ARDS 具有非常相似的临床表现和胸部 X 线片异常表现。

3. **急性间质性肺炎** 是一种罕见的暴发型弥漫性损伤,表现类似于 ARDS。

4. **癌症** 癌症可在肺内快速播散,以致随后发生的呼吸衰竭可能被误认为是 ARDS。

5. **其他** 弥漫性肺泡出血、特发性急性嗜酸性粒细胞性肺炎、隐源性机化性肺炎等。

四、治疗

主要治疗措施包括:积极治疗原发病、氧疗、机械通气以及调节液体平衡等。

(一)氧疗

先使用鼻导管,当需要较高的吸氧浓度时,采用可调节吸氧浓度的面罩或带储氧袋的非重吸式氧气面罩,使 $SpO_2 \geq 90\%$,PaO_2 达到 60mmHg 以上。

(二)机械通气支持

机械通气是治疗 ARDS 的主要方法。应用呼气末正压(PEEP)通气能改善 ARDS 病人的换气功能,使萎陷的小气道、肺泡扩张,促进肺间质和肺泡水肿的消退,提高肺顺应性,增加功能残气量,减少生理无效腔,增加肺泡通气量,改善通气血流比例失调,减少肺内动静脉分流,降低呼吸功和氧耗,从而提高动脉血氧分压。通过改善氧合加速修复过程,并避免高 FiO_2 进一步损伤肺组织,可延长病人的存活时间,为综合性治疗赢得时间。

预计病情能短期缓解,且 ARDS 病人意识清楚、血流动力学稳定,并能够得到严密监测和随时可行气管插管时,可采用无创机械通气(NIV)治疗。应用 NIV 可使部分合并免疫抑制的病人避免有创机械通气及发生呼吸机相关性肺炎(VAP),并可能改善预后。

ARDS 病人经高浓度吸氧其低氧血症仍不能改善时,应行气管插管机械辅助通气,能更有效地改善低氧血症,降低呼吸功,缓解呼吸窘迫,更有效地改善全身缺氧,防止肺外器官功能损害。

机械通气模式选择应尽量保留自主呼吸,若无禁忌证,应采用 30°～45° 半卧位。治疗可先选用潮气量 6～8ml/kg(理想体重),目标是使 SpO_2>90%,FiO_2<60%,气道平台压<30cmH$_2$O,预防气道压增高或高氧浓度所致的并发症。充分复张塌陷肺泡后应用适当水平 PEEP 防止呼气末肺泡塌陷,改善低氧血症,并避免剪切力,防止机械通气相关性肺损伤(VALI)。

(三) 液体管理

在保持血容量、血压稳定和器官灌注的前提下,限制液体有助于改善 ARDS 病人的氧合和肺损伤。通常液体入量<2 000ml/d,允许适度的体液负平衡(-1 000ml～-500ml)。维持 PCWP 在 14～16cmH$_2$O。必要时可使用呋塞米,40～60mg/d。

(四) 糖皮质激素

早期大剂量糖皮质激素并无益处,而在 ARDS 纤维化期(起病后 5～10 日)或者病人血液或肺泡灌洗液中嗜酸性粒细胞增多时,则可使用糖皮质激素治疗。如使用,应注意足量和短程,氢化可的松 300～400mg/d 或地塞米松 20～40mg/d,连续 2～3 日,若有效,继续使用数日即停。脓毒症和严重感染者使用糖皮质激素的剂量为 200～300mg/d。

(五) 肺外器官功能支持和营养支持

ARDS 病人往往缺乏营养,应给予鼻饲和静脉高营养,以维持足够的能量供应,避免代谢和电解质紊乱。尽早开始肠内营养,有助于恢复肠道功能和保持肠黏膜屏障,防止毒素及细菌移位引起 ARDS 的恶化。近年来主要死因是继发的多器官功能衰竭,因此肺外器官功能支持在 ARDS 治疗中也不容忽视。

(何　庆)

思考题

1. 如何鉴别支气管哮喘与 COPD?

2. 简述自发性气胸的急诊处理。

3. 肺栓塞的诊断策略是什么?

4. ARDS 如何治疗?

思考题解题思路

本章目标测试

本章思维导图

第五章 | 心悸与心律失常

心悸（palpitation）是一种自觉心脏搏动的不适感或心慌感。当出现心脏收缩过强、心动过速、心动过缓或其他心律失常时，病人均可感觉心悸。除上述因素外，心悸还与精神因素和病人的注意力有关。心律失常（cardiac arrhythmia）是指心脏冲动的频率、节律、起源部位、传导速度或激动顺序的电生理异常，临床主要表现为心悸，可由多种病因所致。

第一节 | 概 述

一、心悸的常见病因

一般认为，心脏活动过度是心悸发生的基础，常与心率及心输出量改变有关。心悸的原因可以是生理性或病理性的，也可以由功能性疾病引起。心悸常与心律失常的发生及持续时间有关，如阵发性心动过速时症状往往比较明显，突发突止；而持续性心律失常可因逐渐适应而无明显症状。常见原因见表 5-1。

二、临床特点

心悸病人常用"心乱""心脏停搏感""心慌"等语言来形容。心悸的临床表现可因病因不同而不同。

（一）心律失常致心悸

1. **期前收缩** 包括房性、交界性、室性期前收缩。正常人可发生，器质性心脏病者更易发生。情绪激动、精神紧张、过度劳累、过量烟酒、摄入咖啡可引发，电解质紊乱，洋地黄、奎尼丁、拟交感神经类药物的毒副作用，以及心脏手术、心导管检查等均可引起。临床表现差异较大，病人可无症状，也可有心悸或心脏停搏感。频发期前收缩可导致乏力、头晕等症状，在有基础心脏病者可诱发或加重心绞痛或心力衰竭。心脏听诊可闻及心律不规则，期前收缩的心音提前，第一心音多增强，期前收缩后出现一长间歇。

对室性期前收缩病人要注意有无以下情况：①黑矇及晕厥病史；②合并结构性心脏病或心脏离子通道病；③期前收缩的心电图表现：多源、成对、连续≥3 个或有 R-on-T 现象；④洋地黄中毒；⑤低钾血症；⑥QT 间期延长。房性期前收缩、室性期前收缩的心电图表现见图 5-1、图 5-2。

2. **心动过速** 心动过速时病人常有心悸、心前区不适、不安、恐惧等症状。阵发性心动过速常表现为突发突止，病人可清楚地描述发作时间、诱发方式、发作频率。发作时间可短至数秒，也可长达数日。心动过速发作时间较长时，可因心输出量降低而出现血压下降、头晕、胸闷、乏力，严重时可诱发心绞痛或晕厥。

（1）窦性心动过速：心悸发作常逐渐开始和终止，节律规整，频率大多在 100～150 次/分。正常人多在体力活动、情绪激动或吸烟、饮酒后出现；贫血、甲亢、发热、缺氧、心衰、休克时也可发生。

（2）房性心动过速：发作呈短暂性、间歇性或持续性。心房率多为 150～200 次/分，P 波形态与窦性不同，P 波之间等电线存在（图 5-3）。常见于心肌梗死、心脏瓣膜病、先天性心脏病等；多源性房性心动过速多见于肺源性心脏病，也可见于洋地黄中毒和低钾血症。

表 5-1　心悸的常见病因

分类	病因举例
心血管性	
心律失常	快速性心律失常：窦性心动过速、房性心动过速、阵发性室上性或室性心动过速等
	缓慢性心律失常：窦性心动过缓、病态窦房结综合征、高度房室传导阻滞等
	其他心律失常：窦性心律不齐、期前收缩等
	起搏器或植入型心脏复律除颤起搏器功能或程控异常等
器质性心脏病	心力衰竭：缺血性心脏病、扩张型心肌病、心肌炎等所致的心衰
	左心室增大：高血压心脏病、主动脉瓣关闭不全、二尖瓣关闭不全等
	先天性心脏病：动脉导管未闭、室间隔缺损等
非心血管性	
生理性心脏搏动增强	剧烈运动，精神紧张，大量吸烟，喝浓茶、烈酒或咖啡等
系统性疾病	甲状腺功能亢进、发热、贫血、低血糖、血容量不足、直立性低血压、嗜铬细胞瘤、大量胸腔积液、胆心综合征、高原病等
药物作用	拟交感活性药物：肾上腺素、麻黄碱等
	抗胆碱药：阿托品、山莨菪碱等
	血管扩张剂
	停用 β 受体拮抗剂
急性中毒	急性药物中毒：阿片类药物（如哌替啶）中毒、苯丙胺类兴奋剂中毒、氯胺酮中毒、可卡因中毒、阿托品类药物中毒等
	急性农药中毒：拟除虫菊酯类农药重度中毒、百草枯中毒、有机氟类杀鼠剂中毒等
	有害气体中毒：一氧化碳中毒、氰化物中毒、硫化氢中毒等
	有机毒物中毒：急性乙醇中毒等
	无机毒物中毒：亚硝酸盐中毒等
	植物性毒物中毒：乌头碱类植物中毒、菜豆角中毒、夹竹桃中毒等
	动物性毒物中毒：毒蛇咬伤、鱼胆中毒、动物肝中毒等
电解质紊乱	低钾血症、高钾血症、低镁血症、高镁血症、低钙血症、高钙血症等
精神心理疾病	焦虑、惊恐发作
	抑郁所致的躯体症状

图 5-1　房性期前收缩（二联律）

图 5-2　室性期前收缩

图 5-3　房性心动过速

（3）心房扑动（简称房扑）：多呈阵发性，心房率为 250～350 次/分，常以固定房室比例（2∶1 或 4∶1）下传，所以心室节律规整（图 5-4），也可不规则传导（图 5-5）。部分病人可无明显病因，而持续房扑常见于冠心病、高血压心脏病、心脏瓣膜病及心肌病等。

图 5-4　房扑

图 5-5　房扑伴不等比传导

（4）房颤：是临床常见的心律失常，心电图 f 波频率为 350～600 次/分，心室律绝对不规则，QRS 波不增宽。多见于瓣膜性心脏病、冠心病、高血压心脏病、心肌病、甲亢性心脏病、缩窄性心包炎等；也可见于非器质性心脏病。房颤伴快心室率见图 5-6。

（5）非阵发性交界性心动过速：渐起渐止，常呈短阵性，可自行终止。心率为 70～150 次/分，心电图可见逆行 P 波，房室分离。常见于病毒性心肌炎、急性心肌梗死及洋地黄中毒等。

（6）阵发性交界性心动过速：突然起止，可持续数秒、数小时或数日不等。心率为 150～250 次/分，偶见逆行 P 波，QRS 波为室上性（图 5-7）。多见于无器质性心脏病的青年人，可因饮酒、浓茶、情绪激动、体力活动而诱发，少数由器质性心脏病引起。

图 5-6　房颤伴快心室率

图 5-7　阵发性交界性心动过速

（7）室性心动过速（简称室速）：是临床上较为凶险的心律失常，常导致严重的血流动力学障碍。症状与室速的频率、持续时间及个体耐受性有关。轻者仅有心悸，重者伴血压下降，甚至猝死。心室率为 100~250 次/分，QRS 波群宽大畸形，时限通常＞0.12 秒，节律规整（图 5-8）。常见于冠心病、扩张型心肌病、肥厚型心肌病等。

图 5-8　室性心动过速

（8）心室颤动（简称室颤）：病人突发意识丧失、抽搐，无呼吸、心跳，如不及时救治极易发生猝死。心电图表现为 P 波以及 QRS-T 波消失，代之以形态和振幅均不规则的颤动波，频率超过 300 次/分（图 5-9）。

图 5-9　心室颤动

3. 心动过缓　心动过缓时也可表现为心悸，其临床症状与心率缓慢程度及是否伴有血流动力学障碍相关，严重时可出现黑矇、晕厥，甚至阿-斯综合征或猝死。心脏听诊特点为心率明显减慢。心电图可见窦性心动过缓、窦性停搏、病态窦房结综合征、高度房室传导阻滞等。

（1）窦性心动过缓：窦性频率＜60 次/分，常无临床症状。心率＜40 次/分，可引起心绞痛、心功能不全或中枢神经系统供血障碍等。窦性心动过缓也可见于急性心肌梗死(尤其是下壁心肌梗死)、心肌炎、颅内压增高及高钾血症等。

（2）窦性停搏：心电图显示 PP 间期显著延长，多超过 3 秒，且与正常 PP 间期之间无倍数关系(图5-10)。可见于洋地黄、奎尼丁毒性作用及病态窦房结综合征。

图 5-10　**窦性停搏**

（3）病态窦房结综合征(sick sinus syndrome,SSS)：心电图可见窦性心动过缓、窦房传导阻滞、窦性停搏、心动过缓-心动过速综合征(慢-快综合征)等。常见于冠心病、心肌炎、心肌病、手术损伤等。

（4）窦房传导阻滞：心电图表现为 PP 间期进行性缩短，直至出现一个长 PP 间期。莫氏Ⅰ型阻滞时，长 PP 间期短于基本 PP 间期的两倍；莫氏Ⅱ型阻滞，长 PP 间期为基本 PP 间期的整倍数。病因包括心肌梗死、心肌炎、高钾血症、洋地黄或奎尼丁类药物作用，以及迷走神经张力过高等。

（5）房室传导阻滞：可分为一、二、三度阻滞。一度表现为 PR 间期>0.20 秒；二度为 PR 间期正常或延长伴部分 QRS 波群脱漏，又分Ⅰ型(图5-11)和Ⅱ型(图5-12)。其中，连续 2 个或 2 个以上 P波被阻滞的严重二度房室传导阻滞称为高度房室传导阻滞。三度房室传导阻滞为 P 波与 QRS 波毫无关系(PR 间期不固定)，心房率>心室率(图5-13)。常见于心肌炎、冠心病、先天性心脏病、洋地黄或奎尼丁等药物影响及电解质紊乱等。

图 5-11　**二度Ⅰ型房室传导阻滞**

图 5-12　**二度Ⅱ型房室传导阻滞**

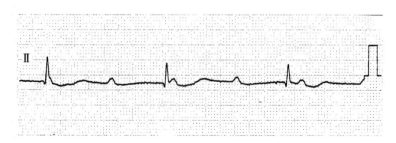

图 5-13　**三度房室传导阻滞**

（二）非心律失常致心悸

1. 器质性心脏病　高血压心脏病、主动脉瓣关闭不全、二尖瓣关闭不全导致左心室增大，或动脉导管未闭、室间隔缺损引起心室肥大时，可导致病理性心脏搏动增强。

2. 生理性心脏搏动增强 某些生理状态如剧烈运动、精神紧张、大量吸烟、饮浓茶烈酒或咖啡等,会导致心脏搏动增强、心率增快,心输出量较正常增加。

3. 系统性疾病 见于甲亢、发热、贫血、低血糖、血容量不足、直立性低血压、嗜铬细胞瘤、胸腔大量积液、胆心综合征、高原病等全身性疾病。

4. 药物影响 常见药物有拟交感活性药物、硝酸盐类、氨茶碱、阿托品、甲状腺片等,可使心率增快、心搏增强,产生心悸感。此类病人一般有用药史,停药后可好转。

5. 心脏神经症 由自主神经功能紊乱导致,多见于青年女性,主诉较多,除心悸、胸闷、胸痛等症状外,常伴有失眠、头晕、头痛、耳鸣、记忆力减退等神经衰弱表现。

三、诊断

须详细询问病史、进行查体及必要的辅助检查以明确病因诊断。

1. **病史采集**

(1)突然发生的心悸,持续时间短,反复发作,多提示心律失常。

(2)心悸出现在幼年,多提示先天性心脏病。

(3)儿童、老年人的心悸,多见于心脏病。

(4)青年女性,心悸多在休息状态下发生,持续时间短,伴有全身乏力、头痛、耳鸣、失眠、多梦,多见于心脏神经症。

2. **体格检查**

(1)听诊病人的心率、心律,触摸脉搏,初步评估有无心律失常。

(2)听诊闻及心脏杂音伴有心界扩大,多提示器质性心脏病。

(3)注意检查全身异常情况,如体温升高、贫血、突眼、甲状腺肿大等。

3. **伴随症状**

(1)情感症状:焦虑。

(2)呼吸困难:多见于心功能不全、急性心肌梗死、心包炎等。

(3)胸痛:可见于心绞痛、急性心肌梗死、心肌炎、急性肺栓塞等。

(4)发热:可见于感染、心肌炎、感染性心内膜炎等。

(5)抽搐、晕厥:见于高度房室传导阻滞、病态窦房结综合征、心室颤动等。

4. **辅助检查**

(1)心电图:应常规进行心电图检查,明确有无心律失常;对静态心电图检查结果正常者,必要时可做运动负荷试验;对于采用食管心房调搏可诱发或终止的心律失常,如室上性心动过速,可了解其发生机制;动态心电图(Holter)检查可连续监测24小时心电活动,适用于间歇发作的心律失常,可明确心悸、晕厥的发生是否与心律失常有关,了解心律失常或心肌缺血与日常生活的关系。

(2)超声心动图:可直观检测心脏及主动脉结构,瓣膜活动,心脏收缩、舒张功能及血流变化,可明确器质性心脏病诊断。

(3)X线检查:可检测心影大小、心胸比例以及有无两肺淤血、炎性病变、胸腔积液等。

(4)实验室检查:依据血、尿、便常规和血生化等检查结果可对多种引起心悸的疾病做出初步诊断,如贫血、低血糖、电解质紊乱等,三碘甲状腺原氨酸(T_3)、四碘甲状腺原氨酸(T_4)、促甲状腺激素(TSH)等检查可评估甲状腺功能,尿儿茶酚胺产物浓度可作为嗜铬细胞瘤的诊断线索。

四、急诊治疗原则

对于心律失常伴随严重血流动力学障碍的病人,终止心律失常是急诊处理的首要原则,须根据心律失常的类型给予相应急救处理。还应明确病因,积极治疗原发疾病,如应用解毒剂、纠正电解质紊乱等。

五、急诊处理流程

心悸病人的急诊处理流程见图 5-14。

图 5-14　心悸病人的急诊处理流程

第二节 │ 严重心律失常

心律失常发作可导致心输出量骤减甚至循环中断,相继发生重要器官缺血缺氧,临床表现为心源性休克、心绞痛、晕厥,甚至心脏性猝死,称为严重心律失常或恶性心律失常。约 85%～90% 的严重心律失常见于器质性心脏病,10%～15% 见于原发性心电异常如先天性 QT 延长综合征、Brugada 综合征等。此类心律失常常危及生命,要立即识别和纠正血流动力学障碍,处理基础疾病和诱因。严重心律失常分为快速性心律失常及缓慢性心律失常。

一、快速性心律失常

(一) 室性心动过速

室性心动过速(ventricular tachycardia,VT)简称室速,是起源于希氏束分叉以下束支、浦肯野纤维、心室肌,连续 3 个或 3 个以上宽大畸形 QRS 波组成的快速性心律失常。

1. 临床表现　轻者仅有心悸,重者出现发绀、气短、晕厥、低血压、休克、急性心衰、心绞痛,甚至心脏骤停。

2. 心电图特点及诊断　室速的心电图表现为3 个或 3 个以上连续出现的室性期前收缩,QRS 波时限超过 0.12 秒,T 波方向与 QRS 主波方向相反,频率常为 100～250 次/分,很少超过 300 次/分。心律规则或不规则,常呈现房室分离,通常突然发作。室速的诊断与鉴别诊断可按 Vereckei 新四步法进行(图 5-15)。

3. 急诊处理

(1)血流动力学不稳定:若宽 QRS 波心动过速伴有明显的血流动力学障碍,则不应耗时去做鉴别诊断,若能排除洋地黄中毒,应立即做直流电同步电复律。使用双向波进行电复律时,首次电击能量不超过 200J,必要时重复。若为洋地黄中毒所致,则首选苯妥英钠或利多卡因。对于血流

图 5-15　Vereckei 新四步法流程图

V_i 为同一 QRS 综合波起始 40ms 的电压;V_t 为同一 QRS 综合波终末 40ms 的电压。

动力学尚稳定但持续时间超过 24 小时或药物治疗无效的室速也可选择电复律。若为无脉室速,应尽早进行心肺复苏并立即予以最大能量(双相波 200J,单相波 360J)非同步直流电除颤。电除颤后立即重新进行心肺复苏,直至 5 个周期的按压与通气后再判断循环是否恢复,确定是否需再次电除颤。

(2)血流动力学稳定:对难以鉴别且血流动力学稳定的宽 QRS 波心动过速者,可首先按室速处理。

1)药物治疗

A. 胺碘酮:有心功能不全的室速病人首选。用法:负荷量 150mg,溶于 20～40ml 葡萄糖液,静脉缓慢推注 10 分钟;若无效,10～15 分钟后可重复推注,以后按照 1mg/min 维持 6 小时,根据病情减至 0.5mg/min。注意:注射过快容易导致低血压;忌用于严重心动过缓、高度房室传导阻滞者、QT 间期延长的尖端扭转型室速。

B. 利多卡因:用法为负荷量 50～100mg,不经稀释,2～3 分钟内静脉推注,必要时每隔 5～10 分钟重复负荷量,直至心律转复或总量达 300mg 为止。注意:连续应用 24～48 小时后应减少维持量;禁用于中、重度心衰;肝功能异常者应减少用量。

C. β 受体拮抗剂:主要用于急性冠脉综合征、甲亢、梗阻性肥厚型心肌病等合并的室速,可减少急性冠脉综合征远期并发症,包括猝死。禁忌证包括缓慢性心律失常、传导阻滞、低血压、严重充血性心力衰竭、伴有支气管痉挛的肺疾病等。

D. 钙通道阻滞剂:维拉帕米可用于特殊类型的室速,但不能用于射血分数降低的心力衰竭以及房颤合并预激的病人。用法:负荷量 5.0mg,2 分钟以上静脉注射;必要时 10～15 分钟后重复一次,最大剂量为 20mg。注意:不建议与 β 受体拮抗剂合用,禁用于 1 岁以下婴儿。

E. 镁剂:适用于低血镁和尖端扭转型室速。用法:1～2g 硫酸镁用 50～100ml 液体稀释后,15～20 分钟内静脉注射,维持量为 0.5～1.0g/h。

2)射频消融术:射频消融术已使室速的治愈率大为提高。对于瘢痕相关心脏病发作持续性室速或缺血性心脏病发作持续性室速而植入型心脏复律除颤起搏器(implantable cardioverter defibrillator,ICD)反复放电者,应紧急实施射频消融术;已植入 ICD 的缺血性心脏病病人,首次发作持续性室速后应实施射频消融术。

3)ICD:因特发性多形性室速或室颤导致心脏骤停而复苏成功的病人,如果平均预期生存时间超过 1 年,推荐植入 ICD。ICD 可显著降低猝死率,疗效优于抗心律失常药物。

（二）心室扑动/心室颤动

心室扑动/心室颤动（ventricular flutter/ventricular fibrillation）发作时心室肌呈快速而微弱地无效收缩或不规则颤动,其结果等于心室停搏。

1. 临床表现 突发意识丧失,抽搐,呼吸停止,心音和脉搏消失,血压测不出,瞳孔散大,甚至发生猝死。

2. 心电图特点 心室扑动的心电图表现为连续而规则的宽大畸形的 QRS 波,其频率为 150～250 次/分,QRS 波的时限超过 0.12 秒,QRS 波似正弦样曲线,与 T 波无法分开,QRS 波间无等电线,P 波消失。心室颤动则为 P 波、QRS 波、T 波均消失,代以形状不同、大小各异、极不匀齐的波群,频率为 250～500 次/分。

3. 急诊处理 参见第十五章"心肺脑复苏"。

（三）室上性心动过速

室上性心动过速（supraventricular tachycardia,SVT）简称室上速,系指发作和维持需要心房、房室结或两者共同参与的快速性心律失常,包括附加束参与的心动过速。主要包括窦性心动过速、房性心动过速、房室结折返性心动过速（atrioventricular nodal reentrant tachycardia,AVNRT）、房室折返性心动过速（atrioventricular reentrant tachycardia,AVRT）、自律性交界性心动过速和非阵发性交界性心动过速。多数情况下因心率过快,P 波无法辨认,故统称为室上性心动过速。

1. 临床表现 特征性症状为突然发作、突然停止,发作时心率 150～250 次/分,持续数秒、数分钟、数小时或数日。发作时症状与心动过速所致血流动力学障碍程度密切相关,受病人年龄、有无心脏基础疾病及重要脏器基础血供情况影响。频率>200 次/分,可导致血压下降、头晕、黑蒙、心绞痛、心力衰竭等。

2. 心电图及诊断 QRS 波群正常,心律规整,频率大多在 160～250 次/分,P′波形态异常,P′R 间期>0.12 秒者为房性;有逆行的 P′波或 P′R 间期<0.12 秒者为房室交界性。多数情况下 P′波与 T 波融合,无法辨认。ST 段压低和 T 波倒置常见。当伴有预激综合征、室内差异性传导或束支传导阻滞时,则 QRS 波群呈宽大畸形。图 5-16 为窄 QRS 波心电图的诊断流程。

图 5-16 **窄 QRS 波心电图的诊断流程图**
PJRT 指持续性交界性折返性心动过速。

3. 急诊处理

（1）血流动力学不稳定：对伴有严重血流动力学障碍（低血压、急性肺水肿、脑灌注不足等）的室上性心动过速，不要过分强调心律失常的诊断，需紧急行同步直流电复律。首次电转复的能量，单相波通常为 50～100J，如不成功，可逐渐增加能量。对于伴有低血压但无须紧急行同步直流电复律的病人，可以通过静脉应用 α 受体激动剂升高血压，激动迷走神经，进而终止心动过速。

（2）血流动力学稳定：对于血流动力学稳定者，可先完善辅助检查，评估病情，纠正重要诱发因素如低钾、缺氧、感染等，进一步明确诊断。可先用简单的迷走神经刺激法，对于无效或效果不良者可采用药物治疗。

1）机械刺激迷走神经：通过做 Valsalva 动作（即深呼吸后屏气用力呼气）、刺激咽反射、颈动脉窦按摩、压迫眼球、冷水面部浸浴等方法兴奋迷走神经，约 50% 的病人可终止折返性室上性心动过速。

2）药物治疗

A. 腺苷：作为一种迷走神经兴奋剂，其对窦房结、房室结具有明显的抑制作用，可消除折返环路，终止室上速。该药起效快，平均复律时间 30 秒，半衰期 10 秒，转复成功率高达 90% 以上，是房室结折返或利用房室结的房室折返性心动过速的首选药物。用法：6～12mg 快速静脉注射（1～2 秒），1～2 分钟后未复律者可再静脉推注 12mg，最大剂量 18mg。注意：禁用于窦房结功能不全、房室传导阻滞和高反应性气道疾病病人。

B. 普罗帕酮：具有抗心律失常谱广、疗效高、起效快（平均复律时间 8 分钟）、半衰期短等优点，曾是阵发性室上性心动过速的首选药物。用法：70mg 稀释后缓慢静脉注射。注意：心功能不全病人禁用，器质性心脏病、低血压、休克、心动过缓等病人慎用。

C. 胺碘酮：对各种快速性心律失常均有效。用法：负荷量 150mg 溶于 20～40ml 葡萄糖液缓慢静脉注射（＞10 分钟），10～15 分钟后可重复，然后以 1mg/min 维持 6 小时，以后依病情减至 0.5mg/min，24 小时用量一般不超过 1.2g，最大可达 2.2g。注意：胺碘酮可引起心动过缓、房室或室内传导阻滞、按心率校正的 QT 间期（QTc 间期）延长；也可引起甲状腺功能减退或亢进、间质性肺泡炎和肺间质纤维化。

D. β 受体拮抗剂：伴高血压或心绞痛的室上速病人首选。用法：普萘洛尔 2～5mg 静脉注射，必要时 20～30 分钟后重复 1 次。也可用艾司洛尔、美托洛尔等静脉注射。注意：有病态窦房结综合征、支气管哮喘病史者禁用。

E. 维拉帕米：钙通道阻滞剂，对正常 QRS 波群的阵发性室上速疗效好。静脉注射后 1～5 分钟起效，持续 15 分钟以上。用法：2.5～5mg 稀释后静脉注射（2～5 分钟），发作中止即停止注射，间隔 15～30 分钟可重复 1 次。注意：严重心衰、SSS、二度以上房室传导阻滞、预激综合征伴房颤/房扑、心源性休克以及其他低血压状态病人禁用；其他类型心动过缓（如窦性心动过缓）、便秘等病人慎用；不建议与 β 受体拮抗剂合用。

3）经食管心房调搏复律：适用于药物治疗无效或存在药物应用禁忌证者（如孕妇等）。应用比心动过速频率快 20～30 次/分的猝发刺激可有效终止室上速，有效率达 90%。

4）导管射频消融术：此法是治疗室上性心动过速的有效手段，成功率达 95%。

（四）房颤

房颤是心脏结构重塑造成肌束结构和电信号传导不匹配，进而引起的不协调的心房快速无序颤动，心室仅接受部分通过房室交界区下传的冲动，故心室率为 120～180 次/分，节律不规则。绝大多数房颤见于器质性心脏病病人，其中以风湿性二尖瓣病变、冠心病和高血压心脏病最常见。

1. 临床表现　严重者可致急性肺水肿、心绞痛、休克甚至晕厥。部分病人可出现血栓栓塞症状。心律绝对不齐，心音强弱不等，脉搏短绌。

2. 心电图特点　P 波消失，代之以形态、间距及振幅均绝对不规则的 f 波，其频率为 350～

600次/分。RR间期绝对不规则,QRS波呈室上性,偶见呈室内差异性传导。

3. **急诊处理**　对于血流动力学不稳定的病人,如无禁忌,应尽早在抗凝的基础上同时进行同步直流电复律。房颤病人的治疗主要是心律失常的治疗及血栓的预防。急诊处理见图5-17。

图 5-17　房颤处理流程图

(五) 交感风暴

交感风暴,又称心室电风暴(ventricular electrical storm,VES)、儿茶酚胺风暴、ICD电风暴、电风暴等,是指24小时内持续性室速或室颤反复发作2次或2次以上,并且必须通过给予干预才能终止的最危重的恶性心律失常。器质性心脏病是交感风暴的最常见原因,如急性冠脉综合征、心肌病、急性心肌炎、各种心脏病引起的左心室肥大伴心功能不全、瓣膜性心脏病以及先天性心脏病等。非心源性疾病,包括急性脑出血、急性呼吸衰竭、急性呼吸窘迫综合征、嗜铬细胞瘤危象等由于存在低氧血症、血流动力学障碍、电解质紊乱、严重自主神经功能紊乱等,也可诱发交感风暴。

1. **临床表现**　突发晕厥、意识障碍、胸痛、呼吸困难、血压下降、发绀、抽搐等,甚至心脏骤停。

2. **心电图特点**　交感风暴发作时,表现为自发性室速或室颤,以反复发生室速居多,部分为室颤或混合形式。室速多为多形性、尖端扭转型,频率在250～350次/分,心室节律不规则,极易恶化为室颤。

3. **急诊处理**

（1）电复律或电除颤:交感风暴发作时,必须尽快电复律或电除颤,这是恢复血流动力学稳定的首要措施。

（2）药物治疗:抗心律失常药物的应用能有效协助电除颤和电复律,控制交感风暴的发作和减少复发。首选药物为胺碘酮。

1）胺碘酮:对于合并结构性心脏病的非 QT 间期延长所致的室性心律失常,可作为首选。可以和 β 受体拮抗剂联合用于治疗交感风暴。

2）艾司洛尔:QT 间期延长所致的室性心律失常可选用。静脉注射 β 受体拮抗剂对多形性室速风暴最有效。艾司洛尔为超短效 β 受体拮抗剂,负荷量为 0.5mg/kg,维持量为 50～300μg/(kg·min)。艾司洛尔对急性心肌梗死病人的交感风暴有一定疗效。

3）利多卡因:胺碘酮无效时,可考虑给予利多卡因联合治疗。用法:负荷量 50～100mg,不经稀释,2～3 分钟内静脉推注;静脉滴注维持量为 1～4mg/min;间隔 5～10 分钟可重复负荷量,1 小时内总量不超过 300mg(4.5mg/kg)。

4）尼非卡兰:非 QT 间期延长所致的室性心律失常可选用。用法:静脉注射,成人每次 0.3mg/kg,5 分钟内静脉推注完毕,重复静脉推注间隔 2 小时以上;静脉滴注的维持为成人 0.4mg/(kg·h),最大用量不超过 0.8mg/(kg·h);浓度 1mg/ml,最高浓度<2mg/ml。

5）维拉帕米:无器质性心脏病病人由极短联律间期室性期前收缩引发的交感风暴、电转复无效,应用维拉帕米可取得良好疗效。用法:负荷量 5mg,静脉注射 2 分钟以上,必要时 10～15 分钟重复 1次,最大剂量 20mg。

（六）严重快速性心律失常的急诊处理流程(图 5-18)

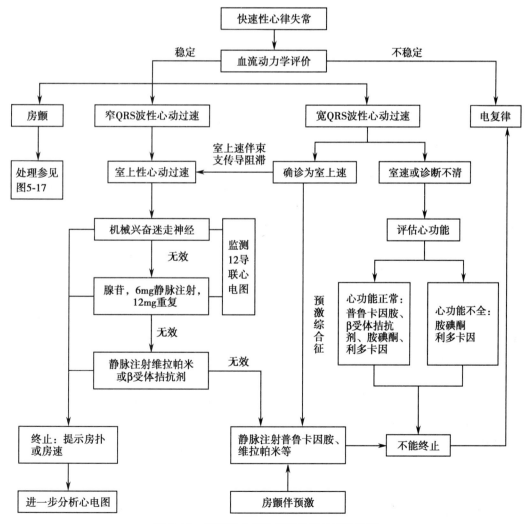

图 5-18　快速性心律失常的急诊处理流程图

二、缓慢性心律失常

（一）窦性停搏及病态窦房结综合征（SSS）

严重窦性停搏及 SSS 是心源性晕厥的常见原因,属于致命性心律失常。

1. 临床表现 临床症状取决于停搏或缓慢心搏造成的血流动力学障碍的程度。如出现 2 秒以上窦性停搏或心率突然减慢至 40 次/分以下,可出现黑朦;停搏持续 5 秒以上可发生晕厥;如持续 10 秒以上则会出现阿-斯综合征。

2. 心电图特点 窦性停搏的心电图显示规则的 PP 间期突然显著延长,多＞2 秒,且与正常 PP 间期之间无倍数关系。SSS 的心电图可表现为多种形式:窦性心动过缓最常见,也可表现为频发的窦房传导阻滞,PP 长间歇是窦性周期的倍数;窦性停搏可以是 SSS 的一种表现形式;此外还包括房颤、房扑、慢-快综合征等。

3. 急诊处理 窦性停搏及 SSS 的治疗主要通过药物或起搏器治疗,以维持正常心率,改善血流动力学,并兼顾病因治疗。

（1）药物治疗

1）阿托品:为抗胆碱药,能消除迷走神经对窦房结的抑制,使心率增快,对窦房结本身无作用,因此该药物作用有限,长时间应用的不良反应严重。

2）异丙肾上腺素:为非选择性 β 受体激动剂,主要作用于心肌 β_1 受体,使心率增加,对窦房结本身亦无作用。作用有限,不宜长时间应用。

3）沙丁胺醇:为 β_2 受体激动剂,能加快心率,缩短 RR 间期,改善头晕、黑朦的症状,临床观察表明沙丁胺醇对 SSS 病人电生理参数的改变优于阿托品,作用时间长,无类似阿托品的不良反应。

4）氨茶碱:为腺苷受体拮抗剂,能增快心率,改善症状。

（2）起搏治疗:对于有临床症状(如黑朦、晕厥、呼吸困难等)以及无症状,但心率极慢、药物应用受限的 SSS 病人应给予植入起搏器。

（二）高度房室传导阻滞

1. 临床表现 高度房室传导阻滞是指房室传导比例超过 2:1。高度及以上传导阻滞病人在休息时可无症状,或有心悸感;在体力活动时可有心悸、头晕、乏力、胸闷、气短,严重时可发生晕厥、阿-斯综合征等。

2. 心电图表现 心电图可见散在发生的连续 2 个或数个 P 波因阻滞未下传心室,＞2:1 的房室传导阻滞。

3. 急诊处理 高度房室传导阻滞的处理同三度房室传导阻滞。对于从未发生阿-斯综合征者,可选用药物治疗促进传导。

（1）药物治疗

1）阿托品:0.3~0.6mg 口服,也可皮下或肌内注射。对于 QRS 波宽大畸形者,希氏束以下及浦肯野纤维病变的房室传导阻滞、心肌缺血、心衰、心动过速(特别是窦性心动过速)、青光眼及前列腺增生病人慎用。

2）麻黄碱:对 α、β 受体均有作用,能加快心率。适用于二度或三度房室传导阻滞症状较轻的病人。可用麻黄碱 25mg,每 6~8 小时口服 1 次。

3）异丙肾上腺素:可用 10mg 舌下含服,每 4~6 小时 1 次。必要时可用 0.5~1mg 稀释至 5% 葡萄糖液 200~300ml 缓慢滴注,维持心室率在 60~70 次/分。过量可明显增快心房率而加重房室传导阻滞,还能导致严重室性异位心率。

（2）起搏器治疗:对高度及以上房室传导阻滞有晕厥及阿-斯综合征发作者应植入起搏器。若估计为暂时性严重房室传导阻滞,应植入临时起搏器,积极治疗去除原发病因。

（三）严重缓慢性心律失常的急诊处理流程（图5-19）

图 5-19　严重缓慢性心律失常的急诊流程图

（徐　峰）

思考题

1. 何谓心悸？心悸的病因有哪些？

2. 简述心律失常的定义及急诊治疗原则。

3. 何谓严重心律失常？严重快速性心律失常的类型有哪些？

4. 简述严重快速性心律失常的急诊处理。

5. 简述室上性心动过速的临床表现、心电图特点及急诊处理。

思考题解题思路

本章目标测试

本章思维导图

第六章 | 急性疼痛

急性疼痛（acute pain）是由躯体组织损伤和局部组织损伤部位的伤害性感受器被激活而突然引起的令人不快的感觉和情绪上的感受。急性疼痛持续的时间相对有限，常在潜伏的病理学改变解除后自行消退。这种疼痛常见于某些疾病和创伤后、外科手术治疗后。

第一节 | 急性头痛

一、概述

头痛（headache）是指额、顶、颞及枕部范围的疼痛。急性头痛是病人的主观感受，可以是新发的急性症状，也可以是在慢性头部不适的基础上急性加重。对于急诊病人，需要首先排除如脑出血、颅内感染、颅内肿瘤、高血压脑病等严重且危及生命的情况。因此，在急诊临床诊疗中，早期识别头痛的原因，而不刻意关注是否为急性，并给予及时处理，显得尤为重要。

（一）病因及发病机制

头痛的常见病因见表6-1。

表6-1 头痛的常见病因

病因性质	疾病
颅内病变	
感染	脑膜炎、脑膜脑炎、脑炎、脑脓肿
血管病变	蛛网膜下腔出血、脑出血、脑血栓形成、脑栓塞、高血压脑病、脑供血不足、脑血管畸形、风湿性脑脉管炎和血栓闭塞性脑脉管炎
占位性病变	脑肿瘤、颅内转移瘤、颅内囊虫病或棘球蚴病
颅脑外伤	脑震荡、脑挫伤、硬膜下血肿、颅内血肿、脑外伤后遗症
其他	偏头痛、丛集性头痛、紧张性头痛、头痛型癫痫、腰椎穿刺后及蛛网膜下腔阻滞（腰麻）后头痛
颅外病变	
颅骨疾病	颅底陷入症、颅骨肿瘤
颈部疾病	颈椎病及其他颈部疾病
神经痛	三叉神经、舌咽神经及枕神经痛
其他	眼、耳、鼻和牙齿疾病所致的头痛
全身性疾病	
急性感染	上呼吸道感染、流感、伤寒、肺炎等发热性疾病
心血管疾病	高血压、心力衰竭
中毒	铅、酒精、一氧化碳、有机磷、药物（如颠茄、水杨酸类）等中毒
其他	尿毒症、低血糖、贫血、肺性脑病、系统性红斑狼疮、经期及绝经期头痛、中暑等
神经症、精神疾病	神经衰弱及癔症性头痛

头痛的发病机制:①颅内外动脉的扩张或收缩(血管性头痛);②颅内痛觉敏感组织被牵拉或移位(牵引性头痛);③颅内外感觉敏感组织发生炎症(脑膜刺激性头痛);④颅外肌肉的收缩(紧张性或肌收缩性头痛);⑤传导痛觉的脑神经和颈神经直接受损或发生炎症(神经炎性头痛);⑥耳鼻咽喉科疾病所致疼痛的扩散(牵涉性头痛)。

(二) 临床特点

头痛的临床表现往往由于病因不同而有所不同。

1. 发病特征　①急性起病伴发热常为感染性疾病所致,如急性脑膜炎;②急剧的持续头痛,伴有不同程度的意识障碍而无发热者,常见于蛛网膜下腔出血、脑出血、脑外伤等;③长期间歇性发作头痛多为偏头痛、丛集性头痛、癫痫、高血压等;④长期反复发作的搏动性头痛,多为血管病性头痛或神经症;⑤慢性进行性头痛伴颅内压增高者应考虑颅内占位性病变。

2. 疼痛部位　①偏头痛多位于一侧;②颅内病变的头痛常为深在性,且较弥散;③颅内深部病变的头痛多向病灶同侧放射;④全身性或颅内感染性疾病的头痛多为全头痛,呈弥漫性;⑤浅在性头痛常为眼源性、鼻源性与牙源性,往往与病变部位一致或接近;⑥深在性头痛则多见于脑脓肿、脑肿瘤、脑膜炎、脑炎等,疼痛多向病灶同侧的外面放射。

3. 程度与性质　头痛程度一般分为轻、中、重度,但与病情的轻重并无平行关系,①神经痛:呈发作性电击样、针刺样或烧灼样疼痛,如原发性三叉神经痛常表现为面部阵发性电击样短促的剧痛,沿三叉神经的走行分布;②脑肿瘤疼痛:在一个相当长的时期内可能为轻度或中度,而有时神经功能性头痛也可相当剧烈;③眼源性、鼻源性及牙源性头痛:疼痛一般为中等程度;④搏动性头痛:可见于高血压、血管性头痛、急性发热性疾病、脑肿瘤、神经症性头痛等;⑤蛛网膜下腔出血所致的头痛:为炸裂样;⑥偏头痛:多为胀痛、跳痛和搏动性疼痛;⑦肌紧张性头痛:多为头部的紧箍感、重压感或钳夹感;⑧精神性头痛:性质多变,部位不定。

4. 出现与持续时间　某些头痛可发生在特定时间,如:①颅内占位性病变所致的头痛往往在清晨加剧;②鼻窦炎的头痛经常发作于清晨和上午;③女性偏头痛常与月经有关;④夜间发作的常为丛集性头痛;⑤长时间阅读后发生的头痛常为眼源性;⑥神经症性头痛以病程长、明显的波动性与易变性为特点。

5. 诱发和缓解因素　①如咳嗽、打喷嚏、摇头、俯身可使颅内高压性头痛、血管性头痛、颅内感染性头痛及脑肿瘤性头痛加剧;②腰椎穿刺后的头痛常于直立位加重,而丛集性头痛则于直立位减轻;③颈肌急性炎症所致的头痛常于颈部运动后加重,而与职业有关的颈肌过度紧张所致的头痛则于颈部活动后减轻;④偏头痛病人服用麦角胺后头痛常迅速缓解。

6. 伴随症状　①头痛伴剧烈呕吐者提示为颅内压增高;②头痛在呕吐后减轻者可见于偏头痛;③头痛伴眩晕者见于小脑肿瘤、椎 - 基底动脉供血不足;④头痛伴发热者见于感染性疾病;⑤慢性进行性头痛伴精神症状者应注意考虑颅内肿瘤的可能;⑥慢性头痛突然加剧并有意识障碍者提示可能发生脑疝;⑦头痛伴视力障碍者可见于青光眼或脑瘤;⑧头痛伴脑膜刺激征者提示脑膜炎或蛛网膜下腔出血;⑨头痛伴癫痫发作者可见于脑血管畸形、脑内寄生虫病或脑肿瘤;⑩头痛伴自主神经功能紊乱者可能是神经功能性头痛。

7. 查体　①生命体征检查;②心、肺、腹部检查;③重点检查头颅有无外伤、颅骨有无凹陷或隆起、鼻窦有无压痛、颞动脉有无怒张或压痛;④有无颈强直、颈背部肌肉痉挛等。

8. 神经系统检查　该项检查对头痛的病因诊断至关重要,除了常规检查外,重点检查有无意识障碍、脑膜刺激征、视神经盘水肿、视网膜出血及提示神经系统或局灶性损害的定位体征。

9. 辅助检查

(1) 实验室检查:①常规行血常规、尿常规、肝肾功能、血电解质检查及其他必要的生化、免疫学、心功能检查;②腰穿、颅内压监测,以及脑脊液常规、生化及细胞学、病理学检查是非常重要的诊断手段。

（2）其他检查：脑电图检查对头痛型癫痫、脑炎及脑膜炎的诊断有一定帮助；对颅内肿瘤、脑血管病、脑寄生虫病、脑脓肿等疾病，头颅 CT 及 MRI 可帮助明确病变部位和性质；经颅多普勒（TCD）对血管性头痛的诊断有一定的辅助作用。

（三）诊断与鉴别诊断

头痛的病因多种多样，诊断中必须详细询问病史，了解病人的职业、情绪状态和睡眠、用药史、中毒史及家族史，既往有无类似头痛病史，进行全面仔细的体格检查和必要的辅助检查。同时要注意病人的年龄、头痛出现的时间、持续时间、部位及性质、有无先兆、伴随症状及如何缓解等情况。常见头痛的鉴别诊断见表 6-2。

（四）治疗

1. 治疗原则　急诊对症处理和治疗原发病。

（1）因感冒所致，给予解热镇痛药，如非甾体抗炎药（NSAIDs）。

（2）对颅内压增高者给予脱水、利尿药物；对颅内压低者，静脉补充低渗液。

（3）高血压性头痛，应积极降压治疗。

（4）感染性头痛，应针对病原进行积极的抗感染治疗。

（5）颅内肿瘤、脑脓肿、硬膜下血肿应手术治疗。

（6）耳鼻咽喉科疾病所致头痛，应进行相应的积极治疗。

（7）对焦虑烦躁者可酌情加用镇静药，对有抑郁表现者加用抗抑郁药。

（8）对扩张性头痛病人，给予麦角胺；松弛收缩的肌肉，给予按摩、热疗、痛点普鲁卡因封闭等；表浅神经痛可采用封闭治疗。

2. 常见头痛的处理

（1）偏头痛：详见本节后文"四、偏头痛"。

（2）丛集性头痛：丛集性头痛急性发作的一线治疗方案包括高流量吸入纯氧（推荐流速为 6～12L/min，持续 15 分钟，使用带有储气囊或呼吸阀的非重复呼吸面罩），舒马普坦皮下注射（6mg 皮下注射，重复给药的时间至少为首次给药后 2 小时，最大累积剂量不应超过 12mg/24h），以及舒马普坦和佐米曲普坦鼻喷剂（舒马普坦鼻喷剂的推荐剂量为每次 20mg，每日最大剂量 30mg；佐米曲普坦鼻喷剂 2.5mg，如需二次使用，时间应与首次使用时间最少间隔 2 小时，通常 24 小时内不超过 6 次）

（3）颈性偏头痛：行颈椎牵引术，同时服用扩张血管药或活血化瘀中药。常用药物：尼莫地平，每次 20mg，一日 3 次；盐酸氟桂利嗪，每晚 5～10mg；卡马西平，每次 0.1g，一日 3 次；醋酸泼尼松，每次 20mg，一日 1 次。或封闭星状神经节，治疗并存的颈胸神经根炎。保守治疗无效而症状严重者，可考虑手术治疗。

（4）肌收缩性头痛：给予按摩、热敷、电兴奋疗法以及服用镇静药，在肌肉压痛点用 2% 利多卡因 2～5ml 封闭。急性颈肌劳损引起者可用醋酸可的松 1ml 加 1% 利多卡因 1～2ml 封闭。颈椎增生或损伤引起者应加颈椎牵引。

（5）神经炎性头痛：除按神经炎原则治疗外，在颅表神经部位如风池穴（枕大神经痛）、眶上切迹（眶上神经痛）等处用 2% 利多卡因 2～5ml 封闭或用无水乙醇 0.5ml 封闭；也可口服卡马西平（每次 0.1g，一日 3 次）或苯妥英钠（每次 0.1g，一日 3 次）治疗。对颈椎增生引起的枕大神经痛，应加用颈椎牵引。

头痛的诊治流程见图 6-1。

二、颅内压增高

颅内压增高（increased intracranial pressure）是急诊常见的临床综合征，也是颅脑损伤、脑肿瘤、脑出血、脑积水和颅内炎症所共有的征象。由于上述疾病使颅腔内容物体积增加，导致颅内压持续在 2.0kPa（200mmH₂O）以上，可引发脑疝，致使呼吸、循环衰竭而死亡。因此，及时诊断和正确处理颅内压增高非常重要。

表6-2 常见头痛的鉴别诊断

常见疾病	起病方式	原因或诱发因素	头痛的特征	伴随症状	意识障碍	局部神经定位体征	脑膜刺激征	其他特征
脑膜脑炎	急骤	近期有感染史	弥漫性深部胀痛，可波及颈项部	发热、呕吐、抽搐	有	少见	有	脑脊液检查示炎性改变
蛛网膜下腔出血	急骤	用力或情绪激动	弥漫性、炸裂样痛，可波及颈项部	呕吐	有	无或有	有	腰穿为出血性脑脊液
高血压脑病	急骤	血压骤升	全头搏动性痛	呕吐、抽搐、视物模糊、心悸、出汗	少有	无	无	眼底检查可见视网膜火焰状出血、渗出、视神经盘水肿
脑肿瘤	亚急性或慢性	不明确	局部钝痛且进行性加重	呕吐、抽搐、精神障碍	发生于中晚期	有	多无	眼底检查可见视神经盘水肿
一氧化碳中毒	急性	一氧化碳中毒	全头钝痛	头晕、呕吐、胸闷、乏力	有或无	无	无	血液检查：碳氧血红蛋白阳性
偏头痛	急性，可有闪光、雾视等先兆	劳累、情绪紧张、经期	单侧搏动性痛	面色苍白、肢冷、嗜睡、恶心、呕吐	无	偶有	无	常在青春期发病，部分病人有家族史
紧张性头痛	慢性、持续性	头颈部肌肉持续收缩	多为双侧枕颈部钝痛，可伴有紧箍感	头晕、失眠、健忘、烦躁	无	无	无	颈部压痛，青年女性多见
功能性头痛	慢性、持续性	情绪紧张、劳累	部位不定、性质多变	焦虑或抑郁症状及癔症表现	无	无	无	有明确的神经衰弱表现，暗示治疗有效

图 6-1　头痛的诊治流程图

(一) 发生机制

常见的发生机制有:①颅内容物体积增加超过了机体生理代偿的限度(如颅内巨大肿瘤);②颅内病变破坏生理调节功能(重度头部外伤导致功能严重破坏);③代偿功能滞后于病变的发展速度(颅内急性大出血);④病变致脑脊液循环通路堵塞,使脑脊液丧失颅内空间代偿功能;⑤全身情况影响颅内原有的调节功能(脑肿瘤病人因并发症而失去再平衡)。

(二) 病因

1. **颅腔容积变小**　包括先天性颅骨畸形(狭颅症)、颅骨异常增生(颅骨纤维结构不良)及颅骨大块凹陷性骨折等。

2. **颅腔内容物的体积增大**　如脑组织体积增大(脑水肿)、脑脊液增多(脑积水)及颅内血流量增多(颅内动静脉畸形)。

3. **颅内占位性病变**　是颅内压增高最常见的原因,常见于外伤性颅内血肿、自发性脑内出血、脑瘤、脑转移癌、白血病、脑脓肿、颅内肉芽肿及脑寄生虫病。

(三) 临床特点

头痛、呕吐、视神经盘水肿是颅内压增高的三大主征,严重者可导致脑疝而危及生命。

初期颅内压增高所致头痛常位于占位性病变同侧,主要由病变邻近的疼痛敏感结构被牵拉、移位或感觉神经直接受压所致。后期头痛则是由于脑脊液循环通路受阻,引起颅内压升高,使远离病灶的疼痛敏感结构被牵拉、扭曲和移位所致。头痛呈持续性钝痛,晨起较重,咳嗽、打喷嚏或用力排便时加重。头痛的程度一般较偏头痛或颅内出血时轻,多不影响睡眠。随着占位性病变的增大及颅内压增高,病人可出现呕吐及视神经盘水肿,最终因继发性视神经萎缩而使视力减退或失明。

良性颅内压增高多指病人有头痛和视神经盘水肿等颅内压增高的表现,而无局灶性神经系统定位体征,颅内无占位性病变,预后较好。此类病人大多主诉全头痛,但无脑部结构的移位,头痛可能与脑水肿牵引脑膜与脑血管的神经末梢有关。

(四) 诊断

经全面详细地询问病史及神经系统查体,多可做出初步诊断。当确定存在颅内压增高时,需进一步寻找其病因。有时仅通过病史很难判断是否存在颅内压增高,眼底检查更为重要,但急性颅内压增高时病人可能没有明显的视神经盘水肿,眼底检查发现静脉充盈等早期视神经盘水肿改变有重要诊断价值。鉴于病人自觉症状常比视神经盘水肿出现得早,尚需完善颅脑 CT、MRI 及脑血管造影等辅助检查,以尽早明确诊断。

(五)治疗

保持病人安静,密切观察生命体征、瞳孔及神志变化,保持呼吸道通畅,避免排便费力。对频繁呕吐者应暂禁食水。

1. 病因治疗 经适当的辅助检查尽快明确引起颅内压增高的原因,针对病因进行治疗,如手术切除脑内肿瘤、清除颅内血肿,控制颅内感染等。

2. 药物治疗 主要应用高渗性脱水剂、利尿剂、糖皮质激素等。

(1)高渗性脱水剂:20% 甘露醇 250ml,快速静脉滴注,每 4~6 小时可重复用药。心、肾功能不全者慎用。甘油果糖 250ml,一日 1~2 次,静脉滴注。

(2)利尿性脱水剂:呋塞米 20~40mg,静脉注射或肌内注射,一日 2~4 次。

(3)糖皮质激素:地塞米松 5~10mg,静脉注射或肌内注射,一日 2~3 次;泼尼松 5~10mg,口服,一日 1~3 次。

3. 手术治疗 对内科治疗无效或出现颅内高压危象时,可使用脑室引流术、脑室-腹腔分流术及颞肌下去骨瓣减压术等。

4. 亚低温疗法 通过物理或药物的方法使病人体温降低,从而达到防止脑水肿及降低颅内压的目的。

5. 过度换气 通过 CO_2 的排出,减少脑血流量,从而降低颅内压。但需警惕发生脑缺血。

6. 其他 限制液体入量及输液速度,纠正酸中毒等代谢紊乱情况。

三、高血压危象

高血压危象(hypertensive crisis)是指在高血压的基础上发生暂时性全身细小动脉强烈痉挛,血压急剧升高引起的一系列临床症状,是高血压过程中的一种特殊临床综合征,可分为高血压急症和亚急症。常发生于长期服用降压药物骤然停药者,亦可发生于嗜铬细胞瘤突然释放大量儿茶酚胺者。其诱因包括过度劳累、精神创伤、寒冷及内分泌失调等。

(一)病理生理机制

1. 高血压脑病 当平均动脉压>180mmHg 时,血压自动调节机制丧失,收缩的血管突然扩张,脑血流量过多,液体从血管渗出,导致脑水肿和高血压脑病。

2. 小动脉病变 肾脏和其他器官的动脉和小动脉发生急性血管病变,内膜损伤,促使血小板聚集,纤维蛋白沉积,内膜细胞增生,微血管血栓形成。

3. 肾损害 严重高血压引起肾血管损害,通过肾素-血管紧张素-醛固酮系统,肾素分泌增加,使血管收缩而造成肾缺血;醛固酮分泌增加,血容量增多,从而使血压进一步升高。

4. 微血管内凝血 出现溶血性贫血,伴红细胞破碎和血管内凝血。

5. 妊娠高血压综合征 妊娠时子宫胎盘血流灌注减少,使前列腺素在子宫合成减少,从而促使肾素分泌增加,通过血管紧张素系统使血压升高。

(二)临床表现

1. 血压 血压突然升高,升高幅度较大,病程进展急剧。一般收缩压为 220~240mmHg,舒张压在 120~130mmHg 以上。

2. 交感神经兴奋 表现为发热、出汗、心率加快、皮肤潮红、口干、尿频、排尿困难及手足颤抖等。

3. 靶器官急性损害的表现

(1)眼底病变:视物模糊、视力丧失,眼底检查可见视网膜火焰状出血、渗出、视神经盘水肿。

(2)心力衰竭:胸闷、心绞痛、心悸、气促、咳嗽,甚至咳泡沫痰。

（3）急性肾损伤:尿频、尿少,血肌酐和尿素氮水平增高。

（4）脑血管意外:一过性感觉障碍、偏瘫、失语,严重者可有烦躁不安或嗜睡。

（5）高血压脑病:剧烈头痛、恶心和呕吐,可出现神经精神症状。

4. 高血压急症及亚急症　根据有无靶器官损害和是否需要立即降压,将高血压危象分为高血压急症和亚急症。

（1）高血压急症:指高血压伴有急性进行性靶器官病变,收缩压＞180mmHg,舒张压＞120mmHg,需要立即降压治疗,但不宜立即降至正常水平,注意靶器官保护。常见急症的临床情况如下。

1）高血压脑病:血压急剧升高,发生严重血管病变导致脑水肿,多以头痛为最初主诉,伴呕吐、视力障碍、视神经盘水肿、神志改变、惊厥、昏迷等,体格检查有神经病理征。脑脊液压力可高达400mmH$_2$O,蛋白增加。经有效的降压治疗,症状可迅速缓解。

2）急进性高血压:由于某种诱因使血压骤然上升,通常舒张压＞140mmHg,有头痛、头晕、视物模糊、心悸、气促等表现,进展迅速,很快出现蛋白尿、血尿、氮质血症或尿毒症,短期内出现心力衰竭,视力迅速下降,眼底检查示视网膜出血或渗出。恶性高血压指急进性高血压出现视神经盘水肿,伴有严重肾损害,若不积极降压救治,病死率极高。

3）颅内出血:血压骤然升高引起脑实质、脑室内和蛛网膜下腔出血。

4）急性左心衰:高血压是急性心力衰竭最常见的原因。

5）主动脉夹层:突然发生胸背部剧烈疼痛,一经拟诊此病,立即行镇痛、有效降低血压治疗,目标为收缩压降至100～110mmHg,使用β受体拮抗剂控制心率。

6）子痫:指在妊娠期高血压疾病的基础上有抽搐或昏迷。先兆子痫是指以下三项中有两项者:血压＞160/110mmHg;尿蛋白（++）～（+++）;伴水肿、头痛、头晕、视物模糊、恶心呕吐等症状。

7）嗜铬细胞瘤:常见为肾上腺髓质肿瘤,也可见于主动脉分叉、胸腹部交感神经节等部位,可产生和释放大量去甲肾上腺素和肾上腺素。临床表现为血压急剧升高,伴心动过速、头痛、苍白、大汗、麻木、手足发冷,发作持续数分钟至数小时。发作时查尿儿茶酚胺代谢产物香草扁桃酸（VMA）和血儿茶酚胺有助于确诊。

（2）高血压亚急症:指血压急剧升高而尚无靶器官损害,包括急进性高血压无心脏、肾脏和眼底损害,以及先兆子痫等。应在数小时内有效降低血压。

（三）诊断依据

1. 有高血压病史（部分病人不了解自身平时血压）。

2. 血压突然急剧升高。

3. 伴心力衰竭、高血压脑病、肾功能不全,视神经盘水肿、渗出、出血等靶器官严重损害。

（四）治疗

1. 治疗原则　最佳的治疗是既能使血压迅速下降到安全水平,以预防进行性或不可逆性靶器官损害,又不使血压下降过快或过低,以免引起局部或全身灌注不足。

一般治疗:病人取半卧位,对其予以安慰,消除其恐惧心理,酌情使用镇静和镇痛药物。

2. 降压原则

（1）高血压急症:选择静脉滴注降压药物,初始阶段（数分钟到1小时内）血压控制的目标为平均动脉压降低幅度不超过治疗前水平的25%;随后2～6小时内将血压降至较安全水平,一般为160/100mmHg左右;以后24～48小时逐步降至正常水平。下列情况应考虑调整降压方案:①急性缺血性卒中;②主动脉夹层,收缩压已降至100mmHg;③肾功能正常,亦无脑血管病或冠心病者,其血压可降至正常;④60岁以上有冠心病、脑血管病或肾功能不全,安全血压水平为（160～180）/（100～110）mmHg。在静脉用药控制血压1～2天后,应加口服降压药,短期内停用静脉给药。

（2）高血压亚急症:应口服速效降压药物,如血管紧张素转换酶抑制剂、钙通道阻滞剂、α受体拮抗剂、β受体拮抗剂、血管紧张素受体拮抗剂,在24～48小时内将血压逐渐降低至目标水平。

3. 高血压急症的特殊治疗

（1）防治脑水肿：高血压脑病和主动脉夹层需紧急降压治疗。①高血压脑病时,加用脱水剂甘露醇、呋塞米等治疗脑水肿;②惊厥者采用镇静方法,如肌内注射苯巴比妥钠、地西泮,水合氯醛灌肠;③高血压合并急性脑出血的降压治疗:若收缩压>220mmHg,应积极使用静脉降压药物降低血压;若收缩压>180mmHg～220mmHg,可使用静脉降压药物控制血压,160/90mmHg 可作为参考的降压目标值。应从小剂量开始,切忌降压太快,以防脑供血不足。脑出血病人血压升高时,在没有明显禁忌证情况下,将收缩压维持在 130～180mmHg。

（2）保护心功能：高血压所致急性左心衰竭或肺水肿,常伴有血压显著升高。尽快降低血压十分关键,静脉滴注硝普钠应为首选治疗。伴有心绞痛时,血压持续升高可导致心肌耗氧量增加,使心肌缺血加重。可先予平卧位或半卧位舌下含服硝酸甘油,若疗效欠佳,可改用硝酸甘油静脉滴注,也可合用 β 受体拮抗剂。

（3）嗜铬细胞瘤：手术前应选用 α 受体拮抗剂降低血压或联合使用 β 受体拮抗剂。首选酚妥拉明、硝普钠、乌拉地尔,也可选择尼卡地平,当合并心动过速和心律失常时,可以联合应用 β 受体拮抗剂,或使用拉贝洛尔。出现嗜铬细胞瘤危象时可选用酚妥拉明 5～10mg 静脉缓慢注射,使血压降至160/90mmHg,然后减量并逐渐改口服药维持;血压平稳后可行手术切除治疗。

（4）妊娠期高血压：早期通过限制活动和钠盐的摄入量以增加子宫、胎盘和肾的血流。如血压升高、视力下降、蛋白尿加重、尿量减少、体重增加或出现头痛应住院治疗。头痛加重应引起重视,在子痫发生前应终止妊娠。若发生子痫,应静脉注射 10% 硫酸镁 10ml,予镇静药(宜选用地西泮,必要时静脉注射10～20mg);病人应绝对卧床休息,避免激惹而再度发生子痫。若舒张压>110mmHg,应积极降压治疗。

（5）恶性高血压：病情危急,舒张压>150mmHg,须数小时内控制血压。而在恶性高血压早期,病情尚不十分危急,血压可在数日内下降,可口服或间断静脉给药。伴氮质血症者应在肾损害前积极降压治疗。

4. 病情稳定后应逐步过渡至常规抗高血压治疗和原发病的治疗。

5. 常用抗高血压急症的药物

（1）静脉用药

1）硝普钠:为强效动脉血管扩张剂,起始剂量为 0.3～0.5μg/（kg·min）缓慢静脉滴注,逐渐递增至将血压控制在合适水平,平均剂量为 1～6μg/（kg·min）,静脉滴速为 50～400μg/min,适用于高血压脑病、主动脉夹层、恶性高血压,对高血压危象合并急性左心衰竭者尤为适宜。

2）硝酸甘油:多用于心脏缺血伴高血压者,起始剂量为 5μg/min 静脉滴注,若无效,可每 3～5 分钟将滴注速度增加 5～20μg/min,最大滴速<200μg/min。

3）尼卡地平:能够减轻心脏、脑缺血。先以 5～10mg/h 速度静脉滴注,根据效果每 5 分钟增加2.5mg/h,直至血压满意控制,最大速度为 15mg/h 静脉滴注。

4）拉贝洛尔:治疗高血压危象和急性心肌梗死有效,也适用于肾功能减退者。肝功能异常者慎用。起始 0.25mg/kg 静脉注射 2 分钟以上,间隔 10 分钟再给予 40～80mg,或以 2mg/min 起始进行静脉滴注,依据血压情况进行剂量调整,总剂量<300mg。

5）乌拉地尔:可改善心功能,治疗充血性心力衰竭,并用于控制围手术期高血压,适用于糖尿病、肾衰竭伴前列腺增生的老年高血压病人。首次缓慢静脉注射 10～50mg,可重复使用,静脉最大剂量<75mg;缓慢静脉注射后可持续静脉滴注,速度为 100～400μg/min 或 2～8μg/（kg·min）。

6）利尿剂:呋塞米适用于各种高血压危象,静脉常用量为 40～120mg,最大剂量<160mg。

7）酚妥拉明:常用于儿茶酚胺诱导的高血压危象,对嗜铬细胞瘤引起的高血压危象有特效。每5 分钟静脉注射 5～20mg,或以 0.2～0.5mg/min 的速度静脉滴注。

8）艾司洛尔:艾司洛尔适用于室上性心律失常、高血压危象和术后高血压。第 1 分钟以 500μg/（kg·min）静脉注射,然后以 50μg/（kg·min）速度静脉泵入,最大维持量为 300μg/（kg·min）。

9）依那普利:适用于高血压危象合并心衰或急进型恶性高血压者。1.25mg于2～5分钟内静脉注射,每6小时一次,可逐渐增大剂量到5mg,每6小时一次。轻度肾功能不全者应减量,重度肾功能不全及肾动脉狭窄者不用。

10）硫酸镁:一般用于治疗子痫、预防重度子痫前期子痫发作、控制子痫再发作。负荷量为2.5～5g,溶于10%葡萄糖20ml静脉推注(15～20分钟),或者5%葡萄糖100ml快速静脉滴注,继而以1～2g/h静脉滴注维持。或者夜间睡前停用静脉给药,改为肌内注射,用法:25%硫酸镁20ml+2%利多卡因2ml深部臀部肌内注射。24小时硫酸镁总量25～30g,疗程24～48小时。

（2）口服降压药:高血压危象时静脉应用降压药使血压下降后,应尽快改用口服降压药。

1）血管紧张素转换酶抑制剂:如卡托普利,每次25～100mg,一日3次口服,服后20～30分钟降压作用达高峰。该药对高肾素性、肾血管性高血压的疗效更为满意。卡托普利可降低肌酐清除率,从而使尿素氮和肌酐水平上升,需加以注意。也可以考虑依那普利、贝那普利等新型药物。

2）α受体拮抗剂:可扩张血管、降低外周阻力,对心输出量、心率、肾血流量和肾小球滤过率影响不大,如哌唑嗪、特拉唑嗪等。哌唑嗪,口服后1～2小时血浆浓度达高峰。第一剂可在睡前口服0.5mg,以后逐渐加量,从每次1mg,一日3次开始,降压剂量为3～20mg/d。

3）钙通道阻滞剂:①二氢吡啶类钙通道阻滞剂:如硝苯地平、左旋氨氯地平、非洛地平、尼卡地平等。硝苯地平是短效的钙通道阻滞剂,口服后5～10分钟血压明显下降,30～60分钟达到高峰,作用维持6小时,被广泛用于高血压危象、严重肾性高血压、术后高血压和妊娠高血压,但高血压合并急性脑血管病时慎用。②非二氢吡啶类钙通道阻滞剂:地尔硫草除可以通过扩张血管平滑肌降压外,还可以比较明显地扩张包括侧支循环在内的大、小冠状动脉,为高血压并发哮喘病人及肥厚型心肌病流出道狭窄者的首选药物。

4）β受体拮抗剂:适用于需迅速降压而又不能过猛以致引起心脑肾缺血的病人,如比索洛尔、美托洛尔、阿替洛尔等。阿替洛尔为心脏选择性β受体拮抗剂,口服剂量为25～100mg,一日1次,但可引起心动过缓。

5）血管紧张素受体拮抗剂(ARB):用于对ACEI不能耐受者。如氯沙坦、缬沙坦、厄贝沙坦、替米沙坦等。

高血压危象的抢救流程见图6-2。

四、偏头痛

偏头痛(migraine)是指头部血管舒缩功能不稳定所致的一种反复发作性头痛,呈一侧或两侧疼痛,常伴恶心和呕吐。

本病和遗传有关,约50%的病人有家族史,偏头痛发作前常常存在诱因,最常见的是情绪紧张、劳累、睡眠障碍,还包括环境因素(如冷、热、日晒、风吹等)、饮食(如酒精、巧克力、富含硝酸盐的食物等)、特殊气味、密闭空间、体育活动等。

(一) 临床表现

本病多起源于青春期,女性发病率约为男性的2～3倍。临床上可分为7种类型,即有先兆型、无先兆型、基底动脉型、眼肌麻痹型、偏瘫型、复杂型偏头痛及偏头痛等位发作,其中有先兆型偏头痛占比较小,无先兆型偏头痛更常见,约占80%。

1. 有先兆型偏头痛　头痛发作前有视觉先兆、嗜睡、烦躁和偏侧肢体感觉或运动障碍的先兆症状。视觉先兆最为常见,多为闪光、暗点及黑矇,部分可有短暂的单眼盲或双眼一侧视野偏盲。先兆症状大约持续10～20分钟,头痛发作前达高峰,症状消失后出现一侧、双侧或交替性的搏动性头痛,疼痛部位多在眶上、眶后或额颞部,偶尔出现在顶部或枕部。疼痛性质为钝痛,可有搏动感,程度逐渐加强,达高峰后可持续数小时或1～2天,当症状持续数日不缓解时称偏头痛持续状态。头痛时可伴有面色苍白、恶心、畏光、出汗,严重者有呕吐。

图 6-2　高血压危象的抢救流程

2. 无先兆型偏头痛　头痛发作前无先兆症状,性质与典型偏头痛相似,但持续时间较其延长,可持续数日,程度较典型偏头痛轻,多为一侧搏动性头痛,伴恶心、呕吐、出汗及畏光等症状。

(二)诊断和鉴别诊断

1. 诊断　诊断主要依据家族史、典型临床表现、神经系统查体,辅助检查如颅脑 CT、MRI、MRA 等可排除其他疾病。

2. 鉴别诊断　本病主要与丛集性头痛、紧张性头痛及非偏头痛性血管性头痛相鉴别。

(三)治疗

急诊治疗的目的是终止头痛发作,缓解伴随症状。以镇痛和镇静药物治疗为主。

1. 发作时可选用以下药物

(1)镇痛药:可选对乙酰氨基酚、布洛芬、萘普生等。

(2)麦角胺类药物:麦角胺咖啡因 0.1～0.2g(≤0.6g/d),妊娠、动脉硬化、心脑血管疾病者禁用。

(3)曲普坦类药物:目前国内上市的口服剂型有舒马普坦、利扎曲普坦和佐米曲普坦(佐米曲普坦 2.5mg,口服,若 2 小时后症状未缓解可再次口服 2.5mg,每日最大剂量不超过 10mg),鼻喷剂型有佐米曲普坦。其中利扎曲普坦可用于对急性期非特异性药物无效或效果不佳的 6 岁以上儿童。

(4)吉泮类药物:包括瑞美吉泮和乌布吉泮。

(5)其他药物:如普萘洛尔、抗癫痫药等。

2. 扩张颞动脉周围　采用 0.5% 利多卡因皮下封闭。

3. 颞浅动脉结扎手术　对病程长、发作频繁、药物治疗效果差者可用。

第二节 ｜ 急性胸痛

一、概述

急性胸痛(acute chest pain)是急诊常见的主诉症状,可以是一些致命性疾病的主要临床表现,如急性冠脉综合征、主动脉夹层（aortic dissection，AD）、肺栓塞、张力性气胸、心包炎致心脏压塞以及食管损伤等。急诊关键问题是要能快速识别出可能导致生命危险的病例，给予及时、正确的处理。

（一）病因及鉴别诊断

胸痛常具有范围广、性质不确切的特点。因心、肺、大血管及食管的传入神经进入同一胸背神经节，通过这些内脏神经纤维，不同脏器疼痛会产生类似的特征或位于相近的部位，通常被描述为烧灼感、针刺样、刀割样或压榨性疼痛。由于背神经节重叠了自上而下 3 个节段的神经纤维，因此，源自胸部的疾病可表现为范围较广泛的疼痛，可上自颌部，下至腹部。疼痛可放射到颌面部、上肢、上腹以及肩背等部位。

胸痛的主要原因多为胸部疾病。常涉及：①胸壁疾病，如带状疱疹、肋间神经炎、肋软骨炎、多发性骨髓瘤等；②胸、肺疾病，如肺栓塞、张力性气胸、肺炎、胸膜炎、肺癌等；③心血管疾病，如急性心肌梗死、主动脉夹层、心脏压塞、肥厚型心肌病等；④纵隔疾病，如纵隔炎、纵隔肿瘤等；⑤食管疾病，如食管撕裂、食管裂孔疝、食管癌等；⑥其他，如过度通气等。

根据病情的危重程度分为危重症、急症或非急症，经临床判断确定胸痛可能由何种疾病所致，着重考虑是否需要紧急处理。如果病人生命体征不稳定，须立即给予急诊处理，以稳定病情为首要目标，同时查找可能致病的直接原因。鉴别诊断对进一步的针对性治疗有指导作用，见表 6-3。

表 6-3　胸痛的鉴别诊断

器官/系统	危重症	急症	非急症
心血管疾病	急性心肌梗死 急性冠脉综合征 主动脉夹层 心脏压塞	不稳定型心绞痛 心肌炎	心脏瓣膜病 主动脉瓣狭窄 二尖瓣脱垂 肥厚型心肌病
胸、肺疾病	肺栓塞 张力性气胸	气胸 纵隔炎	肺炎 胸膜炎 肿瘤
消化系统疾病	食管撕裂	食管损伤 胆囊炎 胰腺炎	食管痉挛 食管反流 消化性溃疡 胆囊炎
骨骼、肌肉、关节病变			肌肉劳损 肋骨骨折 肿瘤 肋软骨炎 非特异性胸壁痛
神经系统疾病			脊神经根受压 胸廓出口综合征 带状疱疹
其他			心理性过度通气

（二）快速评估及急诊处理

急性胸痛病人（除外有明确良性原因者）都应尽快送往医院。医师接诊后立即行心电图检查，监测呼吸、血压、血氧饱和度，给予吸氧，并建立静脉通道。如果病人出现明显的呼吸困难，表现为张力性气胸的症状和体征，则立即给予胸腔穿刺排气。确定生命体征平稳后，简要地询问发病情况、既往史，针对胸痛进行相关查体。应做 12 导联心电图检查，如未发现异常表现，1～2 小时后重复检查，或监测异常表现的变化。多数病人应做胸部 X 线或 CT 检查，特别是对肺栓塞、主动脉夹层、张力性气胸、心脏压塞等可迅速致命的疾病有鉴别诊断价值。若怀疑为心脏原因所致,生命体征平稳,可使用硝酸甘油来缓解疼痛,首次 0.5mg,舌下含服,3～5 分钟后可重复使用。如果病人无凝血功能障碍,且无明确过敏史,可给予阿司匹林 150～300mg 嚼服,对阿司匹林过敏者可应用氯吡格雷(负荷剂量为 300mg)。

二、急性冠脉综合征

急性冠脉综合征(acute coronary syndrome,ACS)是由于冠状动脉粥样斑块表面出现破溃,血小板黏附并聚积在破溃斑块表面,与纤维蛋白原相互结合而产生纤维蛋白,进而激活了凝血系统。根据冠状动脉血栓堵塞程度的不同,主要包括不稳定型心绞痛(unstable angina,UA)、非 ST 段抬高型心肌梗死(non-ST-segment elevation myocardial infarction,NSTEMI)以及 ST 段抬高型心肌梗死(ST-segment elevation myocardial infarction,STEMI)。在大多数成人中,ACS 是心脏性猝死的最主要原因。

(一)临床特点及危险分层

1. 临床表现

(1)症状:ACS 病人主要表现为胸痛或胸部不适。其特点包括:胸痛表现为憋闷、压迫感、紧缩感和针刺样感等;疼痛可逐渐加重,有间歇却不能完全缓解;疼痛可向肩背、左上肢或下颌等部位放射;疼痛可反复发作,并较前发作频繁,与原有的缓解方式不同或持续不缓解。病人描述胸痛部位时,要注意其身体语言,如握拳或手掌按在胸部,大多与心肌缺血有关;同时应注意伴随症状,如呼吸困难、出冷汗、恶心、呕吐、头晕目眩和焦虑等;但也须注意不典型胸痛或只表现为胸闷、呼吸困难及眩晕的高危病人,如老年糖尿病病人。

(2)体征:注意神志变化,皮肤灌注状况,动脉血压变化;检查肺部有无湿啰音及其出现部位(作为 Killip 分级评估依据),颈静脉是否怒张,心率和节律的改变;如闻及第三心音(S_3)、第四心音(S_4)、心音减弱、收缩期杂音等,常提示有心肌收缩力的改变。

2. 辅助检查

(1)心电图(ECG):一直作为心肌缺血损伤及心律失常的重要辅助诊断工具,也是决定溶栓、经皮冠状动脉介入治疗(PCI)或药物干预治疗的一项重要标准。ECG 显示 ST 段抬高为 STEMI,而 ST 段下降的大多数病人最终诊断为 NSTEMI。注意有 ST 段抬高的病人中,大约 82%～94% 为 STEMI,但也存在无心肌缺血的情况,如左心室肥大、心包炎或早期复极。

1)急性心肌梗死的 ECG 演变:最早变化为 R 波和 T 波振幅增加,所谓超急性期 ECG 表现为 T 波高尖,之后 ST 段迅速抬高至最大限度,多数病人在最初 12 小时内 ST 段逐渐恢复。R 波降低和异常 Q 波在 STEMI 最初 2 小时内可见,通常 9 小时(4～14 小时)内完成演变。ST 段抬高导联常出现 T 波倒置,下壁 STEMI 的 ECG 演变比前壁 STEMI 更快,梗死后持续数周或数月仍有 ST 段抬高表明可能室壁瘤形成,STEMI 急性期再度出现 ST 段抬高表明可能发生梗死扩展。

2)相关冠状动脉致梗死部位的 ECG 特征见表 6-4。

3)ST 段压低:ST 段代表心脏复极过程,ST 段压低提示心内膜下有损伤电流,心内膜下 ST 向量指向心室腔远离对应心外膜表面的导联,产生对应性 ST 段压低。在 NSTEMI 和 STEMI 对应导联会出现 ST 段压低。心肌无缺血而出现 ST 段压低的情况包括通气过度、左心室肥厚、洋地黄影响和高钾血症。

4)T 波倒置:T 波倒置可能发生在心肌缺血所致的心肌复极延迟。不稳定型心绞痛病人心前区导联(V_1～V_4)T 波深倒置是一个重要的亚群,表示冠状动脉前降支高度狭窄,称为左前降支 T 波综合征。而成功的冠状动脉再灌注会使 T 波恢复正常,并可提高左心室功能。T 波倒置也可由 NSTEMI 引起或出现在 STEMI 演变期后。非缺血心脏疾病,如脑血管意外,ECG 也表现为 T 波倒置。

(2)心肌损伤标志物

1)肌酸激酶同工酶(CK-MB):CK-MB 升高提示有心肌坏死,对心肌梗死诊断灵敏性可达 98%,如 CK-MB 较正常升高 2 倍可证实心肌发生坏死。CK-MB 一般在症状出现后 6 小时开始升高,18～24 小时达峰值,对指导非典型 ECG 变化心肌梗死的早期再通治疗有其局限性。

表6-4　相关冠状动脉致梗死部位的 ECG 特征

梗死部位	相关冠状动脉	相应导联
前壁	左冠状动脉前降支	$V_1 \sim V_4$
前间隔		$V_1 、V_2$
前壁+侧壁	左冠状动脉前降支近端	$V_1 \sim V_6$、I、aVL
下壁	右冠状动脉 左冠状动脉回旋支	II、III、aVF
下壁+右心室	右冠状动脉近端	II、III、aVF、V_1、V_2、$V_{3R} \sim V_{5R}$
下后壁	右冠状动脉 左冠状动脉回旋支	II、III、aVF、V_1、V_2、$V_7 \sim V_9$
后壁	右冠状动脉 左冠状动脉回旋支	V_1、V_2、$V_7 \sim V_9$
侧壁	左冠状动脉前降支	V_5、V_6、I、aVL
前侧壁	左冠状动脉前降支 左冠状动脉回旋支	$V_3 \sim V_6$、I、aVL
下侧壁	左冠状动脉前降支 左冠状动脉回旋支	II、III、aVF I、aVL、V_5、V_6
后侧壁	左冠状动脉前降支 左冠状动脉回旋支	V_1、V_2、$V_7 \sim V_9$ V_5、V_6、I、aVL

2）心肌肌钙蛋白：肌钙蛋白 T（cTnT）和肌钙蛋白 I（cTnI）比 CK-MB 具有更高的特异性和灵敏性，特别是心肌损害后 2～4 小时即在外周血中升高，并可维持较高水平 2～3 周（表6-5）。cTnT 或 cTnI 升高提示心肌损伤坏死，并提供危险分层信息，对 ACS 病人的预后判断有指导意义。

表6-5　心肌损伤标志物变化的特点

心肌标志物	开始升高时间/h	达峰值时间/h	持续时间/d
CK-MB	6	18～24	3～4
cTnT	2～4	10～24	10～21
cTnI	2～4	10～24	7～14

（3）超声心动图：急诊超声心动图检测可发现心肌缺血时节段性运动减弱，甚至消失；可观察到受损心肌的收缩功能减退，以及左心室射血分数下降，心肌受损亦可导致心室舒张功能障碍。超声心动图对主动脉夹层、肺栓塞、肥厚型心肌病以及心包积液等有重要的鉴别诊断价值。

3. 诊断及危险分层　STEMI 的诊断标准：cTn＞99th 正常参考值上限（ULN）或 CK-MB＞99th ULN，心电图表现为 ST 段弓背向上抬高，伴有下列至少一种情况者：持续缺血性胸痛；超声心动图显示节段性室壁活动异常；冠状动脉造影异常。

NSTEMI 的诊断标准：cTn＞99th ULN 或 CK-MB＞99th ULN，持续缺血性胸痛，心电图表现为新发的 ST 段压低或 T 波低平、倒置；超声心动图显示节段性室壁活动异常；冠状动脉造影异常。

UA 的诊断标准：cTn 阴性，缺血性胸痛，心电图表现为一过性 ST 段压低或 T 波低平、倒置，少见 ST 段抬高（血管痉挛性心绞痛）。

上述诊断标准中，关于"cTn＞99th 正常参考值上限（ULN）"：99th 正常参考值上限（ULN）是指第 99 个百分位上限，表示在正常人群中，有 99% 的人的心肌肌钙蛋白（cTn）水平低于这个值，而剩下的 1% 的人的心肌肌钙蛋白水平高于这个值。

临床指标也可评估冠状动脉病变的可能性和由不稳定型心绞痛恶化为严重心脏事件的危险性，见表6-6。

表 6-6　心电图及缺血性胸痛病人危险程度的可能性

高危组(至少具备下列一条)	中危组(无高危组特征但具备下列任何一条)	低危组(无高危组、中危组特征,但具备下列任何一条)
有心肌梗死病史,致命性心律失常	青年人心绞痛	可疑心绞痛
晕厥,已诊断为冠心病	老年人可疑心绞痛	1 个危险因素,无糖尿病
确定为冠心病	可能有心绞痛 有糖尿病和另外 3 个危险因素	T 波倒置＜1mm
伴有症状的 ST 改变	ST 段压低≤1mm,R 波直立导联 T 波倒置≥1mm	正常心电图
前壁导联 T 波明显改变		

(二) 急诊处理

1. 院前或转运中处理　为预防 ACS 病人发生心脏骤停,院前急救应注重“生存链”的概念,包括早期识别求救、早期心肺复苏(CPR)、早期除颤和早期高级心血管生命支持(ACLS),为后期院内综合治疗奠定基础。院前急救人员须给予疑为 STEMI 的病人嚼服 150～300mg 阿司匹林,常规做 12 导联 ECG 检查和判断;在转运 ACS 病人途中,ECG 检查可以发现并监测病情变化。如有条件,院前急救人员可与所送医院联系,通报病情,并传输心电图。

2. 早期一般治疗　对 ACS 胸痛病人,嘱其静卧,立即进行心电、血压、呼吸、血氧饱和度(SpO_2)监测,建立静脉通道,吸入氧流量为 4L/min,使 SpO_2＞90%。做好电除颤和 CPR 的准备。来诊后快速明确诊断,及早行再灌注治疗和必需的辅助治疗。

(1)镇痛药:静脉注射吗啡 2～4mg,如效果不佳,可以重复使用。

(2)硝酸甘油:应控制滴速在 10～20μg/min,监测血流动力学,注意重复观察临床反应,每 5～10分钟增加 5～10μg。治疗终点是临床症状得到控制,血压正常者平均动脉压下降 10%,高血压者平均动脉压下降 30%。收缩压＜90mmHg 时,应减慢滴速或暂停使用。

(3)β 受体拮抗剂及抗心律失常药物:根据病人实际情况给予。

(4)抗血小板治疗:除已知过敏和其他禁忌证外,立即使用阿司匹林 300mg。除非有极高的出血风险等禁忌证,应联合应用一种 P2Y12 受体拮抗剂至少 12 个月,选择替格瑞洛 180mg,或者氯吡格雷 300～600mg 负荷量。

(5)抗凝治疗:使用依诺肝素 1mg/kg,皮下注射,一日 2 次,或使用普通肝素,使活化部分凝血活酶时间(APTT)维持在 50～70 秒。

3. 再灌注治疗　应快速评估所有 STEMI 病人是否可行再灌注治疗,并对有适应证的病人立即实施再灌注治疗。

(1)介入治疗条件:早期血运重建显著提高 STEMI 患者生存率,直接 PCI 优于溶栓治疗。凡预计 120 分钟内可转运至有 PCI 条件的医院并完成 PCI,首选直接 PCI。

1)直接 PCI 的适应证:①症状发作 12 小时以内并且有持续新发的 ST 段抬高或新发左束支传导阻滞的病人;② 12～48 小时内若病人仍有心肌缺血证据(仍然有胸痛和 ECG 变化),亦可尽早接受介入治疗。

2)补救性 PCI:溶栓治疗后仍有明显胸痛,抬高的 ST 段无明显降低者,应尽快进行冠脉造影,如显示 TIMI 0～Ⅱ级血流,说明相关动脉未再通,宜立即施行补救性 PCI。

3)溶栓治疗再通者的 PCI:溶栓成功后有指征实施急诊血管造影者,必要时进行梗死相关动脉血运重建治疗,可缓解重度残余狭窄导致的心肌缺血,减少再梗死的发生。

(2)溶栓治疗条件:无条件行 PCI 或存在 PCI 禁忌。

1)溶栓适应证:①无溶栓禁忌证;②有胸痛症状,至少 2 个胸导联或 2 个肢体导联的 ST 段抬高超出 0.1mV,或有新发左束支传导阻滞或可疑左束支传导阻滞;③12 导联 ECG 证明为后壁心肌梗死;④症状出现后 12~24 小时内仍有持续缺血症状,并有相应导联 ST 段抬高。STEMI 症状消失>24 小时不行溶栓。

2)溶栓禁忌证:①既往发生过出血性脑卒中,6 个月内发生过缺血性脑卒中或脑血管事件;②中枢神经系统受损,颅内肿瘤或畸形;③近期(2~4 周)有活动性内脏出血;④未排除主动脉夹层;⑤入院时严重且未控制的高血压(>180/110mmHg)或慢性严重高血压病史;⑥目前正在使用治疗剂量的抗凝药或已知有出血倾向;⑦近期(2~4 周)创伤史,包括头部外伤、创伤性心肺复苏或较长时间(>10 分钟)的心肺复苏;⑧近期(<3 周)外科大手术;⑨近期(<2 周)曾在不能压迫部位的大血管行穿刺术。

3)常用方法:以纤溶酶原激活剂激活血栓中的纤溶酶原,使其转变为纤溶酶而溶解冠状动脉内的血栓。国内常用:①尿激酶(urokinase,UK)30 分钟内静脉滴注 150 万~200 万 U。②链激酶(streptokinase,SK)或重组链激酶(rSK)以 150 万 IU 静脉滴注,在 60 分钟内滴完。使用链激酶时,应注意寒战、发热等过敏反应。③重组组织型纤溶酶原激活剂(recombinant tissue-type plasminogen activator,rt-PA)选择性激活血栓部位的纤溶酶原,100mg 在 90 分钟内静脉给予:先静脉注入 15mg,继而 30 分钟内静脉滴注 50mg,其后 60 分钟内再滴注 35mg(国内有报道用上述剂量一半也能奏效)。用 rt-PA 前先用肝素 5 000U 静脉注射,用药后继续以肝素 700~1 000U/h 持续静脉滴注共 48 小时,以后改为皮下注射 7 500U,每 12 小时一次,连用 3~5 天(也可用低分子量肝素)。新型选择性纤溶酶原激活剂(仅作用于血栓部位)包括替奈普酶、阿替普酶和瑞替普酶。关于溶栓药物的选择,与作用于全身的非选择性纤溶酶原激活剂(尿激酶和链激酶)比较,建议优选选择性纤溶酶原激活剂。

(3)外科手术:急诊冠状动脉旁路移植术。

4. 急性冠脉综合征救治流程 见图 6-3。

三、主动脉夹层

主动脉夹层(aortic dissection,AD)是血液进入主动脉中层形成夹层血肿,并沿着主动脉壁延展剥离的危重心血管急症。

(一)病因与病理分型

1. 病因 主动脉夹层的病因较多,主要有:①高血压与动脉粥样硬化:80% 的病人有高血压,除血压绝对值增高外,血压变化率也是引发主动脉夹层的重要因素;②特发性主动脉中层退变:主动脉中层弹力纤维和胶原进行性退变,并出现黏液样物质,称为中层囊性坏死;③遗传性疾病:常见的有马方综合征、埃勒斯-当洛综合征(Ehlers-Danlos 综合征)、特纳综合征(Turner 综合征),这些均为常染色体遗传病,具有家族性,常在年轻时发病;④先天性主动脉畸形:主动脉缩窄病人夹层的发生率是正常人的 8 倍,其夹层多出现在主动脉缩窄的近端,几乎从不发展至缩窄以下的主动脉;⑤创伤:主动脉的钝性创伤、心导管检查、主动脉内球囊反搏、主动脉钳夹阻断不恰当操作均可引起;⑥主动脉壁炎症反应:巨细胞动脉炎病人其自身免疫反应引起的主动脉壁损害与夹层的发生密切相关。

2. 病理分型 应用最为广泛的是 Debakey 分型,将主动脉夹层分为三型:Ⅰ型,夹层起源于升主动脉,扩展超过主动脉弓到降主动脉,甚至腹主动脉;Ⅱ型,夹层起源并局限于升主动脉;Ⅲ型,病变起源于降主动脉左锁骨下动脉开口远端,并向远端扩展,可至腹主动脉(仅累及胸降主动脉,为Ⅲa 型;累及胸、腹主动脉,为Ⅲb 型)。Stanford 分型将主动脉夹层分为两型:无论夹层起源于哪一部位,只要累及升主动脉者均称为 A 型;夹层起源于胸部降主动脉且未累及升主动脉者称为 B 型。

3. 病理改变 Ⅰ类夹层:病理特征是主动脉内、中膜撕裂所形成的隔膜将主动脉管腔分为真、假两个腔。假腔周径常大于真腔,真、假腔经内膜的破裂口相交通。夹层病变可从裂口开始向两端延展,受累的主动脉的分支可导致相应的并发症。Ⅱ类夹层:是由于主动脉壁内滋养动脉破裂出血,并继发壁内血肿,影像学检查中往往不能发现其内膜存在破损或裂口。

图 6-3 急性冠脉综合征的救治流程

(二)临床特点及诊断

1. 临床表现 多见于中老年病人,突发撕裂样胸背部剧烈疼痛,90% 有高血压病史。主动脉夹层常可表现为主动脉夹层累及分支动脉闭塞,导致脑、肢体、肾脏、腹腔脏器缺血症状:①累及主动脉瓣导致严重反流,可出现急性心力衰竭、心脏压塞、低血压和晕厥;②累及冠状动脉,可出现心绞痛或心肌梗死;③夹层血肿沿着无名动脉或颈总动脉向上扩展或累及肋间动脉、椎动脉,可出现头晕、意识模糊、肢体麻木、偏瘫、截瘫及昏迷;④累及腹主动脉及其分支,可出现剧烈腹痛、恶心、呕吐等类似急腹症的表现;⑤夹层血肿压迫食管,病人出现吞咽障碍,破入食管可引起大呕血;⑥血肿压迫肠系膜上动脉,可致小肠缺血性坏死,出现便血;⑦累及肾动脉可引起腰痛及血尿,导致急性肾衰竭或肾性高血压;⑧血肿破入胸腔可引起血胸,出现胸痛、呼吸困难或咯血,或伴有出血性休克。

2. 辅助检查 心电图可用于与心肌梗死鉴别,但约 20% 的急性 Stanford A 型主动脉夹层病人的心电图检查可出现心肌缺血或心肌梗死的表现。60% 的病人的胸部 X 线检查可发现纵隔或主动脉影增宽。CT 扫描可发现主动脉双管征。主动脉多普勒检查可定位内膜裂口,显示真、假腔的状态及血流情况,并可显示并发的主动脉瓣关闭不全、心包积液及主动脉弓分支动脉的阻塞。主动脉磁共振血管造影(MRA)可显示夹层真、假腔和累及范围,其诊断准确性和特异性都非常高。

(三)急诊处理

1. 急诊处理 对呼吸、循环状态不稳定的病人应立即行气管插管、机械通气;如果发生心脏压塞,应急诊行开胸手术。对血流动力学稳定的病人,初步治疗措施主要是有效镇痛、控制心率和血压,减轻主动脉壁剪应力,降低主动脉破裂的风险。

2. **内科治疗**　在绝对卧床、吸氧、心电监护下,首先给予:①控制血压。主动脉壁剪应力受心室内压力变化率(dp/dt)和血压的影响。首选静脉应用硝普钠,迅速控制收缩压至100~120mmHg,必要时联合其他降压药,如α受体拮抗剂乌拉地尔,以及血管紧张素转换酶抑制剂和利尿剂等,降压的同时应保证能维持最低的有效终末器官灌注,避免出现意识改变、少尿及心肌缺血等情况。②控制心率:静脉应用β受体拮抗剂(如美托洛尔、艾司洛尔等)是基础的药物治疗方法;对β受体拮抗剂不耐受的病人,可以使用地尔硫䓬、维拉帕米等非二氢吡啶类钙通道阻滞剂。药物治疗的目标为心率60~80次/分。③镇痛:适当肌内注射或静脉应用阿片类药物(吗啡、哌替啶)可降低交感神经兴奋导致的心率和血压的上升,提高控制心率和血压的效果。后续进一步的治疗方案应根据主动脉夹层的类型、合并症、疾病进展等因素综合考虑。

3. **外科治疗**　①人工血管置换术:适用于急性期及慢性期Stanford A型主动脉夹层或有并发症的急性期及慢性期Stanford B型病人,但该术式正逐渐被腔内隔绝术所取代;②介入治疗:使用支架可以覆盖内膜的撕裂口,阻止血液进入假腔,同时扩张狭窄的真腔,该方法已越来越多地应用于临床。

四、自发性食管破裂

自发性食管破裂是发生在腹内压骤然升高的情况下,约70%~80%的病例发生在恶心、剧烈呕吐之后,暴饮暴食后发生者较多见;其次为用力排便、分娩、剧烈咳嗽、癫痫发作及举重物等。若存在某些食管病变,特别是引起食管远端梗阻的病变,如食管炎、肿瘤、食管贲门失弛缓症等,当用力吞咽时食管壁承受的压力突然增加,可引起食管破裂。食管破裂还可发生在颅内疾病时或颅脑手术后。

(一) 临床特点及诊断

1. **早期症状**　剧烈呕吐后突然出现胸背部、腹部撕裂样疼痛,疼痛的程度常很剧烈,可放射至左季肋部、胸背下部或左肩部,镇痛药难以缓解。疼痛的部位与食管破口的位置有关:食管上段破裂病人主诉胸痛,中段破裂时诉腹痛,下段破裂时诉腹痛和背痛。吞咽或呼吸时疼痛加重。常伴有呕血、呼吸急促、脉率增快、血压降低等,病情危重,进展迅速,由于剧烈疼痛、失血多等因素可很快发生休克。

2. **伴随症状**　空气及内容物自食管破裂处外溢形成纵隔气肿、纵隔炎和纵隔脓肿。气体经纵隔至面部、颈部和胸部,形成皮下气肿。纵隔胸膜破裂后,继发形成气胸、液气胸、胸腔积液或脓气胸,严重者可发生脓毒症及感染性休克,甚至猝死。

3. **并发症**　包括严重创伤,失血、失液过多,严重感染及毒素作用等,后期可发展为多器官功能障碍综合征,如治疗不及时或措施不当病情可进一步恶化,以至发展至多脏器功能衰竭,使死亡率升高。

4. **胸部X线检查**　90%均有一侧或双侧液气胸或胸腔积液,如未能证实诊断,则可口服水溶性对比剂,可见对比剂经食管破口进入周围组织或胸膜腔内。

5. **胸腔穿刺**　胸腔积液化验提示淀粉酶增高,常呈酸性,抽取或引流物中含有食物残渣,口服亚甲蓝引流出蓝色胸腔积液即可确诊。

6. **鉴别诊断**　①自发性气胸:常继发于明显的肺部疾病,如肺气肿等,从高气压的环境突然进入低气压的环境,若防护不佳亦可能导致气胸发生。最早出现的症状为胸痛,深呼吸时加剧,继而有胸闷或呼吸困难。胸部X线检查有特异性。②急性心肌梗死:可有高血压或冠心病、心绞痛病史,主要表现为胸骨后或心前区压榨样剧烈疼痛,向左肩臂部放射,可伴胸闷;心电图、心肌损伤标志物监测对诊断的特异性较高。③肺栓塞:可有手术、长期卧床、下肢静脉血栓或长期服避孕药史,症状包括胸痛、胸闷、咯血,甚至晕厥。D-二聚体升高。肺CT血管造影对确定诊断有重要价值。

(二) 急诊处理

一旦确诊应积极采取手术治疗。治疗中需注意:①须用甲硝唑充分冲洗胸腔破口;②术后持续胃肠减压;③术后持续胸腔闭式引流;④强有效抗生素治疗;⑤给予有力的支持治疗;⑥支气管解痉,祛痰,保持呼吸道通畅;⑦防止呼吸性碱中毒、代谢性酸中毒及电解质紊乱。必须严密观察病情变化,尽早发现器官功能障碍,降低死亡率。

第三节 | 急性腹痛

急性腹痛是一种常见的临床急症,多数发病急、进展快。婴幼儿常因病史不清或未及时发现病情而延误就诊,且婴幼儿抵抗力差,病情进展快;老年人则对急剧的病理生理变化反应迟钝,常伴有心、肺等疾病,病情可能危及生命。此外,还应重视慢性消耗性疾病、急性失血病人,以及妊娠女性突发的急性腹痛。

一、分类与临床特点

引起急性腹痛的原因很多,不同疾病可表现为不同部位的腹痛(图6-4)。还可根据腹痛的常见病因及病变性质,将急性腹痛归纳为以下七类。

图 6-4　常见的腹痛病因

(一) 炎症性腹痛

临床基本特点:腹痛 + 发热 + 压痛或腹肌紧张。

急性阑尾炎早期可为脐周疼痛,数小时后转移到右下腹,于右下腹麦氏点附近出现固定性压痛,可有腹肌紧张及反跳痛,白细胞及中性粒细胞计数和/或比例明显升高。急性胆囊炎则常发生于饱餐后或夜间,表现为右上腹或剑突下疼痛,放射到右肩背部,右上腹部可以有压痛,但常无明显的肌紧张和反跳痛,墨菲征阳性或可触及肿大的胆囊。急性胰腺炎常在酗酒或饱食后数小时突发上腹部剧痛,呈持续性,伴阵发性加剧,常伴频繁呕吐,可有呼吸急促、烦躁不安、意识模糊、谵妄等,血023淀粉酶升高。CT检查可见胰腺肿大、边缘不清,胰周积液。急性坏死性肠炎起病急,表现为高热、腹痛、腹泻、血便并伴频繁呕吐及腹胀,查体全腹压痛、肌紧张和反跳痛。

急性盆腔炎的腹痛部位取决于炎症部位。急性子宫内膜炎时腹痛位于中下腹部,急性附件炎时位于病侧髂窝处,急性盆腔腹膜炎时位于下腹部。可有阴道分泌物增多,伴有臭味。妇科查体可见感染累及的子宫、附件或宫颈处会有不同程度的触痛,个别有子宫直肠陷凹内炎性积液的体征。实验室检查示白细胞总数增多,超声检查可以发现盆腔积液和包块。

(二) 脏器穿孔性腹痛

临床基本特点:突发的持续性腹痛+腹膜刺激征+气腹。

以胃、十二指肠溃疡穿孔多见,表现为突然发生的剧烈腹痛,如刀割样,始于上腹部并迅速扩散到全腹,有明显的压痛、反跳痛及肌紧张而呈"板状腹"。肝浊音界缩小或消失,肠鸣音消失。立位腹部X线平片可有膈下游离气体征。

伤寒肠穿孔好发于夏秋季节,常有1~2周发热、头痛、腹泻病史;腹痛常突然发作,并迅速扩展到全腹;腹部表现为弥漫性腹膜炎体征,肠鸣音消失;下胸部、上腹部皮肤常有玫瑰疹;腹部X线平片可见膈下游离气体;发病1~3周内做血、尿、便培养,常可以发现伤寒沙门菌,部分病人肥达试验为阳性。

(三) 梗阻性腹痛

临床基本特点:阵发性腹痛+呕吐+腹胀+排气排便障碍。

肠梗阻的临床表现为阵发性腹痛到持续性腹痛、阵发性加重,伴呕吐、腹胀,停止排气、排便。腹部X线检查可发现胀气的肠袢和气液平面。临床最多见的是粘连性肠梗阻。此外肠套叠、肠扭转、嵌顿性疝等有其各自的特点。

胆道系统的梗阻以肝内、外胆管结石为代表,表现为上腹部剑突下偏右方剧烈疼痛,并向右肩背部放射,常合并频繁恶心、呕吐,寒战、高热;病人出现巩膜、皮肤的黄染,剑突下和右上腹部有压痛、肌紧张,可触及增大的胆囊;肝胆超声检查可以发现肝外胆管系统扩张,胆管腔内有强回声光团。胆道蛔虫病则表现为骤然发作的剑突下方偏右侧的剧烈绞痛,呈钻顶样,向右肩放射。疼痛发作时,病人喜弯腰、屈膝,辗转不安、大汗淋漓,甚至会出现四肢厥冷、面色苍白等休克症状。腹痛可突然缓解,发作数日后可以出现皮肤、巩膜黄染、寒战、高热等急性胆道梗阻感染症状。腹痛程度重而体征轻,即症状与体征两者不符是本病的特点。腹部超声检查可在胆总管内发现蛔虫的条状回声影。

肾、输尿管结石多为运动后突然发作的剧烈的患侧腹部绞痛,可放射到会阴部或患侧腹股沟区,严重者合并较频繁的恶心和呕吐。腹痛发作后可出现血尿,患侧腹部输尿管走行处可有深压痛。绝大多数病人的尿常规检查可发现镜下血尿,超声检查患侧有肾盂积水的征象,X线检查可见结石的高密度影。

(四) 出血性腹痛

临床基本特点:腹痛+隐性出血或显性出血+失血性休克。

异位妊娠破裂出血发生于育龄女性,病人有停经史,表现为突然的腹痛,常有脉搏细速、血压下降等。腹主动脉瘤破裂出血时,表现为突发的腹部和腰背部撕裂样疼痛,常有濒死感,迅速发生休克,血压急剧下降,出现面色苍白、发绀、全身冷汗、心动过速等;腹部有明显的压痛,可触及明显的搏动性肿块。

胆道出血者表现为突发性的右上腹阵发性绞痛,随后出现呕血或便血(黑便)及皮肤、巩膜黄染,即"腹痛、出血和黄疸"三联征。类似症状可以在1~2周后重复出现,呈周期性发作。合并胆道感染者可出现寒战和高热,剑突下和右上腹部有明显的压痛、肌紧张和反跳痛。肝胆超声可见肝脏内外胆管系统扩张。选择性肝动脉造影可以确定出血部位。

肝癌的自发性破裂出血多有外力作用、腹腔内压力增高或轻度腹部外伤等诱因,表现为突然发作的剧烈腹痛,伴腹胀、恶心和呕吐,以及面色苍白、冷汗、心悸等内出血的症状,严重者可发生休克;查体腹部有明显的压痛、肌紧张和反跳痛,且范围较广泛;腹部叩诊可发现移动性浊音阳性;诊断性腹腔穿刺可抽出不凝血样的腹腔液;腹部超声可发现肝脏内有低密度不规则的占位性病灶。

(五) 缺血性腹痛

临床基本特点:持续腹痛+随缺血坏死而出现的腹膜刺激征。

肠系膜血管缺血性疾病包括:急性肠系膜上动脉闭塞、非闭塞性急性肠缺血、肠系膜上静脉血栓形成和慢性肠系膜血管闭塞缺血。

急性肠系膜上动脉闭塞是肠缺血最常见的原因,病人有冠心病或房颤病史,初始即发生剧烈的腹部绞痛,难以用一般药物缓解。症状重、体征轻是急性肠缺血的特征。

非闭塞性急性肠缺血病人多有心脏、肝、肾疾病,休克,利尿引起血液浓缩等潜在诱因。过度而持久的血管收缩使血管塌陷,继而累及黏膜及肠壁的深层,病变广泛,可累及整个结肠与小肠。早期症状重,体征轻。发生肠坏死后,腹膜刺激症状明显,伴有呕吐、休克,常有腹泻及血便。

肠系膜上静脉血栓形成多继发于某些血液系统疾病如真性红细胞增多症、抗凝血酶Ⅲ缺乏、C蛋白缺乏、镰状细胞贫血等,常有其他部位静脉血栓形成。表现为逐渐加重的腹部不适、腹胀、食欲减退与排便习惯改变,持续1～2周后突发剧烈腹痛、呕吐、腹泻与血便。

慢性肠系膜血管闭塞缺血多发生在中老年人,病人常伴有冠状动脉硬化、脑血管硬化、周围动脉闭塞性疾病、主动脉瘤等。表现为进食后的弥漫性腹部绞痛,餐后15～30分钟出现,2～3小时后达到高峰,可向背部放射。腹痛严重程度和持续时间长短与进食量有关系。

育龄女性突然发生的剧烈腹痛应考虑卵巢囊肿蒂扭转的可能。一般呈持续性绞痛,常出现四肢发凉、面色苍白、脉搏细速等类似休克的症状;下腹部可触及压痛性肿块;如果卵巢囊肿破裂,则出现急性腹膜炎的体征。

(六) 损伤性腹痛

临床基本特点:外伤+腹痛+腹膜炎或内出血。

有明确的外伤史、损伤部位疼痛及体征,诊断多无困难,但对腹部损伤应强调动态观察。应详细了解受伤史,包括受伤时间、地点、致伤条件、伤情、受伤至就诊之间的伤情变化和就诊前的急诊处理等。还应考虑是哪一类脏器受损(实质性或空腔脏器),并进一步确定损伤的具体脏器。注意可能为多发损伤,如:①腹腔内某一脏器有多处破裂;②腹腔内有一个以上脏器受到损伤;③除腹部损伤外,尚有腹部以外的合并损伤;④腹部以外损伤累及腹腔脏器。

(七) 功能紊乱性或其他疾病所致腹痛

临床基本特点:腹痛无明确定位+精神因素+全身性疾病史。

排除常见病因引起的急性腹痛后,要考虑全身疾病或罕见疾病引起的急性腹痛,如肠易激综合征、结肠肝(脾)曲综合征、胆道运行功能障碍、慢性铅中毒、腹型癫痫、急性溶血、糖尿病酮症酸中毒以及腹型紫癜等。

综合以上不同类型的急性腹痛特点,归纳为急性腹痛诊断流程图,见图6-5。

二、急诊处理

(一) 处理原则

首先对病人全身情况进行评估,再对腹部情况进行判断。先关注病人是否属于危重情况,需要作何紧急处理。无论诊断是否明确,均应考虑病人有无急诊手术,包括剖腹探查的适应证。如果暂时不需要手术,应在观察过程中把握中转手术的时机。

(二) 危重病情的评估

1. 病人出现血压降低或休克、急性弥漫性腹膜炎,伴脉速(>130次/分)、高热(体温≥39℃)或体温不升(≤36℃)、烦躁、冷汗等严重感染中毒症状,白细胞计数>20×10⁹/L或低于正常范围等指标异常情况。

2. 黄疸伴高热病人,如胆道系统严重感染者,容易发生感染性休克。

3. 对呕吐、腹泻,出现脱水征、尿少(尿量<25ml/h)的病人,若血钠浓度<130mmol/L,血钾浓度<3.5mmol/L,CO_2结合力<18mmol/L或>32mmol/L,碱剩余>4mmol/L,血氧分压<60mmHg(8kPa),氧合指数降低,应警惕发生急性呼吸窘迫综合征。

4. 腹部手术后近期出现急性腹痛,多数与手术有关,如出血、吻合口漏、肠梗阻等,少数是腹腔内暴发性感染(如产气性细菌感染)、手术后急性胰腺炎或血管栓塞导致器官梗死等,病情多严重且复杂。

(三) 保守治疗

1. 禁食水,必要时给予有效的胃肠减压。

2. 取半卧位,可缓解腹肌紧张,减轻疼痛,有利于腹腔液体引流至盆腔。

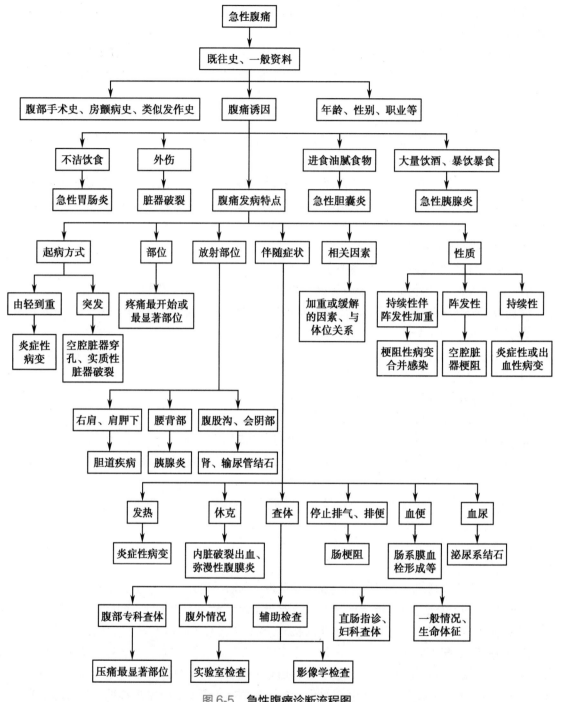

图 6-5　急性腹痛诊断流程图

3. 补充营养,纠正水、电解质及酸碱平衡紊乱。

4. 应用有效抗生素。

5. **对症处理**　高热时采用物理降温或解热镇痛药;疼痛剧烈者给予解痉镇痛药;急性胰腺炎病人应用抑制胰腺分泌的药物;肠梗阻病人采取安全的通便措施。

6. 危重症病人应监测生命体征,留置尿管,详细记录出入量,监测心、肺、肝、肾功能等,根据监测结果随时调整用药、给氧、补液成分和量。对失血的病人,应做好输血准备。短时期内不能恢复进食的病人,早期给予胃肠外营养。

(四) 诊断明确的腹痛的治疗

1. 需要急诊手术的常见疾病有急性阑尾炎、梗阻性化脓性胆总管炎、化脓性或坏疽性胆囊炎、溃疡病急性穿孔伴弥漫性腹膜炎、绞窄性肠梗阻、肝癌破裂出血等。凡诊断明确,非手术治疗不能遏制病情发展者均应急诊手术。

2. 暂时采用非手术治疗者,应通过密切观察病情进展决定中转急诊手术、择期手术或无须手术。此类疾病包括单纯性急性胆囊炎、空腹情况下的溃疡病急性穿孔而腹膜炎局限者、单纯性肠梗阻等。暂时采用非手术治疗的病人,除给予各种积极的治疗外,应根据病情变化随时调整治疗方案。

(五) 诊断不明确的腹痛的治疗

1. 无明显腹膜炎,病人一般情况较好,可严密观察生命体征变化,反复检查重要脏器功能情况和腹部体征。同时给予必要的治疗,包括输液、应用抗生素,必要时行胃肠减压及各种必要的辅助检查。未明确诊断前,慎用吗啡类镇痛药,适当选用解痉药,不能排除肠坏死和肠穿孔时,禁用泻药和灌肠。积极纠正水、电解质紊乱。观察期间定时重复检查病人,有可能逐步明确诊断。诊断不明时应嘱随访,病情较重者切不可轻易让病人离院,以免延误治疗。

2. 诊断不明确,腹痛持续加重病人的剖腹探查手术指征

(1) 弥漫性腹膜炎而病因不明者。

(2) 腹膜炎刺激征经观察无好转,反而恶化者。

(3) 腹部症状和体征经非手术治疗后范围不断扩大和加重者。

(4) 腹腔穿刺抽出不凝固血液,伴失血性休克者。

(5) 疑有空腔脏器穿孔而无局限趋势,且有明显的移动性浊音者。

(6) 腹膜刺激征不典型,腹痛、腹胀进行性加重,体温和白细胞计数上升,脉速、全身炎症反应严重者。

(7) 疑有脏器绞窄者。

(8) 腹内病变明确,伴感染性休克,难以纠正或逐渐加重者。

(六) 治疗中的动态评价

非手术治疗病人在治疗过程中要严密观察病情变化:①评价诊断是否正确,当出现新的症状、体征,或经特殊检查有新的证据发现时,应及时补充或修改原来的诊断;②评价治疗是否有效,治疗无效应及时调整,包括从非手术治疗转为手术治疗;③评价治疗过程中症状、体征及其他化验指标的变化规律,为判断疗效及探讨疗效机制提供依据。

三、常见急性腹痛

(一) 急性胃炎

急性胃炎是由病原体(如幽门螺杆菌)感染及其毒素等多种因素引起的急性胃黏膜炎症。

1. **临床特点**　急性发病,表现为上腹不适、隐痛或无症状,多以突发呕血和/或黑便而就诊。查体未见异常或仅有上腹部轻微压痛。急诊胃镜检查可见以弥漫分布的多发性糜烂、出血灶和浅表溃疡为特征的急性胃黏膜损伤,一般应激所致的胃黏膜病损以胃体、胃底为主,而 NSAIDs 或乙醇所致者则以胃窦为主。胃镜检查宜在出血发生后 24~48 小时内进行,因病变(特别是 NSAIDs 或乙醇引起者)可在短期内消失,延迟胃镜检查可能无法确定出血病因。

2. **急诊处理**　对服用 NSAIDs(特别是阿司匹林、吲哚美辛等)的病人应针对原发病和病因采取防治措施,视情况应用 H_2 受体拮抗剂、质子泵抑制剂(PPI)或米索前列醇预防出血。对处于急性应激状态的病人,除积极治疗原发病外,应常规给予 H_2 受体拮抗剂或质子泵抑制剂,或具有黏膜保护作用的硫糖铝作为预防措施。对已发生上消化道出血者,按上消化道出血治疗原则处理,常规静脉应用质子泵抑制剂或 H_2 受体拮抗剂,以促进病变愈合和止血。

(二) 胃十二指肠溃疡急性穿孔

胃十二指肠溃疡急性穿孔是指胃十二指肠溃疡活动期病变逐渐向深部侵蚀,终致穿破浆膜而发生的穿孔。穿孔部位多数位于幽门附近的胃十二指肠前壁,为消化性溃疡最严重的并发症。

1. 临床特点　病人既往多有溃疡病史。穿孔前数日腹痛加重,或有情绪波动、过度疲劳等诱因。常在夜间空腹或饱食后突然发生剑突下、上腹部剧烈疼痛,呈撕裂或刀割样,难以忍受。病人表情痛苦,出现面色苍白、冷汗、脉搏细速等,常伴有恶心、呕吐,疼痛快速波及全腹。仰卧位时不愿变换体位,腹式呼吸减弱或消失,腹肌紧张呈"木板样"强直,全腹压痛、反跳痛,叩诊有移动性浊音,肝浊音界缩小或消失,肠鸣音明显减弱或消失。80% 的病人立位 X 线检查可见右膈下游离气体影,或腹部 CT 见腹腔游离积气影。

2. 急诊处理

(1)非手术治疗:适用于一般情况好,年轻,主要脏器无病变、溃疡病史较短、症状和体征轻的空腹穿孔病人。酌情采用胃肠减压、输液及抗生素治疗。经非手术治疗 6~8 小时后病情加重,则应立即行手术治疗。对非手术治疗痊愈病人,需行胃镜检查排除胃癌,对幽门螺杆菌阳性者应进行标准化治疗。

(2)手术治疗:包括单纯穿孔修补术和根治性手术两类。前者操作简便易行,手术时间短,风险较小。根治性手术包括:胃大部切除术,十二指肠溃疡穿孔行迷走神经切断加胃窦切除术,缝合穿孔后行迷走神经切断加胃空肠吻合术,高选择性迷走神经切断术等。

(三)急性阑尾炎

急性阑尾炎系因阑尾管腔阻塞及细菌入侵所致。根据临床过程和病理解剖学变化,可分为急性单纯性阑尾炎、急性化脓性阑尾炎、坏疽性及穿孔性阑尾炎、阑尾周围脓肿四种类型。

1. 临床特点　转移性右下腹痛是本病的典型表现。一般始于上腹部,逐渐移向脐部,6~8 小时后转移并固定在右下腹。部分病例发病开始即出现右下腹痛。不同类型的阑尾炎其腹痛也有差异,例如:单纯性阑尾炎为轻度隐痛;化脓性阑尾炎呈阵发性胀痛和剧痛;坏疽性阑尾炎呈持续性剧烈腹痛;穿孔性阑尾炎因阑尾腔压力骤减,腹痛可暂时减轻,但出现腹膜炎后,腹痛又会持续加剧。发病早期可有厌食、恶心、呕吐,可出现心率增快、发热等中毒症状,阑尾穿孔时体温可达 39~40℃。如发生门静脉炎,可出现寒战、高热和轻度黄疸。

右下腹压痛是急性阑尾炎最常见的重要体征。压痛点通常位于麦氏点,可随阑尾位置的变异而改变。当阑尾穿孔时,疼痛和压痛的范围可波及全腹,但仍以阑尾所在位置压痛最明显。出现反跳痛、腹肌紧张、肠鸣音减弱或消失等提示炎症加重。如查体发现右下腹饱满,扪及疼痛性包块,边界不清,固定,应考虑阑尾周围脓肿的诊断。

多数病人白细胞计数升高,可发生核左移。如尿中出现少数红细胞,说明炎性阑尾与输尿管或膀胱相靠近。当诊断不确定时可选择腹部 X 线平片、超声、CT 扫描等检查。

2. 急诊处理

(1)手术治疗:一旦确诊,早期行阑尾切除术,术前即应用抗生素。不同类型急性阑尾炎的手术方法亦不相同。穿孔性阑尾炎应切除阑尾,清除腹腔脓液或冲洗腹腔,放置腹腔引流;阑尾周围脓肿无局限趋势者应手术切开引流。如阑尾显露方便,应切除阑尾,阑尾根部完整者仅单纯结扎。如阑尾根部坏疽穿孔,可行 U 形缝合关闭阑尾开口盲肠壁。

(2)非手术治疗:仅适用于单纯性阑尾炎及急性阑尾炎的早期阶段。当病人不接受手术治疗,或客观条件不允许,或伴其他严重器质性疾病有手术禁忌证时,选择有效的抗生素和补液治疗。

(四)急性肠梗阻

肠梗阻是常见的急腹症,不但可引起肠管本身解剖与功能上的改变,而且导致生理功能的紊乱,临床表现复杂多变。一般按其发生的基本原因分为机械性肠梗阻、动力性肠梗阻与血运性肠梗阻三类。

1. 临床特点

(1)腹痛:机械性肠梗阻一般表现为阵发性绞痛。疼痛多在腹中部,也可偏于梗阻所在的区域。腹痛发作时可伴有肠鸣音。有时可见肠型和肠蠕动波。听诊为连续高亢的肠鸣音,或呈气过水声或金属音。如果腹痛逐渐演变成剧烈的持续性腹痛,应警惕绞窄性肠梗阻的可能。

（2）呕吐:随梗阻的部位而有所不同,高位肠梗阻时呕吐频繁,呕吐物主要为胃及十二指肠内容物;低位肠梗阻时呕吐出现迟而少,呕吐物可呈粪样。结肠梗阻时,呕吐到晚期才出现。呕吐物如呈棕褐色或血性,提示肠管血运障碍。

（3）腹胀:程度与梗阻部位有关,高位肠梗阻腹胀不明显,但有时可见胃型;低位肠梗阻及麻痹性肠梗阻腹胀显著,遍及全腹。

（4）停止排气、排便:完全性肠梗阻时病人多不再排气、排便。梗阻早期,尤其是高位肠梗阻,因梗阻以下肠道内尚残存的粪便和气体仍可自行或在灌肠后排出,故不能因此而否定肠梗阻的存在。某些绞窄性肠梗阻,如肠套叠、肠系膜血管栓塞或血栓形成,则可排出血性黏液样粪便。

（5）体格检查:早期全身情况多无明显改变。梗阻晚期或绞窄性肠梗阻病人可见唇干舌燥、眼窝内陷、皮肤弹性消失、尿少或无尿等明显缺水征,或脉搏细速、血压下降、面色苍白、四肢发凉等中毒和休克征象。

与病因相关的体征:①机械性肠梗阻常可见肠型和蠕动波,肠鸣音亢进,有气过水声、金属音;②单纯性肠梗阻可有轻度压痛,但无腹膜刺激征;③绞窄性肠梗阻时,可有固定压痛和腹膜刺激征,压痛的包块常为绞窄的肠袢,移动性浊音可呈阳性;④蛔虫性肠梗阻时,常在腹中部触及条索状团块;⑤麻痹性肠梗阻时,肠鸣音减弱或消失;⑥直肠指诊如触及肿块,可能为直肠肿瘤、肠套叠的套入部或低位肠腔外肿瘤。

（6）实验室检查:血红蛋白浓度及血细胞比容可因缺水、血液浓缩而升高,尿比重增高。绞窄性肠梗阻时中性粒细胞明显增加。应随时了解酸碱失衡、电解质紊乱和肾功能的状况;呕吐物和粪便检查见大量红细胞或隐血阳性,提示肠管有循环障碍。

（7）X线检查:立位或侧卧位X线透视或平片可见液平面及胀气的肠袢。由于肠梗阻的部位不同,X线表现各有其特点:空肠黏膜环状皱襞可显示为鱼肋骨刺状;结肠胀气位于腹部周边,显示结肠袋形。

2. 临床诊断　根据痛、吐、胀、闭四大症状和腹部肠型或蠕动波、肠鸣音亢进等,一般可做出诊断。X线检查对确定有无肠梗阻价值较大。

对肠梗阻病人须明确:①是机械性还是动力性梗阻;②是单纯性还是绞窄性梗阻;③是高位还是低位梗阻;④是完全性还是不完全性梗阻;⑤根据年龄、病史、体征、X线检查等方面分析引起梗阻的原因是什么,为进一步的治疗提供依据。

3. 急诊处理　肠梗阻的治疗原则是纠正肠梗阻所引起的生理功能紊乱和解除梗阻。具体治疗方法要根据肠梗阻的类型、部位和病人的全身情况而定。

（1）一般治疗

1）胃肠减压:通过吸出胃肠道内的气体和液体,可以减轻腹胀,降低肠腔内压力,减少肠腔内的细菌和毒素,改善肠壁血液循环,有利于改善局部病变和全身情况。

2）纠正水、电解质紊乱和酸碱失衡:输液量和种类需根据呕吐情况、缺水体征、血液浓缩程度、尿排出量和比重,并结合血清钾、钠、氯和血气分析监测结果而定。

3）防治感染和中毒:应用抗肠道细菌(包括厌氧菌)的抗生素,对于防治细菌感染,从而减少毒素的产生有一定的作用。

此外,还可应用镇静、解痉等对症治疗,镇痛药的使用应遵循急腹症治疗的原则。

（2）解除梗阻:可分非手术治疗和手术治疗两大类。

1）非手术治疗:适用于单纯性粘连性(特别是不完全性)肠梗阻、麻痹性或痉挛性肠梗阻、蛔虫或粪块堵塞引起的肠梗阻、肠结核等炎症引起的不完全性肠梗阻、肠套叠早期等。治疗期间,必须严密观察,如症状、体征不见好转或有加重,即应手术治疗。非手术治疗除前述基础治疗外,还包括中医中药治疗(如针灸疗法)、口服或胃肠道灌注生植物油,以及根据不同病因采用低压空气或钡剂灌肠,经乙状结肠镜插管,腹部按摩及颠簸疗法等各种复位法。

2)手术治疗:各种类型的绞窄性肠梗阻、肿瘤及先天性肠道畸形引起的肠梗阻,以及非手术治疗无效的病人,应行手术治疗。手术的原则和目的是在最短时间内,以最简单的方法解除梗阻或恢复肠腔的通畅。手术方式包括粘连松解术、肠切开取除异物、肠套叠或肠扭转复位术、肠切除肠吻合术、梗阻近端与远端肠祥的短路吻合术、肠造口或肠外置术等,具体术式要根据梗阻的病因、性质、部位及病人全身情况而定。

4. 几种特殊的肠梗阻

(1)粘连性肠梗阻:是较为常见的肠粘连或腹腔内粘连带所致的肠梗阻。常由腹腔内手术、炎症、创伤、出血、异物等引起,多有肠道功能紊乱、暴饮暴食、突然改变体位等诱因。广泛粘连所引起的肠梗阻多为单纯性和不完全性,而局限性粘连带易引起肠扭转、内疝等闭祥性绞窄性肠梗阻。

治疗粘连性肠梗阻首先要区分是单纯性还是绞窄性,是完全性还是不完全性。通常单纯性肠梗阻选用非手术治疗,如中医的通里攻下、理气、活血化瘀法、针灸疗法等。粘连性肠梗阻经非手术治疗不见好转甚至病情加重,或怀疑为绞窄性肠梗阻时,应及早手术,以免发生肠坏死。对反复频繁发作的粘连性肠梗阻也应考虑手术治疗。

(2)肠扭转:是一段肠管甚至几乎全部小肠及其系膜沿系膜轴扭转360°~720°而造成的闭祥性肠梗阻,同时肠系膜血管受压,扭折不通,血供中断。受其供应的肠管将迅速发生坏死、穿孔,并引起腹膜炎。

1)小肠扭转:多见于青壮年,常有饱食后剧烈活动等诱因,发生于儿童者则常与先天性肠旋转不良等有关。表现为突然发作剧烈腹部绞痛,多在脐周,常为持续性疼痛阵发性加重;腹痛常牵涉腰背部,病人往往不敢仰卧,喜取胸膝位或蜷曲侧卧位,呕吐频繁;腹部有时可扪及有压痛的扩张肠祥。

2)乙状结肠扭转:多见于老年男性,常有便秘习惯。病人腹部持续胀痛,逐渐隆起,可有下腹坠痛感,但无排气排便。左腹部明显膨胀,可见肠型,叩之呈鼓音,压痛及肌紧张均不明显。X线平片显示马蹄状巨大的双腔充气肠祥,立位可见两个液平面。部分病人呈急性发作,腹部剧痛、呕吐,触诊有压痛、肌紧张,显示扭转重,肠管充血、缺血明显。

(3)肠套叠:一段肠管套入与其相连的肠管腔内称为肠套叠,其发生常与肠管解剖特点、病理因素以及肠功能失调、蠕动异常等有关。按照发生的部位分为回盲部套叠(回肠套入结肠)、小肠套叠(小肠套入小肠)与结肠套叠(结肠套入结肠)等型。

肠套叠是小儿肠梗阻的常见病因,80%发生于2岁以下儿童,最多见的为回肠末端套入结肠。肠套叠的三大典型症状是腹痛、血便和腹部肿块,表现为突然发作的阵发性剧烈腹痛,病儿阵发性哭闹不安、面色苍白、出汗,伴有呕吐和果酱样血便。腹部检查常可在腹部扪及腊肠形、表面光滑、稍可活动、具有一定压痛的肿块,常位于脐右上方,而右下腹扪诊有空虚感。空气或钡剂灌肠X线检查,可见空气或钡剂在结肠受阻,梗阻端钡影呈杯口状或弹簧状阴影。

早期可用空气(或氧气、钡剂)灌肠复位。一般空气压力先用8.0kPa(60mmHg),经肛管灌入结肠内,在X线透视下再次明确诊断后,继续注气加压至10.7kPa(80mmHg)左右,直至套叠复位。中药治疗如通里攻下、理气、活血化瘀法适用于早期肠套叠。如果套叠不能复位,或病程超过48小时,或怀疑有肠坏死,或空气灌肠复位后出现腹膜刺激征及全身情况恶化,都应行手术治疗。

(4)肠蛔虫堵塞:由蛔虫团、胆石、粪便或其他异物等肠内容物堵塞肠腔称肠堵塞,是一种单纯性机械性肠梗阻。驱虫治疗不当常为诱因,多见于儿童,农村发病率较高。蛔虫堵塞的部位常为回肠,梗阻多为不完全性。单纯性蛔虫堵塞采用非手术疗法,中医药治疗效果较好。

(五)急性胆囊炎

急性胆囊炎是胆囊发生梗阻而引起的一类胆囊的急性炎症性病变,包括结石性与非结石性两类,最常见的原因是胆囊结石。

1. **临床特点** 腹痛多发生于进食油腻食物之后,开始时为上腹中部剧烈绞痛,可伴有恶心、呕吐;绞痛发作过后,转为右上腹部疼痛,呈持续性,疼痛可放射至右肩或右腰背部。常伴畏寒、发热,发展至急性化脓性胆囊炎或合并胆道感染时,则可出现寒战、高热,甚至严重全身感染的症状。大多数病人的右上腹部有压痛、肌紧张,墨菲征阳性,常可触及肿大而有触痛的胆囊。有时由于病程较长,肿大的胆囊被大网膜包裹,在右上腹部可触及一边界不清的炎性肿块。部分病人可出现黄疸。

血常规检查常可见白细胞及中性粒细胞计数和/或百分比增高,在急性化脓性胆囊炎、胆囊坏疽等严重情况时,白细胞计数可上升至 $20 \times 10^9/L$ 以上。可有轻度至中度黄疸,部分病人同时有急性胰腺炎。超声检查可发现胆囊肿大、壁厚、胆石光团及声影、胆汁内沉淀物、胆囊收缩不良等。

2. **急诊处理**

(1)非手术治疗:包括对病人的全身支持,纠正水、电解质和酸碱平衡紊乱,禁食,解痉、镇痛,使用抗生素并严密临床观察。对伴发疾病,如老年人的心血管系统疾病、糖尿病等给予相应的治疗。

(2)手术治疗:有以下情况者,应急诊手术或尽早手术。①发病在48~72小时内者;②经非手术治疗无效或病情恶化者;③有胆囊穿孔、弥漫性腹膜炎、急性化脓性胆管炎等并发症者。急性胆囊炎的彻底手术方式应是胆囊切除术。对高危病人手术应力求简单,如在局部麻醉下先施行胆囊造口术,即达到减压和引流的目的。

(六)急性梗阻性化脓性胆管炎

急性梗阻性化脓性胆管炎又称急性重症胆管炎。胆管结石与胆道感染是本病的主要原因。除胆管结石外,肝内、外胆管的炎症性狭窄亦是导致本病的重要因素,胆道梗阻及感染为其基本病理改变。

1. **临床特点** 急性起病,右上腹痛,多合并寒战、发热和黄疸,可出现休克和意识障碍,病情进展迅速。体温达39~40℃,脉搏和呼吸增快,有明显的腹膜刺激征,肝大并有触痛,胆囊亦肿大,病人可在数小时内昏迷、死亡。白细胞计数及中性粒细胞计数升高,核左移,胞质内出现中毒性颗粒。血清胆红素、丙氨酸转氨酶(ALT)、碱性磷酸酶(ALP)、γ-谷氨酰转移酶(GGT)升高。超声、CT可显示肝大、肝内胆管及胆总管扩张,胆管内结石、虫体及肿瘤的影像;内镜逆行胰胆管造影(ERCP)及经皮肝穿刺胆管造影(PTC)可准确地显示梗阻的部位及结石、虫体、肿块等。

2. **急诊处理**

(1)一般治疗:应用抗感染治疗,补充血容量,必要时给予解痉镇痛药、血管活性药物、糖皮质激素,纠正代谢性酸中毒,预防急性肝、肾功能衰竭。

(2)介入治疗:采用经内镜鼻胆管引流术(endoscopic nasobiliary drainage,ENBD)、经皮肝穿刺胆道引流术(percutaneous transhepatic biliary drainage,PTBD)等。

(3)手术治疗:原则是操作简单,尽早解除梗阻,迅速减压,畅通胆汁引流。手术方法是胆总管探查、T形管引流。

(4)中西医结合治疗:内服中药治疗。

(七)急性胰腺炎

急性胰腺炎系胰腺消化酶被激活后对胰腺自身及其周围脏器产生消化作用而引起的炎症性疾病。按临床特点分为轻型急性胰腺炎与重症急性胰腺炎;按病理可分为急性水肿性胰腺炎与急性坏死性胰腺炎两类;按病因分类则包括酒精性、胆源性、高脂血症性、损伤性、药物性及妊娠性急性胰腺炎等。

1. **临床特点** 突然发生的剧烈腹痛,伴腹胀、恶心、呕吐、发热、黄疸。轻型仅有轻度腹胀,上腹正中或偏左有压痛。重症则出现压痛、反跳痛、肌紧张等腹膜炎体征,可有心动过速、血压下降等休克表现,出现腰部水肿并有皮肤青紫(Grey-Turner 征)、脐部青紫(Cullen 征)。

血、尿淀粉酶测定是本病诊断的主要手段之一,血钙降低超过 2.0mmol/L(8mg/dl)与血糖升高超过 11.1mmol/L(200mg/dl)提示病情危重。白细胞计数、动脉血气分析对病情程度的分期有意义。超声、CT及MRI可显示病变程度,可作为病情严重程度分级及预后判断的标准。

2. 急诊处理

（1）非手术治疗：①禁食、胃肠减压；②解痉、镇痛；③抑制胰液分泌及抗胰酶药物的应用；④支持治疗；⑤预防感染；⑥中药治疗；⑦重症监护及器官功能支持；⑧血液滤过治疗。

（2）手术治疗：仅限于胆道有梗阻、病情发展快、非手术治疗无效者。包括解除胆道梗阻、腹腔灌洗、胰腺床引流以及胰腺坏死组织清除等。

（八）异位妊娠

受精卵在子宫体腔以外着床称为异位妊娠。异位妊娠依受精卵在子宫体腔外种植部位的不同而分为输卵管妊娠、卵巢妊娠、腹腔妊娠、阔韧带妊娠、宫颈妊娠等，是孕产妇的主要死亡原因之一。

1. 临床特点　典型症状为停经后腹痛与阴道流血，多有 6～8 周停经史。当异位妊娠流产或破裂时，突然出现一侧下腹部撕裂样疼痛，常伴有恶心、呕吐，可有肛门坠胀感。随着血液由下腹部流向全腹，疼痛可由下腹部向全腹部扩散，导致弥漫性腹膜炎，偶有膈肌刺激征和肩区的牵涉痛。常有不规则阴道流血，色暗红或深褐，量少，呈点滴状。由于腹腔内出血及剧烈腹痛，可出现晕厥，严重者出现失血性休克。出血量越多越快，症状出现越迅速越严重，但与阴道流血量不成正比。

腹腔内出血较多时，病人呈贫血貌，可出现面色苍白、脉快而细弱、血压下降的休克表现。下腹有明显压痛及反跳痛，尤以患侧为著，但腹肌紧张轻微，肠鸣音减弱或消失。子宫颈常呈蓝色，子宫轻度增大。宫颈举痛或摇摆痛阳性。子宫一侧或其后方可触及肿块，其大小、形状、质地常有变化，边界多不清楚，触痛明显。

血 β- 人绒毛膜促性腺激素（β-hCG）测定是早期诊断异位妊娠的重要方法。超声是证实宫内妊娠和异位妊娠的最简单和最准确的影像手段。实验室检查可发现血细胞比容降至 30% 或更低，伴白细胞计数升高，可达到 $15×10^9/L$。若病人病情平稳，腹腔镜检查具有诊断价值。后穹窿穿刺术、腹腔穿刺术或腹腔灌洗术可发现血性腹水。

2. 急诊处理　异位妊娠破裂引起的急性腹痛，可能难以与卵巢囊肿破裂、急性阑尾炎、溃疡病穿孔等相鉴别。腹腔内出血可引发生命体征不稳定甚至并发失血性休克，故应积极准备手术探查，应酌情保留或切除患侧输卵管。

第四节 ｜ 腰背及四肢疼痛

一、病因分类和临床特点

腰背及四肢疼痛是常见急症，可分为脊柱源性、神经源性、内脏源性、血管源性和精神性疼痛。临床特点如下。

1. 脊柱源性疼痛　可定义为脊柱和脊柱相关结构引起的疼痛。常在日常发生或加剧，经休息而缓解。疼痛可源于脊柱不同结构的病变，更多是由软组织（椎间盘、韧带和肌肉）的改变引起，是临床上最常见的腰背及四肢疼痛。

2. 神经源性疼痛　腰椎神经根被刺激或受压是导致单侧或双侧下肢疼痛的原因，常见于神经纤维瘤、神经鞘瘤、室管膜瘤以及可累及神经根的囊肿和肿瘤；其他如丘脑等部位的中枢神经系统肿瘤也会导致下肢的烧灼痛。

3. 内脏源性疼痛　内脏源性腰背痛可由肾或盆腔内脏的疾病引起，如腹膜后肿瘤、妇科疾病（如痛经、卵巢病变、子宫脱垂、宫颈癌等）、上泌尿道病变（如肾盂肾炎、肾结石等）、后位阑尾炎、前列腺炎等均可引起下腰背痛或骶尾痛。

腰痛一般不是内脏疾病的唯一症状。依据所累及脏器的特点，仔细询问病史可发现其他相关症状。内脏源性腰背痛的一个重要特征是疼痛不因活动而加重，也不因休息而减轻。内脏源性疼痛可通过辗转体位而减轻，而脊柱源性疼痛最好的缓解方法是完全静卧休息。

4. **血管源性疼痛** 腹主动脉瘤或周围血管疾病(PVD)可引起腰背痛或类似坐骨神经痛的症状。腹主动脉瘤可表现为与活动无关的深在腰痛。臀上动脉供血不足引起臀部疼痛伴有跛行,行走时加重,静止站立后减轻。疼痛会沿坐骨神经支配的区域向下肢放射。疼痛不会因脊柱负荷增加的一些活动(如弯腰、俯身、上举等)而发作或加重。

PVD 的症状与椎管狭窄相似,PVD 病人通常主诉疼痛和下肢无力,短距离行走可诱发或加重。而椎管狭窄的一个显著特征是疼痛不会因站立静止而缓解。

5. **精神性疼痛** 单纯的精神性腰背痛很少见。对怀疑疼痛与精神情绪暗示有关的病人,必须认真检查,排除器质性疾病,才可诊断为精神性疼痛。

二、急诊处理

对急性腰背及四肢疼痛病人,应予制动平卧、镇痛对症处理。急诊处理前应考虑以下问题:①这是躯体的功能障碍? ②这种临床诊断是否为诊断的陷阱? 如是不是腹主动脉瘤破裂引起的? ③是否为机械性疼痛? ④病史和体格检查是否可以提示定位线索? ⑤复习影像学资料,是否存在结构性病变,是否可以解释相应的临床症状? 在仔细考虑以上问题后,对病人的诊断和鉴别诊断做出初步判断,即可以进行针对性治疗。

1. 对椎管内急性进行性压迫性疾病,如出血、外伤、骨折压迫等,应积极手术治疗。

2. 对椎管内慢性压迫性疾病,如各种良、恶性肿瘤,应择期手术。

3. 对常见疾病如椎间盘突出症、椎管狭窄症、腰椎滑脱症、软组织损害等经保守治疗无效时,可考虑手术治疗。

4. 对于感染性疾病引起的疼痛,在应用抗生素的同时,可采用适当的镇痛药物缓解疼痛。

三、腰椎间盘突出症

腰椎间盘突出症(lumbar intervertebral disc herniation)是指腰椎间盘发生退行性改变以后,在外力作用下,纤维环部分或全部破裂,单独或者连同髓核、软骨终板向外突出,刺激或压迫窦椎神经和神经根引起的以腰腿痛为主要症状的一种病变,是引起腰腿痛的最常见原因。

(一)病因

1. **椎间盘退变是根本原因** 腰椎间盘在脊柱的运动和负荷中承受巨大的应力。随着年龄的增长,在退变的基础上,劳损积累和外力的作用下,椎间盘发生破裂,髓核、纤维环甚至终板向后突出,严重者压迫神经产生症状。

2. **损伤** 积累损伤是椎间盘退变的主要原因。反复弯腰、扭转等动作最易引起椎间盘损伤,故本病与职业有一定关系。驾驶员长期处于坐位和颠簸状态,从事重体力劳动者因过度负荷,均易造成椎间盘早期退变。急性外伤可作为椎间盘突出的诱发因素。

3. **妊娠** 妊娠期间整个韧带系统处于松弛状态,而腰骶部又承受比平时更大的应力,增加了椎间盘突出的风险。

4. **发育异常** 腰椎骶化、骶椎腰化和关节突不对称等腰骶部先天发育异常,使下腰椎承受异常应力,均会增加椎间盘的损害。

(二)临床表现

腰椎间盘突出症常见于 20~50 岁的病人,男女发病比例约为(4~6):1。病人多有弯腰劳动或长期坐位工作史,首次发病常在半弯腰持重或突然扭腰动作过程中发生。

1. **症状**

(1)腰痛:腰椎间盘突出症的病人绝大部分有腰痛。腰痛可出现在腿痛之前,亦可在腿痛同时或之后出现。发生腰痛的原因是椎间盘突出刺激了外层纤维环及后纵韧带中的窦椎神经纤维。

(2)坐骨神经痛:由于 95% 左右的椎间盘突出发生在 $L_{4\sim5}$ 及 $L_5\sim S_1$ 间隙,故多伴有坐骨神经痛。

坐骨神经痛多为逐渐发生,疼痛为放射性,由臀部、大腿后外侧、小腿外侧至足跟部或足背。有的病人为了减轻疼痛、松弛坐骨神经,行走时取前倾位,卧床时取弯腰侧卧屈髋屈膝位。坐骨神经痛可因打喷嚏或咳嗽时腹压增加而加剧。在高位椎间盘突出($L_{2~3}$、$L_{3~4}$)时,突出的椎间盘可压迫相应的上腰段神经根而出现大腿前内侧或腹股沟区疼痛。

（3）马尾综合征:中央型腰椎间盘突出症可压迫马尾神经,出现大小便障碍、鞍区感觉异常。急性发病时应作为急诊手术的指征。

2. 体征

（1）腰椎侧凸:是一种为减轻疼痛而出现的姿势性代偿畸形,具有辅助诊断价值。如髓核突出在神经根的肩部,上身向健侧弯曲,腰椎凸向患侧可松弛受压的神经根;当突出髓核在神经根腋部时,上身向患侧弯曲,腰椎凸向健侧可缓解疼痛。

（2）腰部活动受限:几乎所有病人都有不同程度的腰部活动受限,以前屈受限最明显,是由于前屈位时进一步促使髓核向后移位并增加对受压神经根的牵张。

（3）压痛及骶棘肌痉挛:大部分病人在病变间隙的棘突间有压痛,按压椎旁 1cm 处有沿坐骨神经的放射痛。约 1/3 的病人有腰部骶棘肌痉挛,使腰部固定于强迫体位。

（4）直腿抬高试验及加强试验:病人仰卧,伸膝,被动抬高患肢。正常情况下神经根有 4mm 的滑动度,下肢抬高到 60°～70° 始感腘窝不适。本症病人神经根受压或粘连使滑动度减小或消失,抬高在 60° 以内即可出现坐骨神经痛,称为直腿抬高试验阳性。在直腿抬高试验阳性时,缓慢降低患肢高度,待放射痛消失,再被动背屈踝关节以牵拉坐骨神经,又出现放射痛,称为加强试验阳性。

（5）神经系统表现

1）感觉异常:多数病人有感觉异常。L_5 神经根受累者,小腿外侧和足背的痛、触觉减退;S_1 神经根受压时,外踝附近及足外侧痛、触觉减退。

2）肌力下降:若神经受压严重或时间较长,病人可有肌力下降。L_5 神经根受累时,足趾背伸肌力下降;S_1 神经根受累时,足跖屈肌力减弱。

3）反射异常:根据受累神经不同,病人常出现相应的反射异常。踝反射减弱或消失表示骶神经根受累;$S_{3~5}$ 马尾神经受压,则表现为肛门括约肌张力下降及肛门反射减弱或消失。

3. 影像学及其他检查

（1）X 线平片:通常作为常规检查。一般摄腰椎正、侧位片,若怀疑脊柱不稳可以加屈、伸动力位片和双斜位片。腰椎间盘突出症病人,腰椎 X 线平片的表现可以完全正常,但很多病人也会有一些阳性发现。在正位片上可见腰椎侧凸;在侧位片上可见生理前凸减少或消失,椎间隙狭窄。在 X 线平片上还可以看到纤维环钙化、骨质增生、关节突肥大及硬化等退变的表现。

（2）造影检查:脊髓造影、硬膜外造影、椎间盘造影等方法可间接显示有无椎间盘突出及其程度。由于这些方法为有创操作,有的存在并发症,有的技术复杂,所以目前临床应用较少,只在常规诊断方法不能明确时才慎重进行。

（3）CT:能更好地显示脊柱骨性结构的细节。腰椎间盘突出症在 CT 上的表现有椎间盘后缘变形突出、硬脊膜囊受压变形、硬膜外脂肪移位、硬膜外间隙中软组织密度影及神经根鞘受压移位等。CT 还能观察椎间小关节和黄韧带的情况。

（4）MRI:能清楚地显示人体解剖结构的图像,对于腰椎间盘突出症的诊断有极大帮助。MRI 可以全面地观察各椎间盘的退变情况,也可以了解髓核突出的程度和位置,并鉴别是否存在椎管内其他占位性病变。在读片时需注意矢状位片和横断面片要对比观察,方能准确定位。

（5）其他:肌电图等电生理检查有助于腰椎间盘突出症的诊断,并可以推断神经受损的节段。

（三）诊断

典型的腰椎间盘突出症病人,根据病史、症状、体征以及在 X 线平片上相应的节段有椎间盘退行性改变,即可做出初步诊断,结合 X 线、CT、MRI 等检查方法,能准确做出病变间隙、突出方向、突出物大小、神经受压情况的诊断。

(四)鉴别诊断

1. 腰肌劳损　中年人多发,与长期保持一种劳动姿势有关。无明显诱因的慢性疼痛为主要症状,腰痛为酸胀痛,休息后可缓解。在疼痛区有固定的压痛点,在压痛点进行叩击,疼痛反而减轻。直腿抬高试验阴性,下肢无神经受累表现。痛点局部封闭有良好的效果。

2. 第三腰椎横突综合征　主要表现为腰痛,少数可沿骶棘肌向下放射。检查见骶棘肌痉挛,第三腰椎横突尖压痛,无神经受累体征。局部封闭有很好的近期疗效。

3. 梨状肌综合征　坐骨神经从梨状肌下缘或穿梨状肌下行,如梨状肌因外伤、先天异常或炎症而增生、肥大、粘连,均可以在收缩过程中刺激或压迫坐骨神经而出现症状。病人主要表现为臀部和下肢疼痛,症状的出现和加重常与活动有关,休息可明显缓解。查体可见臀肌萎缩、臀部深压痛及直腿抬高试验阳性,但神经定位体征多不明确。髋关节外展、外旋位抗阻力时,可诱发症状。

4. 腰椎管狭窄症　椎管狭窄症是指多种原因所致椎管、神经根管、椎间孔的狭窄,并使相应部位的脊髓、马尾神经或神经根受压的病变。以下腰痛、马尾神经或腰神经受压症状为主要表现,以神经源性间歇性跛行为主要特点。主诉症状多而阳性体征少。结合 CT 和 MRI 检查可明确诊断。

5. 腰椎滑脱与椎弓根峡部不连　表现为下腰痛,滑脱较重时可出现神经根症状,且常诱发椎间盘退变、突出。腰骶部侧位 X 线片可以了解滑脱的程度,斜位片可以了解有无峡部不连。MRI 检查可明确脊髓和神经受压情况。

6. 腰椎结核　有结核病史或接触史。常有午后低热、乏力等全身中毒症状,血沉增快。X 线平片上有明显的骨破坏,受累的椎间隙变窄,病灶旁有寒性脓肿阴影。

7. 脊柱肿瘤　病人的腰痛呈进行性加重,平卧不能减轻。恶性肿瘤病人可有贫血和恶病质,血沉快,碱性或酸性磷酸酶升高。X 线平片显示骨破坏,根据 CT 和 MRI 表现均可与椎间盘突出症相鉴别。

8. 椎管内肿瘤　发病较慢但呈进行性加重。首先出现足部的麻木并自下而上发展,出现感觉、运动障碍,反射减弱,不只限于某一神经的支配区。括约肌功能障碍逐渐出现并加重。根据脑脊液检查及 MRI 检查可鉴别。

9. 盆腔疾病　早期盆腔的炎症、肿瘤等,当其本身的症状尚未充分表现时,可刺激腰骶神经根而导致出现腰骶部疼痛或伴有下肢痛。超声、CT 和 MRI 等检查可以协助诊断。

10. 下肢血管病变　对单纯腿痛的病人须注意与血管病变相鉴别。检查时注意肢体的皮温、皮色、血管搏动等情况,必要时行多普勒超声或 DSA 检查明确诊断。

(五)治疗

1. 非手术治疗

(1)适应证:①初次发病,病程较短的病人;②休息以后症状可以自行缓解者;③由于全身疾病或局部皮肤疾病,不能施行手术者;④不同意手术者。

(2)治疗方法:①卧床休息,一般严格卧床 3 周,戴腰围逐步下地活动;②非甾体抗炎药;③牵引疗法,骨盆牵引最常用;④理疗。

2. 手术治疗

(1)适应证:①腰腿痛症状严重,反复发作,经半年以上非手术治疗无效,且病情逐渐加重,影响工作和生活者;②中央型腰椎间盘突出症有马尾综合征、括约肌功能障碍者,应急诊手术;③有明显的神经受累表现者。

(2)手术方法

1)全椎板切除髓核摘除术:适用于椎间盘突出症合并椎管狭窄、椎间盘向两侧突出、中央型巨大突出以及游离型椎间盘突出症。

2)半椎板切除髓核摘除术:适用于单纯椎间盘向一侧突出者。

3）显微外科腰椎间盘摘除术：适用于单纯腰椎间盘突出症。

4）经皮腰椎间盘切除术：适用于单纯腰椎间盘突出症。

四、上尿路结石

肾和输尿管结石（renal and ureteral calculi）为上尿路结石，主要症状是疼痛和血尿，其程度与结石部位、大小、活动与否及有无损伤、感染、梗阻等有关。

（一）临床表现

1. **疼痛**　肾结石可引起肾区疼痛伴肋脊角叩击痛。肾盂内大结石及肾盏结石可无明显临床症状，活动后出现上腹或腰部钝痛。输尿管结石可引起肾绞痛（renal colic）或输尿管绞痛，典型的表现为阵发性腰部或上腹部疼痛，剧烈难忍，并沿输尿管放射至同侧腹股沟，还可涉及同侧睾丸或阴唇。结石处于输尿管膀胱壁段或输尿管口，可伴有膀胱刺激症状及尿道和阴茎头部放射痛。肾绞痛常见于结石活动并引起输尿管梗阻的情况。

2. **血尿**　通常为镜下血尿，少数病人可见肉眼血尿。有时活动后出现镜下血尿是上尿路结石的唯一表现。

3. **恶心、呕吐**　输尿管结石引起尿路梗阻，使输尿管管腔内压力增高，管壁局部扩张、痉挛和缺血。由于输尿管与肠道有共同的神经支配而导致恶心、呕吐，常与肾绞痛伴发。

4. **膀胱刺激症状**　结石伴感染或输尿管膀胱壁段结石时，可有尿频、尿急、尿痛。

5. **并发症**　结石继发急性肾盂肾炎或肾积脓时，可有畏寒、发热、寒战等全身症状。结石所致肾积水，可在上腹部扪及增大的肾。双侧上尿路结石引起双侧尿路完全性梗阻或孤立肾上尿路完全性梗阻时，可导致无尿。

（二）诊断

1. **病史和查体**　与活动有关的疼痛和血尿，有助于此病的诊断。病史中要问清楚第一次发作的情况，确认疼痛发作及其放射的部位，以往有无结石病史或家族史，既往病史包括泌尿生殖系统疾病或解剖异常，或结石形成的影响因素等。查体主要是排除其他可引起腹部疼痛的疾病，如急性阑尾炎、异位妊娠、卵巢囊肿扭转、急性胆囊炎、胆石症、肾盂肾炎等。疼痛发作时常有肾区叩击痛。

2. **实验室检查**

（1）血液分析：应检测血钙、白蛋白、肌酐、尿酸等。代谢异常病人应做相关检查。

（2）尿液分析：常能见到肉眼或镜下血尿；伴感染时有脓尿，感染性尿路结石病人应行尿液细菌培养；尿液分析还可测定尿液 pH、钙、磷、尿酸、草酸等；若发现晶体尿，应及时行尿胱氨酸检查等。

（3）结石成分分析：是确定结石性质的方法，也是制定结石预防措施和选用溶石疗法的重要依据。结石分析方法包括物理方法和化学方法两种。

3. **影像学检查**

（1）超声检查：能显示结石的高回声影及其后方的声影，亦能显示结石梗阻引起的肾积水及肾实质萎缩等，可发现尿路平片不能显示的小结石和 X 线透光结石。作为首选的影像学检查，适合于所有病人，包括孕妇、儿童、肾功能不全和对对比剂过敏者。

（2）X 线检查：①尿路平片能发现 90% 以上的 X 线阳性结石。结石过小或钙化程度不高、纯尿酸结石及基质结石则不显影。②静脉尿路造影可以评价结石所致的肾结构和功能改变，以及有无引起结石的尿路异常如先天性畸形等。③逆行或经皮肾穿刺造影属于有创检查，往往在其他方法不能确定结石的部位或结石以下尿路系统病情不明需要鉴别诊断时采用。④平扫 CT 能发现以上检查不能显示的或较小的输尿管中、下段结石，有助于鉴别不透光的结石、肿瘤、凝血块等，以及了解有无肾畸形。增强 CT 能够显示肾积水的程度和肾实质的厚度，从而反映肾功能的改变情况。

（3）磁共振水成像（MRU）：MR 不能显示尿路结石，因而不用于结石的检查。MRU 能够了解结石梗阻后肾输尿管积水的情况，而且不需要对比剂即可获得与静脉尿路造影相似的影像，不受肾功能改变的影响。因此,对于不适合做静脉尿路造影的病人(如对比剂过敏、严重肾损害、儿童和孕妇等)可考虑采用。

（4）放射性核素肾显像:放射性核素检查不能直接显示泌尿系统结石,主要用于确定各侧肾功能,评价治疗前肾功能情况和治疗后肾功能恢复状况。

（5）内镜检查:包括经皮肾镜,输尿管硬、软镜,以及膀胱镜检查。通常在尿路平片未显示结石,静脉尿路造影有充盈缺损而不能确诊时,借助于内镜可以明确诊断和进行治疗。

（三）急诊治疗

尿石症由于发病复杂多变,结石的性质、形态、大小、部位不同,病人个体差异等因素,所以治疗方法的选择及疗效也大不相同,有的仅多饮水就自行排出结石,有的即使采用多种方法也未必能取尽结石。

1. 急诊处理　肾绞痛是常见急症,需紧急处理,在用药前注意与其他急腹症鉴别。以解痉镇痛为主,常用的镇痛药物包括:非甾体镇痛抗炎药物如双氯芬酸、吲哚美辛,阿片类镇痛药如哌替啶、曲马多等,解痉药如 M 型胆碱受体拮抗剂、钙通道阻滞剂、黄体酮等。

2. 病因治疗　少数病人能找到形成结石的病因,如甲状旁腺功能亢进(主要是甲状旁腺腺瘤),只有切除腺瘤才能防止尿路结石复发;尿路梗阻者,需要解除梗阻来避免结石复发。

3. 药物治疗　结石直径<0.6cm、表面光滑、结石以下尿路无梗阻时可采用药物排石治疗。纯尿酸结石及胱氨酸结石可采用药物溶石治疗,如尿酸结石用枸橼酸氢钾钠、碳酸氢钠碱化尿液,口服别嘌醇及饮食调节等方法治疗;胱氨酸结石需碱化尿液,使 pH>7.8,摄入大量液体。α-巯丙酰甘氨酸（α-MPG）和乙酰半胱氨酸有溶石作用。卡托普利（captopril）有预防胱氨酸结石形成的作用。感染性结石需控制感染,口服氯化铵酸化尿液,应用脲酶抑制剂,有控制结石长大的作用;限制食物中磷酸的摄入,应用氢氧化铝凝胶限制肠道对磷酸的吸收有预防作用。在药物治疗过程中,还需增加液体摄入量,包括大量饮水,以增加尿量。中药和针灸治疗对结石排出有促进作用,常用单味中药有金钱草或车前子等;常用针刺穴位包括肾俞、膀胱俞、三阴交、阿是穴等。

4. 体外冲击波碎石（extracorporeal shock wave lithotripsy,ESWL）　通过 X 线或超声对结石进行定位,利用高能冲击波聚焦后作用于结石,使之裂解,直至粉碎成细砂,随尿液排出体外。

（1）适应证:适用于直径≤2cm 的肾结石及输尿管上段结石。

（2）禁忌证:结石远端尿路梗阻、妊娠、出血性疾病、严重心脑血管病、主动脉或肾动脉瘤、尚未控制的泌尿系感染等。

（3）并发症:碎石后多数病人会出现一过性肉眼血尿,一般不需要特殊处理。感染性结石或结石合并感染者,由于结石内细菌播散、碎石梗阻引起肾盂内高压、冲击波引起的肾组织损伤等因素,可发生尿源性脓毒症,往往病程进展快,可继发感染性休克甚至死亡。碎石排出过程中,结石碎片或颗粒排出可引起肾绞痛。如果碎石过多地积聚于输尿管与尿道内,可引起所谓“石街”,病人出现腰痛或不适,有时可合并继发感染等。

5. 经皮肾镜取石术（percutaneous nephrolithotomy,PCNL）　在超声或 X 线定位下,经腰背部细针穿刺直达肾盏或肾盂,扩张并建立皮肤至肾内的通道,在肾镜下取石或碎石。PCNL 适用于所有需开放手术干预的肾结石,包括完全性和不完全性鹿角结石、直径≥2cm 的肾结石、有症状的肾盏或憩室内结石、体外冲击波难以粉碎及治疗失败的结石,以及部分 L_4 以上较大的输尿管上段结石。

6. 输尿管镜取石术（ureteroscope lithotripsy,URL）　经尿道插入输尿管镜,在膀胱内找到输尿管口,在安全导丝引导下进入输尿管,直视下找到结石,用套石篮、取石钳将结石取出;若结石较大,可采用超声、激光或气压弹道等方法碎石。适用于中、下段输尿管结石,尿路平片不显影结石,因肥胖、结石硬、停留时间长而用 ESWL 困难者,亦用于 ESWL 治疗所致的“石街”。

7. 腹腔镜输尿管取石（laparoscopic ureterolithotomy,LUL）　适用于输尿管结石直径>2cm,原来考虑开放手术或经 ESWL、输尿管镜手术治疗失败者。

8. 开放手术治疗　开放手术的术式主要有以下几种。

（1）肾盂切开取石术：主要适用于肾盂输尿管处梗阻合并肾盂结石,可在取石的同时解除梗阻。

（2）肾实质切开取石术：适用于肾盏结石,尤其是肾盂切开不易取出或多发性肾盏结石。根据结石所在部位,沿肾前后段段间线切开或于肾后侧作放射状切口取石。

（3）肾部分切除术：适用于结石在肾一极或结石所在肾盏有明显扩张、实质萎缩和有明显复发因素者。

（4）肾切除术：因结石导致肾结构严重破坏、功能丧失,或合并肾积脓,而对侧肾功能良好,可将患肾切除。

（5）输尿管切开取石术：适用于嵌顿较久或其他方法治疗无效的结石。手术径路需根据结石部位选定。

（四）预防

尿路结石形成的影响因素很多,其发病率和复发率高,肾结石治疗后 5 年内约 1/3 的病人会复发。因而采用合适的预防措施有重要意义。

1. 大量饮水　以增加尿量,稀释尿中形成结石物质的浓度,减少晶体沉积,亦有利于结石排出。除日间多饮水外,每晚加饮水 1 次,保持夜间尿液呈稀释状态,可以减少晶体形成。成人 24 小时尿量在 2 000ml 以上,这对任何类型的结石都是一项很重要的预防措施。

2. 调节饮食　维持膳食营养的综合平衡,强调避免其中某一种营养成分的过度摄入。根据结石成分、代谢状态等调节食谱构成。推荐吸收性高钙尿症病人摄入低钙饮食。草酸盐结石病人应限制浓茶、菠菜、番茄、芦笋、花生等的摄入。高尿酸的病人应避免摄入高嘌呤食物如动物内脏。经常检查尿 pH,预防尿酸和胱氨酸结石时,尿 pH 应保持在 6.5 以上。

3. 特殊性预防　在进行完整的代谢状态检查后可采用以下预防方法:①草酸盐结石病人可口服维生素 B_6,以减少草酸盐排出;口服氧化镁可增加尿中草酸的溶解度。②尿酸结石病人可口服别嘌醇和碳酸氢钠,以抑制结石形成。③伴甲状旁腺功能亢进者,必须切除腺瘤或增生。④若有尿路梗阻、尿路异物、尿路感染或长期卧床等情况,应及时去除这些结石诱因。

（朱海燕）

思考题

1. 颅内压增高的临床表现是什么？如何救治？
2. 高血压危象分为哪两类？其降压原则是什么？
3. 急性 ST 段抬高心肌梗死的治疗原则和方法有哪些？
4. 主动脉夹层与急性冠脉综合征的临床鉴别要点有哪些?
5. 根据常见病因及病变性质不同可将急性腹痛分为哪几类？其各自的临床基本特点是什么？

思考题解题思路

本章目标测试

本章思维导图

第七章 | 出 血

出血（bleeding）是某种病变或损伤导致局部血管破裂,或血液系统原发性或继发性病变导致凝血、抗凝或纤溶系统功能障碍。按出血程度不同,可表现为皮肤出血、黏膜出血或器官出血,大出血导致失血性休克,重要器官出血可快速导致死亡。

第一节 | 咯 血

一、概述

咯血（hemoptysis）是指喉腔、气管、支气管和肺组织出血,由咳嗽动作经口排出。病人常有喉部痒感,血呈弱碱性,色鲜红,泡沫状,多混有痰液,咯血后数日内仍可咳出血痰。临床根据咯血量分类如下:≤100ml/24h 为少量咯血;≥500ml/24h 或一次咯血量≥200ml 为大量咯血。大量咯血可引起肺泡填塞和/或气道阻塞,因窒息、低氧血症而致死亡。

（一）病因与分类

咯血量因病因及其发病机制不同而异,但与病变的严重程度并不完全一致。少量咯血多为剧烈咳嗽或炎症导致气管和支气管毛细血管破裂所致,而大出血多由支气管动脉破裂引起,虽支气管动脉管径较细,但由于其直接由胸主动脉发出,压力较高,多引起大咯血。大咯血主要见于空洞型肺结核、支气管扩张症和慢性肺脓肿。咯血的病因与分类见表 7-1。

表 7-1 咯血的病因与分类

出血部位	疾病
咽部和喉部	淋巴瘤、癌症、结核性溃疡
气管和大支气管	良性或恶性原发性肿瘤、毛细血管扩张、主动脉侵蚀、支气管囊肿、干酪钙化淋巴结侵蚀、食管和其他纵隔结构的肿瘤侵蚀、重症急性支气管炎、外伤
较小支气管结构	癌症、腺瘤、急性支气管炎、支气管扩张症、支气管肺隔离症、慢性支气管炎、外伤
肺实质	原发性或转移性肿瘤、肺梗死、肺脓肿、活动性肉芽肿病、陈旧空洞内真菌球、急性肺炎、特发性含铁血黄素沉着症、肺出血肾炎综合征（Goodpasture syndrome）、外伤
心血管系统	左心衰竭、二尖瓣狭窄、肺栓塞、原发性肺动脉高压、肺动静脉畸形、心房黏液瘤、纤维性纵隔炎伴肺静脉阻塞、主动脉瘤瘘破入肺实质
出凝血系统	血小板减少;肝素治疗;弥散性血管内凝血;维生素 K 依赖因子缺乏;凝血酶原（Ⅱ因子）、Stuart 因子（Ⅹ因子）、Ⅶ因子、Christmas 因子（Ⅸ因子）;纤维蛋白溶解治疗;尿激酶、链激酶;各种先天性凝血功能缺陷等
全身性疾病	急性传染病[流行性出血热、钩端螺旋体病(肺出血型)]、结缔组织病、白血病等

（二）临床特点

多数起病较急,病人初次咯出鲜血,多伴有精神高度紧张、恐惧感。多数病人的咯血量为小至中等量,少数由于病变侵犯较大静脉或动脉而发生大咯血,甚至引起气道阻塞导致窒息。常见咯血的病因与临床特点见表 7-2。

表 7-2　常见咯血的病因与临床特点

病因	病史	体格检查
气管、肺部感染	有发热、咳嗽、咳痰，以及流行病学及接触史	肺部啰音或实变体征
心血管病	有心脏瓣膜病或高血压病史、肺动脉高压、肺水肿	心脏杂音、颈静脉扩张、肺部啰音、心衰表现
肺栓塞	起病急，胸痛，有创伤或手术、深静脉炎病史	心动过速、发绀、胸腔积液、静脉炎等
肺癌	注意年龄、吸烟史、呼吸道症状	肺部及转移征象
出血性疾病	贫血、血液病、血小板异常病史	面色苍白、出血倾向

（三）辅助检查

1. **影像学检查**　胸部 X 线检查可初步判断胸部病变的性质及出血部位；胸部 CT 检查，尤其是高分辨率 CT 检查可显示次级肺小叶为基本单位的细微结构，可明确病变性质及范围；胸部增强 CT 及核素扫描可明确心肺血管病变及占位性病变。支气管动脉造影仅用于介入治疗前对出血部位的精确定位。

2. **纤维支气管镜检查**　可发现部分病人的出血部位，同时可行局部灌洗，留取样本行病原学和细胞学检查。

3. **痰液的细菌、真菌和细胞学检查**　有助于诊断与治疗。

4. **血常规、出凝血功能检查**　对出血性疾病的诊断有帮助。

5. **动脉血气分析**　有助于判断病情危重病人的肺功能状态。

（四）鉴别诊断

1. **支气管扩张症**　主要表现为慢性咳嗽、咳大量脓性痰和反复咯血。部分病人以反复咯血为唯一症状，临床上称为"干性支气管扩张症"。也有病人表现为反复肺部感染，同肺段反复发生肺炎并迁延不愈。

2. **肺结核**　可有午后低热、乏力、盗汗等结核中毒症状。痰液检查可发现结核分枝杆菌。胸部 X 线检查可发现结核病灶。

3. **肺癌**　早期可无特殊症状，近期发现痰中带血，并反复出现，影像学检查可见占位性病变或阻塞性肺不张。中晚期可出现咳嗽、咳痰、气促、消瘦等症状。痰液细胞学检查或肺活检病理学检查可确诊。

4. **先天性肺囊肿**　表现为反复咳嗽、咳痰、咯血及肺部感染，影像学检查可见多个边界纤细的圆形或椭圆形阴影，壁较薄。

5. **肺脓肿**　急性起病，多有劳累、受凉等病史。病人出现高热，伴有不同程度的咯血。发病两周左右突然咳出大量脓痰及坏死组织，痰咳出后，体温下降。查体可发现局部湿啰音，偶可闻及空瓮音，可见杵状指（趾）。结合胸部 X 线或 CT 影像、痰液细菌培养多能明确诊断。

6. **风湿性心脏病二尖瓣狭窄**　有风湿性心脏病病史，可在感冒、活动后出现呼吸困难，严重时不能平卧，常出现急性左心功能不全表现，咳出大量粉红色泡沫样痰。小量咯血多见，偶见大量咯血。查体可见"二尖瓣面容"，心尖部听诊可闻及第一心音亢进、开瓣音、舒张中晚期隆隆样杂音。超声心动图检查可明确诊断。

7. **急性肺栓塞**　有长期卧床、骨折、大手术、下肢静脉炎、下肢静脉血栓形成或房颤等病史。突然出现胸痛、胸闷，甚至晕厥，以小到中等量咯血多见。查体可见呼吸加快，血压下降。监测氧分压降低、D-二聚体升高、肺动脉 CTA 可明确诊断。

8. **咯血与呕血的鉴别**　见表 7-3。

（五）急诊处理

大咯血抢救的重点为迅速有效止血，保持呼吸道通畅，防止窒息，对症治疗，控制病因及防治并发症，并针对基础病因采取相应的治疗。

表7-3　咯血与呕血的鉴别

项目	咯血	呕血
原发病	原有各种呼吸道疾病(肺结核、支气管扩张症等)	原有各种消化道疾病(胃溃疡、食管静脉曲张等)
前驱症状	胸闷、咽喉痒、咳嗽等	上腹部不适、恶心、呕吐等
血液性状	色鲜红,泡沫状,伴痰液,呈碱性	色暗红或呈咖啡色,凝块状,伴食物残渣,呈酸性
演变	大咯血后常持续血痰数日,咽入较多咯血时,可有小量黑便	呕血停止后数日仍有黑便

1. **窒息紧急处理**　咯血窒息是导致病人死亡的主要原因,应及早识别和抢救。重点是开放气道,保持呼吸道通畅和纠正缺氧。如自主呼吸极弱或消失,立即行气管插管或机械通气。呼吸心跳骤停时立即行心肺复苏。

2. **急诊处理**

(1) 绝对卧床:身体与床成40°～90°。大出血时患侧卧位,保持健侧肺及气道通畅,维持氧供。

(2) 高流量吸氧:用鼻导管吸氧,3～6L/min。

(3) 镇静:病人常有恐惧心理、精神紧张,对无严重呼吸功能障碍者可适当给予镇静药,口服、肌内或缓慢静脉注射地西泮,一日2～3次。严重者可用苯巴比妥肌内注射,每次0.1g,必要时可重复。

(4) 镇咳:原则上不用镇咳剂,但剧咳可能诱发再次出血,必要时可口服镇咳剂,如喷托维林或盐酸可待因。年老体弱、呼吸功能不全者慎用镇咳剂,禁用抑制咳嗽反射和呼吸中枢的麻醉药物。

(5) 输血:持续大咯血出现循环容量不足者,应及时输血和补充血容量。

3. **止血**　除采用药物止血外,须针对不同病因采取相应的彻底止血措施。

(1) 药物止血

1) 垂体后叶素:使肺循环压力降低而迅速止血。用法:①大咯血时以垂体后叶素6～12U加入25%葡萄糖液20～40ml缓慢静脉注射(10～15分钟内);②持续咯血者可以将垂体后叶素12～24U加入5%葡萄糖液500ml,缓慢静脉滴注。高血压、冠状动脉疾病、肺源性心脏病、心力衰竭者和孕妇应慎用。

2) 普鲁卡因:用于对垂体后叶素有禁忌者。用法:①普鲁卡因150～300mg加入5%葡萄糖液500ml缓慢静脉滴注;②普鲁卡因50mg加入25%葡萄糖液40ml,缓慢静脉注射;③用药前应作皮试,防止发生过敏反应。

3) 酚妥拉明:为α受体拮抗剂,能有效扩张血管平滑肌,降低肺循环阻力及心房压、肺毛细血管楔压和左心室充盈压,有较好的止血作用。用法:酚妥拉明10～20mg加入5%葡萄糖液250～500ml中持续静脉滴注。使用时监测血压并保持足够的血容量。

4) 纠正凝血功能障碍的药物:常用药物包括以下几种。①氨基己酸:6.0g加入5%葡萄糖液250ml静脉滴注;②氨甲苯酸:100～200mg加入25%葡萄糖液40ml静脉滴注,或200mg加入5%葡萄糖液500ml静脉滴注;③氨甲环酸:250mg加入25%葡萄糖液40ml静脉注射,750mg加入5%葡萄糖液500ml静脉滴注。

5) 其他止血药物:①酚磺乙胺:有收缩肺毛细血管、增加毛细血管抵抗力和加速管壁回缩及轻微的促血小板聚集作用;②血凝酶:对纤维蛋白原的降解有选择性作用,在出血部位生理性凝血因子的作用下,纤维蛋白多聚体迅速形成稳固的纤维蛋白,在出血部位发挥凝血作用。

此外,阿托品,中药如三七粉、云南白药等,鱼精蛋白注射液,大剂量维生素C,凝血酶原复合物等,均可根据病情酌情使用。

(2) 非药物止血

1) 局部止血治疗:适用于大咯血并发窒息和严重反复咯血,病情严重,肺功能较差,不适合手术治疗者。放置气管插管或使用支气管镜时应边插管边吸血,至出血部位后,将聚乙烯导管由活检孔插入至病变部位,注入低温生理盐水(4℃)50ml,留置30～60秒后吸出,重复数次,通过冷刺激使血管收缩,从而达到止血目的,或者注入凝血酶200～400U,或去甲肾上腺素液1～2mg局部使用。

2)支气管动脉栓塞:经股动脉放置导管,在X线透视下,将导管插到对病变区域供血的支气管动脉内,注入明胶海绵碎粒或聚乙烯醇微粒,栓塞支气管动脉,达到止血目的。

3)手术止血:对于出血部位明确而无手术禁忌者,经多种方法止血无效时,用急诊手术止血可挽救生命。手术指征包括:①肺部病变引起的致命大咯血;②可能引起气道阻塞和窒息者。

二、支气管扩张症

支气管扩张症(bronchiectasis)是咯血的常见病因之一。典型临床表现为慢性咳嗽伴大量脓痰和/或反复咯血。主要病因是支气管-肺组织感染和支气管阻塞,少见原因为先天性发育障碍和遗传因素,但有30%病因未明。支气管扩张症常见病因见表7-4。

表7-4　支气管扩张症常见病因

病因分类	常见病因或相关因素
支气管-肺组织感染	婴幼儿期支气管-肺组织感染、支气管内膜结核、肺结核、反复继发感染
支气管阻塞	肿瘤、异物、感染、中叶综合征
支气管先天性发育障碍	巨大气管-支气管症、Kartagener综合征、先天性软骨缺失症、支气管肺隔离症
遗传因素	肺囊性纤维化、遗传性 α_1-抗胰蛋白酶缺乏症、先天性免疫缺乏症
全身性疾病	类风湿关节炎、克罗恩病、溃疡性结肠炎、系统性红斑狼疮、人类免疫缺陷病毒感染、黄甲综合征
其他	心肺移植术后、先天性丙种球蛋白缺乏症、低球蛋白血症、机体免疫功能失调

(一)临床特点

1. **病史**　病人幼年可有麻疹、百日咳、支气管肺炎、肺结核等病史,以后常有反复发作的呼吸道感染。

2. **症状**　主要是慢性咳嗽伴大量脓性痰、反复咯血,肺部同一部位反复感染。大量脓痰与体位改变有关,如晨起或入夜卧床时咳嗽、痰量增多。呼吸道感染急性发作时,每日可咳数百毫升黄绿色脓痰。多数病人有程度不等的反复咯血,从痰中带血至大量咯血,咯血量与病情严重程度、病变范围有时不一致。反复发生感染可出现发热、胸痛、乏力、食欲减退、消瘦、贫血等。慢性重症支气管扩张症肺功能严重障碍时,可有活动性气促、发绀。

3. **体征**　早期或干性支气管扩张可无异常肺部体征。病变重或继发感染时常可闻及下胸部、背部固定而持久的局限性粗湿啰音,有时可闻及哮鸣音。结核引起的支气管扩张症多见于肩胛间区,咳嗽时可闻及干、湿啰音。部分慢性病人伴有杵状指(趾)、肺气肿体征。

4. **辅助检查**

(1)痰液:痰液收集于玻璃瓶中静置后分4层,最上层为泡沫,第三层为脓性成分,中间为混浊黏液,底层为坏死组织沉淀物。痰细菌学培养:常为铜绿假单胞菌、金黄色葡萄球菌、流感嗜血杆菌、肺炎链球菌、卡他莫拉菌等。

(2)胸部X线检查:轻症病人常无特殊发现,或仅有一侧或双侧下肺纹理局部增多、增粗、排列紊乱现象。支气管柱状扩张的典型X线表现是轨道征,系增厚的支气管壁影;囊状扩张的特征性改变为卷发样阴影,表现为粗乱肺纹理中有多个不规则的蜂窝状透亮阴影,感染时阴影内出现液平面。

(3)胸部高分辨率CT扫描(HRCT):HRCT可显示支气管壁增厚的柱状扩张或成串、成簇的囊状改变,并能显示以次级肺小叶为基本单位的肺内细微结构,目前已基本取代支气管造影。

（4）纤维支气管镜：可发现部分病人的出血部位或阻塞原因。可取灌洗液作细菌学和细胞学检查。

（5）DSA：可对支气管动脉和周围血管进行选择性血管造影，有指征时可进行动脉栓塞介入止血。

（二）生命体征评估

1. 评估感染症状与体征，观察体温变化。

2. 评估咯血量。

3. 评估意识、窒息先兆症状。

4. 观察止血措施的效果和副作用。

（三）急诊处理

1. 咯血急救

（1）防治窒息。

（2）药物止血：可用垂体后叶素、抗纤溶药物等。

（3）介入治疗或内镜治疗：可用于药物不能控制、无外科手术指征的急性大咯血，如经纤维支气管镜局部止血、DSA 支气管动脉栓塞止血。

2. 控制感染 选用有效的抗生素是急性感染期的主要治疗措施。

3. 保持引流通畅 以祛痰药稀释脓痰、支气管舒张药促进排痰、体位引流清除痰液。祛痰药可选用溴己新、氨溴索等。支气管舒张药可选用 β_2 受体激动剂或异丙托溴铵喷雾吸入，或氨茶碱口服。如体位引流痰液仍难排出，可经纤维支气管镜吸痰，以及用生理盐水冲洗稀释痰液。

4. 手术治疗 适用于反复呼吸道急性感染或大咯血，病变范围局限在一叶或一侧肺组织，经药物治疗不易控制，无严重心、肺功能损害者。可根据病变范围作肺段或肺叶切除术，术前应明确出血部位。

三、肺结核

肺结核（pulmonary tuberculosis）是结核分枝杆菌（TB）感染后发生的一种以炎症为主的变质、渗出和增生为特征的疾病。大咯血窒息是肺结核致死的原因之一。

（一）临床特点

1. 呼吸症状 咳嗽、干咳或咳少量痰，出现空洞或伴有感染时痰液量增多，痰中带血或大咯血。胸痛常为一侧，随呼吸或咳嗽加重。呼吸困难见于大量胸腔积液或干酪性肺炎。

2. 全身中毒症状 发热，常见午后低热，亦可见中、高热，可伴盗汗、乏力、食欲减退、体重减轻、月经失调等。

3. 体征 与病变的性质和范围有关。大量胸腔积液时可有气管移位，叩诊呈浊音，听诊呼吸音消失，语音共振减弱或消失。干酪性肺炎除有肺实变体征外，还可能听到细小湿啰音。出现较大空洞时可听到支气管呼吸音。

（二）诊断与鉴别诊断

1. 病史和体征 明确的接触史、结核中毒症状、抗结核药物治疗史对诊断有参考意义。

2. 辅助检查

（1）病原学检查：即结核分枝杆菌与其相关指标的鉴定，包括常规细菌学、免疫学和分子生物学检查。

1）细菌学检查：①涂片染色：标本来源可以是痰液、支气管肺泡灌洗液等；②痰菌培养；③肺及支气管活检标本。

2）血清免疫学检测：由于结核分枝杆菌的抗原性和特异性差，结果差异较大，肺结核病人阳性率约为 60%。

3）结核菌素纯蛋白衍生物（purified protein derivative，PPD）试验：PPD 试验阳性可表明结核分枝杆菌感染，但不能区分是自然感染还是卡介苗的免疫反应。

4）结核感染 T 细胞斑点试验（T-SPOT 试验）：作为一种新的酶联免疫斑点技术，为结核病的诊断提供了新的方法，诊断结核具有操作简单、周期短、敏感性和特异性高等优点，数小时即可得到结果，因此建议在急诊科和重症监护病房应用这一诊断技术。

5）结核分枝杆菌及耐药基因快速检测（TB-Gene Xpert）：作为结核病新的确诊方法，2015 年世界卫生组织更新建议如下：①应该作为所有成人和儿童疑似结核病病人的最初诊断测试；②应该作为成人和儿童疑似多重耐药结核病（MDR-TB）和 HIV/TB 双重感染的最初诊断测试；③可以用作成人疑似结核病但不存在 MDR-TB 和 HIV/TB 双重感染病人的后续测试，尤其适用于痰涂片阴性病人的进一步测试；④应该作为疑似结核性脑膜炎病人（脑脊液标本）的最初诊断测试；⑤可能替代常规检测方法，用于检测特定的非呼吸道标本（淋巴结和其他组织）的肺外结核病疑似病例（有条件的推荐）。

（2）胸部影像学：肺结核的胸部 X 线表现复杂。局限病变以肺上叶尖后段、肺下叶背段、后基底段多见；X 线影像可呈多形态表现，如同时呈现渗出、增殖、纤维化和干酪性病变，钙化灶或空洞形成；可伴胸腔积液、胸膜增厚与粘连；呈球形病灶时直径多在 3mm 以内，周围可有卫星灶。胸部 CT 扫描可弥补 X 线检查的不足。

（3）纤维支气管镜：主要用于支气管结核与淋巴支气管瘘的诊断，同时可以取病变组织活检，毛刷涂片镜检或取气管分泌物或灌洗液涂片检菌。

3. 诊断　有病史、典型胸部 X 线表现、痰结核分枝杆菌涂片阳性或痰培养结核分枝杆菌阳性，为传染性肺结核活动期。结合典型的临床症状和影像学表现以及气管或肺部组织病理、PPD、T-SPOT、TB 病原学结果和结核分枝杆菌及耐药基因快速检测（TB-Gene Xpert）可做出诊断，抗结核治疗有效也有助于诊断。

4. 鉴别诊断　与肺炎、肺脓肿、肺部肿瘤、支气管扩张症等及其他发热疾病，如脓毒症、自身免疫性疾病、血液系统疾病等鉴别。

（三）急诊处理

肺结核本身无需急诊处理，咯血是其重要的并发症，可造成窒息死亡，需急诊处理。

1. 急救处理　见本章概述。

2. 抗结核治疗原则　肺结核治疗的基本原则是早期、联合、适量、规律、全程，目的是杀灭结核分枝杆菌，防止耐药菌产生，消除传染性，降低咯血等严重并发症的发生率。药物治疗全程分为两个阶段：前一阶段称强化治疗期，开始采用多种杀菌药物连续使用至痰菌阴转、症状好转，疗程约为 2～3 个月；后一阶段为继续治疗期，在强化期结束后改为 2 种或 3 种药物连续或间歇使用，直至临床治愈。

四、肺癌

原发性支气管肺癌（primary bronchogenic carcinoma）简称肺癌（lung cancer），是最常见的肺部原发性恶性肿瘤，也是咯血的常见病因之一。

（一）病理类型

肺癌的分布为右肺多于左肺，下叶多于上叶。发生于主支气管、肺叶支气管、肺段支气管的肺癌称为中央型肺癌，发生于肺段支气管以下的称为周围型肺癌。肺癌的组织病理类型有：①非小细胞肺癌，包括鳞状上皮细胞癌（鳞癌）、腺癌、未分化大细胞癌、类癌等；②小细胞肺癌。

（二）临床表现

其临床表现与肺癌的部位、大小、类型、发展阶段、有无并发症或转移有密切关系。主要症状包括：①原发肿瘤所致：咳嗽、咯血、喘憋、胸闷、消瘦、发热、体重下降等；②侵犯或压迫周围组织所致：胸痛、呼吸困难、吞咽困难、声音嘶哑、胸腔积液、Horner 综合征等；③肺外转移或肺外表现。近半数肺癌病人可发生咯血，多数为间断血痰或痰中带血，如侵蚀大的血管，可导致大咯血。

（三）辅助检查

主要有胸部 X 线、CT 扫描、MRI、痰脱落细胞学、纤维支气管镜等检查。

（四）治疗原则

1. **肿瘤治疗** 根据病人的机体状况、肺癌病理类型、侵犯的范围和发展趋势，积极、合理地选择手术、化学治疗（简称化疗）、放射治疗（简称放疗）等。

2. **对症治疗** 处理要点是控制咯血、防止窒息、改善呼吸困难、镇咳、镇痛等。经支气管动脉造影和纤维支气管镜的介入治疗可用于控制肿瘤发展、缓解症状和大咯血止血。肺癌大咯血的急诊诊疗流程见图 7-1。

图 7-1 肺癌大咯血的急诊诊疗流程

第二节 | 呕血、便血

一、概述

消化道出血（gastrointestinal hemorrhage）常表现为呕血（hematemesis）和便血（hematochezia）。急

性消化道大出血常伴血容量减少引起的急性周围循环障碍,出血量超过 1 000ml 或血容量减少 20%以上,可危及生命。消化道以十二指肠悬韧带为界分为上、下消化道,根据出血的部位分为上消化道出血和下消化道出血。消化道出血可以发生在任何年龄,但以 40～70 岁为多。上消化道出血病人中男性多于女性(约为 2:1),而下消化道出血女性更常见。

上消化道疾病及全身性疾病均可引起上消化道出血,见表 7-5。最常见的病因是消化性溃疡、食管胃底静脉曲张、急性胃黏膜病变和胃癌。上消化道非静脉曲张性疾病引起的出血,统称为急性非静脉曲张性上消化道出血(acute nonvariceal upper gastrointestinal bleeding,ANVUGIB)。约 40%～50%的食管胃底静脉曲张病人将发生破裂出血,而 1/3 的食管胃底静脉曲张病人的上消化道出血可能来自门静脉高压性胃黏膜病变、肝硬化并发上消化道溃疡出血或其他原因。

表 7-5　上消化道出血的病因分类

病理分类	常见病因或诱因
溃疡	消化性溃疡、胃泌素瘤
急性胃黏膜病变	非甾体抗炎药、糖皮质激素、酗酒、机体应激状态
食管胃底静脉曲张	肝硬化(门静脉高压)
肿瘤	胃癌、食管癌、胃息肉、胃淋巴瘤、胃平滑肌肿瘤、神经纤维瘤、壶腹周围癌
炎症	胃炎、食管炎、十二指肠炎、憩室炎、胃空肠吻合术后吻合口或空肠溃疡
损伤	异物、器械检查、放射性损伤、化学损伤、创伤
血管异常	胃血管瘤、动静脉畸形、胃黏膜下恒径动脉破裂
邻近器官或组织疾病	胆道出血、胰腺疾病、主动脉瘤、纵隔肿瘤
全身性疾病	出血性疾病、过敏性紫癜、白血病、风湿性疾病、尿毒症
其他	食管-贲门黏膜撕裂综合征、胃黏膜脱垂、胃扭转、膈疝、钩虫病

下消化道出血常为各种下消化道疾病的最常见症状,也可能是全身性疾病在下消化道的表现之一。临床上常见的病因有结肠癌、肠息肉、炎症性病变、血管病变和憩室等,其中小肠出血比大肠出血少见,且诊断较为困难。

二、临床特点

(一) 呕血与便血

急性上消化道大出血多数表现为呕血,多为咖啡样胃内容物,如出血速度快、出血量大,则为暗红色,甚至鲜红色,可有血凝块。上消化道出血后均有黑便,即柏油样便。若出血量大,在肠道停留时间短,可呈暗红色血便。

下消化道出血以血便为主,血便的色泽、性状取决于出血部位、出血量、出血速度以及在肠道内停留的时间。高位下消化道出血在肠内停留过久,亦可呈柏油样黑便。左半结肠及直肠出血,为鲜红色血便。

(二) 周围循环衰竭

急性消化道大出血可致循环血容量迅速减少而导致周围循环衰竭,表现为头晕、乏力、心悸、恶心、晕厥、肢体冷、面色苍白、脉速、血压降低;出现休克时,伴有烦躁不安、精神萎靡、四肢湿冷、呼吸急促、意识障碍、少尿或无尿。少数病人已出现周围循环衰竭,但无明显出血表现时,应考虑消化道大出血。

(三) 贫血

大量出血后均有失血性贫血,贫血出现的速度和程度主要取决于失血的程度。在出血的早期因有周围血管收缩与红细胞重新分布等生理调节,外周血血红蛋白浓度、红细胞计数与血细胞比容可无明显变化。慢性消化道出血可能仅表现为贫血,可出现头晕、乏力、活动后气促、心悸等。

（四）发热

多数病人在24小时内出现低热,可持续数日。发热的原因可能与血容量减少、贫血、周围循环衰竭、血液或分解蛋白吸收等因素导致体温调节中枢功能障碍有关,但应注意是否并发吸入性肺炎。

（五）氮质血症

消化道出血后,大量血液蛋白质的消化产物在肠道被吸收,使血尿素氮升高(肠源性氮质血症)。失血使肾血流量暂时性减少,导致氮质潴留(肾前性氮质血症)。一般在纠正低血压、休克后,血尿素氮可迅速降至正常。但严重休克可造成急性肾衰竭。

（六）辅助检查

1. 实验室检查

（1）隐血试验:大便或呕吐物隐血试验强阳性是诊断消化道出血的重要依据。

（2）血常规:急性出血病人血红蛋白会有不同程度下降,多为正细胞正色素性贫血,血细胞比容降低。但急性出血因早期血液浓缩,血红蛋白及血细胞比容可正常,补液扩容治疗后会明显下降。失血刺激造血系统,外周血网织红细胞增多,可暂时出现大细胞性贫血。慢性失血性贫血多呈小细胞低色素性,为缺铁性贫血。

（3）血尿素氮:一般在出血数小时后血尿素氮开始上升,约24～48小时达高峰,大多不超过14.3mmol/L,3～4天后降至正常。

（4）其他:根据原发病及并发症的不同,可伴有血常规、凝血功能、肝功能或肾功能的变化。

2. 特殊检查

（1）内镜:出血后24～48小时内行急诊胃镜检查,可提高出血病因诊断的准确性,一般在生命体征平稳时进行。如果心率>120次/分,收缩压<90mmHg或较基础收缩压降低>30mmHg、血红蛋白<50g/L等,应先纠正循环衰竭后再行检查。

结肠镜是诊断大肠及回肠末端病变的首选检查方法,可发现活动性出血,并可取活组织进行病理检查判断病变性质。可视胶囊内镜(VCE)和双气囊小肠镜(DBE)检查具有一定的互补性,双气囊小肠镜主要用于对小肠病因的诊断。

（2）X线检查:腹部平片对乙状结肠扭转、肠梗阻、肠穿孔有诊断意义。X线钡剂检查仅适用于慢性出血或出血已停止、病情已稳定的病人的检查,对怀疑病变在十二指肠降段以下小肠段,可能有一定的诊断意义。X线钡剂灌肠检查可发现结肠息肉及结肠癌,应用气钡双重造影可提高检出率。插管小肠钡剂灌肠气钡造影对发现小肠病变有一定的价值。食管吞钡检查可发现静脉曲张。应注意X线检查发现的病灶不一定就是出血的来源。

（3）CT血管造影(CTA):大出血或活动性出血,无法进行内镜检查或内镜不能明确病因,一般每分钟至少要有0.5ml含显影剂的血量自血管裂口溢出,才能显示出血部位。但在出血量小或出血间歇期,仍可能发现血管畸形、血管瘤和多血管性肿瘤等病变。

（4）选择性血管造影:适用于紧急内镜检查未能确诊的活动性出血。可用于确定消化道出血的部位(特别是小肠出血)、病因诊断及介入治疗。一般每分钟至少要有0.5ml含有显影剂的血量自血管裂口溢出,才能显示出血部位。但在出血量小或出血间歇期,仍可能发现血管畸形、血管瘤和多血管性肿瘤等病变。数字减影血管造影(DSA)技术的开展,对消化道出血具有诊断和超选择性血管介入治疗的双重价值。

（5）放射性核素显像:放射性核素 ^{99m}Tc(锝)标记自身红细胞后扫描测定放射性核素从血管内溢到肠腔的情况,常用于下消化道出血的初筛定位,有助于上、下消化道出血的鉴别。

三、出血征象和生命体征评估

（一）失血量评估

成人每日消化道出血量在5～10ml时,大便隐血试验即可呈阳性;出血量在50～100ml以上,可出现黑便;胃内积血量在 250~300ml,可引起呕血;出血量达 1 000ml,可出现暗红色血便。临床上常根据血容量减少导致周围循环的改变如伴随症状、脉搏和血压、实验室检查等综合指标来判断出血量。但血细胞比容常需在 24~72 小时后才能真实反映出血程度。出血停止后黑便仍可持续数日,不能仅根据排出黑便来判断是否有活动出血。

(二) 活动性出血的判断

以下征象提示有活动性出血:①呕血或黑便次数增多;②经快速补液输血,周围循环衰竭的表现未见明显改善或虽暂时好转而又恶化;③红细胞计数、血红蛋白与血细胞比容继续下降,网织红细胞计数持续增高;④补液量充足有尿的情况下,血尿素氮持续或再次增高;⑤胃管抽出较多新鲜血;⑥内镜检查见病灶喷血、渗血或出血征象。

(三) 病情程度和预后评估

1. **病情程度**　出血量低于总血容量 10%(400ml),血容量变化较小,经由体液与脾脏储存血代偿性补充,循环血量可逐步恢复,脉搏与血压波动不大,一般不产生明显临床症状;出血量超过总血容量 10%(400ml),且在短期内发生时,病人可有头晕、乏力、口干、脉搏或心动过速,每分钟可增至 90~100 次、收缩压尚可正常,但脉压常缩小;出血量达总血容量的 25%(1 000ml)以上时,病人可出现晕厥、四肢冰凉、尿少、烦躁不安等,脉率超过 120 次/分,收缩压降至 70~80mmHg;若出血持续,出血量可达 2 000ml 或以上,收缩压可降至 50mmHg 或更低,出现严重的失血性休克症状,如气促、少尿或无尿,脉搏细速,甚至扪不清。

2. **Glasgow Blatchford 评分系统**(GBS)　该评分系统用于在内镜检查前判断哪些患者需要接受输血、内镜检查或手术等后续干预措施。评分≥6 分为中高危,<6 分为低危,≤1 分为极低危,见表 7-6。

表 7-6　Glasgow Blatchford 评分系统

项目	参数	得分
收缩压/mmHg	100~109	1
	90~99	2
	<90	3
血尿素氮/(mmol/L)	6.5~7.9	2
	8.0~9.9	3
	10.0~24.9	4
	≥25	6
血红蛋白/(g/L)		
男性	120~129	1
	100~119	3
	<100	6
女性	100~119	1
	<100	6
其他表现		
脉搏/(次/分)	≥100	1
黑便	存在	1
晕厥	存在	2
肝脏疾病	存在	2
心力衰竭	存在	2

四、诊断与鉴别诊断

(一) 咯血

呕血前常有恶心,呕出的血中常混有胃内容物,呈酸性,色泽可呈咖啡色、暗红色,呕血后数日内有黑便,无血痰。而咯血前常有咽喉发痒感,咯血呈鲜红色,常混有痰液、泡沫,呈弱碱性,大咯血停止后数日内常有痰中带血。咯血被吞入消化道后可出现黑便。

(二) 假性呕血

吞入来自口、鼻、咽部的血液或摄入大量动物血而后呕出。

(三) 假性黑便

服用药物(如铁剂、铋剂、生物炭及某些中草药)或食物(如猪肝、动物血)可引起大便发黑或黑便。应根据病史、临床观察、隐血试验以及停止药物或食物后隐血试验转阴等加以鉴别。

(四) 出血病因和部位的诊断

1. 上、下消化道出血的区分　①呕血合并黑便,首先考虑上消化道出血,急诊内镜可明确诊断;②胃管抽吸无血,不能除外上消化道出血;③怀疑小肠、右侧结肠出血且表现为黑便时,应经胃镜检查排除上消化道出血后,再行下消化道出血的有关检查。

2. 病因诊断　病史与体征是病因诊断的基础。病史提示:①慢性周期性发作的上腹疼痛或不适病史,提示消化道溃疡出血;②有可引起门静脉高压疾病者,应考虑食管胃底静脉曲张出血(esophageal and gastric variceal bleeding,EGVB);③是否有导致急性胃黏膜病变出血的病因或诱因;④剧烈呕吐后的上消化道出血,可能为食管-贲门黏膜撕裂综合征(Mallory-Weiss 综合征);⑤伴有乏力、食欲减退、消瘦,以及缺铁性贫血、持续性粪便隐血试验阳性,可能为胃癌等恶性肿瘤;⑥50 岁以上原因不明的肠梗阻及便血,应排除结肠肿瘤;⑦有黄疸、右上腹疼痛,应考虑胆道出血的可能。

体格检查需注意有无浅表淋巴结肿大、腹部压痛及腹部包块。仅有血便者应常规作肛门指诊以及时鉴别直肠癌、直肠息肉、痔疮等。出血原因与部位的确诊有赖于各种特殊检查,急诊内镜检查常为首选。

五、急诊处理

(一) 处理原则

1. 监测出血征象和生命体征,首先评估意识、气道、呼吸和循环,其次评估出血量、活动性出血、病情程度和预后。

2. 进行危险程度分层,对高危人群应立即进行紧急处置——"OMI",即吸氧(oxygen)、监护(monitoring)和建立静脉通道(intravenous)。

3. 积极补充血容量,及时止血,预防并发症。

4. 治疗针对病因,防止再出血,及时专科会诊处置。

(二) 一般处理

病人应卧床,活动性出血期间暂禁食;保持呼吸道通畅、吸氧,避免呕血时血液吸入气道引起窒息,必要时进行气管插管;立即建立静脉输液通道。进行血型交叉试验和备血;有意识障碍和排尿困难者需留置尿管,对活动性出血或重度的 ANVUGIB 可留置胃管观察,充分引流的同时可以进行活动性出血评估,同时可进行冰盐水灌洗。

(三) 出血征象监测

动态观察呕血、黑便或便血的变化,监测意识状态、脉搏、呼吸、心电图、血压、肢体温度、皮肤和甲床色泽、静脉充盈情况、尿量、中心静脉压、血氧饱和度。定期复查红细胞计数、血红蛋白、血细胞比容、血尿素氮等。

（四）治疗要点

1. 补充血容量 根据失血量在短时间内输入足量液体，以纠正循环血容量的不足。常用液体包括生理盐水、等渗葡萄糖液、平衡液、血浆、红细胞悬液或其他血浆代用品。急性大量出血，也应适当补钙。

输血指征：①收缩压<90mmHg，或基础收缩压降低幅度>30mmHg；②血红蛋白<70g/L或血细胞比容<30%；③心率>120次/分。

对于EGVB，输血指征为收缩压<80mmHg，血红蛋白为<50g/L，且不宜将血红蛋白纠正至90g/L以上，以免诱发再出血。凝血酶原时间延长者应补充凝血酶原复合物，纤维蛋白原减少者应补充纤维蛋白原。如有效输血且无进行性出血，则每输入1U红细胞，血细胞比容升高3%，血红蛋白升高10g/L。

在补足液体的前提下，如血压仍不稳定，可以适当选用多巴胺等血管活性药物改善重要脏器的灌注。血容量充足的指征：①神志清楚或者较前好转，无明显的脱水貌；②收缩压90～120mmHg；③脉搏<100次/分；④尿量>40ml，血钠<140mmol/L。

2. 控制活动性出血 根据出血病因和部位不同，进行相应的止血治疗。对上、下消化道出血，应及时给予针对性的止血和救治措施。急性上消化道出血（ANVUGIB、EGVB）的急诊处理流程见图7-2。

图7-2 急性上消化道出血（ANVUGIB、EGVB）急诊处理流程
EIS为内镜下硬化治疗；TIPSS为经颈静脉肝内门体静脉分流术。

3. 防治并发症 防止吸入性肺部感染，防止输液、输血量过快、过多导致急性肺水肿，保护肾脏等器官功能，防治水、电解质和代谢紊乱。

4. 多学科诊治和外科手术干预 对于经药物、内镜及介入治疗仍难以控制的持续性出血，应及

时启动多学科诊治,条件许可时应考虑进行外科手术干预治疗。

六、不同病因出血的救治

(一)消化性溃疡出血的救治要点

消化性溃疡和急性胃黏膜病变是 ANVUGIB 最常见的病因,其出血救治要点适用于 ANVUGIB 的救治。

1. 内镜下止血　内镜止血起效迅速、疗效确切,应作为消化性溃疡出血的首选止血措施。可根据病变的性质选用药物(肾上腺素等)喷洒和注射、热凝(高频电、氩离子血浆凝固术、热探头、微波、激光)和止血夹等介入治疗。

2. 药物止血

(1)中和胃酸的药物:用氢氧化铝凝胶 60ml 灌胃,15 分钟后测胃液 pH,如果 pH<6.0,再注入 60ml,之后每小时测胃液 pH 一次,使其维持在 6.0 之上。

(2)抑酸药物:质子泵抑制剂(PPI)和 H_2 受体拮抗剂(H_2RA)能够通过抑制胃酸分泌,提高胃内 pH,对消化性溃疡、急性胃黏膜病变发挥治疗作用,促进血小板聚集和纤维蛋白凝块的形成,避免血凝块过早溶解,有利于止血和预防再出血,应常规使用。常用药物:

1)PPI:如奥美拉唑、兰索拉唑、泮托拉唑、雷贝拉唑、埃索美拉唑等。PPI 常用方法及剂量:低危病人,奥美拉唑用量为 40~80mg,每日 1~2 次静脉注射;高危病人,推荐使用大剂量 PPI 治疗,即奥美拉唑 80mg 静脉注射后,以 8mg/h 持续静脉滴注 72 小时。

2) H_2RA :如西咪替丁每次 200~400mg,每 6 小时一次,缓慢静脉注射或静脉滴注;雷尼替丁每次 50mg,每 6 小时一次,缓慢静脉注射或静脉滴注;或法莫替丁每次 20mg,每 12 小时一次,缓慢静脉注射或静脉滴注。

(3)其他止血药物:对消化性溃疡出血的确切疗效仍有待证实,不作为首选措施。

1)对有凝血功能障碍者,可静脉注射维生素 K_1。

2)为防止继发性纤溶,可用氨甲苯酸等抗纤溶药。

3)经胃管灌注硫糖铝混悬液或冰冻去甲肾上腺素溶液(去甲肾上腺素 8mg,加入冰生理盐水 100~200ml)。

4)可酌情使用云南白药、血凝酶、凝血酶(口服或局部用)、生长抑素类。

3. 其他治疗

(1)血管造影介入治疗:选择胃左动脉、胃十二指肠动脉、脾动脉或胰十二指肠动脉血管造影,针对对比剂外溢或病变部位经血管导管超高度选择灌注血管加压素或去甲肾上腺素止血,或进行明胶海绵栓塞止血。

(2)手术治疗:经药物和介入治疗无效者,病情紧急可考虑手术,并可结合术中内镜止血治疗。

(3)抗幽门螺杆菌治疗:对幽门螺杆菌阳性的消化性溃疡,无论是否伴有出血,均应给予根除幽门螺杆菌的治疗。

(二)食管胃底静脉曲张出血的救治

1. 止血药物

(1)生长抑素(somatostatin)及其类似物:生长抑素通过抑制胰高血糖素等扩血管激素的释放,间接收缩内脏血管,减少门静脉血流和压力、奇静脉血流和曲张静脉内压力;生长抑素还可抑制肠道积血引起的胃肠充血效应,并能抑制胃泌素、胃酸以及胃蛋白酶的分泌。目前用于临床的有:

1)14 肽生长抑素:半衰期极短,首剂 250μg 静脉注射,继以 250μg/h 持续静脉滴注,维持 3~5 天,如仍有出血,可增加剂量至 500μg/h 维持。

2)8 肽的生长抑素同类物,如奥曲肽(octreotide),半衰期较长,首剂 50μg 缓慢静脉注射,继以 25~50μg/h 静脉滴注维持,持续应用 3~5 天。

生长抑素及其长效类似物控制出血效果等于或优于血管加压素和内镜下曲张静脉硬化治疗（EIS）等,副作用比血管加压素少;与内镜下曲张静脉套扎治疗（EVL）或 EIS 联合应用,效果优于单一药物或内镜治疗,并可以减少再出血风险。

（2）血管加压素（vasopressin）及其类似物:血管加压素可减少门静脉血流量、门体侧支循环血流量,并降低曲张静脉压力。止血率为 60%～80%,不降低再出血率和病死率,有明显的增加外周阻力、减少心输出量和冠状动脉血流量等副作用,不良反应如腹痛、血压升高、心律失常、心绞痛,甚至心肌梗死等。可合并应用硝酸甘油以增强血管加压素的降门静脉压力作用,并减少其心血管副作用,从而提高其止血的有效率和耐受性。在上消化道静脉曲张出血中应用较多,但并不降低总死亡率。临床常用的有:

1）血管加压素（垂体后叶素可替代血管加压素）:一般首剂 0.4U/kg 静脉注射后,以 0.4～1.0U/（kg·min）持续静脉滴注,联合硝酸甘油 10～50μg/min 静脉滴注。

2）特利加压素:是血管加压素的合成类似物,对门静脉的药理效应较持久。一般首剂 2mg 缓慢静脉注射后,每 4 小时静脉注射 1mg,持续 24～36 小时或直至出血被控制。其止血效果优于血管加压素,与生长抑素、血管加压素联用硝酸甘油、气囊压迫和内镜治疗相当,与 EIS 联用可提高疗效。

（3）其他止血药物或制品:对 EGVB 的确切疗效仍有待证实,不作为一线药物。包括:①血凝酶、凝血酶（口服或局部用）、抑酸药物等,可酌情应用;②肝硬化凝血功能障碍者可应用凝血因子（如新鲜冰冻血浆、凝血酶原复合物、纤维蛋白原）、维生素 K,伴有血小板减少者可输注新鲜血小板。

2. 抗菌药物　肝硬化伴急性静脉曲张出血病人,Child-Pugh 分级越高,感染风险越高。预防性给予抗生素有利于止血、降低再出血和感染的发生率,并可能降低死亡率,可根据当地细菌耐药情况合理选择抗生素。

3. 三腔二囊管压迫止血　可有效控制出血,可作为短期控制出血和过渡到确定性治疗的临时措施。进行气囊压迫时,根据病情 8～24 小时放气一次,拔管时机应在止血后 24 小时,一般先放气观察24 小时,若仍无出血即可拔管。但复发率高,可出现吸入性肺炎、气管阻塞等并发症。

4. 急诊消化内镜检查和治疗　内镜检查在上消化道出血的诊断、危险分层及治疗中有重要作用。尽管一致认为对急性上消化道大出血病人应当尽快进行内镜检查,但药物与内镜联合治疗仍是目前首选的治疗方式。内镜治疗方法的选择请参考消化专科指南。对无法行内镜检查明确诊断的病人,可进行经验性诊断评估及治疗。消化内镜检查未发现出血部位者,可行小肠镜检查、血管造影、胃肠钡剂造影。

消化内镜的治疗时机:12 小时内出现的静脉曲张破裂出血;液体复苏后 24 小时内早期内镜检查适合大多数上消化道出血病人。对出血 24 小时内、血流动力学稳定且无严重合并症的病人应尽快行急诊内镜检查;有高危征象者,应在 12 小时内进行急诊内镜检查。对怀疑肝硬化静脉曲张出血的病人,应在入院后 12 小时内行急诊内镜检查。内镜下止血后再次出血的预测指标包括:血流动力学不稳定、胃镜检查有活动性出血、溃疡直径>2cm、溃疡部位在胃小弯或十二指肠后壁、血红蛋白<100g/L。

5. 放射介入治疗　放射介入疗法如经颈静脉肝内门体静脉分流术（TIPS）可有效控制出血,但明显增加肝性脑病的危险,适用于药物和内镜治疗难以控制的曲张静脉出血和等待肝移植的病人。

6. 外科手术　急诊外科手术控制曲张静脉出血和预防再出血的效果确定,但围手术期病死率高,术后肝性脑病发生率高,仅在药物和内镜治疗无效、无法施行放射介入治疗的情况下方可使用。肝功能 Child-Pugh 分级 C 级肝硬化病人不宜施行急诊外科手术。择期手术死亡率低,有预防意义。有条件时亦可考虑作肝移植术。

7. 预防肝性脑病　除积极止血以外,主要是采取清除肠道积血措施（如口服或鼻饲乳果糖）。

8. 预防再出血　首次出血后存活的病人如无预防措施,有 2/3 可能在 2 个月内再次出血。预防措施包括药物（常用非选择性 β 受体拮抗剂普萘洛尔,可合用单硝酸异山梨酯）、内镜治疗

（EVL 或 EIS，应在内镜治疗后短期内应用 PPI 以预防溃疡形成和促进溃疡愈合）、外科手术和放射介入等。

（三）食管-贲门黏膜撕裂综合征的救治

食管-贲门黏膜撕裂综合征，即 Mallory-Weiss 综合征，是食管下端和胃连接处的黏膜和黏膜下层的纵行裂伤，可并发上消化道出血，一般出血有自限性，但若撕裂累及小动脉则引起严重出血。主要是腹内压或胃内压骤然升高，促使黏膜撕裂而发病。恶心或呕吐是胃内压升高的主要因素，包括妊娠呕吐、食管炎、急性胃炎、放置胃管、内镜检查、糖尿病酮症和尿毒症等都可引起剧烈呕吐。其他凡能引起胃内压升高的任何情况均可导致食管-贲门黏膜撕裂综合征，如酗酒、剧烈咳嗽、用力排便、举重、分娩、麻醉期间的严重呃逆、胸外按压、喘息状态、癫痫发作、腹部钝性挫伤等。

确诊有赖于急诊内镜检查。小量出血一般可自限止血，必要时可将去甲肾上腺素加入生理盐水中灌入食管、胃腔，促使黏膜下血管收缩。也可在急诊内镜下对出血灶作电凝或光凝止血，或金属夹治疗。少数出血量大而不止者，需送外科行裂伤连续缝合术止血。如去除诱因，术后一般无复发可能。

（四）胆道出血的救治

凡由于外伤、炎症、肿瘤或动脉瘤造成肝内或肝外动脉、静脉与胆管或胆囊相通，引起上消化道出血者均属于胆道出血。临床上病人常有右上腹阵发性绞痛、出血、黄疸，即胆道出血三联征。感染性胆道出血时常有高热和寒战，部分病例可触到肿大的肝脏和胆囊。急诊内镜检查见出血来自十二指肠球部（法特壶腹），便可确诊。选择性肝动脉造影很有价值，除可明确出血来源外，还可显示出血部位血管的一些病理改变影像，并能显示肝脓肿、肝肿瘤与肝外伤等引起胆道出血的一些原发病灶。胆道出血的治疗主要是病因治疗。

（五）下消化道出血的救治

1. 药物止血

（1）可应用抗纤溶药（如氨甲苯酸）、云南白药、凝血酶（口服或局部用）、血凝酶等。若经直肠镜或乙状结肠镜发现出血病灶，可局部应用止血药物。

（2）生长抑素及其类似物如奥曲肽，可通过收缩内脏血管的作用而止血。糖皮质激素及 5-氨基水杨酸类，可用于克罗恩病引起的小肠溃疡出血。

2. 内镜下止血　包括直肠镜、乙状结肠镜或纤维结肠镜下局部药物喷洒、电凝、激光等治疗，应防止造成穿孔。

3. 血管造影介入　经造影导管选择性动脉灌注血管加压素或栓塞物可以有效止血，对出血原因尚不明确或经药物等治疗无效的下消化道出血具有诊断和治疗价值。

4. 外科治疗　急诊外科手术仅用于病人活动性出血量多，其他治疗方法不能达到止血，伴有血流动力学不稳定时或合并肠穿孔、肠梗阻者。如诊断明确为结肠癌，应尽可能行择期外科手术。

第三节 ｜ 血　尿

一、概述

血尿（hematuria）是指尿中红细胞异常增多。显微镜下红细胞数超过了标准值为镜下血尿。尿液呈血样或淡红色（洗肉水样），甚至有凝血块，则称为肉眼血尿。血尿的诊断标准：①新鲜晨尿离心沉渣涂片镜检，每高倍镜视野下红细胞 >3 个；②非离心尿液直接涂片镜检，每 2～3 个高倍镜视野中红细胞 >1 个；③尿红细胞排泄率 >10 万 /h 或 Addis 计数尿红细胞 >50 万个 /12h。每升尿液中含有 1ml 血液时，即可呈现肉眼血尿。血尿的病因可能是泌尿生殖系统疾病、全身系统性疾病或尿路邻近脏器疾病，常见的病因或诱因见表 7-7。

表7-7　血尿的病因分类

病变系统	病变分类	常见病因或诱因
泌尿系统疾病	炎症、感染性	膀胱尿道炎、肾盂肾炎、肾及膀胱结核、前列腺炎
	免疫性	肾小球肾炎、间质性肾炎、IgA 肾病、肾移植排斥
	结石	肾、输尿管、膀胱、尿道、前列腺结石
	肿瘤	肾、输尿管、膀胱、尿道、前列腺肿瘤
	损伤	创伤、手术、器械检查、导尿、膀胱或尿道内异物
	其他	肾囊肿或多囊肾、肾血管疾病、薄基底膜肾病、肾下垂、游走肾、出血性膀胱炎、膀胱或尿道息肉、膀胱憩室、尿道肉阜、前列腺增生、运动性血尿、原因不明的"特发性"血尿
全身系统性疾病	血液病	血小板减少症、再生障碍性贫血、白血病、镰状细胞贫血、弥散性血管内凝血、血友病
	感染	败血症、急性上呼吸道感染、腮腺炎、感染性心内膜炎、乙型肝炎、流行性出血热、猩红热、风疹、钩端螺旋体病、丝虫病
	风湿性疾病	SLE、血管炎、过敏反应
	心血管疾病	高血压、动脉硬化症、充血性心力衰竭
	代谢与内分泌疾病	痛风、糖尿病、甲状旁腺功能亢进症、特发性高钙尿症
	药物、中毒	抗生素、非甾体类抗炎镇痛药、环磷酰胺(出血性膀胱炎)、抗凝剂
尿路邻近器官疾病		急性阑尾炎,盆腔炎或脓肿,输尿管及附件炎症或脓肿,结肠、膀胱内子宫内膜异位症,子宫或阴道炎症,直肠、子宫或卵巢等部位的肿瘤

二、临床特点

(一) 病史

1. **发病情况**　血尿可表现为一过性、间歇性或持续性,可以是初发或复发。

2. **原发病症、慢性病及治疗史**　如环磷酰胺、放疗等可导致出血性膀胱炎,抗凝剂导致出血倾向,抗生素导致镜下血尿等。

3. **创伤、烧伤或与泌尿系统损伤相关的其他损伤**

4. **前驱感染病史**　上呼吸道感染或腹泻后数小时或 1～3 天内出现血尿,常为急性肾炎综合征,以 IgA 肾病多见;皮肤或上呼吸道感染后 1～3 周内发生血尿可能是急性肾小球肾炎;部分新月体肾炎病人常于起病前 1 个月左右有上呼吸道感染史。

5. **运动、体位诱因**　出现肉眼血尿前有剧烈运动史,短期内血尿自行消失,可能为运动性血尿;瘦长体形的青少年直立体位、活动后出现血尿常为胡桃夹现象(左肾静脉压迫综合征)。

(二) 年龄和性别

1. **儿童和青少年**　镜下血尿常为急性肾炎、尿路畸形伴梗阻、急性上呼吸道感染、损伤、小儿特发性高钙尿症。

2. **青壮年**　男性常为尿路结石、炎症、损伤、膀胱肿瘤;女性常为生殖系统炎症、盆腔炎、尿路结石,月经期发生者可为子宫内膜异位症,一过性血尿可能为尿道及膀胱三角区炎症、尿道肉阜或脱垂。

3. **中年**　男性常为尿路结石、膀胱肿瘤、炎症、损伤、上尿路肿瘤,女性常为炎症、结石、膀胱肿瘤、腹主动脉瘤或主动脉夹层。

4. **老年**　男性常为前列腺增生或癌、膀胱肿瘤、尿路感染、上尿路肿瘤或结石,女性常为膀胱或尿道肿瘤、尿路感染,老年无痛性肉眼血尿常为肿瘤所致。

（三）伴随症状及体征

1. 疼痛

（1）肾区疼痛：①肾区绞痛伴放射痛是肾、输尿管结石的特征；②伴有高血压，可能为肾动脉栓塞；③伴有休克，可能为肾动脉瘤破裂、肾破裂等；④腰部酸痛且伴有乏力多为肾小球肾炎；⑤持续钝痛或胀痛常为多囊肾或直径较大的单发肾囊肿；⑥钝痛或牵扯痛且平卧后缓解，可见于肾下垂、游走肾等。

（2）输尿管部位疼痛或绞痛表现为腹部阵发性绞痛并向会阴部放射，常为输尿管结石、血块或异物阻塞的特征。

（3）外伤后出现血尿伴绞痛，为泌尿系统损伤的特征。

2. 膀胱刺激症状　常为膀胱、后尿道炎症或结石，可表现为排尿时疼痛及耻骨上、会阴部钝痛，结石时可伴尿流中断、鲜血尿、排尿困难或自尿道排出小石。若排尿刺激症状反复发作，一般药物治疗无效，可能是泌尿系统结核或膀胱肿瘤。

3. 发热　有寒战、腰痛常为急性肾盂肾炎、肾脓肿、肾周脓肿或全身感染性疾病；持续低热可能为泌尿系统结核或肿瘤。

4. 水肿、高血压、少尿　常为肾小球肾炎、高血压肾损害；伴咯血、贫血、短期内肾功能进行性减退，可能为肺出血肾炎综合征。

5. 其他部位出血　常为血液病、全身感染性疾病。

6. 腹部触诊发现　①触及双侧巨大肾脏常为多囊肾；单侧肾脏肿块，常为肾肿瘤、肾积水。②触及肾脏且位置较低、活动度较大常为游离肾，多数发生于右侧肾。③输尿管压痛点压痛、膀胱区压痛常为尿路感染、结石。④肋脊角压痛、肾区叩痛常为急性肾盂肾炎。

7. 肛门指诊发现　前列腺大常为前列腺增生或前列腺癌。

（四）血尿特点

1. 血尿持续时间　①肾小球肾炎：肉眼血尿间断出现，镜下血尿多持续存在；②尿路感染或结石：感染控制或结石排出后血尿消失；③泌尿系统肿瘤：常先表现为镜下血尿，后出现持续肉眼血尿；④肾穿刺活检术或肾挫伤：可为持续肉眼血尿，或镜下血尿和肉眼血尿交替出现。

2. 病变部位

（1）肾性血尿：血尿呈暗红色及云雾状，尿中可见三角形或锥形（肾盏铸型）或蠕虫状血块（输尿管铸型）。尿液检查常有蛋白质、管型、肾小管上皮细胞或肾盂黏膜细胞。

（2）膀胱性血尿：血尿颜色较鲜红（若留在膀胱内时间久则色较深），常有不规则血块，尿液检查有膀胱黏膜上皮细胞，蛋白质少，无管型。常伴有膀胱刺激症状（尿频、尿急、尿痛）。

（3）尿道性血尿：血尿颜色鲜红，前尿道出血为初始血尿或滴沥状出血，后尿道及前列腺出血多为终末血尿，常伴有膀胱刺激症状或排尿困难症状。

（五）辅助检查

1. 尿液　①尿常规；②尿红细胞计数和形态；③尿三杯试验；④尿液细菌学检查；⑤尿蛋白检测；⑥尿钙测定：如 24 小时尿钙排泄量超过 0.025mmol/kg（4mg/kg），血钙在正常范围，血尿病因与特发性高钙尿症有关；⑦尿液脱落细胞学检查：40 岁以上的血尿病人应常规进行此检查，反复多次留尿检查可提高阳性检出率。

尿液红细胞形态与血尿来源：根据尿液中红细胞形态，可将血尿分为均一性红细胞血尿（非肾小球性血尿）、非均一性红细胞血尿（肾小球性血尿）和混合性血尿。肾小球性血尿来源于原发性或继发性肾小球肾炎，非肾小球性血尿来源于泌尿系统结石、肿瘤、感染、血管畸形等多种疾病。

尿三杯试验：①初段血尿，来自尿道括约肌以下的前尿道；②第二杯血尿或第二杯明显加重，来自后尿道或膀胱出口处；③终末血尿，常为膀胱颈部、后尿道、前列腺和精囊出血；④全程血尿，来自肾脏、输尿管、膀胱。间歇性无痛性肉眼全程血尿，常为肾或膀胱肿瘤。

导尿管冲洗:①将膀胱内的血尿冲洗干净后,再注入生理盐水随即抽出,若回流液澄清,但停留片刻后回流液体呈现血色,提示血尿来自肾脏;②对膀胱作连续冲洗,如仍见血性回流液体,提示出血来自膀胱。

2. 血液 ①血常规;②血生化:尿素氮、肌酐、尿酸、血糖、电解质、肝功能、血脂等;③内生肌酐清除率;④血液细菌学检查:阳性见于全身感染性疾病;⑤免疫学检查:各类自身抗体、免疫球蛋白、补体等;⑥血沉;⑦出血时间、凝血时间、凝血酶原时间、凝血因子含量等。

3. X线检查 ①腹部平片:可显示肾的大小、位置或轴向的改变,尿路结石绝大多数含钙盐,X线平片可发现阳性致密阴影。②排泄性尿路造影(也称静脉尿路造影):静脉肾盂造影对尿路梗阻、积水以及肾结核、慢性肾盂肾炎、肾乳头坏死、肾肿瘤、肾囊肿、多囊肾、肾先天性异常等的诊断有价值。排泄性膀胱造影可了解膀胱肿瘤、结石、炎症等情况。③逆行性尿路造影:逆行肾盂造影对于肾盂、肾盏的微小肿物和尿路的细小结石有诊断价值,可用于排泄性尿路造影时上尿路显影不满意者、确定尿路内梗阻和占位性病变、了解平片所见腹内致密钙化影与尿路的关系。逆行性膀胱造影可显影膀胱及其与邻近器官的关系。逆行性尿路造影属有创检查,在血尿较重、有出血倾向、急性下尿路感染、肾绞痛发作期、尿道狭窄等情况时不宜选用。

4. 腹部超声 对肾脏结石(不论X线阳性或阴性结石)、肾盂积水、肾周围脓肿或血肿有诊断价值。

5. CT 常用于发现和证实泌尿系统实质性和囊性占位、损伤、结石、肾盂积水和输尿管梗阻、肾及其周围脓肿、慢性肾盂肾炎(萎缩瘢痕肾)、前列腺病变、肾先天性异常以及肾血管性疾病等。

6. MRI 对肾、前列腺和膀胱肿瘤以及肾损伤、肾盂积水、肾脓肿等,MRI均可较好的显示;对前列腺增生比CT更具诊断价值;对结石或钙化,MRI的价值较低。

7. 内镜检查 可了解病变部位与病变性质,并可兼做逆行上尿路造影检查。老年人血尿原因未查明时,均应做膀胱镜检查;尿道镜可用于检查和治疗尿道病变;输尿管镜则用于检查和治疗输尿管及其以上部位的病变,包括输尿管、肾盂、肾盏等的病变。对不明原因的上尿路出血,应做肾盂输尿管镜检查。但膀胱镜、尿道镜、输尿管镜检查都是有创检查,应掌握适应证。

8. 核素肾图 是诊断尿路梗阻可靠、简便的方法之一。肾和输尿管结石可出现特征性的梗阻图形改变;膀胱结石或肿瘤、盆腔肿物、前列腺增生等引起急性或慢性尿潴留,也可出现梗阻型肾图。

9. 数字减影血管造影(DSA) 有助于发现肾血管异常,鉴别肾脏的囊性或实质性占位、良性或恶性肿瘤。

10. 肾穿刺活检 对肾小球性血尿可用粗针肾穿刺活检进行组织学病理诊断,应严格掌握适应证。

三、诊断与鉴别诊断

(一) 假性血尿、红颜色尿、假性血红蛋白尿

1. 假性血尿 是指月经、痔出血或其他因素污染尿液所致的血尿。

2. 红颜色尿 ①血红蛋白尿(血管内溶血所致)或肌红蛋白尿(肌肉组织损伤疾病所致):尿色暗红或呈酱油样,镜检无尿红细胞增多,尿液隐血试验均为阳性,血管内溶血时血浆游离血红蛋白含量增高;②卟啉尿:尿经放置或被日晒后变为红棕色或葡萄酒色,镜检无尿红细胞增多,尿卟胆原试验、尿卟啉或粪卟啉试验阳性;③药物及其代谢产物、食品染料的颜色导致红色尿,如氨基比林、山道年、酚酞、利福平、刚果红等。

3. 假性血红蛋白尿 在低渗尿(比重低于1.006)、碱性血液或尿标本放置过久的情况下,真性血尿中的红细胞可被溶解破坏,形成血红蛋白尿,而尿沉渣中可能检不出红细胞。假性血红蛋白尿时血浆游离血红蛋白、结合珠蛋白含量正常,可与血管内溶血(血浆游离血红蛋白增加、结合珠蛋白减

少)相区别。

(二) 肾小球性血尿与非肾小球性血尿

1. 如在尿沉渣中发现管型,特别是红细胞管型、含有免疫球蛋白的颗粒管型,多为肾小球性血尿。

2. 血尿伴有较大量蛋白尿(≥1g/24h),多为肾小球性血尿。

3. 根据尿红细胞的形态特点区分肾小球性血尿与非肾小球性血尿。

(三) 血尿的病因诊断

1. 对肾小球性血尿,需要结合临床表现进一步完善检查:①肾功能检查;②鉴别肾炎综合征或肾病综合征;③鉴别原发性或继发性肾小球疾病;④如为原发性肾小球疾病,应确定临床分型,必要时作肾穿刺活检。对非肾小球性血尿,通过尿三杯试验,并结合临床特点选择尿液、影像学、膀胱镜等检查,基本上可查明血尿的部位及病因。

2. 尿相差显微镜检查　用于判别尿中红细胞的来源。如红细胞形态发生改变,棘形红细胞>5% 或尿中红细胞以变异型红细胞为主,可判断为肾小球源性血尿。如尿中出现红细胞管型,可帮助判断为肾小球源性血尿。

四、急诊处理

(一) 处理原则

1. 注意休息,避免剧烈运动,监测肾功能和尿量。慎用肾毒性药物。如果出现肾损害,按照肾衰竭进行处理。

2. 根据出血部位和病因治疗。

3. 对症处理。

4. 积极治疗原发疾病。

(二) 治疗要点

1. 肾小球性血尿

(1)针对血尿,一般无需特殊处理。

(2)原发病的治疗。

2. 非肾小球性血尿

(1)尿路感染血尿:抗感染治疗,对尿路结核给予抗结核治疗。

(2)尿路结石血尿:服用排石冲剂,应用碎石疗法或手术取石。多饮水有利于排石。

(3)泌尿系统肿瘤血尿:针对肿瘤的专科手术治疗、抗肿瘤药物治疗。

(4)膀胱息肉和憩室、尿道肉阜等血尿:专科治疗。

(5)损伤性血尿:处理创伤。

(6)对症治疗

1)止血:可选用垂体后叶素静脉滴注止血,初始用量可稍大,6～8U/h,第 2 个小时起根据尿色变化减为 2～6U/h,直至尿色正常再维持 6～8 小时。上尿路出血时,不宜应用大剂量促凝或抗纤溶药,以防止促进血凝块形成而阻塞尿路。

选择性肾动脉造影如能证实动静脉瘘形成或其他血管损伤出血,对大量肉眼血尿可考虑进行超选择性肾动脉分支介入栓塞止血。

2)镇痛:对结石伴绞痛,可酌情选用镇痛药、解痉药(山莨菪碱)、黄体酮(月经期不使用)、维生素 K_3 等。

3)出血量较多时应及时予以补充血容量、输血纠正贫血。

4)药物引起的血尿,应立即停用相关药物。

血尿的急诊处理流程见图 7-3。

图 7-3 血尿的急诊处理流程

第四节 | 鼻出血

一、概述

鼻出血（epistaxis）指各种原因引起的鼻腔、鼻窦黏膜血管或周围血管破裂,血液经前、后鼻孔流出的临床现象。鼻出血可因鼻腔、鼻窦局部原因,如外伤、炎症、畸形和肿瘤所致,也可为全身系统性血管和凝血功能障碍的局部表现或与局部因素协同所致。出血部位以鼻中隔居多,单侧出血多发,亦有双侧出血。鼻中隔前下方黏膜下血管交织成丛,儿童、青少年的鼻出血多数发生在鼻中隔前下方的易出血区。中、老年者多发生在鼻腔后段。常见的病因或诱因见表 7-8。

表 7-8 鼻出血的病因或诱因分类

病变系统	常见病因或诱因
鼻腔疾病	损伤:外伤、手术、异物
	肿瘤:鼻腔、鼻窦及鼻咽部的良、恶性肿瘤
	感染:各种鼻腔、鼻窦的感染
全身性疾病	心血管病:高血压、心力衰竭、肺气肿、肺源性心脏病
	血液病:白血病、骨髓增生异常综合征、再生障碍性贫血、血小板减少性紫癜
	肝、肾疾病:肝硬化、肝衰竭、尿毒症
	自身免疫性疾病:系统性红斑狼疮、干燥综合征
	其他少见原因:长期服用水杨酸类药物、女性内分泌失调、中毒、遗传性出血性毛细血管扩张症等

二、临床特点

1. 一侧或双侧鼻出血,从前鼻孔流出或经口吐出,出血量大时可咽下。

2. 出血量达 500ml 时,可出现头晕、口渴、乏力、面色苍白等。出血量为 500～1 000ml 时,有肢冷出汗、血压下降、脉速无力等休克表现。

3. 鼻腔检查可见活动性出血。

三、辅助检查

1. **前鼻镜检查、鼻内镜检查** 前鼻镜检查可以发现鼻腔前部的出血;鼻内镜检查对寻找鼻腔,尤其是鼻腔后部、嗅裂等部位的出血具有独特的优势。

2. **实验室检查** 血常规检查可根据血红蛋白水平判断出血量;凝血功能和血小板计数检查有助

于鼻出血的诊断。

3. 影像学检查　DSA 和 CTA 有助于寻找鼻腔后部顽固性出血的责任血管,对外伤性假性动脉瘤所致的鼻出血具有诊断意义。MRI 可用于遗传性出血性毛细血管扩张症病人颅内血管畸形的排查,有助于明确诊断。

四、急诊处理

监测血压、脉搏以评估出血量及循环状态,高血压病人的血压降至正常通常是严重失血的表现。快速确定出血部位,判断出血原因。救治原则为止血、抗休克,病情稳定后进行病因治疗。

(一) 局部处理

1. 指压止血法　多数情况下,出血位于鼻中隔前下部易出血区,距前鼻孔 1.5～2.0cm。对压迫出血侧鼻孔迅速填入棉纱球,用手指压紧出血侧鼻翼或紧捏两侧鼻翼并向鼻中部压迫 10～15 分钟,同时用冰袋或湿冷毛巾敷前额和颈部,促使血管收缩,减少出血。指压患侧上唇于颌骨处可减轻来源于上唇动脉的出血。

2. 鼻腔填塞法　为治疗鼻出血的主要方法,适用于出血较剧烈、出血部位不明确或后鼻孔出血者。包括鼻腔和后鼻孔止血气囊和水囊、鼻腔新型高分子止血材料、鼻腔纱条填塞等。

3. 血管结扎法　适用于鼻腔填塞无效的严重鼻出血病人。结扎部位由鼻出血部位决定。

4. 血管栓塞法　对顽固性鼻出血者可采用此法,包括数字减影血管造影(DSA)和超选择栓塞(superselective embolization,SSE)技术。在 DSA 下,动脉导管插入出血侧动脉并进行栓塞。此法费用较高,有失语和一过性失明等风险。

5. 烧灼法　其原理是使出血点组织蛋白凝固,血管封闭或凝血而止血。一般由鼻科处理。适用于反复少量出血且出血点明确的病人。

(二) 全身治疗

病人取坐位或半坐卧位,休克者应取侧卧低头位,按休克急救。意识障碍者,因血液流入气管可能造成窒息,应保持呼吸道通畅,必要时给予吸氧。

1. 镇静药　病人安静有助于减少出血。

2. 止血剂　常用肾上腺色腙、氨甲苯酸、酚磺乙胺等。

3. 补液输血　有贫血或休克者应纠正贫血或进行抗休克治疗。

4. 病因治疗

(李 旭)

思考题

1. 大、中、少量咯血的分类原则是什么?

2. 如何对咯血窒息进行急诊处理?

3. 咯血与呕血的区别是什么?

4. 如何判断消化道出血量与出血程度?

5. 如何对血尿进行鉴别诊断?

思考题解题思路

本章目标测试

本章思维导图

第八章 | 呕吐与腹泻

呕吐是由内脏和躯体一系列不随意运动所致,先兆症状有恶心、干呕和流涎。呕吐时,主要排出动力来自腹肌和膈肌,而胃处于相对被动状态,表现为胃底和胃食管括约肌松弛,腹肌和膈肌强力收缩使腹腔内压力急剧上升,导致胃或部分小肠内容物进入食管并排出体外。

腹泻是指排便习惯和粪便性状发生变化,排便次数增多(每天>3次),粪质稀薄,水分增加(水分含量超过85%),粪便量增加(超过200g/d)。

第一节 | 呕 吐

呕吐(vomiting)是一种常见的急症,病因众多,主要见于消化系统疾病,如急性胃肠炎、肠梗阻等。呕吐也可以是其他疾病的症状之一。呕吐严重者可以出现严重的电解质紊乱、脱水,甚至死亡。

一、病因与分类

引起呕吐的病因很多,按照发病机制可以分为反射性呕吐和中枢性呕吐、前庭障碍性呕吐,几乎涉及所有器官和系统。在急诊最常见的还是消化系统疾病所致,其他病因还有神经系统、内分泌系统疾病和中毒等(表8-1)。

表 8-1　呕吐的病因

呕吐原因	危重症	急症	非急症
胃肠道疾病	自发性食管破裂综合征(Boerhaave syndrome) 肠缺血坏死	胃出口梗阻 胰腺炎 胆囊炎 肠梗阻 内脏穿孔 阑尾炎 腹膜炎	胃炎 胃轻瘫 消化性溃疡 胃肠炎 肝炎
神经系统疾病	大面积脑梗死 颅内出血 严重脑外伤 脑膜炎	偏头痛 神经系统肿瘤 癫痫持续状态 高血压脑病	
内分泌系统疾病	糖尿病酮症酸中毒 甲状腺危象 肾上腺危象	肾上腺功能不全	甲状腺功能减退
妊娠		妊娠剧吐	妊娠呕吐
药物中毒		对乙酰氨基酚中毒 地高辛中毒 阿司匹林中毒 茶碱中毒	

呕吐原因	危重症	急症	非急症
治疗用药(不良反应)			阿司匹林 红霉素 布洛芬 化疗药
兴奋剂或致幻剂成瘾			麻醉药成瘾 麻醉药撤药 酒精成瘾
泌尿生殖系统疾病		性腺扭转 肾绞痛	尿路感染 肾结石
其他	心肌梗死 脓毒症	一氧化碳中毒 电解质紊乱	晕动病 迷路炎

二、临床特点

(一) 临床表现

呕吐的病因不同,所表现的前驱症状以及呕吐的时间、频率、内容物和伴随症状也各不相同。剧烈而大量的呕吐可以导致一系列临床后果,甚至严重后果,因此需要早期发现并紧急进行处理。呕吐可引起下列并发症。

1. 低血容量 与呕吐造成的大量水丢失有关。

2. 代谢性碱中毒 主要与呕吐造成的 H^+ 丢失有关。

3. 低血钾 主要是由于尿中钾的丢失。首先是代谢性碱中毒导致大量碳酸氢根被运送到远端肾小管,其次高醛固酮水平引起大量钠离子重吸收,从而导致大量钾离子排泄到尿中。

4. 食管-贲门黏膜撕裂综合征(Mallory-Weiss 综合征) 多发生在剧烈的呕吐后,表现为黏膜层和黏膜下层 1~4cm 左右的线形撕裂伤,75% 的病例的撕裂伤位于靠近胃食管连接处的胃壁。主要临床表现为急性上消化道出血,多数很轻并呈自限性,但据统计有 3% 的上消化道出血死亡者是由食管-贲门黏膜撕裂综合征所致。

5. 自发性食管破裂(Boerhaave 综合征) 是指由剧烈呕吐引起的食管全层穿孔,脏层胸膜撕裂,食管内容物可以进入纵隔和胸腔。85% 的病例中裂口位于食管下端的后外侧。如果 24 小时内不进行手术,死亡率达 50%。

6. 误吸 呕吐物的误吸与病人的意识障碍有关,对呕吐后出现肺部改变的病人应进一步评估误吸的量和后果,如胸部影像学(图 8-1)可以快速诊断有无误吸以及误吸的量。严重者应进行纤维支气管镜检查和肺泡灌洗,必要时进行呼吸机辅助呼吸。

(二) 诊断

通过详细的病史采集和体格检查一般都能发现恶心和呕吐的病因。

1. 病史

(1)用药史或其他病史:易引起呕吐的常用药物有某些抗生素、洋地黄、茶碱、化疗药物、麻醉药等。呕吐可为许多疾病的表现之一,包括消化道疾病、甲状腺功能亢进或者减退、肾上腺功能减退、糖尿病酮症酸中毒、脑出血、脑瘤、脑膜炎等疾病。

(2)呕吐物的性质:呕吐物不含胆汁说明梗阻平面多在十二指肠乳头以上,含多量胆汁提示梗阻在此平面以下;反流未消化的食物则提示贲门失弛缓症、食管狭窄或食管憩室可能;带粪臭味则提示低位小肠梗阻。

(3)呕吐的时间:急性起病的恶心和呕吐提示胃肠炎、胰腺炎、胆囊炎或药物的副作用。症状发生在清晨则有可能是妊娠、尿毒症、慢性酒精中毒或功能性消化不良等所致。进食 1 小时后发生呕吐则提示胃出口梗阻或胃轻瘫可能。晚上或夜间呕吐见于幽门梗阻。餐后近期呕吐,特别是集体发病者,多由食物中毒引起。

（4）呕吐的特点:进食后立刻呕吐,恶心很轻,呕吐后又可进食,长期反复发作而营养状态不受影响,多为神经症性呕吐。喷射性呕吐多为颅内高压性疾病所致。

（5）伴随症状:呕吐可伴随多涎、排便、心动过速、心动过缓、心房颤动和阵发性快速性室性心律失常等症状。如果恶心、呕吐伴有慢性头痛,则应怀疑有颅内病变。呕吐前无恶心则是神经系统病变的典型表现。

（6）既往病史:应重点关注消化道疾病和手术史,是否有酗酒或药物成瘾等。

图 8-1　吸入性肺炎的常见影像学改变

A. 胸部正位平片:示双肺透亮度减低,肺纹理增粗模糊,右肺野内多发斑片状模糊影,右侧胸腔体积减小,右侧膈面上抬;B～D. 冠状位、轴位胸部 CT 平扫(肺窗):示右肺下叶多发实变,右侧背侧胸腔积液,邻近肺组织压缩。

2. 体格检查　体格检查的重点见表 8-2。如果发现黄疸、淋巴结肿大、腹部包块和大便带血,则有助于确定病因。

3. 辅助检查　根据病史和体格检查发现,选择适当的辅助检查。

（1）血常规:血细胞比容和血红蛋白水平增高提示有血液浓缩。

（2）电解质:严重的长时间呕吐可以引起低氯血症、低钾血症、代谢性碱中毒。对于症状超过 3 天和需要静脉补液的病人应检测电解质。

（3）血尿素氮和肌酐:血尿素氮与肌酐的比值超过 20∶1 提示有严重脱水。

（4）血清酶:胰腺炎病人血清胰淀粉酶、脂肪酶水平升高。

（5）尿液检查:对所有出现呕吐的育龄期女性病人都要做尿妊娠试验。尿中有亚硝酸盐、白细胞和细菌提示有尿路感染,酮体阳性提示糖尿病酮症,血尿则提示可能有尿路结石。

表 8-2　呕吐病人的体格检查要点

体格检查	要点	临床意义
一般检查	皮肤弹性差,黏膜干燥	脱水表现
生命体征	发热	胃肠炎、胆囊炎、阑尾炎、肝炎、肠穿孔
	心动过速	脱水
头、眼、耳、鼻	眼球震颤	迷路炎、椎-基底动脉供血不足、小脑梗死或出血、小脑脑桥角肿瘤
	视神经盘水肿	颅内压增高
腹部	腹胀、蠕动波、高亢肠鸣音	肠梗阻、胃轻瘫、胃出口梗阻
	肠鸣音减弱	肠梗阻
	疝或手术瘢痕	可能是肠梗阻
	腹膜刺激征	阑尾炎、胆囊炎、内脏穿孔
神经系统	神志异常、小脑病变体征、脑神经病变体征	中枢神经系统病变

（6）血药浓度监测:对高度怀疑药物中毒者应进行血药浓度监测。

（7）腹部影像学检查:对怀疑肠梗阻者要拍摄腹部立位 X 线片,对怀疑存在腹部外科情况者必要时可选择 CT 扫描,对怀疑为胆石症的成人和考虑为幽门狭窄、肠套叠的儿童可进行超声检查。

（8）心电图:对怀疑为冠心病者应进行心电图检查。

（三）鉴别诊断

呕吐的病因复杂,通过病史、查体和必要的辅助检查可鉴别常见和危急的呕吐病因(表 8-3)。

表 8-3　呕吐病人的鉴别诊断

病因	病史	患病率	查体	辅助检查	注解
妊娠恶心呕吐	发生在清晨,伴有乳房胀,典型者妊娠第 4～7 周开始,第 10～18 周达高峰,第 20 周消失,否则应考虑其他病因	在孕妇中约 75%	腹部正常	尿妊娠试验、血电解质、尿酮体以排除妊娠剧吐	对所有育龄妇女都应想到妊娠呕吐的可能
胃肠炎	发热、腹泻、腹痛,呕吐和腹痛发生早,随后 24 小时内出现腹泻	常见	腹部正常	一般不需要	胃肠炎早期只有呕吐和脐周痛,可与阑尾炎混淆,诊断胃肠炎必须有腹泻
消化性溃疡	90% 有上腹痛,十二指肠球部溃疡时进食可缓解,胃溃疡时则加剧。出现剧痛者应考虑有无穿孔	非常常见	上腹轻触痛,大便隐血阳性	出血者血红蛋白低,怀疑穿孔者行腹部立位 X 线片	消化性溃疡三大原因:NSAIDs、幽门螺杆菌、高分泌状态
胆道疾病	腹痛位于中上腹或右上腹,常在高脂饮食后发作,既往有类似发作	非常常见	多有右上腹触痛,墨菲征阳性	WBC、脂酶、碱性磷酸酶、血胆红素、右上腹超声	白细胞计数、体温正常提示胆绞痛,发热、WBC 升高、墨菲征阳性提示胆囊炎

续表

病因	病史	患病率	查体	辅助检查	注解
心肌梗死	典型胸骨下端胸痛，向左臂和肩背放射，常伴有呼吸困难	常见	可无诊断性发现，病人有紧张、焦虑情绪	心电图改变心肌酶、肌钙蛋白	不是所有病人都有胸痛，可以只有恶心、呕吐等
糖尿病酮症酸中毒	先有多饮多尿，随之出现神志改变甚至昏迷，可以由感染、外伤等诱发	常见	呼吸烂苹果味，呼吸急促，脱水和意识改变	血糖、尿酮、血气分析	糖尿病酮症可以是糖尿病的首发表现
胰腺炎	上腹痛，向背部放射，多数与胆石症和饮酒有关，其他还有高钙血症、高脂血症、药物等	常见	上腹压痛，肠麻痹时腹胀，肠鸣音减弱，休克等，低热	脂酶、WBC、血糖、乳酸脱氢酶（LDH）、天冬氨酸转氨酶（AST）、血钙、血气分析、腹部CT	病情重，病死率高，早期容量复苏，重症监护
肠梗阻	典型者腹痛呈间歇发作，频率和程度与梗阻水平相关，疼痛部位也与梗阻水平相关（高位梗阻时为上腹痛，结肠梗阻时为下腹痛）	常见	腹胀、弥漫性压痛，高调肠鸣音	站立位X线平片、腹部CT	粘连、疝和肿瘤引起的肠梗阻占90%

三、治疗

1. 快速评估和处理　首先评估病人的血流动力学状态是否稳定，及时识别危急状况和造成呕吐的原因和疾病（见表 8-1）。病史采集的内容包括呕吐持续的时间，呕吐物中有无血液，有无容量不足的临床表现，以及有无提示严重基础疾病的伴随症状。体格检查内容包括意识水平、腹部情况、有无神经系统局灶体征及重要生命体征异常。

初始治疗包括建立静脉通道，对容量不足者进行液体复苏、心电监护，以及针对基础疾病的治疗（如控制高血压等）。

2. 急诊处理

（1）一般处理：摄入减少是呕吐病人脱水和营养不良的主要原因，对持续性呕吐的病人应该留置胃管。

（2）病因治疗：是缓解恶心、呕吐的根本治疗。

（3）对症治疗：镇吐药的效果因人而异。常用的有抗组胺药、吩噻嗪类和丁酰苯类药物等。抗组胺药有异丙嗪、苯海拉明、茶苯海明，对内耳功能障碍引起的呕吐有效，但由于不作用于化学感受器触发带，对其他原因引起的呕吐效果较差。吩噻嗪的作用机制比较复杂，主要通过拮抗化学感受器触发带的多巴胺 D_2 受体起到止吐作用，常用的有丙氯拉嗪等。丁酰苯类药物主要通过抑制中枢的化学感受器触发带而产生强的止吐作用，对预防和治疗术后恶心呕吐有良好的效果，常用药物有氟哌啶醇、氟哌利多等。用法见表 8-4。

表 8-4　常用镇吐药

药物	剂量	备注
异丙嗪	成人：12.5～25mg，i.v.，i.m.，p.o.，或直肠给药 儿童：1.35mg/kg，i.v.，i.m.，p.o.，或直肠给药	每6小时可重复一次，直至呕吐缓解 不良反应：口干、头晕、视物模糊

续表

药物	剂量	备注
丙氯拉嗪	成人:5～10mg,i.m. 或 p.o.;2.5～10mg,i.v.;或 25mg 直肠给药 儿童:2.5mg,p.o. 或直肠给药;0.16mg/kg,i.m.	静脉或肌内注射,可每 4 小时重复一次,每日不超过 40mg 直肠给药每 12 小时可重复一次 有嗜睡、低血压和锥体外系作用
氟哌啶醇	成人:0.5～5mg,p.o.,或 2～5mg,i.m. 儿童:0.075～0.15mg/(kg·d),分 2～3 次口服	每 8～12 小时可重复一次 有嗜睡和锥体外系作用

注:i.v.,静脉注射;i.m.,肌内注射;p.o.,口服。

多数急诊就诊的呕吐病人是由于患急性胃肠炎等良性疾病,经过处理后症状可以很快缓解;但对于有严重基础疾病、病因不明、儿童和年老体弱者以及有较严重呕吐并发症的病人,应及时收住院以进一步诊疗(图 8-2)。

图 8-2　呕吐的急诊处理流程图

第二节 | 腹 泻

一、概述

腹泻(diarrhea)是相对病人的正常状况而言,大便的量和次数增加,粪质稀薄,水分增加。便质不成形,有时含有脓血或带有未消化的食物及脂肪。确定是否有腹泻应根据个体的大便习惯而异。

腹泻是常见的急症之一,腹泻病人约占全部急诊病人的 5%,其中 85% 的病例与感染有关。大多数腹泻是自限性的,只需加强护理和对症治疗。感染性腹泻可以引起严重后果,特别是在易感人群可以导致大规模发病和死亡;非感染性腹泻同样可以对健康人和病人造成巨大威胁。腹泻也可以是腹部疾病、内分泌疾病、中毒以及其他系统疾病的临床表现之一。

腹泻可根据病程分为急性和慢性两大类,病程短于 4 周者为急性腹泻,超过 4 周或长期反复发作者为慢性腹泻。腹泻根据病理生理学特点又可分为:渗透性、分泌性、炎性和异常动力性腹泻 4 种类型。

二、临床特点

(一) 腹泻分类

腹泻可以分为感染性和非感染性两种。感染性病因中包括病毒、细菌和寄生虫感染,其中病毒性占 70%,细菌性占 24%,寄生虫占 6%。

1. 感染性腹泻 ①细菌和寄生虫在临床上可以引起侵袭性炎症,造成大规模的发病和死亡,特别是在易感人群和未获得适当医护者中。部分侵袭性细菌,多数是沙门菌属和志贺菌属,可以引起菌血症、脓毒血症和死亡。②病毒和部分细菌只引起自限性分泌性腹泻,表现为轻度脱水,而全身症状轻微。③急性阿米巴痢疾在临床上很难与细菌性痢疾相鉴别,由特殊病原菌引起的感染性腹泻很少能在急诊明确诊断。

2. 非感染性腹泻 常见病因有:胃肠道出血、缺血性肠病、肠套叠、异位妊娠和肠梗阻;重金属中毒,食入植物或鱼类毒素等;以及内分泌疾病(如肾上腺功能不全)。还要特别注意病人所用药物和既往手术史。

(二) 诊断

经过初步的评估和处理之后,病史、体格检查和辅助检查有助于进一步明确腹泻的病因。

1. 病史

(1)了解腹泻开始和持续的时间,大便的量、次数和特征,如大便中是否有血和黏液;有无伴随症状,如呕吐、发热、腹痛、里急后重以及神经系统症状。

(2)了解腹泻开始与其他症状的关系,如大量水样泻后出现痉挛性疼痛多考虑胃肠炎,排便后出现腹痛则提示外科病变,饮食是否加重腹泻。

(3)了解就诊前是否进行过治疗,效果如何;既往用药史和手术史,特别注意对免疫功能有影响的治疗;有无 HIV 感染史、糖尿病、胃肠道出血、恶性肿瘤、腹部手术史和内分泌疾病;最近是否接受过抗生素治疗或使用过缓泻剂。

(4)了解个人史和家族史中腹泻性疾病的情况、公众接触史、性接触史。异性和同性性接触可以引起阿米巴痢疾以及沙门菌属、志贺菌属、蓝氏贾第鞭毛虫和曲霉的交叉感染。

(5)应特别注意病人近期的饮食情况、旅游史和户外活动情况;有无毒物和特殊药物接触史,包括重金属、一氧化碳、水杨酸盐和地高辛;有无过敏反应。

2. 体格检查 体格检查要评估病人的一般情况,查找容量不足的证据和中毒表现,排除腹部外科情况,并明确有无血便。痢疾总是伴有发热,但发热同样可以是急诊外科疾病的表现。

（1）低血压和心动过速提示容量不足,应当检查黏膜的湿度、皮肤的弹性,是否有意识状态的改变,排尿有无减少,以及体重下降情况。

（2）腹部是查体的重点。有明显腹痛的病人应先考虑是否有感染性胃肠炎以外的其他原因,如外科急腹症等。

（3）直肠指诊可确定有无粪便嵌塞、黑便和血便。大量血液见于消化道出血、缺血性肠病、肠套叠和放疗等。同时取标本送检。

3. 辅助检查

（1）大便隐血和细胞计数:临床上常根据便常规检查发现白细胞来判断有无胃肠炎,从而决定是否采用抗生素治疗,这并不恰当。大便中检出白细胞只是支持诊断,对细菌性结肠炎不具特异性。许多因素引起的炎症性腹泻在大便中都可出现红细胞和白细胞,包括细菌、寄生虫和许多非感染性因素,如化疗、放疗、过敏反应、自身免疫性疾病和炎症性肠病等。排泄物中红细胞不一定与白细胞同时存在,如果粪便中只有红细胞而没有白细胞,往往提示阿米巴感染、恶性肿瘤、重金属中毒、穿孔、痔疮、肠缺血和消化道出血等。

（2）艰难梭菌毒素检测:艰难梭菌引起的腹泻最常见于抗生素使用过程中,因此,如果病人近期用过抗生素,则应考虑进行该项检查。

（3）大肠埃希菌 O157∶H7 毒素:对流行地区和怀疑溶血性尿毒综合征的病人可以考虑进行该项检查。

（4）大便细菌培养:对于有发热和中毒表现、免疫抑制、高龄、病程迁延、传统治疗无效的病人有必要进行大便培养。

（5）大便寄生虫和虫卵检测:不推荐作为常规检查。仅下列情况可考虑:①慢性腹泻;②有旅游史;③接触过托儿所的婴儿;④HIV 感染者。

（6）尿液检查:在怀疑泌尿系统感染和妊娠时应进行尿样检查。

（7）影像学检查:在考虑腹部外科疾病,如肿瘤、梗阻、瘘管、盲祥和克罗恩病等疾病时应进行相应的影像学检查。

（三）鉴别诊断

1. 腹泻最常见的原因是急性胃肠炎,表现为上消化道症状突出,而腹泻可轻可重。急性胃肠炎这一诊断一般用于不明原因、有自限性、可能由病毒所致的腹泻。

2. 急性阑尾炎、异位妊娠、一氧化碳中毒也容易被误诊为急性胃肠炎,只有进行仔细而系统的病史调查、体格检查才能避免误诊,特别是腹泻开始的时间和严重程度,以及与其他症状的关系。

3. 急性胃肠炎病人在大量水样腹泻后多伴有腹肌痉挛,但在恶心和排稀便后出现腹痛也可以是阑尾炎的表现。痢疾表现为大量腹泻、恶心、发热、肌痛、头痛。

感染性腹泻的鉴别诊断见表 8-5。

三、治疗

1. **快速评估和处理** 对腹泻病人的评估和治疗应当从评估其整体健康状况、容量不足的程度和进行必要的监测开始。

（1）监测评估:监测血压、脉搏、呼吸频率、心电、血氧饱和度和肛温。如果病人严重脱水,预计要进行静脉补液时,要检测血电解质。注意血流动力学不稳定的证据,如低血压、心动过速、皮肤湿冷而苍白、少尿、呼吸急促及精神状态改变;寻找全身性疾病的体征,如发热、腹痛、脱水、血便、肌痛、头痛、食欲减退等。

（2）急诊救治:对循环不稳定者应给予吸氧,并建立静脉通道进行容量复苏。少数情况下可能有必要输血或血液制品。如果确定腹泻是由感染所致,并且有全身感染的表现,应早期给予抗生素治疗。

表 8-5 感染性腹泻的鉴别诊断

病原菌	病史特点	临床特点	发病率	治疗
弯曲菌属	食用污染的水和食物，潜伏期2～5天，持续1周，10%可复发，1～5岁儿童和大学生多发	3～4天前驱症状，包括发热、头痛、肌痛、腹肌痉挛和轻微呕吐，大便有红细胞、白细胞	最常见，可以类似阑尾炎或炎症性肠病	对虚弱和脓毒症病人：环丙沙星500mg口服，b.i.d.×5天；红霉素500mg口服，q.i.d.×5天
沙门菌属	食用污染的水和食物（鸡蛋、乳制品），夏季发病，可呈家庭聚集性发病，多见于5岁以下儿童和老年人，潜伏期8～24小时，持续2～5天	前驱症状持续数小时，有发热、头痛、腹痛、肌痛和轻微呕吐，5%～10%发生菌血症，大便有白细胞，红细胞少见	在老年人和新生儿和免疫缺陷者，脓毒症的发生率增加	脓毒症、老年人和危重症病人：头孢曲松1～2g i.v.，q.d.；环丙沙星500mg口服，b.i.d.，3～7天；复方磺胺甲噁唑，口服，b.i.d.，3～7天
志贺菌属（细菌性痢疾）	食用污染的食物和水，容易接触传染，从人到人，如家族性、工作场所集中发病，1～5岁儿童多发，潜伏期24～48小时，持续4～7天	突发发热、头痛、肌痛、腹痛和腹泻，里急后重，轻微呕吐，菌血症极少，排便每天10～20次，大便有成堆红细胞、白细胞	中毒性菌痢多见于2～7岁体质好的儿童，出现高热、四肢厥冷、皮肤花斑和意识改变，甚至发生呼吸、循环衰竭，肠道症状轻微。又分为休克型和脑型	症状严重者：环丙沙星500mg口服，b.i.d.×3天；复方磺胺甲噁唑口服，b.i.d.×3天
副溶血弧菌	食用生的或没有煮熟的海鲜、小虾和蚝，夏季发病，成人多见，潜伏期10～24小时，病程1～2天	突发腹泻，轻度腹肌痉挛，低热，头痛，恶心伴有小量呕吐，大便有红细胞、白细胞	自限性疾病，菌血症罕见	加强护理，一般呈自限性，对重症和免疫抑制者：四环素或多西环素，应用7天
肠出血型大肠埃希菌 O157：H7	进食污染的水和食物（生牛肉、牛奶、其他肉类等），机关、托儿所可暴发流行，儿童、老年人易感，潜伏期3～8天，病程5～10天	严重腹肌痉挛，呕吐，低热，血便，产生志贺样毒素，非侵袭性，大便有红细胞、白细胞	出血性胃肠炎，血样便，类似出血/缺血性结肠炎，可并发溶血性尿毒综合征或血栓性血小板减少症	加强护理，对于发生溶血性尿毒综合征的老年人和儿童给予抗生素治疗

注：q.d.，一日1次；b.i.d.，一日2次；q.i.d.，一日4次。

2. 进一步治疗 如果有证据表明病人病情严重，或有中毒表现，或已经出现循环不稳定，都需要进行积极治疗（图8-3）。对于老年、年幼、有严重基础疾病和免疫抑制者应收住院治疗，而青壮年很少需要住院。

腹泻病人的初始治疗包括支持护理以及评估脱水程度。轻到中度脱水者可以选择口服补液治疗手段。对儿童病患，口服补液按50～100ml/kg剂量给予糖盐水，4小时即可完成。对于严重脱水的病人，则应选择静脉补充生理盐水或乳酸林格液。儿童按20ml/kg剂量快速补充生理盐水，必要时可重复补液。

对于腹泻病人还要根据病因采取针对性治疗。急诊很难确诊腹泻是由哪种特异性病原菌引起的，因此针对微生物只能根据感染性腹泻的常见致病菌采取经验性治疗。对成人目前推荐的经验性抗生素治疗有：环丙沙星，每次500mg，一日2次，连用3～7日，孕妇和<18岁的未成年人禁止使用。如果考虑阿米巴痢疾，推荐在查找大便中寄生虫和虫卵后使用甲硝唑、双碘喹啉治疗。如果病人近期使用过抗生素，怀疑艰难梭菌相关性腹泻，可以选择万古霉素或甲硝唑治疗。

图 8-3　腹泻病人诊疗流程图

（李树生）

思考题

1. 呕吐病因的主要鉴别诊断有哪些？
2. 腹泻病因的主要鉴别诊断及其临床意义是什么？

思考题解题思路

本章目标测试

本章思维导图

本章数字资源

第九章 | 少尿与无尿

24 小时内尿量少于 400ml 或每小时尿量少于 17ml 为少尿（oliguria）；24 小时内尿量少于 100ml 或 12 小时内尿量为零称为无尿（anuria）。肾前性、肾性和肾后性等病因均可引起少尿或无尿。

第一节 │ 概　述

一、病因

引起少尿与无尿的病因可分为肾前性、肾性和肾后性三大类（表 9-1）。

表 9-1　少尿与无尿的常见原因

类型	常见原因	常见病因
肾前性	低血容量	经皮肤、肾脏、胃肠道置管或出血等体液丢失：大面积烧伤、失血、高温、浆膜腔积液等；血管内体液重新分布：腹膜炎、胰腺炎、各种休克等
	心输出量减少	充血性心力衰竭、急性肺水肿、心脏瓣膜病、心脏压塞等
	血管源性	肾血管栓塞、全身性血管疾病（血栓性血小板减少性紫癜、DIC、硬皮病、恶性高血压等）、肾上腺皮质血流急剧减少
	其他原因	过敏、脓毒症、低蛋白血症、肾病综合征、肝衰竭、溶血、挤压综合征等
肾性	肾小球病变	原发性肾小球疾病（急进性肾小球肾炎等）、自身免疫病（系统性红斑狼疮）、细菌性心内膜炎、全身性血管炎等
	肾小管间质病变	急性缺血性肾小管坏死、中毒性肾小管损伤（药物、外源性毒物等）、药物诱发的间质性肾炎、肾实质损伤或压迫（肾脏肿瘤、急性尿酸性肾病、乙二醇中毒等）
肾后性	肾盂和输尿管病变	血凝块、结石、腹膜后纤维化、尿酸盐/草酸盐结晶沉积、肾乳头坏死、外源肿瘤压迫
	膀胱、前列腺和尿道	肿瘤、结石、血凝块、前列腺增生/肿瘤、尿道狭窄、包皮过长、神经源性膀胱功能障碍
	药物影响	磺胺类、甲氨蝶呤、阿昔洛韦等

二、临床特点

（一）临床表现

少尿与无尿时，除原发病的表现外，大多数病人还存在乏力、倦怠、水肿等前驱症状。由于机体蛋白、血肌酐、离子以及酸碱平衡等因素的变化，还可见如下主要伴随表现。

1. **消化系统**　恶心、呕吐、厌食、呃逆及腹泻等。

2. **呼吸系统**　呼吸深而快，常有气促，甚至出现 Kussmaul 呼吸。因代谢产物潴留及免疫功能低下，病人易合并感染，以呼吸系统感染常见，表现为支气管炎、肺炎、胸膜炎合并胸腔积液等。

3. **循环系统**　血压升高，重者可发生高血压脑病。发生急性心包炎时，胸骨后、胸前区剧烈疼痛,常伴有心包摩擦音,甚至发生心脏压塞。晚期可出现心脏扩大、各种心律失常和心力衰竭等。

4. 血液系统　贫血,多为正细胞、正色素性贫血,随着肾功能减退而加剧。常有皮下出血、鼻出血、月经过多及消化道出血等倾向。

5. 神经系统　头晕、思维不集中、烦躁不安、失眠或嗜睡,严重者可出现意识障碍及周围神经病变、自主神经症状等,并可有神经肌肉兴奋性增高表现(抽搐、扑翼样震颤及肌阵挛等)。

6. 皮肤表现　面部萎黄、水肿,皮肤干燥、脱屑、无光泽、有色素沉着。较常见顽固性瘙痒,有时出现瘀斑。由于瘙痒及抵抗力降低,易发生皮肤化脓性感染。

7. 性腺功能障碍　病人可出现性腺功能低下,男性可出现性欲减退和阳痿,女性可出现闭经、不孕。

(二) 辅助检查

以下辅助检查对少尿、无尿的病因学诊断具有重要价值。

1. 尿液检查　肾前性少尿或无尿时尿比重增高,急性肾小管坏死(acute tubular necrosis,ATN)时尿比重一般低于 1.015。尿钠定量>40mmol/L,尿蛋白定性呈阳性(+~++++),尿中常含大量病理成分,尿沉渣镜检可见粗大颗粒管型、红细胞、白细胞等。

2. 肾功能检查　血尿素氮和肌酐升高。血尿素氮/血肌酐≤10 是重要诊断指标。此外,尿中尿素/血尿素<15(正常尿中尿素量为 200~600mmol/24h,尿中尿素/血尿素>20)。血尿素氮/血肌酐≤10~15 是肾性肾疾病的重要诊断指标。

3. 血液检查　红细胞及血红蛋白水平均下降,白细胞增多,血小板减少。可有高血钾、低血钠、高血镁、高血磷、低血钙、二氧化碳结合力降低等。慢性肾衰竭者呈负氮平衡。可出现糖耐量减低,甘油三酯水平升高,低密度脂蛋白水平升高等。

4. 滤过钠排泄分数(FE$_{Na}$)测定　对病因诊断有一定意义。其值>1% 者为急性肾小管坏死,见于非少尿型急性肾小管坏死及尿路梗阻;其值<1% 者,为肾前性氮质血症及急性肾小球肾炎。

5. 中心静脉压(CVP)测定　对鉴别肾前性与急性肾小管坏死有意义,且能指导补液治疗。

6. 影像学检查　有针对性地选择尿路 X 线(如腹部平片)、超声、CT、MRI、膀胱镜以及 DSA 等检查,有助于明确病因学诊断。

7. 肾图　是诊断尿路梗阻等肾后性少尿的一种可靠、简便的方法,检出率较高,用于评价尿路梗阻引起的肾功能受损的程度,比静脉肾盂造影灵敏。肾图亦可在较早期提供肾功能状态的相关信息,对于判断疗效和掌握病情的发展很有帮助。

三、诊断

准确计算单位时间内的尿量即可诊断少尿或无尿,还应根据病史、体格检查和必要的辅助检查综合分析,做出病因学诊断。

四、急诊处理

1. 急诊处理　应优先处理危及生命的严重液体过量或不足、高血钾等。检查一般生命体征和中心静脉压,评估血容量是否充足。如果血容量不足,应及时补液。如果血容量负荷过重,应考虑紧急血液滤过或透析,并给予呋塞米、硝酸酯类药物等。

2. 高血钾的处理　10% 葡萄糖酸钙 10~20ml 静脉注射,根据需要在 1 小时后重复使用;50% 葡萄糖 50ml 加入胰岛素[(4~6g):1U],15~30 分钟内输入;若病情严重,对内科治疗不能纠正的严重高钾血症(血钾>6.5mmol/L)可行血液透析治疗。

3. 病因治疗　尽快完成相关检查以明确引起少尿或无尿的病因,并采取相应措施。

(1)肾前性疾病:补充血容量,纠正脱水及休克,改善循环,治疗心力衰竭等。

(2)肾实质性疾病:根据其原发病给予不同处理,如血容量充足可适当使用利尿剂。

（3）肾后性疾病：有明确引起梗阻原因者，及时采取包括手术在内的方法解除梗阻。

4. **对症治疗** 如有尿潴留，及时导尿治疗，必要时留置导尿管。维持机体营养供应与正常代谢；必要时抗感染治疗；纠正电解质及内环境紊乱。

第二节 │ 急性肾损伤

急性肾损伤（acute kidney injury，AKI）以前称急性肾衰竭（acute renal failure，ARF），是由各种病因引起短时间内肾功能快速减退而导致的临床综合征，表现为肾小球滤过率（GFR）下降，伴有氮质产物如肌酐、尿素氮等潴留，水、电解质和酸碱平衡紊乱，重者出现多系统并发症。时间一般不超过 3 个月。

AKI 在很大程度上已经取代了 ARF，反映了 ARF 这一定义的缺陷性，后者提示明显肾衰竭状态。有证据表明肌酐的轻微升高可能与预后不良相关，而这时若采用 ARF 来定义和诊断就会忽视早期轻症，并延误治疗。

引起 AKI 的原因较多，临床上分为肾血流减少（肾前性）、肾实质损坏（肾性）和尿路梗阻（肾后性）三大类。肾性又分为肾小球型、肾血管型、肾间质型、肾小管型和肾移植排斥型等五大类，其中急性肾小管坏死（ATN）最常见。急性肾小管坏死又分为肾缺血型和肾毒物型两类：肾缺血型是指由于严重持续的低血压使肾小动脉强烈收缩，导致肾脏低灌注，进而使肾小管发生缺血性坏死；肾毒物型是各种外源性毒素如重金属（汞、砷、铅）、抗生素（庆大霉素、多黏菌素等）、磺胺类药物、某些有机化合物（四氯化碳、氯仿、甲醇等）、杀虫剂、对比剂、蛇毒等，以及内源性肾毒性物质如肌红蛋白、骨髓瘤轻链蛋白等经肾脏排泄时直接损害肾小管，引起的肾小管上皮细胞坏死。

一、临床特点

AKI 的临床表现分为少尿型（80%）和非少尿型（20%）。急诊常见的 AKI 多出现在脓毒症、严重创伤、误输血、中毒等情况中，病人迅速出现少尿或无尿，内环境恶化进行性加重，病情进展迅速。

（一）少尿型急性肾损伤

1. **少尿期** 最初数日临床表现以原发病为主，数日后出现 AKI 的典型表现，如水中毒、高血钾、高血镁、低血钠、低血钙、代谢性酸中毒及尿毒症等症状。这些症状随时间延长而加重。少尿期一般持续 7~14 天，短者 2~3 天，长者可达 30 天，持续越久，预后越差。

（1）电解质紊乱

1）高钾血症：主要由肾脏排泄功能障碍及大量钾离子从细胞内转移到细胞外液所致。一般血钾每日增高 0.3~0.5mmol/L，且血清钾增高是病人第一周内死亡的主要原因。早期心电图可见 T 波高尖。

2）低钠血症：一般血清钠浓度在 135mmol/L 以下，甚至低于 125mmol/L。低钠血症分为稀释性和缺钠性两种类型，临床上应注意区别。

3）低钙血症与高镁血症：低钙血症因骨溶解，实验室检查血钙降低不明显，但病人会出现手足搐搦。高镁血症达到一定程度会抑制钙离子释放，使低钙血症进一步加重。

（2）体液过多：表现有血压升高、肺水肿和心力衰竭等。病人出现呼吸短促，肺泡呼吸音减低，两肺底出现湿啰音，心率加快，奔马律，颈静脉怒张，肝大或有轻度下肢水肿。胸部 X 线片可见肺门部蝶形阴影。可有头痛、恶心、呕吐、表情淡漠、定向障碍、意识模糊、抽搐及昏迷等急性水中毒表现。

（3）代谢性酸中毒：表现为过度换气、深大呼吸。

（4）氮质血症：血尿素氮、肌酐水平明显增高。

AKI 早期出现的是食欲减退、恶心、呕吐、腹胀、腹泻、消化道出血、黄疸等消化系统症状。心力衰竭及各种心律失常也较为多见。伴有神经系统症状，如意识淡漠、嗜睡或烦躁不安，严重时可发生谵妄或昏迷(肾性脑病)。皮肤干燥,并伴有水肿,尿素结晶析出,呼气带有尿素味。可有贫血及出血倾向,以及合并感染的表现。

2. **多尿期**　尿量增加超过 400~500ml/d,可认为是多尿期的开始。日尿量增至 2 000ml 则表明进入多尿期,尿量超过 3 000ml 为多尿,多尿期的日尿量最高可达 6 000ml。随着尿量的增加,病人自觉症状日益好转,水肿消退,血压恢复正常。此期由于大量水、钠及钾的排出,病人可发生脱水、低血钠及低血钾。机体抵抗力降低,易发生感染。多尿期一般经历 1~2 周。

3. **恢复期**　精神及食欲明显好转,但由于大量消耗,病人虚弱无力、消瘦、营养不良、贫血。一般需 2~3 个月才能恢复健康。少数病人的肾功能发生永久性损害,其中少部分发展成慢性肾衰竭。

(二)非少尿型急性肾损伤

病人日尿量持续在 400ml 以上,甚至尿量无明显减少,而尿素氮每日升高 3.5mmol/L,血肌酐每日升高 44.2μmol/L,尿比重低(<1.020)。

二、诊断与鉴别诊断

(一)病史及病因

根据导致 AKI 的原发疾病及临床表现,确定是属于肾前性、肾后性或肾实质性,初步确定分期。

(二)体格检查

测量血压,并观察病人是否有脱水、贫血及颈静脉充盈。全面体格检查,结合病史基本可以初步判断 AKI 的性质和类型。

(三)实验室检查

1. **尿液检查**　①尿量变化:少尿型 AKI 病人每日尿量<400ml,每小时<17ml,非少尿型每日尿量>500ml。无尿与尿量突然增多交替出现是尿路梗阻的特征性表现之一。②尿沉渣检查:尿呈酸性,尿中可见蛋白质、红细胞、白细胞及各种管型。③尿肌酐及尿素氮测定:AKI 时排泄量减少,肌酐多在 1g/d 以下,尿素氮多在 10g/d 以下。④尿钠:肾前性氮质血症时尿钠排泄量显著降低,常为 5mmol/d,而少尿型急性肾小管坏死时约为 25mmol/d。⑤尿渗透压:尿渗透压与血渗透压比值<1.1,表明肾浓缩功能低下。

2. **血生化及血气分析**　血清肌酐及尿素氮水平逐日增高是 AKI 的特点,还存在代谢性酸中毒,血浆二氧化碳结合力(CO_2CP)降低,程度与病情严重性有关。监测血浆钾、钠、氯、钙、镁等离子水平。

3. **肾影像学检查**　超声显示肾实质厚度>1.7cm,提示肾性 AKI;出现肾、输尿管积水,提示肾后性尿路梗阻。

4. **肾活检**　对肾脏原发性病变的性质具有可靠的诊断价值。

5. **鉴别肾前性氮质血症和急性肾小管坏死**

(1)尿比重:多数肾前性氮质血症病人的尿比重>1.020,而多数急性肾小管坏死病人少尿期尿比重<1.015。

(2)尿渗透浓度:反映单位容量内溶质微粒的数目,与溶质体积大小及密度无关,比尿比重更能准确地反映肾浓缩功能。尿渗透压>500mOsm/(kg·H_2O)或<250mOsm/(kg·H_2O)可作为肾前性氮质血症与急性肾小管坏死的鉴别指标。

(3)尿/血浆渗透浓度比重:尿/血浆渗透浓度比重>1.5,提示肾前性氮质血症,<1.2 则提示急性肾小管坏死。

(4)尿/血浆肌酐比值:肾前性氮质血症时多在 37~45 之间,急性肾小管坏死少尿期多低于 20。

(四)诊断

根据最新改善全球肾脏病预后组织(Kidney Disease:Improving Global Outcomes,KDIGO)定义,符合以下情况之一者,可以临床诊断 AKI:血肌酐 48 小时内升高≥0.3mg/dl(≥26.5μmol/L);或血肌酐在 7 天内升高达基础值的 1.5 倍以上;或尿量减少<0.5ml/(kg·h),持续≥6 小时。

2004年,急性透析质量指导组(ADQI)对AKI进行RIFLE分级,其中包括三个严重程度分级[风险(risk)、损害(injury)、衰竭(failure)]和两个结局分类[功能丧失(loss)和终末阶段(end stage)]。2007年急性肾损伤网络工作组(Acute Kidney Injury Network,AKIN)将RIFLE修订为AKIN分级标准。在此基础上,KDIGO于2012年发布分期标准(表9-2)。

表9-2 AKI分期标准(KDIGO)

分期	血清肌酐	尿量
1期	基础值的1.5～1.9倍,或增高≥0.3mg/dl(≥26.5μmol/L)	<0.5ml/(kg·h)(6～12小时)
2期	基础值的2.0～2.9倍	<0.5ml/(kg·h)(12～24小时)
3期	基础值的3.0倍及以上,或血肌酐增加至≥4.0mg/dl(353.6μmol/L),或开始肾脏替代治疗	少尿[<0.3ml/(kg·h)]24小时或无尿>12小时

(五)鉴别诊断

鉴别AKI的原因对于指导治疗有着至关重要的意义,诊断流程见图9-1。

1. 肾前性AKI 主要是急性血容量不足所致AKI与急性肾小管坏死的鉴别。

2. 肾实质性AKI 主要包括急性间质性肾炎、急性肾小球肾炎、肾血管疾病(如双侧肾静脉、肾动脉或腹主动脉栓塞或血栓形成)、子痫等。掌握这些疾病的临床特点,除某些疾病需要肾活检,甚至电镜检测外,鉴别诊断并不困难。

3. 肾后性AKI 首先排除肾后性AKI或急性梗阻性肾病。梗阻一旦解除,肾功能可迅速恢复正常。急性尿路梗阻所致AKI以结石为最常见。B超、核素肾图、排泄性尿路造影或逆行性肾盂造影、CT、MRI等对诊断梗阻性肾病有帮助。

图9-1 急性肾损伤诊断流程

三、急诊处理

原则是改善血流动力学和最大限度减少肾损害,增加肾小球滤过率和尿排出量,维持体液和电解质平衡,优先处理危及生命的并发症,同时寻找病因,明确分期,依据分期进行处理(图9-2),并治疗原发病。

图9-2 AKI各期处理措施

（一）少尿期的治疗

原则包括降低肾小球滤过率,增加尿排出量,预防和控制全身并发症。在少尿期,威胁生命的主要因素是代谢紊乱(高钾血症、低钙血症、高磷血症和酸中毒等)、容量过负荷(如高血压、心力衰竭等)、继发感染及氮质血症导致的内源性中毒。因此,此阶段的治疗重点在于维持水和电解质平衡、控制感染及排除毒素。

1. 保持体液平衡　严格控制水分摄入,防止体液过多导致急性肺水肿。每日入液量应坚持"量出为入,宁少勿多"的原则,保持体液平衡最为重要。对于某些容量缺失的肾前性少尿,应补充足够的血容量。对于容量过负荷导致的高血压和心力衰竭,常应用利尿剂和透析治疗。

2. 维持电解质平衡

（1）高钾血症:在少尿期如发现心电图改变或血钾≥6mmol/L,必须立即处理。具体措施如下:①避免食用含钾较多的食物和药物;②禁用库存血;③钠型离子交换树脂15～30g口服或甘露醇高位灌肠;④25%～50%葡萄糖液加胰岛素[(4～6g)∶1U]静脉滴注;⑤10%葡萄糖酸钙10～20ml缓慢静脉注射;⑥5%碳酸氢钠静脉注射,根据血气分析结果,随时调整剂量;⑦血液透析。

（2）低钠血症:少尿期的低钠血症多由血液稀释所致,提示体液过多,限制进水量即可纠正,无须补钠。只有在缺钠性低钠血症,血清钠低于120mmol/L,或同时伴有高血钾及代谢性酸中毒时才考虑应用碳酸氢钠。

（3）低血钙和高血磷:无症状者可经食物补充钙剂,必要时给予10%葡萄糖酸钙10～20ml缓慢静脉注射,禁食高磷食物。

（4）高血镁:利用钙离子对抗镁离子的作用。

3. 及时纠正代谢性酸中毒　可选用5%碳酸氢钠125～250ml静脉滴注。对于严重酸中毒病人,如静脉血 HCO_3^- <12mmol/L 或动脉血 pH<7.2,纠酸的同时行紧急透析治疗。

4. 血液净化或透析疗法　紧急透析指征:①血清钾>6.5mmol/L;②体液过负荷,有心力衰竭及肺水肿。其他适应证包括:①血清尿素氮>28.7mmol/L 或肌酐>530.4μmol/L。②严重代谢性酸中毒,动脉血 pH<7.2 或血 HCO_3^- <12mmol/L。③高代谢性急性肾小管坏死,每日血清尿素氮升高>10.7mmol/L 或肌酐增高>88μmol/L;每日血清钾增加>1mmol/L 或 HCO_3^- 降低2mmol/L;血清肌酐>1 326μmol/L 或血清磷>2.6mmol/L。在终末期肾脏病病人中,锁骨下静脉置管导致静脉狭窄的发生率比颈内静脉置管高,因此 AKI 病人透析静脉导管的插管优先顺序为:右侧颈内静脉、股静脉、左侧颈内静脉、优势肢体侧的锁骨下静脉。

（二）多尿期及恢复期的治疗

多尿期早期不宜立即停止透析。尿量增至2 500ml/d 以上时,输入液体总量应为尿量的2/3,其中半量补充生理盐水,半量为5%～10%葡萄糖。如能进食,尽量以口服为宜,不足部分采取静脉补充。

在多尿期后期或恢复期,肾功能未完全恢复正常,仍应注意用药安全,减少毒性反应。

（三）其他脏器影响的处理

AKI 会使机体防御功能下降,对全身脏器造成损害,因此应监测身体功能,检测血常规、理化指标和心脏功能等,并积极进行治疗,包括:抗感染(多伴有发热);治疗心脏损伤如心包炎(心包摩擦音、心电图 ST 段抬高或交替电压等)、心律失常;积极处理神经系统异常(如嗜睡、意识模糊、烦躁、肌阵挛和癫痫等,称为肾性脑病)和消化系统并发症,如厌食、恶心、呕吐、消化道出血、胃肠炎或胰腺炎等。

（四）其他治疗

如合并高血压且上述治疗效果不佳,可予以药物降压治疗;伴有心力衰竭者除减少液体负荷外,必要时给予小剂量去乙酰毛花苷0.2～0.4mg 静脉注射,贫血严重者(血红蛋白<60g/L)可考虑输注红细胞或新鲜血。各种并发症的治疗应根据具体情况予以选择。

第三节 │ 急性尿潴留

尿潴留(urinary retention,UR)是指尿液在膀胱内不能排出。如尿液完全潴留于膀胱,称为完全性尿潴留。急性发作者膀胱胀痛,尿液不能排出,称为急性尿潴留(acute urinary retention,AUR),以前列腺增生的老年人最多见;缓慢发生者常无疼痛,经常有少量持续排尿,称为慢性尿潴留,又称假性尿失禁。

一、病因

引起 AUR 的原因很多,主要有尿道梗阻性疾病、膀胱本身疾病或功能障碍、神经因素和药物等,详见表 9-3。

表 9-3　成人 AUR 的常见病因

部位	常见疾病
阴茎	包茎、嵌顿包茎、外来物体梗阻、创伤
尿道	肿瘤、外来物压迫、结石、重症尿道炎、尿道狭窄、尿道憩室
前列腺	良性前列腺增生、癌肿、重症前列腺炎、膀胱颈挛缩、前列腺梗死
神经性原因	运动性麻痹:脊髓休克、脊索综合征 感觉性麻痹:脊柱结核、糖尿病、多发性硬化、脊髓空洞症、脊索综合征、带状疱疹
药物	抗组胺药、抗胆碱药、解痉药、三环类抗抑郁药、α 受体激动剂(麻黄碱衍生物、苯丙胺等)、β 受体拮抗剂、麻醉性药物制剂、肌肉松弛剂
精神心理因素	惊恐
昏迷	各种原因导致的昏迷

二、临床特点

病人既往多有排尿无力、尿流变细、夜尿增加或失禁、排尿淋漓不尽感,或有尿潴留、尿道扩张、尿道插管、前列腺手术等病史。如果尿潴留前存在尿路感染,则有尿频、尿急、尿痛等尿路刺激症状。如果病人出现消瘦、骨痛,则提示前列腺癌可能。

临床表现:下腹部胀满,自觉排尿困难,尿流中断,排空感不明显或无尿意。检查可见耻骨上部膨隆,叩诊浊音并扪及巨大包块、边缘光滑等膀胱胀满的体征。

AUR 病人可出现其他一些并发症,并表现出相应症状和体征,如继发尿路感染、膀胱破裂等。膀胱破裂是尿潴留的严重并发症,在尿潴留的基础上突然发生腹痛,并出现腹膜刺激征时,应考虑膀胱破裂的可能性。

三、诊断与鉴别诊断

女性尿潴留最常见的原因是常年憋尿导致的膀胱逼尿肌弛缓并失代偿。年轻人出现尿潴留很可能是神经系统病变(脊柱结核、糖尿病、多发性硬化、脊髓空洞症等)的早期表现。包茎、嵌顿包茎、尿道狭窄极少引起尿潴留,但也有这种可能。对于有轻、中度膀胱颈梗阻的老年人,某些药物(见表 9-3)可直接或间接引起尿潴留。50 岁以上的男性在除外良性前列腺增生引起的尿潴留以后,要考虑到前列腺肿瘤、继发性感染、外伤、弛缓性膀胱或神经性原因等。

对尿潴留病人追溯病因时可询问有无尿路感染、尿石排出、尿道损伤、前列腺病变、中枢神经系统感染以及糖尿病等病史并做相应辅助检查,多能获得诊断线索。根据辅助检查结果多能明确病因诊断,包括肾功能检查(尿素氮、肌酐)和尿液分析。血尿提示存在感染、肿瘤或结石。肾动脉造影、膀胱 X 线平片检查、超声、膀胱镜、CT、MRI 有助于病因和尿潴留的诊断。

尿潴留应与无尿鉴别,后者是指肾衰竭或上尿路完全梗阻,膀胱内空虚无尿。两者含义不同,不能混淆。心理因素导致的尿潴留罕见,诊断前必须排除器质性病变。

四、急诊处理

(一) 病因治疗

AUR 需要急诊处理,应立即进行尿液引流。因此,除了尿道结石、血块堵塞、包茎引起的尿道外口狭窄、包皮嵌顿等急诊可解除的病因外,其他可在尿液引流后,再针对性地进行治疗。

(二) 膀胱减压

1. **导尿术** 对膀胱以下尿道梗阻或神经源性膀胱等疾病引起的 AUR 病人,可经尿道插入导尿管进行膀胱减压。

2. **耻骨上膀胱穿刺造瘘** 耻骨上膀胱穿刺造瘘的适应证包括:对经尿道导尿有禁忌或经尿道插管失败的 AUR 病人,建议采用超声定位引导膀胱穿刺造瘘。

(三) 手术治疗

若有手术治疗指征,则可在病人情况允许时进行手术治疗,以从根本上避免 AUR 再发,也可避免长期或重复置管。

(四) 药物治疗

1. **α受体拮抗剂** α受体拮抗剂能松弛前列腺和膀胱颈等部位平滑肌,缓解因膀胱逼尿肌和尿道外括约肌协同失调或尿道外括约肌痉挛所致的尿道梗阻,主要用于缩短 AUR 后导尿管的留置时间,以及避免 AUR 复发。

2. **拟副交感神经药物** 作用于膀胱逼尿肌的胆碱能神经,多用于手术后或产后的 AUR,主要适用于非梗阻性 AUR、神经源性和非神经源性逼尿肌收缩乏力等。

(谢 伟)

思考题

1. 少尿与无尿的分类及常见原因是什么?

2. 少尿与无尿鉴别诊断的重要指标是什么?

3. 急性肾损伤的主要临床特点、辅助检查的意义和急诊处理原则是什么?

4. 简述急性肾损伤 KDIGO 的分期标准。

5. 急性尿潴留的常见原因是什么? 如何紧急处理?

思考题解题思路

本章目标测试

本章思维导图

第十章 | 休 克

休克（shock）是由各种致病因素作用引起的有效循环血容量急剧减少，导致器官和组织微循环灌注不足，致使组织缺氧、细胞代谢紊乱、器官功能受损乃至结构破坏的综合征。迅速改善组织灌注，恢复细胞氧供，维持正常的细胞功能是治疗休克的关键。

第一节 | 概 述

一、病因分类

按病因分类，可大致分为低血容量性休克、心源性休克、感染性休克、过敏性休克、神经源性休克。不同类型的休克病因之间并不互斥，一个循环衰竭的休克病人可能同时存在数种休克，称为复合性休克。如感染性休克可同时存在低血容量性休克（呕吐、腹泻、摄入减少等）和心源性休克（脓毒性心肌病）。

（一）低血容量性休克（hypovolemic shock）

由血容量的骤然减少所致，常见病因包括：

1. **失血** 常见于：严重外伤，如大手术，外伤所致骨折、挤压伤、肝脾破裂等，此类休克也被称为创伤性休克（trauma shock）；消化道大出血，如消化性溃疡出血、食管曲张静脉破裂出血；妇产科疾病，如异位妊娠破裂；动脉瘤破裂等导致的出血。故此类休克又称失血性休克。

2. **脱水** 中暑、严重吐泻、肠梗阻等引起大量水、电解质丢失。

3. **血浆丢失** 大面积烧伤、烫伤、化学烧伤等。

（二）心源性休克（cardiogenic shock）

各种原因导致的心输出量降低，常见于以下情况。

1. **心肌收缩力降低** 最常发生于大面积心肌梗死、急性心肌炎及各种心脏病的终末期。

2. **心脏射血功能障碍** 大面积肺栓塞、乳头肌或腱索断裂、瓣膜穿孔、严重主动脉瓣或肺动脉瓣狭窄等。

3. **心室充盈障碍** 急性心脏压塞、快速性心律失常、严重左心或右心房室瓣狭窄、主动脉夹层等。

（三）感染性休克（septic shock）

亦称脓毒性休克，是细菌、真菌、病毒和立克次体等病原微生物感染导致宿主反应失调而引起的危及生命的器官功能障碍和代谢紊乱，常见病原体包括：

1. **革兰氏阴性（G⁻）杆菌** 如大肠埃希菌、铜绿假单胞菌、变形杆菌、痢疾杆菌引起的血流感染、腹膜炎、化脓性胆管炎等。

2. **革兰氏阳性（G⁺）球菌** 如金黄色葡萄球菌、肺炎球菌等引起的血流感染、中毒性肺炎等。

3. **病毒及其他致病微生物** 如汉坦病毒、乙型脑炎病毒、立克次体、衣原体等。

（四）过敏性休克（allergic shock）

由抗原进入被致敏的机体内与相应抗体结合后发生Ⅰ型超敏反应所致，常见抗原包括：

1. **异种蛋白** 胰岛素，加压素，蛋白酶，抗血清，青霉素酶，花粉浸液，食物中的异体蛋白如蛋清、牛奶、海味品等。

2. 药物 抗生素类、局部麻醉药、化学试剂等。

3. 昆虫毒液 蜂毒、蛇毒、蝎毒等。

(五)神经源性休克(neurogenic shock)

剧烈的神经刺激引起血管活性物质释放,导致动脉调节功能障碍,外周血管扩张,有效循环血量减少。病因常为外伤所致剧痛、脊髓损伤、药物麻醉等。

二、病理生理机制

(一)微循环变化

1. 休克早期微循环以收缩为主,有效循环血容量减少,反射性引起交感神经-肾上腺髓质系统兴奋,使心率加快、心肌收缩力增强、小血管收缩,周围血管阻力增加,以维持血压。此外,毛细血管网的血流减少,毛细血管内流体静压降低,有利于液体进入血管,从而增加回心血量。

2. 休克代偿期未能有效控制时,毛细血管前阻力显著增加,大量真毛细血管网关闭,组织细胞处于严重的缺血、缺氧状态,导致微循环内淤血加重,回心血量减少,血压下降,休克发展至不可逆状态。此时周围血管的阻力也降低,重要器官出现严重缺血。

3. 微循环淤血后缺氧激活凝血因子Ⅻ,启动内源性凝血系统而引起弥散性血管内凝血(DIC)。微循环障碍更加明显,形成微血栓。由于DIC早期消耗了大量凝血因子和血小板,而后继发出血。一旦发生DIC,临床预后较差。

(二)体液代谢改变

1. 休克时儿茶酚胺释放能促进胰高血糖素生成,促使血糖升高。肝脏灌注不良时,乳酸在肝内不能正常代谢,而引起酸中毒。由于蛋白质分解代谢增加,血中尿素、肌酐及尿酸增加。

2. 血容量和肾血流量减少使醛固酮及抗利尿激素分泌增加,以保留水分,增加血容量。

3. 由于细胞缺氧,细胞膜的钠泵功能障碍,导致细胞肿胀,甚至死亡。

4. 缺氧使腺苷三磷酸生成减少,代谢性酸中毒导致组织蛋白分解为具有生物活性的多肽如缓激肽、心肌抑制因子和前列腺素等,这些物质具有强烈的扩张血管作用,使微循环障碍更为显著。线粒体膜破坏使细胞的呼吸功能中断而致细胞死亡。

(三)炎症介质释放及再灌注损伤

严重创伤、感染、休克可刺激机体过度释放炎症介质产生"瀑布效应(cascade)"(参见第十四章"多器官功能障碍综合征")。

(四)重要器官的继发损害

1. **心脏** 休克中晚期,血压明显降低使冠状动脉血流减少,心肌缺血;低氧血症、酸中毒、高血钾、心肌抑制因子均使心脏功能受抑制;DIC形成后心肌血管微血栓形成,发生局灶性坏死和心内膜下出血使心肌受损,心肌收缩力下降,最终发生心功能不全。

2. **肺** 肺微循环障碍使肺泡表面活性物质减少,出现肺泡塌陷,发生肺不张。肺内分流、无效腔样通气、通气血流比例失调和弥散功能障碍导致动脉血氧分压进行性下降,出现急性呼吸衰竭,即急性呼吸窘迫综合征(ARDS)。

3. **脑** 当收缩压<60mmHg时,脑灌流量严重不足,微循环障碍又加重了脑缺氧程度,产生脑水肿。表现为神经系统的功能紊乱,病人出现烦躁不安、神志淡漠、谵妄甚至昏迷。

4. **肾脏** 早期大量儿茶酚胺使肾血管痉挛,产生功能性少尿。随缺血时间延长,肾小管受累而出现急性肾小管坏死,导致急性肾损伤。

5. **肝脏** 休克时肝细胞缺血缺氧,使肝脏的代谢过程延缓或停顿,凝血因子合成障碍,经肠道吸收的毒素不能在肝脏解毒。

6. **胃肠道** 胃肠小血管的痉挛使黏膜细胞因缺氧而坏死,形成急性胃黏膜病变、急性出血性肠炎、肠麻痹、肠坏死。

7. 多器官功能障碍综合征（MODS）　休克晚期可发生 MODS（参见第十四章"多器官功能障碍综合征"）。

三、临床特点

按照休克的发病过程可分为休克代偿期和失代偿期，也称休克早期和休克期。

1. 休克代偿期　可出现精神紧张、兴奋或烦躁不安、皮肤苍白、心率正常或加快、呼吸加快、尿量减少等。此时如处理及时、得当，休克可较快得到纠正。否则，病情继续发展，进入休克失代偿期。

2. 休克失代偿期　病人神情淡漠、反应迟钝，甚至可出现意识模糊或昏迷；出冷汗、口唇肢端发绀；脉搏细速、血压进行性下降。严重时，全身皮肤、黏膜明显发绀，四肢厥冷，脉搏摸不清，血压测不出，少尿甚至无尿。若皮肤、黏膜出现瘀斑或有消化道出血，提示病情已发展至 DIC 阶段。若出现进行性呼吸困难、脉速、烦躁、发绀，常规吸氧不能改善呼吸状态，应考虑并发 ARDS。

各期休克的临床表现要点见表 10-1。

表 10-1　休克的临床表现和程度

分期	程度	神志	口渴	皮肤黏膜色泽	温度	脉搏	血压	体表血管	尿量	估计失血量*
休克代偿期	轻度	神志清楚，伴有痛苦表情，精神紧张	口渴	开始变苍白	正常，发凉	100 次/分以下，尚有力	收缩压正常或稍升高，舒张压增高，脉压缩小	正常	正常或尿量减少	20% 以下（800ml 以下）
休克失代偿期	中度	神志尚清楚，表情淡漠	很口渴	苍白	发冷	100~200 次/分	收缩压为70~90mmHg，脉压小	表浅静脉塌陷，毛细血管充盈迟缓	少尿	20%~40%（800~1 600ml）
	重度	意识模糊，甚至昏迷	非常口渴，可能无主诉	显著苍白，肢端青紫	厥冷（肢端更明显）	速而细弱，或摸不清	收缩压在70mmHg以下或测不到	毛细血管充盈非常迟缓，表浅静脉塌陷	少尿或无尿	40% 以上（1 600ml 以上）

注：*针对成人的低血容量性休克而言。

四、辅助检查

（一）实验室检查

1. 血常规　红细胞计数、血红蛋白及血细胞比容测定有助于失血性休克的诊断，以及对休克过程中血液浓缩和治疗效果的判断；白细胞计数及其分类是感染性休克诊断的重要依据。

2. 尿、便常规　尿常规有助于了解休克对肾功能的影响；粪便常规检查及隐血试验对感染性或失血性休克具有辅助诊断价值。

3. 血生化检查　丙酮酸、乳酸、血 pH 及二氧化碳结合力有助于了解休克时酸中毒的程度；尿素氮、肌酐有助于了解肾功能及判断是否有消化道出血；肝功能检查有助于了解休克对肝功能的影响；心肌标志物检测有助于判断休克对心肌代谢的影响及心源性休克的诊断；电解质检测有助于了解休克时电解质紊乱情况。乳酸升高与预后不良相关。

4. 出、凝血功能检测　血小板计数、出血时间、凝血时间、凝血酶原时间、纤维蛋白原及纤维蛋白降解产物（FDP）的测定有助于判断休克的进展及 DIC 的发生。

5. 感染指标 疑似感染性休克的病人，可行降钙素原等指标检查，有助于评估细菌感染及非感染性炎症反应。通常认为降钙素原与细菌及真菌感染的相关性更高。

（二）其他辅助检查

1. X 线/CT 检查 对休克的病因判断（如感染）有一定意义。增强 CT 有助于发现主动脉瘤破裂、肺栓塞等病因。

2. 心电图 有利于心源性休克的诊断，并能了解休克时心肌供血及心律失常情况。

3. 超声检查 有利于心源性休克的诊断，同时下腔静脉宽度及变异度的评估有助于估算中心静脉压，评估休克病人的血流动力学及容量负荷情况。

4. 血流动力学监测

（1）中心静脉压：有助于鉴别休克病因，低血容量性休克时降低，心源性休克时通常增高。

（2）肺动脉楔压：有助于了解左心室充盈压，相当于肺毛细血管楔压（PCWP），用于指导补液。心源性休克病人该指标常升高。

（3）心输出量及心脏指数：有助于了解心脏功能状态。心输出量的正常值为 4～8L/min，心脏指数正常值为 2.5～4.0L/（min·m^2）。心脏指数<2.0L/（min·m^2）提示心功能不全，<1.3L/（min·m^2）同时伴有周围循环血容量不足提示为心源性休克。

（4）脉搏指示连续心输出量（PiCCO）监测：适用于感染性休克病人的血流动力学监测，指导其液体复苏治疗。其容量性指标如胸腔内血容量指数（ITBVI）、血管外肺水指数（EVLWI），能更准确、可靠地反映病人的容量状态，从而实施精细、优化的液体管理，可有效改善氧合，降低急性肺水肿、急性呼吸衰竭的发生率，改善预后。

5. 微循环检查 检眼镜检查可见小动脉痉挛和小静脉扩张，严重时出现视网膜水肿。甲皱微血管的管祥数目明显减少，排列紊乱，祥内血流状况由正常的线形持续运动变为缓慢流动，微血栓形成，血细胞聚集成小颗粒或絮状物；压迫指甲后放松时，血管充盈时间>2 秒。

五、诊断与鉴别诊断

（一）诊断

关键是早期发现并准确分期：①凡遇到严重损伤、大量出血、重度感染以及过敏病人和有心脏病病史者，应想到并发休克的可能；②临床观察中，对于有出汗、兴奋、心率加快、脉压小或尿少等症状者，应疑有休克；③若病人出现神志淡漠、反应迟钝、皮肤苍白、呼吸加快、收缩压降至 90mmHg 以下及尿少或无尿者，则标志已进入休克失代偿期。

（二）注意事项

1. 应对休克的病因及早做出判断，特别是病人意识不清，无家属或护送者提供发病情况、现场资料及体表无明显外伤征象时，需追溯原发病病史。

2. 应注意不典型的原发病，特别是老年病人，例如：免疫功能低下者的严重感染往往体温不升、白细胞计数不高；急性心肌梗死以呼吸困难、晕厥、昏迷、腹痛、恶心、呕吐等为主要表现，而无心前区疼痛及典型心电图改变。要防止只重视体表外伤，而忽略潜在的内脏出血、消化道穿孔以及脊髓神经损伤及剧烈疼痛导致的血流分布异常。

3. 应警惕休克的早期表现，特别是脉细速、心音低钝、心率增快、奔马律、呼吸急促、肢端湿冷、尿量减少、少数病人的血压升高，这些表现往往发生在微循环障碍或血压下降前。尿比重、pH 的监测可客观反映组织灌注状况。血气分析、氧饱和度监测能了解缺氧和 CO_2 潴留及酸碱平衡紊乱情况。

4. 对重要器官功能障碍要注重早期识别，及时采取相应的抢救措施，如及时监测中心静脉压、PCWP、血尿素氮、肌酐、乳酸、胆红素、血生化、心肌酶、血糖、肌钙蛋白、血小板、凝血因子、FDP 等变化。乳酸升高与预后不良相关。

(三)鉴别诊断

1. 低血压与休克的鉴别　低血压是休克的重要临床表现之一,但低血压者并非都发生休克,休克代偿期血压也未必降低。一般正常成人肱动脉血压<90/60mmHg为低血压,是一种没有休克病理变化的良性生理状态,与休克有着本质的区别。常见的有体质性低血压(原发性低血压)和直立性低血压。这类病人通常无器质性病变表现,无心率增快,微循环充盈良好,无面色苍白、冷汗、神志烦躁,尿量通常正常。

2. 不同类型休克的鉴别　各型休克的病理机制、临床表现及一般处理大致相同,但各型休克有各自的特点,治疗重点有所不同,急诊处理休克的同时需要积极治疗原发病。因此,分辨休克类型对处理急诊病人很重要(详见本章第二节)。

六、治疗

休克的治疗原则首先是稳定生命体征、保持重要器官的微循环灌注和改善细胞代谢,并在此前提下进行病因治疗。休克救治流程见图10-1。

图 10-1　休克的急诊救治流程图

1. 一般处理　积极处理引起休克的原发伤病,如创伤制动、大出血止血、保证气道通畅等。建立静脉通道,如考虑病人需要大量补液、长期应用血管活性药物等,可考虑建立中心静脉通道;采取头和躯干抬高20°～30°、下肢抬高15°～20°体位,有心衰或肺水肿者取半卧位或端坐位。行心电、血压、中心静脉压、脉氧饱和度和呼吸监护,血常规、血气分析及生化检查,以及12导联心电图、胸部X线片等检查,留置导尿管,监测尿量,注意保暖。

2. 补充血容量　除心源性休克外,补液是抗休克的基本治疗。尽快建立大静脉通道或双通路补液,以补充等渗晶体液为主,大量液体复苏时可联合应用胶体液,必要时进行成分输血,根据休克的监护指标调整补液量和速度。动脉血压和中心静脉压是简便客观的监护指标,当中心静脉压明显＞12cmH$_2$O 时，应警惕发生肺水肿。补充的胶体液、晶体液的比例，应根据休克类型和临床表现不同而异，血细胞比容降低时应输红细胞，血液浓缩时宜补等渗晶体液，血液稀释时宜补胶体液。

3. 纠正酸中毒 休克时常合并代谢性酸中毒，通常不主张早期使用碱性药物。当机械通气和液体复苏后仍无效时，可适当给予碳酸氢钠静脉滴注，根据血气分析结果调整，治疗还需结合病史、电解质及阴离子间隙等因素综合考虑，并纠正电解质紊乱。

4. 改善低氧血症 ①保持呼吸道通畅；②宜选用吸氧面罩或无创正压通气给氧，使血氧饱和度保持在 95% 以上，必要时行气管插管和机械通气；③选择广谱抗生素控制感染。

5. 应用血管活性药物 适用于经补足血容量后血压仍不稳定，或休克症状未见缓解，血压仍继续下降的严重休克。常用药物有：

（1）血管收缩药：多巴胺、多巴酚丁胺、去甲肾上腺素、间羟胺等。多巴胺是最常用的血管活性药，兼具兴奋 α、β$_1$ 和多巴胺受体作用，其药理作用与剂量有关。抗休克时主要取其强心和扩张内脏血管的作用，宜采取小剂量。为提升血压，可将小剂量多巴胺与其他血管收缩药合用，而不增加多巴胺的剂量。多巴酚丁胺对心肌的正性肌力作用较多巴胺强，能增加心输出量，降低肺毛细血管楔压，改善心脏泵血功能。去甲肾上腺素与多巴酚丁胺联合应用是治疗感染性休克最理想的血管活性药物治疗方案。去甲肾上腺素是以兴奋 α 受体为主、轻度兴奋 β 受体的血管收缩药，能兴奋心肌、收缩血管、升高血压及增加冠状动脉血流量，作用时间短。间羟胺间接兴奋 α、β 受体，对心脏和血管的作用同去甲肾上腺素，但作用弱，维持时间约 30 分钟。

（2）强心药：包括兴奋 α 和 β 受体兼有强心功能的药物，如多巴胺和多巴酚丁胺等，其他还有强心苷如去乙酰毛花苷，可增强心肌收缩力，减慢心率。通常在输液量已充分但动脉压仍低，而中心静脉压监测提示前负荷已够的情况下使用。

6. 其他药物

（1）糖皮质激素：适用于感染性休克、过敏性休克。应用氢化可的松 300～500mg/d，疗程不超过 3～5 天；或地塞米松每次 2～20mg，静脉滴注，一般用药 1～3 天。

（2）纳洛酮：阿片受体拮抗剂，具有阻断 β-内啡肽作用。0.4～0.8mg 静脉注射，2～4 小时可重复。

7. 防治并发症和重要器官功能障碍

（1）急性肾损伤：①纠正水、电解质及酸碱平衡紊乱，保持有效肾灌注；②在补充容量的前提下使用利尿剂；③必要时采用血液净化治疗。

（2）急性呼吸衰竭：①保持呼吸道通畅，持续吸氧；②应用呼吸兴奋剂；③必要时行呼吸机辅助通气。

（3）脑水肿：①降低颅内压：可用 20% 甘露醇 250ml 快速静脉滴注，以及利尿剂、糖皮质激素。②昏迷病人酌情使用呼吸兴奋剂；烦躁、抽搐者使用镇静药。③酌情使用脑代谢活化剂：ATP、辅酶 A、脑蛋白水解物等。④加强支持疗法。

（4）DIC：①抗血小板凝集及改善微循环：双嘧达莫、阿司匹林、右旋糖酐 40 或丹参注射液静脉滴注；②高凝状态：静脉使用肝素，根据凝血酶原时间调整剂量；③补充凝血因子；④纤溶功能低下、发生栓塞者：酌情使用溶栓剂；⑤处理各类并发症。

8. 原发病治疗 应按休克的病因进行针对性治疗。

第二节 | 各类休克的特点及救治

一、低血容量性休克

（一）临床特点

低血容量性休克常为大量失血或体液丢失，或液体积存于第三间隙，引起有效循环血容量减少所致，是急诊常见的休克类型。由大血管破裂或脏器出血引起者称为失血性休克；各种损伤或大手术后同时具有失血及血浆丢失而发生的休克称为创伤性休克。低血容量性休克的主要临床特点：①有创伤、胃肠道出血或大量体液丢失的临床证据；②外周静脉塌陷，脉压变小；③血压：早期正常，晚期下降；④血流动力学改变：中心静脉压降低，回心血量减少，心输出量下降，外周血管阻力增加，心率加快；⑤微循环障碍造成的各种组织、器官功能不全和病变。

及时补充血容量、针对病因治疗和制止其继续失血、失液是治疗此型休克的关键。

（二）失血量的估计

1. 休克指数（脉率/收缩压）为 0.5，表明血容量正常或失血量不超过 10%；休克指数为 1.0，失血量约为 20%～30%；休克指数为 1.5，失血量约为 30%～50%。

2. 收缩压＜80mmHg，失血量约在 1 500ml 以上。

3. 凡有以下任何一种情况者，失血量约在 1 500ml 以上：①苍白、口渴；②颈外静脉塌陷；③快速输入平衡液 1 000ml，血压不回升；④一侧股骨开放性骨折或骨盆骨折。

（三）急诊处理

1. **失血性休克**　主要包括补充血容量和积极处理原发病、控制出血两方面。快速建立补液通路非常重要，特别是建立中心静脉输液通路，必要时可建立几条通路同时补液。液体种类的选择，原则是以平衡盐溶液为主。一般认为，血红蛋白浓度高于 100g/L 不必输血；低于 70g/L 可输浓缩红细胞；在 70～100g/L 时，可根据病人出血是否停止、一般情况、代偿能力和其他重要器官功能来决定是否输红细胞。休克纠正过程中应注意纠正酸中毒及电解质紊乱。

若病人对初始的充分补液反应较差，应考虑有活动性出血，应尽快查明原因，及时处理。对于肝脾破裂、急性活动性上消化道出血，需要在恢复血容量的同时积极进行手术准备，实施紧急手术止血。

2. **创伤性休克**　相比单纯失血性休克，创伤性休克病人更常发生多器官功能衰竭和全身炎症反应。因此，创伤性休克治疗的重点在于及时控制全身炎症反应的进展恶化。除控制出血、扩容、纠正组织缺氧等处理（参见前文"失血性休克"部分）外，还需要：①适当给予镇痛、镇静药物；②妥善临时固定（制动）受伤部位；③对危及生命的创伤如开放性或张力性气胸、连枷胸等作必要的紧急处理。在血压稳定后或初步回升后再进行手术。建议适当使用抗生素，以免继发感染。

二、心源性休克

（一）临床特点

心源性休克是由心脏收缩、舒张功能障碍以及心律失常等原因导致的心输出量不足、组织灌注减少和组织缺氧的病理生理改变。原有高血压者虽收缩压未低于 90mmHg，但比基础血压下降 40mmHg 以上，并伴脉压缩小时应警惕发生心源性休克。

心源性休克病人多有基础心脏病病史，多发生于中老年人，多为急性发作，特别是急性心肌梗死时，表现为持续胸痛，伴出冷汗、头晕、乏力及心律失常和心功能不全等症状。查体：心音低钝，奔马律，双肺底可闻及湿啰音等。心源性休克时心功能指标下降：心脏指数（CI）＜2.2L/（m²·min），肺动脉楔压（PAWP）＞18mmHg。常迅速出现血压下降，重要脏器和组织供血严重不足，全身微循环功能障碍等休克的表现。死亡率极高。

（二）急救处理

取半卧位，保持气道通畅、吸氧，建立静脉通道，给予镇静、抗心律失常、血管活性药物，限制补液量，计算并管理出入量，对症支持治疗。积极治疗原发病，如急性心肌梗死行经皮冠状动脉介入治疗（PCI）。必要时可考虑应用心脏机械辅助循环装置，包括主动脉内球囊反搏（IABP）、体外膜肺氧合（ECMO）等。

三、感染性休克

（一）临床特点

感染性休克病人常有严重感染的相关病史，如急性感染、近期手术、创伤、器械检查以及传染病流行病史。当有广泛非损伤性组织破坏和体内毒性产物吸收时也易发生感染性休克。临床上根据四肢皮肤冷暖差异又可分为"冷休克"和"暖休克"（表 10-2）。

表 10-2 感染性休克的临床表现

临床表现	暖休克	冷休克
意识	清醒	躁动、淡漠、嗜睡、昏迷
皮肤色泽	潮红或粉红	苍白、发绀或花斑
皮肤温度	不湿、不凉	湿凉或冷汗
脉搏	乏力、慢,可触及	细速或不清
脉压	>30mmHg	<30mmHg
毛细血管充盈时间	<2 秒	延长
尿量	>30ml/h	0~30ml/h
病因	多见于革兰氏阳性球菌感染	多见于革兰氏阴性杆菌感染

（二）急救处理

在使用抗生素前获取血培养标本,尽早采用广谱抗生素经验性抗感染治疗;尽早完善血清乳酸水平检测;对于低血压（平均动脉压<65mmHg）或血乳酸≥4mmol/L 的病人,应按 30ml/kg 的标准进行液体复苏,其他病人酌情补液,使病人在最初 6 小时内达到以下标准:①中心静脉压达到 8~12mmHg;②平均动脉压≥65mmHg;③尿量≥0.5ml/（kg·h）;④中心静脉或混合静脉氧饱和度（SvO_2 或 $ScvO_2$）≥70%。必要时应用血管活性药物、正性肌力药物以及输血治疗,并根据病情使用糖皮质激素治疗。

四、过敏性休克

（一）临床特点

过敏性休克是一种极为严重的过敏反应,若不及时抢救,重者可在 10 分钟内死亡。临床表现为接触过敏原后迅速发病,常在 15 分钟内发生严重反应,少数病人可在 30 分钟甚至数小时后才发生,又称"迟发性反应"。早期表现为全身不适,皮肤皮疹或风团,口唇、舌及手足发麻,喉部发痒,头晕、心悸、胸闷、恶心、呕吐、烦躁不安等;严重者出现喉头阻塞、呼吸困难、昏迷及大小便失禁等表现。

（二）急救处理

必须立即去除过敏原（药物过敏时需要立即停药）,反复检测血压、脉搏,观察呼吸,保持呼吸道通畅,吸氧,立即注射肾上腺素（首选肌内注射）、糖皮质激素、升压药、抗组胺药等,发生呼吸心跳停止时立即行心肺复苏。

五、神经源性休克

（一）临床特点

由强烈神经刺激如创伤、剧痛等病因引起,病人表现为低血压和心动过缓,部分病人可表现为快速性心律失常,四肢却温暖、干燥。

（二）急救处理

立即纠正诱因,停用导致血管扩张的药物（如巴比妥类、神经节阻滞降压药等）。监测气道、呼吸、循环,针对剧痛可给予吗啡、盐酸哌替啶等镇痛;给予肾上腺素皮下注射,必要时重复。

（赵 剡）

思考题

1. 如何对休克进行分类和分期？其基本临床表现是什么？

2. 休克的临床诊断标准是什么？确诊的休克按何种流程救治？

3. 试述低血容量性休克时的急救处理。

思考题解题思路　　　　　本章目标测试　　　　　本章思维导图

第十一章 | 急性中毒

急性中毒是指短时间内吸收大量毒物导致躯体损害,起病急骤,症状严重,病情变化迅速,如不及时治疗常危及生命。根据来源和用途不同可将毒物分为工业性毒物、药物、农药、有毒动植物等。

第一节 | 总 论

一、概述

中毒(poisoning)是指有毒化学物质进入人体后,达到中毒量而产生的全身性损害,分为急性中毒和慢性中毒两大类。引起中毒的化学物质称为毒物(poison)。慢性中毒是长时间吸收小量毒物的结果,一般起病缓慢,病程较长,缺乏特异性诊断指标,多不属于急诊范畴。本章只讲述急性中毒。

(一)病因

1. **职业性中毒** 由于生产、保管、使用和运输过程中不注意劳动保护,密切接触有毒原料、中间产物或成品而发生的中毒。

2. **生活性中毒** 主要由于误食或意外接触有毒物质、用药过量、自杀或故意投毒谋害等原因使过量毒物进入人体内而引起中毒。

(二)毒物的吸收、代谢及排出

毒物可通过呼吸道、消化道及皮肤黏膜等途径进入人体。毒物吸收后经血液分布于全身,主要在肝脏代谢。多数毒物代谢后毒性降低(解毒),但也有少数毒物代谢后毒性反而增强,如对硫磷氧化为毒性更强的对氧磷。体内毒物主要由肾脏排出,气体和易挥发毒物还可以原型经呼吸道排出,重金属如铅、汞、锰、砷等可由消化道和乳汁排出。有些毒物蓄积在体内一些器官或组织内,排出缓慢,再次释放又可引起中毒。

(三)中毒机制

1. **局部腐蚀、刺激作用** 强酸、强碱可吸收组织中的水分,并与蛋白质或脂肪结合,使细胞变性、坏死。

2. **缺氧** 一氧化碳、硫化氢、氰化物等窒息性毒物可阻碍氧的吸收、转运或利用,使机体组织和器官缺氧。

3. **麻醉作用** 脑组织和细胞膜脂类含量高,而有机溶剂和吸入性麻醉药具有较强的亲脂性,故能通过血脑屏障进入脑内,抑制脑功能。

4. **抑制酶的活力** 很多毒物或其代谢产物可通过抑制酶的活力而对人体产生毒性。如有机磷杀虫剂抑制胆碱酯酶(ChE),氰化物抑制细胞色素氧化酶,重金属抑制含巯基的酶等。

5. **干扰细胞或细胞器的生理功能** 四氯化碳代谢生成的三氯甲烷自由基可作用于肝细胞膜中的不饱和脂肪酸,产生脂质过氧化,使线粒体、内质网变性,肝细胞坏死。

6. **受体竞争** 阿托品通过竞争性阻断毒蕈碱受体,产生毒性作用。

二、临床特点

(一) 毒物接触史

毒物接触史对于确诊具有重要意义。对怀疑生活性中毒者,应详细了解病人精神状态、长期服用药物种类、家中药品有无缺少等。怀疑一氧化碳中毒时,需询问室内炉火和通风情况、有无煤气泄漏、当时同室其他人员是否也有中毒表现。怀疑食物中毒时,应调查同餐进食者有无类似症状发生。对于职业性中毒,应详细询问职业史,包括工种、工龄、接触毒物的种类和时间、环境条件、防护措施以及先前是否发生过类似事故等。

(二) 临床表现

急性中毒可以累及全身各个系统,出现相应的临床表现,各类毒物所致系统损害及临床表现见表 11-1。

表 11-1　各类毒物所致系统损害及临床表现

累及系统	临床表现	毒物
皮肤黏膜	皮肤及口腔黏膜灼伤	强酸、强碱、甲醛、苯酚、百草枯等腐蚀性毒物
	发绀	麻醉药、有机溶剂、刺激性气体、亚硝酸盐和苯胺、硝基苯等
	黄疸	毒蕈、鱼胆、四氯化碳、百草枯等
	颜面潮红	阿托品、颠茄、乙醇、硝酸甘油
	皮肤湿润	有机磷、水杨酸、拟胆碱药、吗啡类
	樱桃红色	一氧化碳、氰化物
眼	瞳孔缩小	有机磷类、阿片类、镇静催眠药及氨基甲酸酯类
	瞳孔扩大	阿托品、莨菪碱、甲醇、乙醇、大麻、苯、氰化物等
	视神经炎	甲醇、一氧化碳等
神经系统	昏迷	麻醉药、镇静催眠药、有机溶剂、一氧化碳、硫化氢、氰化物、有机汞、拟除虫菊酯、乙醇、阿托品等
	谵妄	有机汞、抗胆碱药、醇、苯、铅等
	肌纤维颤动	有机磷、有机汞、有机氯、汽油、乙醇、硫化氢等
	惊厥	毒鼠强、窒息性毒物、有机氯杀虫剂、拟除虫菊酯类杀虫剂及异烟肼等
	瘫痪	可溶性钡盐、一氧化碳、三氧化二砷、蛇毒、河鲀毒素、箭毒等
	精神异常	二硫化碳、一氧化碳、有机溶剂、乙醇、阿托品、抗组胺药和蛇毒等
呼吸系统	呼出特殊气味	氰化物有苦杏仁味;有机磷杀虫剂、黄磷、铊等有大蒜味
		苯酚和甲酚皂溶液有苯酚味
	呼吸加快或深大	二氧化碳、呼吸兴奋剂、水杨酸类、抗胆碱药
	呼吸减慢	催眠药、吗啡、海洛因
	肺水肿	刺激性气体、磷化锌、有机磷杀虫剂、百草枯等
消化系统	中毒性肝损害	磷、硝基苯、毒蕈、氰化物、蛇毒
	中毒性胃肠炎	铅、锑、砷、强酸、强碱、磷化锌
循环系统	心律失常	
	心动过速	阿托品、颠茄、氯丙嗪、拟肾上腺素药
	心动过缓	洋地黄类、毒蕈、拟胆碱药、钙通道阻滞剂、β受体拮抗剂

累及系统	临床表现	毒物
循环系统	心脏骤停	
	直接作用于心肌	洋地黄、奎尼丁、氨茶碱、依米丁(吐根碱)
	缺氧	窒息性毒物
	低钾血症	可溶性钡盐、棉酚、排钾性利尿剂
	休克	三氧化二砷、强酸、强碱、巴比妥类等
泌尿系统	肾小管坏死	毒蕈、蛇毒、生鱼胆、斑蝥、氨基糖苷类抗生素
	肾小管堵塞	砷化氢中毒、蛇毒、磺胺结晶等
血液系统	溶血性贫血	砷化氢、苯胺、硝基苯等
	再生障碍性贫血	氯霉素、抗肿瘤药、苯等
	出血	阿司匹林、氯霉素、氢氯噻嗪、抗肿瘤药
	血液凝固障碍	肝素、香豆素类、水杨酸类、敌鼠、蛇毒等

(三) 实验室检查

1. 尿液检查　尿液的外观和显微镜检查可为毒物的判断提供线索:①肉眼血尿:见于影响凝血功能的毒物中毒;②蓝色尿:见于含亚甲蓝的药物中毒;③绿色尿:见于麝香草酚中毒;④橘黄色尿:见于氨基比林等中毒;⑤灰色尿:见于酚或甲酚中毒;⑥结晶尿:见于扑米酮、磺胺等中毒;⑦镜下血尿或蛋白尿:见于氯化汞、生鱼胆等肾损害性毒物中毒。

2. 血液检查

(1) 外观:①褐色:高铁血红蛋白生成性毒物中毒;②粉红色:溶血性毒物中毒。

(2) 生化检查:①肝功能异常:见于四氯化碳、对乙酰氨基酚、重金属等中毒;②肾功能异常:见于肾损害性毒物中毒,如氨基糖苷类抗生素、蛇毒、生鱼胆、重金属等中毒;③低钾血症:见于可溶性钡盐、排钾性利尿剂、氨茶碱等中毒。

(3) 凝血功能检查:凝血功能异常多见于抗凝血类灭鼠药、蛇毒、毒蕈等中毒。

(4) 动脉血气分析:低氧血症见于刺激性气体、窒息性毒物等中毒;酸中毒见于水杨酸类、甲醇等中毒。

(5) 异常血红蛋白检测:碳氧血红蛋白浓度增高提示一氧化碳中毒;高铁血红蛋白血症见于亚硝酸盐、苯胺、硝基苯等中毒。

(6) 酶学检查:全血胆碱酯酶活力下降提示有机磷杀虫剂、氨基甲酸酯类杀虫剂中毒。

3. 毒物检测　毒物检测理论上是诊断中毒最为客观的方法,但很多中毒病人体内并不能检测到毒物。因此,诊断中毒时不能过分依赖毒物检测。

三、诊断与鉴别诊断

中毒的诊断主要依据接触史和临床表现,同时还应进行相应的辅助检查或环境调查,以证实人体内或周围环境中存在毒物,并排除其他有相似症状的疾病,方可做出诊断。

四、急诊处理

(一) 治疗原则

1. 立即脱离中毒现场,终止与毒物继续接触。

2. 检查并稳定生命体征。

3. 迅速清除体内已被吸收或尚未吸收的毒物。

4. 如有可能,尽早使用特效解毒药。

5. 预防并发症及对症支持治疗。

(二) 治疗措施

1. 评估生命体征　若病人出现呼吸、循环功能不稳定,如休克、严重低氧血症和呼吸心脏骤停,应立即进行心肺复苏,复苏时间要延长,尽快采取相应的救治措施。

2. 脱离中毒现场,终止毒物接触　毒物由呼吸道或皮肤侵入时,应立即将病人撤离中毒现场,移至空气新鲜的地方。脱去污染的衣服,用肥皂水或温水(特殊毒物也可选用酒精、碳酸氢钠、醋酸等)清洗接触部位的皮肤和毛发。

3. 清除体内尚未吸收的毒物　对口服中毒者尤为重要。

(1)催吐:适用于神志清楚并能配合的病人,昏迷、惊厥及吞服腐蚀性毒物者禁忌催吐。

1)物理催吐:饮温水 200～300ml,用手指或压舌板刺激咽后壁或舌根诱发呕吐,不断重复直至胃内容物完全呕出为止。

2)药物催吐:吐根糖浆 15～20ml 加入 200ml 水中分次口服。

(2)洗胃:一般在服毒后 4～6 小时内洗胃效果最好。但即使超过 6 小时,由于部分毒物仍残留于胃内,多数情况下仍需洗胃。对吞服腐蚀性毒物的病人不宜采用。对昏迷、惊厥病人洗胃时应注意呼吸道保护,避免发生误吸。

洗胃时,首先抽出全部胃内容物并留取样本作毒物分析,然后注入适量温开水反复灌洗,直至回收液清亮、无特殊气味。一次洗胃液体总量至少 2～5L,有时可达 6～8L。有机磷杀虫剂中毒病人应重复多次洗胃。有机磷中毒时由于胃肠功能紊乱,肠道中的毒物可能由于肠道逆蠕动而进入胃中,可在拔除洗胃管后留置普通胃管反复洗胃。

对不明原因的中毒,一般用清水洗胃。

(3)导泻:洗胃后灌入泻药,有利于清除肠道内毒物。一般不用油脂类泻药,以免促进脂溶性毒物吸收。常用盐类泻药,如硫酸钠或硫酸镁 15g 溶于 200ml 水中,口服或经胃管注入。

(4)全肠道灌洗:是一种快速清除肠道毒物的方法,可在 4～6 小时内清空肠道,因效果显著已逐渐取代以前常用的温肥皂水连续灌肠法。主要用于中毒时间超过 6 小时或导泻无效者。方法:高分子聚乙二醇等渗电解质溶液连续灌洗,速度为 2L/h。

4. 促进已吸收毒物的排出

(1)强化利尿及改变尿液酸碱度:主要用于以原型从肾脏排出的毒物中毒。方法:①强化利尿:如无脑水肿、肺水肿和肾功能不全等情况,可快速输入葡萄糖或其他晶体溶液,然后静脉注射呋塞米,促进毒物随尿液排出;②碱化尿液:静脉滴注碳酸氢钠使尿 pH 达 8.0,可加速弱酸性毒物排出;③酸化尿液:静脉应用大剂量维生素 C 或氯化铵使尿 pH<5.0,有利于弱碱性毒物排出。

(2)高压氧治疗:高压氧已广泛用于急性中毒的治疗,尤其对于一氧化碳中毒更是一种特效抢救措施,可促进碳氧血红蛋白解离,加速一氧化碳排出,还能减少迟发性脑病的发生。

(3)血液净化治疗:一般用于血液中毒物浓度明显增高、中毒严重、昏迷时间长、有并发症和经积极支持疗法病情日趋恶化者。

1)血液透析:可清除分子量<500Da、水溶性强、蛋白结合率低的毒物,如醇类、水杨酸类、苯巴比妥、茶碱等物质,而对短效巴比妥类、有机磷杀虫剂等脂溶性毒物的清除作用差。氯酸盐、重铬酸盐中毒时易引起急性肾衰竭,应首选此法。

2)血液灌流:对分子量 500～40 000Da 的水溶性和脂溶性毒物均有清除作用,包括镇静催眠药、解热镇痛药、洋地黄、有机磷杀虫剂及毒鼠强等。因其对脂溶性强、蛋白结合率高、分子量大的毒物的清除能力远大于血液透析,故常作为急性中毒的首选净化方式。

3)血浆置换:主要清除蛋白结合率高、分布容积小的大分子物质,对蛇毒、毒蕈等生物毒以及砷化氢等溶血性毒物中毒疗效最佳。此外,还可清除肝衰竭所产生的大量内源性毒素,补充血中有益成分,如有活性的胆碱酯酶等。

5. 特殊解毒药的应用

（1）金属中毒的解毒药:①氨羧螯合剂:依地酸钙钠是最常用的氨羧螯合剂,可与多种金属形成稳定而可溶的金属螯合物排出体外,主要用于治疗铅中毒;②巯基螯合剂:常用药物有二巯丙醇、二巯丙磺钠、二巯丁二钠等。此类药物均含有活性巯基,进入人体后可与某些金属形成无毒、难解离的可溶性螯合物随尿排出。此外,还能夺取已与酶结合的重金属,使酶恢复活力。主要治疗砷、汞、铜、锑、铅等中毒。

（2）高铁血红蛋白血症的解毒药:常用亚甲蓝。小剂量亚甲蓝可使高铁血红蛋白还原为正常血红蛋白,是亚硝酸盐、苯胺、硝基苯等高铁血红蛋白生成性毒物中毒的特效解毒药。用法:1% 亚甲蓝5～10ml（1～2mg/kg）稀释后静脉注射,2～4小时后可重复一次,以后视病情逐渐减量,直至发绀消失。

（3）氰化物中毒的解毒药:氰化物中毒一般采用亚硝酸盐-硫代硫酸钠疗法。

（4）有机磷杀虫剂中毒的解毒药:主要有阿托品、盐酸戊乙奎醚、碘解磷定等。药物解毒机制及应用方法详见本章第二节。

（5）中枢神经抑制剂中毒的解毒药:①纳洛酮:为阿片受体拮抗剂,对麻醉性镇痛药所致的呼吸抑制有特异性拮抗作用,对急性酒精中毒和镇静催眠药中毒引起的意识障碍亦有较好的疗效。用法:0.4～0.8mg 静脉注射,酌情重复,总量可达 10～20mg。②氟马西尼:为苯二氮草类中毒的特效解毒药。用法:0.2mg 静脉注射,酌情重复,总量可达 2mg。

6. 对症治疗　多数中毒并无特殊的解毒疗法,只能通过积极的对症支持治疗,帮助危重症病人渡过难关,为重要器官功能恢复创造条件。

第二节 ｜ 杀虫剂中毒

一、概述

农药（pesticide）是指用来杀灭害虫、啮齿动物、真菌和莠草等从而防治农业病虫害的药品。农药种类很多,目前常用的包括杀虫剂、灭鼠药和除草剂等。上述农药在生产、运输、分销、贮存和使用过程中,被过量接触及残留在农作物上的量过多、污染食物或被意外摄入均可引起人畜中毒。杀虫剂中毒主要包括有机磷、氨基甲酸酯类、拟除虫菊酯类、有机氮类杀虫剂中毒。

急性有机磷杀虫剂中毒（acute organophosphorous insecticides poisoning）在我国是急诊常见的危重症。有机磷杀虫剂对人畜的毒性主要在于抑制乙酰胆碱酯酶（acetylcholinesterase）,引起乙酰胆碱（acetylcholine）蓄积,使胆碱能神经受到持续冲动,导致先兴奋后衰竭的一系列毒蕈碱样、烟碱样和中枢神经系统症状,严重者可因昏迷和呼吸衰竭而死亡。有机磷杀虫剂大多呈油状或结晶状,色泽由淡黄至棕色,有蒜味。常用剂型有乳剂、油剂和粉剂等。根据动物的半数致死量（LD50）,将国产有机磷杀虫剂分为剧毒（LD50<10mg/kg）、高毒（LD50 10～100mg/kg）、中度毒（LD50 100～1 000mg/kg）和低毒（LD50 1 000～5 000mg/kg）四类。

（一）病因

1. 生产性中毒　生产和使用过程中,防护措施不当或生产设备密闭不严,化学物质泄漏,杀虫剂经皮肤或呼吸道进入人体引起中毒。

2. 生活性中毒　主要由误服或自服杀虫剂,饮用被杀虫剂污染的水源或摄入污染的食品所致。

（二）毒物的吸收、代谢及排出

有机磷杀虫剂主要经胃肠道、呼吸道、皮肤和黏膜吸收。吸收后迅速分布于全身各器官,以肝脏浓度最高,其次为肾、肺、脾等,肌肉和脑内最少。

有机磷杀虫剂主要在肝脏代谢,进行多种形式的生物转化。一般先经氧化反应使毒性增强,后经水解降低毒性。例如,对硫磷、内吸磷代谢时,首先分别氧化为对氧磷、亚砜,使毒性分别增加 300 倍和 5 倍,然后通过水解反应降低毒性。敌百虫代谢时,先脱去侧链上的氯化氢,转化为敌敌畏,使毒性成倍增加,然后经水解、脱胺、脱烷基等降解反应失去毒性。

有机磷杀虫剂的代谢产物主要通过肾脏排泄,少量经肺排出,48 小时后可完全排尽,体内一般无蓄积。

(三) 发病机制

有机磷杀虫剂能抑制多种酶,但对人畜的毒性主要在于抑制胆碱酯酶。体内胆碱酯酶分布于中枢神经系统灰质、红细胞、交感神经节和运动终板中,对乙酰胆碱水解作用较强。有机磷杀虫剂进入体内后能与乙酰胆碱酯酶酯解部位结合,形成磷酰化胆碱酯酶,后者化学性质稳定,无分解乙酰胆碱能力,从而造成体内乙酰胆碱蓄积,引起胆碱能神经持续冲动,产生先兴奋后抑制的一系列毒蕈碱样、烟碱样和中枢神经系统症状。神经末梢的乙酰胆碱酯酶被有机磷杀虫剂抑制后恢复较快,少部分在中毒后第二日即基本恢复;但红细胞的乙酰胆碱酯酶被抑制后一般不能自行恢复,须待数月红细胞再生后胆碱酯酶活力才能逐渐恢复正常。

氨基甲酸酯类杀虫剂的毒理与有机磷杀虫剂相似,可直接抑制乙酰胆碱酯酶。因其在体内易水解失活,胆碱酯酶活力常于 2～4 小时后自行恢复。

拟除虫菊酯类杀虫剂选择性抑制神经细胞膜钠离子通道 “M” 闸门的关闭,使除极化期延长,引起感觉神经反复放电,脊髓中间神经及周围神经兴奋性增强,导致肌肉持续收缩。

有机氮类杀虫剂除有麻醉作用和心血管抑制作用外,其代谢产物的苯胺活性基团还可使正常血红蛋白氧化为高铁血红蛋白,导致缺氧、发绀和出血性膀胱炎。

二、临床特点

(一) 有机磷杀虫剂中毒的临床表现

1. 急性中毒　胆碱能危象(cholinergic crisis)发生的时间与毒物种类、剂量和侵入途径密切相关。口服中毒者多在 10 分钟至 2 小时内发病;吸入中毒者 30 分钟内发病;皮肤吸收中毒者常在接触后 2～6 小时发病。

(1) 毒蕈碱样症状(muscarinic symptoms):又称 M 样症状,在三种表现中出现最早,因类似毒蕈碱作用而得名。主要由于副交感神经末梢兴奋,平滑肌痉挛和腺体分泌增加,临床表现为恶心、呕吐、腹痛、腹泻、尿频、大小便失禁、多汗、全身湿冷(尤以躯干和腋下等部位明显)、流泪、流涎、心率减慢、瞳孔缩小(严重时呈针尖样)、气道分泌物增加、支气管痉挛等,严重者可出现肺水肿。

(2) 烟碱样症状(nicotinic symptoms):又称 N 样症状,是由乙酰胆碱在横纹肌神经肌肉接头处过度蓄积,持续刺激突触后膜上烟碱受体所致。临床表现为颜面、眼睑、舌、四肢和全身横纹肌发生肌纤维颤动,甚至强直性痉挛,伴全身紧缩和压迫感。后期出现肌力减退和瘫痪,严重时并发呼吸肌麻痹,引起周围性呼吸衰竭。

(3) 中枢神经系统表现:中枢神经系统受乙酰胆碱刺激后可出现头晕、头痛、疲乏、共济失调、烦躁不安、谵妄、抽搐、昏迷等症状。

2. 反跳　是指急性有机磷杀虫剂中毒,特别是乐果和马拉硫磷口服中毒者,经积极抢救临床症状好转,达稳定期数天至一周后病情突然急剧恶化,再次出现胆碱能危象,甚至发生昏迷、肺水肿或突然死亡。这种现象可能与皮肤、毛发和胃肠道内残留的有机磷杀虫剂被重新吸收,以及解毒药减量过快或停用过早等因素有关。

3. 迟发性多发性神经病(delayed polyneuropathy)　少数病人在急性重度中毒症状消失后 2～3 周可发生感觉型和运动型多发性神经病变,主要表现为肢体末端烧灼、疼痛、麻木以及下肢无力、瘫痪、四肢肌肉萎缩等异常。目前认为此种病变不是胆碱酯酶受抑制的结果,而是有机磷杀虫剂抑制神经靶酯酶(neuropathy target esterase,NTE)并使其老化所致。

4. 中间型综合征(intermediate syndrome,IMS)　是指急性有机磷杀虫剂中毒所引起的一组以肌无力为突出表现的综合征。因其发生时间介于胆碱能危象与迟发性神经病之间,故被称为中间型综合征。常发生于急性中毒后1～4日,个别病例可在第7日发病。主要表现为颈屈肌、四肢近端肌肉以及第Ⅲ～Ⅶ对和第Ⅸ～Ⅻ对脑神经所支配的部分肌肉肌力减退。病变累及呼吸肌时,常引起呼吸肌麻痹,并可进展为呼吸衰竭。中间型综合征的发病机制尚不完全清楚,一般认为是有机磷杀虫剂排出延迟、在体内再分布或解毒药用量不足使胆碱酯酶长时间受到抑制,蓄积于突触间隙内的高浓度乙酰胆碱持续刺激突触后膜上的烟碱受体并使之失敏,导致冲动在神经肌肉接头处传递受阻。

(二) 实验室检查

1. **血胆碱酯酶活力测定**　血胆碱酯酶活力不仅是诊断有机磷杀虫剂中毒的特异性指标,还能用来判断中毒程度,评估疗效及预后。

2. **尿中有机磷杀虫剂分解产物测定**　临床上已少用。

三、诊断与鉴别诊断

(一) 有机磷杀虫剂中毒的诊断

根据有机磷杀虫剂接触史,结合特征性临床表现,如呼出气有蒜味、瞳孔针尖样缩小、大汗淋漓、腺体分泌增多、肌纤维颤动和意识障碍等,一般可做出诊断。如全血胆碱酯酶活力降低,则可确诊。

中毒程度分级:①轻度中毒:以M样症状为主,胆碱酯酶活力为50%～70%(正常人胆碱酯酶活力100%);②中度中毒:M样症状加重,出现N样症状,胆碱酯酶活力为30%～50%;③重度中毒:除M样、N样症状外,还合并脑水肿、肺水肿、呼吸衰竭、抽搐、昏迷等,胆碱酯酶活力在30%以下。

(二) 其他杀虫剂中毒的诊断(表11-2)

表 11-2　氨基甲酸酯类、拟除虫菊酯类及有机氮类杀虫剂中毒的诊断

杀虫剂类型	诊断依据
氨基甲酸酯类(呋喃丹、西维因、叶蝉散、涕灭威)	接触史 临床表现:M样、N样症状及中枢神经系统症状 辅助检查:全血胆碱酯酶活力降低
拟除虫菊酯类(溴氰菊酯、氰戊菊酯、氯氰菊酯)	接触史 临床表现:四肢肌肉震颤、抽搐、角弓反张等
有机氮类(杀虫脒)	接触史 临床表现:发绀、意识障碍、出血性膀胱炎等 辅助检查:血中高铁血红蛋白含量增加

四、急诊处理

(一) 清除毒物

1. 立即脱离中毒现场,脱去污染的衣服,用肥皂水清洗被污染的皮肤、毛发和指甲。眼部污染时用清水或生理盐水冲洗。

2. **洗胃**　口服中毒者用清水、2% 碳酸氢钠或 1:5 000 高锰酸钾溶液洗胃。注意:敌百虫中毒时禁用碳酸氢钠洗胃,对硫磷中毒时禁用高锰酸钾洗胃,因为碳酸氢钠可将敌百虫转化为敌敌畏,高锰酸钾可将对硫磷氧化为对氧磷,使毒性显著增强。

3. **导泻**　洗胃后常用硫酸镁 20～40g,溶于 20ml 水中,一次性口服,30 分钟后可追加用药一次。

4. **血液净化治疗**　血液灌流或血液灌流加血液透析等方式可有效消除血液中的有机磷杀虫剂。血液净化治疗应在中毒后 1～4 天内进行,每天 1～2 次,每次 2～3 小时。

(二) 特效解毒药

1. **应用原则**　早期、足量、联合、重复用药。

2. 胆碱酯酶复活剂　为肟类化合物,含有季胺基和肟基(＝NOH)两个不同的功能基团。季胺基带正电荷,被磷酰化胆碱酯酶的阴离子部位所吸引,而肟基与磷原子有较强亲和力,可与磷酰化胆碱酯酶中的磷结合形成复合物,使其与胆碱酯酶酯解部位分离,从而恢复胆碱酯酶活力。常用药物有氯解磷定(PAM-Cl)、碘解磷定(解磷定,PAM)及双复磷(DMO₄)。

胆碱酯酶复活剂能有效解除烟碱样症状,迅速控制肌纤维颤动。

3. 抗胆碱药　此类药物可与乙酰胆碱争夺胆碱受体,从而阻断乙酰胆碱的作用。

(1)阿托品(atropine):主要阻断乙酰胆碱对副交感神经和中枢神经系统毒蕈碱受体(M 受体)的作用,能有效解除 M 样症状及呼吸中枢抑制。因其不能阻断烟碱受体(N 受体),故对 N 样症状和呼吸肌麻痹所致的周围性呼吸衰竭无效,对胆碱酯酶复活亦无帮助。

阿托品治疗时,应根据中毒程度选用适当的剂量、给药途径及间隔时间,同时严密观察病人的神志、瞳孔、皮肤、心率和肺部啰音变化情况,及时调整用药,使病人尽快达到阿托品化并维持阿托品化,还要避免发生阿托品中毒。

阿托品化(atropinization)是指应用阿托品后,病人瞳孔较前扩大,出现口渴、皮肤干燥、颜面潮红、心率加快、肺部啰音消失等表现,此时应逐步减少阿托品用量。如病人瞳孔明显扩大,出现意识模糊、烦躁不安、谵妄、惊厥、昏迷及尿潴留情况,则提示阿托品中毒,此时应立即停用阿托品,酌情给予毛果芸香碱对抗,必要时采取血液净化治疗。阿托品中毒是造成有机磷中毒者死亡的重要因素之一。

临床上很少单独应用阿托品治疗有机磷杀虫剂中毒,尤其对于中、重度中毒者,必须将阿托品与胆碱酯酶复活剂联合应用。两药合用时应减少阿托品剂量,以免发生阿托品中毒。

(2)盐酸戊乙奎醚(penehyclidine hydrochloride):是一种新型抗胆碱药,能拮抗中枢和外周 M、N 受体,主要选择性作用于脑、腺体、平滑肌等部位的 M₁、M₃ 型受体,而对心脏和神经元突触前膜的 M₂ 型受体无明显作用,因此对心率影响小,这一点与阿托品等非选择性 M 受体拮抗剂有很大差异。后者因阻断突触前膜及心脏 M₂ 受体,使乙酰胆碱释放增多,窦房结发放冲动加快,常引起心动过速和其他心律失常。

在抢救急性有机磷杀虫剂中毒时,盐酸戊乙奎醚较阿托品具有以下优势:①拮抗腺体分泌、平滑肌痉挛等 M 样症状的效应更强;②除拮抗 M 受体外,还有较强的拮抗 N 受体作用,可有效解除乙酰胆碱在横纹肌神经肌肉接头处过多蓄积所致的肌纤维颤动或全身肌肉强直性痉挛,而阿托品对 N 受体几乎无作用;③具有中枢和外周双重抗胆碱效应,且其中枢作用强于外周;④不引起心动过速,可避免药物诱发或加重心肌缺血,这一点对合并冠心病和高血压的中毒病人尤为重要;⑤半衰期长,无须频繁给药;⑥每次所用剂量较小,中毒发生率低。由于存在以上优点,目前推荐用盐酸戊乙奎醚替代阿托品作为有机磷杀虫剂中毒急救的首选抗胆碱药。

盐酸戊乙奎醚治疗有机磷杀虫剂中毒也要求达到阿托品化,其判定标准与阿托品治疗时相似,但心率增快不作为判断标准之一。一般采用肌内注射,首次剂量依中毒程度而定:①轻度中毒 1～2mg,必要时合用氯解磷定 0.5～0.75g;②中度中毒 2～4mg,同时合用氯解磷定 0.75～1.5g;③重度中毒 4～6mg,合用氯解磷定 1.5～2.0g。如无氯解磷定,可用碘解磷定代替。首剂 45 分钟后,若仍有 M 样症状,追加 1～2mg;若同时存在 M 样、N 样症状,应追加首剂半量 1～2 次。达阿托品化后,以 1～2mg 维持,每 8～12 小时一次。

(三) 对症治疗

有机磷杀虫剂中毒的主要死因为肺水肿、呼吸衰竭、休克、脑水肿、心脏骤停等。因此,对症治疗重在维护心、肺、脑等生命器官功能,包括:①保持呼吸道通畅,正确氧疗,必要时应用机械通气;②发生肺水肿时应以阿托品治疗为主;③休克者给予血管活性药物;④脑水肿者应予甘露醇和糖皮质激素脱水;⑤根据心律失常类型选用适当的抗心律失常药物;⑥病情危重者可用血液净化治疗;⑦重度中毒者留院观察至少 3～7 日以防止复发。

有机磷中毒治疗流程图见图 11-1。

图 11-1 有机磷中毒治疗流程图

（四）其他杀虫剂中毒的治疗

对于氨基甲酸酯类、拟除虫菊酯类及有机氮类杀虫剂中毒,也应尽早清除毒物,病情危重时行血液净化治疗。氨基甲酸酯类杀虫剂中毒时应用阿托品,忌用胆碱酯酶复活剂。拟除虫菊酯类杀虫剂中毒时应当及时控制抽搐,包括使用地西泮和苯妥英钠等。有机氮类杀虫剂中毒时应该积极治疗高铁血红蛋白血症,使用小剂量亚甲蓝。

第三节 │ 除草剂中毒

一、概述

我国除草剂种类达 300 多种,其中百草枯、敌草快、草甘膦是除草剂中毒最常见的毒物种类。

百草枯(1,1'-二甲基-4,4'-联吡啶阳离子盐)是速效触灭型除草剂,喷洒后能够很快发挥作用,接触土壤后迅速失活。百草枯可经消化道、皮肤和呼吸道等吸收,经口摄入后 4 小时内血药浓度达到高峰,并在肺组织(含量为血液中的 10 倍或数十倍)及骨骼肌内主动蓄积,通过过氧化损伤和炎症等机制,可导致多器官功能不全。百草枯中毒病死率高,呼吸衰竭是病人死亡的主要原因。

敌草快(1,1'-亚乙基-2,2'-联吡啶二溴盐)毒物代谢与百草枯相似,但主要导致肾损害,很少引起肺纤维化,可以透过血脑屏障,毒性较百草枯弱。

草甘膦(N-磷酸甲基甘氨酸)口服吸收1~2小时血药浓度达到高峰,组织半衰期短(2~6小时),毒性低,仅抑制磷酸盐合成酶的活性。大剂量草甘膦中毒可导致消化道穿孔、呼吸衰竭、休克,造成病人死亡。

二、临床表现

(一) 百草枯中毒

1. **消化系统**　口服中毒者有口腔烧灼感,唇、舌、咽、食管及胃黏膜糜烂、溃疡,病人可出现吞咽困难、恶心、呕吐、腹痛、腹泻,甚至出现呕血、便血、胃肠道穿孔。部分病人于中毒后2~3日出现中毒性肝病,表现为肝区疼痛、肝脏肿大、黄疸、肝功能异常。

2. **呼吸系统**　肺损伤是最突出和最严重的改变。大剂量服毒者可在24~48小时出现逐渐加重的呼吸困难、口唇发绀、肺水肿或肺出血,常在1~3日内因急性呼吸衰竭死亡。小剂量中毒者早期可无呼吸系统症状,少数表现为咳嗽、咳痰、胸闷、胸痛、呼吸困难、发绀,双肺可闻及干、湿啰音。经抢救存活者,部分病人经1~2周后可发生肺间质纤维化,肺功能障碍导致顽固性低氧血症,呈进行性呼吸困难,导致呼吸衰竭而死亡。

3. **肾脏**　中毒后2~3日可出现蛋白尿、管型、血尿、少尿,血肌酐及尿素氮水平升高,严重者发生急性肾衰竭。

4. **中枢神经系统**　部分病人表现为头晕、头痛、幻觉、昏迷、抽搐。

5. **皮肤与黏膜**　皮肤接触百草枯后,局部可出现暗红斑、水疱、溃疡等。高浓度百草枯液接触指甲后,可致指甲脱色、断裂,甚至脱落。眼部接触本品后可引起结膜及角膜水肿、灼伤、溃疡等。

6. **中毒程度分型**　轻型:百草枯摄入量<20mg/kg,无临床症状或仅有口腔黏膜糜烂、溃疡,可出现呕吐、腹泻,多数病人能够完全恢复。中到重型:百草枯摄入量为20~40mg/kg,病人除胃肠道症状外,还可出现多器官功能障碍表现,1~4天内出现肝肾功能损伤,数天至2周内出现肺部损伤,多数在2~3周内死于呼吸衰竭。暴发型:百草枯摄入量>40mg/kg,病人有严重的胃肠道症状,1~4天内死于多器官功能衰竭,极少存活。

(二) 敌草快中毒

经口大量摄入敌草快会导致消化道溃疡甚至出血,吸收后快速分布到全身各组织器官,引起多器官功能障碍。消化道症状是早期最突出的临床表现,腐蚀性损害包括口腔灼痛、溃疡、黏膜水肿等。肾脏是敌草快吸收后主要排泄器官,也是损伤的主要靶器官,病人会出现蛋白尿,甚至急性肾衰竭。另外,严重病例可出现神志及呼吸功能障碍等表现。早期多死于大量摄入后的循环衰竭。

(三) 草甘膦中毒

草甘膦为低毒除草剂,少量摄入症状轻微,大量经口摄入可导致胃肠道腐蚀、穿孔等,少数严重病例可出现肝、肾、心、肺、意识等障碍。呼吸衰竭和休克是主要死亡原因。

三、诊断

诊断百草枯中毒时,病人有口服百草枯的病史,结合临床表现和毒物检测即能明确诊断。血清、尿百草枯检测有助于确诊、判断病情的严重程度和预后。敌草快、草甘膦中毒的诊断主要根据毒物接触史。有条件时,血、尿毒物检测是临床确诊的主要依据。

四、急诊处理

本部分主要介绍百草枯中毒的急诊处理。百草枯中毒目前尚无特效治疗,尽早排出毒物、血液净化、免疫抑制剂的应用等早期综合救治是目前急性百草枯中毒救治的关键。

1. **阻止毒物继续吸收** 尽快脱去污染的衣物,用肥皂水彻底清洗污染的皮肤、毛发。眼部受污染时应立即用流动清水冲洗,时间>15分钟。立即以1%~2%碳酸氢钠或温清水洗胃,洗胃量不少于5L,直到无色无味。洗胃完毕注入15%漂白土溶液,间断注入,总量1 000ml,或活性炭100g;使用导泻剂如20%甘露醇250ml或硫酸镁60g等药物进行导泻。此后,病人仍需连续口服漂白土或活性炭,直至大便农药颜色消失。

2. **加速毒物排泄** 除常规输液、使用利尿剂外,洗胃完成后应及早进行血液灌流治疗。有肾损害者可行血液灌流联合血液透析治疗。

3. **早期、适量、适当疗程的免疫抑制剂** 早期大剂量应用糖皮质激素及环磷酰胺冲击治疗对中重度急性百草枯中毒病人可能有益。甲泼尼龙15mg/kg或等效剂量的其他糖皮质激素、环磷酰胺15mg/(kg·d),疗程一般3~5天,后逐渐减量。根据肺部和全身情况进行调整,监测可能的不良反应如骨质疏松、股骨头坏死、消化道出血、继发感染等。

4. **抗氧化剂** 及早给予自由基清除剂,如维生素C、维生素E、谷胱甘肽等,对百草枯中毒有改善作用。高浓度氧气吸入可加重肺组织损害,仅在动脉血氧分压<40mmHg或出现急性呼吸窘迫综合征时才能使用浓度>21%的氧气吸入,或使用呼吸机治疗。

5. **对症与支持疗法** 保护消化道黏膜、口腔护理、保护肝肾功能、积极控制感染等。

第四节 │ 杀鼠剂中毒

一、概述

杀鼠剂是指一类可杀死啮齿动物的化合物。根据毒性作用机制不同可分为:①抗凝血类杀鼠剂,如敌鼠钠、溴鼠隆等;②中枢神经系统兴奋性杀鼠剂,如毒鼠强、氟乙酰胺等;③其他无机化合物类(磷化锌)。目前多见、威胁人类健康的主要是抗凝血类杀鼠剂、毒鼠强、氟乙酰胺和磷化锌。

(一)病因

主要包括:①误食杀鼠剂制成的毒饵或杀鼠剂污染的动植物;②故意服毒或投毒;③生产加工过程中,杀鼠剂经皮肤或呼吸道侵入人体。

(二)发病机制

1. **溴鼠隆(大隆)** 化学结构与维生素K相似,可干扰肝脏对维生素K的利用,抑制凝血因子及凝血酶原合成;同时其代谢产物苄叉丙酮能损伤毛细血管,使血管壁通透性增加,导致严重内出血。

2. **毒鼠强(四亚甲基二砜四胺)** 可拮抗γ-氨基丁酸(GABA)受体,使GABA失去对中枢神经系统的抑制作用,导致中枢神经系统过度兴奋而引起惊厥。

3. **氟乙酰胺(敌蚜胺)** 进入人体后生成氟柠檬酸。氟柠檬酸能抑制乌头酸酶,使柠檬酸向异柠檬酸转化,导致正常代谢途径中断,三羧酸循环受阻,引起腺苷三磷酸合成障碍。氟柠檬酸还可直接兴奋中枢神经系统,导致抽搐发作。

4. **磷化锌** 口服后在胃酸作用下分解产生磷化氢和氯化锌。磷化氢可抑制细胞色素氧化酶,阻断电子传递,抑制氧化磷酸化,造成组织缺氧,导致意识障碍并诱发惊厥。氯化锌对胃黏膜有强烈刺激和腐蚀作用,可引起胃黏膜溃疡、出血。

二、诊断及急诊处理

急性杀鼠剂中毒的诊断及急诊处理详见表11-3。

表 11-3　急性杀鼠剂中毒的诊断及急诊处理

杀鼠剂	诊断依据	治疗要点
溴鼠隆	接触史 临床表现:广泛出血 辅助检查:出、凝血时间和凝血酶原时间延长;胃内容物检出溴鼠隆成分	清除毒物 特效措施:维生素 K_1 10～20mg 静脉注射,每 3～4 小时一次,24 小时总量 120mg,疗程 1 周 输新鲜全血
毒鼠强	接触史 临床表现:阵挛性惊厥、癫痫大发作 辅助检查:血、尿及胃内容物中检出毒鼠强成分;心电图有心肌损伤改变	清除毒物,病情危重时行血液净化治疗 保护心肌,禁用阿片类药物 抗惊厥治疗:选用地西泮、苯巴比妥钠、羟丁酸钠、二巯丙磺钠等药物
氟乙酰胺	接触史 临床表现:昏迷、抽搐、心脏损害、呼吸和循环衰竭 辅助检查:血、尿柠檬酸及酮体含量增高;胃内容物检出氟乙酰胺;心电图有心肌损伤改变	清除毒物:石灰水洗胃 保护心肌,昏迷病人尽早行高压氧治疗 特效解毒药:乙酰胺 2.5～5.0g 肌内注射,每天 3 次,疗程 5～7 天
磷化锌	接触史 临床表现:呕吐物有特殊蒜臭味,惊厥、昏迷,上消化道出血 辅助检查:血磷升高,血钙降低;血、尿及胃内容物中检出磷化锌及其代谢产物	清除毒物:硫酸铜洗胃 禁用牛奶、蛋清、油类或高脂食物 对症治疗

第五节 ｜ 食物中毒

一、概述

急性食物中毒(acute food poisoning)的含义非常广泛,凡是食用被致病菌及其毒素污染的食物,或被毒物(重金属、农药等)污染的食物,以及自身含有某种毒素(毒蕈、河鲀等)的食物引起的急性中毒性疾病都可称为急性食物中毒。急性食物中毒具有潜伏期短、急性发病、群体发病等特征,且有明显的季节性特征,如急性细菌性食物中毒多发生在夏季。

根据急性食物中毒的病因一般将其分为两大类:①细菌性食物中毒:常见的致病菌有沙门菌属、变形杆菌、副溶血弧菌、产肠毒素性大肠埃希菌等,均有一定的传染性。而葡萄球菌和肉毒杆菌引起的食物中毒与其产生的毒素有关,不具传染性。②非细菌性食物中毒:见于食物被有毒化学物质污染和食用有毒动植物。

二、临床特点

常见细菌性食物中毒的临床特点见表 11-4。

三、诊断与鉴别诊断

根据进食可疑食物后短期内出现的急性胃肠炎症状,结合相应的流行病学资料,一般不难做出临床诊断。对可疑食物、病人呕吐物和粪便进行培养,如果分离出相同病原菌,则可以确诊细菌性食物中毒。

在进食可疑食物后出现眼肌麻痹,呼吸、吞咽和言语困难的病人,特别是在集体发病的情况下,应考虑肉毒中毒可能,并可对食物进行细菌学检测。

以胃肠炎为主的细菌性食物中毒应与非细菌性食物中毒、菌痢、霍乱、病毒性肠炎等进行鉴别。肉毒中毒则应与河鲀毒素和毒蕈中毒进行鉴别。

表11-4　常见细菌性食物中毒的特点

特点	沙门菌属食物中毒	副溶血性弧菌食物中毒	变形杆菌食物中毒	蜡样芽胞杆菌食物中毒	大肠埃希菌食物中毒	金黄色葡萄球菌食物中毒	肉毒杆菌食物中毒
潜伏期	4~24小时,可长达2~3天	6~20小时	胃肠型:3~20小时;过敏型:0.5~2小时	肠毒素:1~2小时;细菌:8~16小时	2~20小时,一般为4~6小时	0.5~5小时	1~2天,甚至可达8~10天
受污染食物	肉类、禽类、蛋类	海产品、腌渍品	隔夜剩饭菜、肉类及鱼类	隔夜剩饭菜、肉类及乳类	隔夜剩饭菜、肉类及淀粉类食物	淀粉类食物、肉类、乳类及乳制品	罐头食品、豆制品、蜂蜜
发病情况	先有腹痛、呕吐,继而腹泻,多伴有发热	先有腹痛、发热,后有腹泻及呕吐	胃肠型:先有腹痛及腹泻;过敏型:皮肤潮红、头痛、酒醉貌等麻疹等	有呕吐、腹痛及腹泻	先有食欲减退、腹痛、腹泻,水样便或黏液便	先有恶心、头痛,迅速发生腹痛及腹泻,呕吐	突然发病,主要为中枢神经系统症状:乏力、头痛、脸睑下垂、吞咽困难、尿潴留等
发热	较常见,可有高热	绝大多数有发热	低热	无	低热	无	多正常
腹痛	轻	重	轻	轻	轻	轻	无
腹泻	水样便,很少带脓血,量多	水样便、血水样或脓血便	黄色水样便,臭,可有黏液	水样便	水样便或黏液便,臭	黄色水样便,臭,少量	无
呕吐	多数有	可有可无	较轻	部分有,较重	少有	剧烈	无
脱水	轻、中度	轻、中度	轻、中度	无	轻度	轻度	无
大便培养	沙门菌属	副溶血性弧菌	变形杆菌	蜡样芽胞杆菌	大肠埃希菌	金黄色葡萄球菌	无
病死率	低,0~2%	低,0~3%	—	—	—	低	10%

四、急诊处理

1. 以急性胃肠炎为主要表现食物中毒的处理

（1）一般处理：多数急性食物中毒病人的临床症状较轻，且为一过性而不需要特殊处理。对呕吐严重者应暂时禁食。对呕吐、腹痛症状严重者可给予山莨菪碱（654-2）10mg 肌内注射。

（2）补液治疗：对呕吐、腹泻严重者，特别是年老体弱者和婴幼儿，应及时评估病人的脱水程度及有无电解质紊乱等。对有脱水症状和短期内不能进食的病人应进行补液治疗，选择乳酸林格液和 5%～10% 葡萄糖，补液量视脱水情况决定，并补充必要的电解质和维生素。

（3）病原菌治疗：多数病人不需要使用抗生素，对伴有高热、呕吐与腹泻严重者可酌情使用抗生素治疗。

2. 肉毒杆菌中毒的治疗

（1）抗毒素治疗：尽早使用肉毒抗毒血清，发病 24 小时内最有效。皮试阴性者静脉或肌内注射 5 万～8 万 U，必要时 6～8 小时重复注射，儿童和成人剂量相同，重症病人应加倍。皮试阳性者可先进行脱敏注射。

（2）促进肠道毒素排泄：对于疑诊和确诊病人应立即洗胃，可选择清水或 1∶4 000 高锰酸钾溶液，同时进行灌肠。

（3）保持呼吸道通畅：监测病人的呼吸情况，及时清理咽喉部分泌物，对呼吸肌麻痹造成呼吸衰竭者应及时进行气管插管和呼吸机辅助呼吸，必要时也可选择气管切开。对已经发生误吸者应及时行纤维支气管镜检查，灌洗并吸出误吸物。选择适当抗生素进行治疗。

（4）对症支持治疗。

第六节 ｜ 药物中毒

药物中毒涉及镇静催眠药、麻醉性镇痛药（阿片类物质）、抗抑郁药物、解热镇痛药物等，其中镇静催眠药和麻醉性镇痛药中毒较为常见。

镇静催眠药是指具有镇静、催眠作用的中枢神经系统抑制药，可分为四类：①苯二氮䓬类，如地西泮、阿普唑仑等；②巴比妥类，如苯巴比妥、戊巴比妥等；③非巴比妥非苯二氮䓬类，如水合氯醛、格鲁米特等；④吩噻嗪类（抗精神病药），如氯丙嗪、奋乃静等。

麻醉性镇痛药，主要包括阿片和阿片类物质。其中，天然提取的有吗啡、可待因、罂粟碱等，人工合成的有哌替啶、海洛因（二醋吗啡）、芬太尼、布桂嗪等。本节主要介绍吗啡、哌替啶及海洛因过量。

一、病因及发病机制

（一）病因
急性中毒主要是因过量摄入镇静催眠药和麻醉性镇痛药所致。

（二）发病机制
1. 苯二氮䓬类　在神经元突触后膜表面存在由苯二氮䓬受体、γ-氨基丁酸（GABA）受体及氯离子通道组成的大分子复合物。苯二氮䓬类与苯二氮䓬受体结合后，可增强 GABA 与其受体的亲和力，使 GABA 受体偶联的氯离子通道开放，从而放大 GABA 的突触后抑制效应。

2. 巴比妥类　效应与苯二氮䓬类相似，但两者的作用部位有所不同。苯二氮䓬类选择性作用于边缘系统，巴比妥类主要抑制网状结构上行激活系统。此类药物具有剂量-效应关系，随着剂量增加，效应依次表现为镇静、催眠、麻醉、延髓中枢麻痹。

3. 非巴比妥非苯二氮䓬类　对中枢神经系统的作用与巴比妥类相似。

4. 吩噻嗪类　可抑制中枢神经系统多巴胺受体。主要作用于网状结构,减轻焦虑、紧张、幻觉、妄想等精神症状。还具有抑制血管运动中枢、阻断 α 肾上腺素受体、抗组胺、抗胆碱能等效应。

5. 吗啡　与阿片受体结合后可抑制或兴奋中枢神经系统,以抑制作用为主。抑制大脑高级中枢,引起意识障碍;抑制延髓中枢,引起呼吸和循环衰竭;兴奋动眼神经缩瞳核,导致瞳孔针尖样缩小。

6. 哌替啶　①与阿片受体结合,产生镇静、镇痛、呼吸抑制等中枢作用;②阻断乙酰胆碱 M 受体,引起口干、瞳孔扩大、心动过速;③抑制心肌收缩力,降低外周血管阻力,造成低血压或休克;④代谢产物去甲哌替啶可兴奋神经肌肉而诱发惊厥。

7. 海洛因　是吗啡经乙酰氯和醋酐处理后的半合成衍生物,中毒机制与吗啡相同。镇痛作用为吗啡的 4～8 倍,毒性及成瘾性为吗啡的 5～10 倍。

二、临床表现

(一) 苯二氮䓬类中毒
主要表现为嗜睡、头晕、言语不清、意识模糊、共济失调,很少出现长时间深昏迷、休克及呼吸抑制等严重症状。

(二) 巴比妥类中毒
中毒表现与服药剂量有关,依病情轻重分为:

1. 轻度中毒　服药量为催眠剂量的 2～5 倍,表现为嗜睡、记忆力减退、言语不清、判断及定向障碍。

2. 中度中毒　服药量为催眠剂量的 5～10 倍,病人昏睡或浅昏迷,呼吸减慢,眼球震颤。

3. 重度中毒　服药量为催眠剂量的 10～20 倍,病人呈深昏迷,呼吸浅慢甚至停止,血压下降,体温不升,可并发脑水肿、肺水肿及急性肾衰竭等。

(三) 非巴比妥非苯二氮䓬类中毒
临床表现与巴比妥类中毒相似。

(四) 吩噻嗪类中毒
最常见表现为锥体外系反应:①帕金森综合征;②静坐不能;③急性肌张力障碍反应,如斜颈、吞咽困难、牙关紧闭等。还可引起血管扩张、血压降低、心动过速、肠蠕动减慢。病情严重者可发生昏迷、呼吸抑制,全身抽搐少见。

(五) 吗啡和海洛因中毒
中毒表现依据程度不同分为:①轻症:头痛、头晕、恶心、呕吐、兴奋或抑制、幻觉、时间和空间感消失等;②重症:常有昏迷、瞳孔针尖样缩小、呼吸抑制"三联征",病人面色苍白、发绀、瞳孔对光反射消失、牙关紧闭、角弓反张、呼吸浅慢或叹息样呼吸,多死于呼吸衰竭。

(六) 哌替啶中毒
主要表现为呼吸抑制和低血压。与吗啡及海洛因中毒有所不同,哌替啶中毒时瞳孔扩大,并有中枢神经系统兴奋的症状和体征,如烦躁、谵妄、抽搐、惊厥、心动过速等。

三、辅助检查

药物浓度测定:血、尿及胃液中药物浓度检测对诊断具有重要参考价值。麻醉性镇痛药中毒可以通过血、尿毒品成分定性试验或者血药浓度测定确诊。

四、诊断与鉴别诊断

1. 诊断依据　包括:①大剂量服药史;②有意识障碍、呼吸抑制、血压下降等表现;③血、尿及胃液中检出镇静催眠药或者麻醉性镇痛药成分。

2. **鉴别诊断**　应与颅脑疾病、代谢性疾病及其他中毒所致的昏迷相鉴别。

五、急诊处理

1. **评估和维护重要器官功能**　主要是维持呼吸、循环和脑功能。应用纳洛酮等药物促进意识恢复。

2. **清除毒物**　血液净化治疗对镇静催眠药中毒有很好的疗效(参见本章第一节)。对麻醉性镇痛药中毒病人,用高锰酸钾洗胃,活性炭混悬液灌肠,甘露醇导泻。

3. **特效解毒疗法**　氟马西尼是苯二氮䓬类药物的特异性拮抗剂,能竞争性抑制苯二氮䓬受体,阻断该类药物对中枢神经系统的作用。用法:氟马西尼 0.2mg 缓慢静脉注射,必要时重复使用,总量可达 2mg。巴比妥类及吩噻嗪类中毒目前尚无特效解毒药。烯丙吗啡是吗啡的拮抗剂,用于吗啡中毒病人。

4. **对症治疗**　主要针对吩噻嗪类中毒,措施包括:①中枢抑制较重时应用苯丙胺、安钠咖等;②如有帕金森综合征,可选用盐酸苯海索、氢溴酸东莨菪碱;③肌肉痉挛及肌张力障碍者应用苯海拉明;④提升血压以扩充血容量为主,必要时使用间羟胺、盐酸去氧肾上腺素等 α 受体激动剂,慎用 β 受体激动剂;⑤如有心律失常,首选利多卡因治疗。

第七节 ｜ 酒精中毒

过量饮酒引起的以神经精神症状为主的急症,称为酒精中毒(alcoholism)。

一、病因及发病机制

1. **病因**　急性中毒主要是过量饮酒所致。

2. **乙醇的吸收与代谢**　乙醇主要经胃和小肠吸收。吸收后迅速分布于全身,90% 在肝脏代谢分解,产生二氧化碳和水,10% 以原型从肺、肾排出。

3. **中毒机制**

(1)抑制中枢神经系统功能:乙醇具有脂溶性,可通过血脑屏障作用于大脑神经细胞膜上的某些酶,影响细胞功能。乙醇对中枢神经系统的作用呈剂量依赖性,小量可阻断突触后膜苯二氮䓬 -γ- 氨基丁酸受体,解除 γ- 氨基丁酸对脑的抑制,产生兴奋效应。随着量的增加,可依次抑制小脑、网状结构和延髓中枢,引起共济失调、昏睡、昏迷及呼吸和循环衰竭。

(2)干扰代谢:乙醇经肝脏代谢可生成大量还原型烟酰胺腺嘌呤二核苷酸(NADH),使之与氧化型的比值(NADH/NAD)增高,影响体内多种代谢过程,使乳酸增多、酮体蓄积,进而引起代谢性酸中毒;还可使糖异生受阻,引起低血糖症。

二、临床表现

酒精中毒的表现与饮酒量及个体耐受性有关,临床上分为三期。

1. **兴奋期**　血乙醇浓度 >500～1 500mg/L,有欣快感、兴奋、多语,情绪不稳、喜怒无常,粗鲁无理或有攻击行为,也可沉默、孤僻。

2. **共济失调期**　血乙醇浓度 >1 500～2 500mg/L,表现为肌肉运动不协调,如行动笨拙,步态不稳,言语含糊不清,眼球震颤、视物模糊,恶心、呕吐,思睡等。

3. **昏迷期**　血乙醇浓度 >2 500mg/L,病人进入昏迷状态,瞳孔散大,体温不升,血压下降,呼吸减慢,且有鼾声,严重者可发生呼吸、循环衰竭而危及生命。

酒精中毒病人苏醒后常有头痛、头晕、乏力、恶心、食欲减退等症状,少数可出现低血糖症、肺炎、急性肌病等并发症。

三、辅助检查

血清或呼出气中乙醇浓度测定：对诊断急性酒精中毒、判断中毒轻重及评估预后均有重要参考价值。

四、诊断与鉴别诊断

根据饮酒史、相应临床表现，结合血清或呼出气中乙醇浓度测定，一般可做出诊断。急性酒精中毒应与颅脑疾病、代谢性疾病及其他中毒所致的昏迷相鉴别。

五、急诊处理

（一）一般处理

1. 兴奋躁动者适当约束，共济失调者严格限制活动，以免摔伤或撞伤。
2. 对烦躁不安或过度兴奋者，可用小剂量地西泮，禁用吗啡、氯丙嗪及巴比妥类镇静药。
3. 饮酒后短时间内催吐、洗胃、导泻对清除胃肠道内残留乙醇可有一定作用。
4. 应用葡萄糖溶液、维生素 B_1、维生素 B_6 等，促进乙醇氧化为醋酸，达到解毒目的。
5. 血乙醇浓度>5 000mg/L，伴有酸中毒或同时服用其他可疑药物者，应及早行血液透析或腹膜透析治疗。

（二）支持治疗

重在维护心、肺、肝、肾、脑等生命器官功能。应用纳洛酮 0.4～0.8mg 静脉注射，对昏迷病人有促醒作用。

第八节 ｜ 毒品中毒

毒品种类众多，本节主要介绍摇头丸中毒。"摇头丸"的化学名称是亚甲二氧基甲基苯丙胺（MDMA），是苯丙胺类兴奋剂中具有致幻作用的一种，有胶囊、粉剂、小块等多种制剂。可抽吸、鼻吸、口服或注射，滥用后可即兴随音乐剧烈摆动头部而不觉痛苦，音乐越强劲，滥用者越感欣快，故名"摇头丸"。国外称之为"舞会药"或"俱乐部药"。

苯丙胺的成瘾性强，单次剂量使用即可产生"急性强化效应"而致成瘾。这与苯丙胺促进脑内两种神经递质多巴胺、去甲肾上腺素释放并由此导致欣快、增加精力和提高社交意愿的毒理学作用有关。

一、临床特点

1. 急性中毒

（1）急剧中毒：用量达到 300～400mg，用后 20～60 分钟出现中毒症状，2～3 小时达高峰，持续 8 小时，24～48 小时逐渐恢复。过量后初始症状为头晕、头痛、心悸、焦虑不安、容易激动、面部发红、发热、出汗，继而产生高血压危象。还可以表现为感觉异常、谵妄、狂躁、眼球震颤、共济失调、高热抽搐。经过激动和兴奋期后，转为抑制，出现昏迷、呼吸衰竭、休克和心律失常。可并发脑出血、心绞痛或心肌梗死、肠系膜缺血、横纹肌溶解、急性肾衰竭。极重者可出现惊厥和循环衰竭。滥用亚甲二氧基甲基苯丙胺后剧烈活动，加之食欲抑制，往往导致体能处于极度"消耗""透支"状态，出现脱水、晕厥。

致死的原因主要有：高热综合征（高热、横纹肌溶解、代谢性酸中毒）、弥散性血管内凝血（DIC）、急性肾衰竭、急性呼吸衰竭、急性肝衰竭、休克、室颤。

（2）中低剂量：用量达到 50～150mg，病人有情绪紧张、心理紊乱、头痛、抑郁、失眠、焦虑、心悸、震颤、面红、多汗、瞳孔扩大、腱反射亢进。用量达 250～300mg 时出现视觉扭曲和短暂的情绪变化，由欣快感转为沮丧、抑郁。

2. 慢性中毒　长期滥用可导致:①苯丙胺性精神病,表现为顽固性失眠、情绪激动、幻听、幻视及类偏执狂妄想;②恶心、呕吐和腹泻;③明显消瘦;④体温升高;⑤心血管功能障碍;⑥黄疸;⑦抽搐。

二、诊断

对摇头丸过量的诊断,主要根据病史和临床表现,分为以下 3 度。

轻度:表现为精神兴奋、好动多语、呼吸加快,但神志清楚。

中度:体温<38.5℃,神志恍惚,精神紧张,头痛,胸痛,运动不能。

重度:体温≥38.5℃,神志不清或昏迷,抽搐,瞳孔散大,牙关紧闭,衰竭状态。

三、急诊处理

1. 一般治疗

（1）中小剂量中毒仅表现为短暂性心理障碍,给予戒毒和心理治疗。

（2）烦躁、激动时,给予地西泮 5～10mg 口服。

（3）对心动过速者给予普萘洛尔 40～60mg,分次口服,或 40～60mg 缓慢静脉滴注,每分钟不少于 1mg,控制心率在 90 次/分以内。

（4）若出现偏执状态,可给予氟哌啶醇 5mg 肌内注射,每日 2 次,或加用地西泮 40mg/d。

（5）中毒导致冠状动脉痉挛是引起心肌缺血和心肌梗死最常见的原因,可口服硝苯地平缓解痉挛,改善心肌缺血。

（6）酸化尿液,给予氯化铵 1～2g,一日 3 次。维生素 C 静脉滴注,8g/d。

2. 急救治疗

（1）保持呼吸道通畅和给氧:必要时气管插管,呼吸机辅助呼吸。

（2）清除毒物:用清水或 1∶5 000 高锰酸钾溶液洗胃,直至洗出液透亮为止。

（3）促进毒物排泄:以 20% 甘露醇 250ml 加活性炭 30g 制成混悬液口服,一日 2 次。

（4）镇静:地西泮 10～20mg 肌内注射或静脉注射,必要时可重复应用。重度中毒以地西泮 100mg 加入 5% 葡萄糖液 500ml,持续静脉滴注。用药期间密切观察病人神志、瞳孔及生命体征变化。

（5）血液净化治疗。

（6）对症支持治疗:纠正酸碱失衡和电解质紊乱、控制体温、保护心脑功能等治疗。肌肉松弛是控制体温的有效方法,可缓慢静脉注射硫喷妥钠或用肌肉松弛剂琥珀胆碱。对血压增高者给予降压治疗。

第九节 ｜ 气体中毒

常见急性气体中毒包括刺激性气体中毒和窒息性气体中毒。刺激性气体对机体作用的共同特点是对眼和呼吸道黏膜有刺激作用,并可致全身中毒。常见的刺激性气体有氯气、光气、氨气、氮氧化物、氟化氢、二氧化硫、三氧化硫等。窒息性气体是指造成组织缺氧的有害气体。常见的窒息性气体可分为单纯窒息性气体(甲烷、氮气、二氧化碳及惰性气体)和化学性窒息性气体(一氧化碳、硫化氢、氰化物)两大类。化学性窒息性气体吸收后与血红蛋白或细胞色素氧化酶结合,影响氧在组织细胞内的传递、代谢,导致细胞缺氧,称为"内窒息"。

一、刺激性气体中毒——氯气中毒

氯气为黄绿色有强烈刺激性的气体,溶于水和碱溶液,遇水生成次氯酸和盐酸,次氯酸再分解为新生态氧、氯和氯酸,对黏膜有刺激和氧化作用,引起黏膜充血、水肿和坏死。较低浓度作用于眼和上呼吸道,高浓度作用于下呼吸道,极高浓度时刺激迷走神经,引起反射性呼吸、心脏骤停。

(一)临床特点及诊断

1. 轻度中毒 主要引起急性化学性支气管炎或支气管周围炎。表现为咳嗽、咳少量痰、胸闷等。查体两肺可闻及散在干啰音或哮鸣音,可有少量湿啰音。胸部 X 线表现为肺纹理增多、增粗、边缘不清,一般以下肺野较明显。经治疗后症状于 1～2 日内消失。

2. 中度中毒 主要引起急性化学性支气管肺炎、间质性肺水肿或局限的肺泡肺水肿。表现为阵发性呛咳、咳痰,有时咳粉红色泡沫痰或痰中带血,以及胸闷、呼吸困难、心悸等。头痛、乏力、恶心、呕吐、腹胀常见。查体可见轻度发绀,两肺闻及干、湿啰音。胸部 X 线检查示肺门影不清,透过度降低或局限性的散在点片状阴影。胸部 CT 提示多发斑片状或弥漫性渗出性改变。

3. 重度中毒 表现为弥漫性肺泡性肺水肿、急性呼吸窘迫综合征、支气管哮喘或喘息性支气管炎。有下列严重病变之一者,亦属重度中毒:①高浓度氯气吸入后引起迷走神经反射性呼吸、心脏骤停,甚至"闪电式死亡";②喉头、支气管痉挛或水肿造成窒息;③发生休克或出现中度、深度昏迷;④并发严重的气胸或纵隔气肿;⑤并发严重的心肌损害。

(二)急诊处理

1. 立即脱离现场,将病人转移至空气新鲜处,注意保暖。眼和皮肤接触液氯时,要立即用清水彻底清洗。

2. 轻度中毒者至少要观察 12 小时,并对症处理。中、重度中毒者需卧床休息,吸氧,保持呼吸道通畅,解除支气管痉挛。可用沙丁胺醇气雾剂或氨茶碱 0.25g、地塞米松 5mg 加入生理盐水 20～50ml 中雾化吸入,亦可用 5% 碳酸氢钠加地塞米松雾化吸入。

3. 防治喉头水肿、痉挛和窒息,必要时行气管切开。

4. 合理进行氧疗,高压氧治疗有助于改善缺氧和减轻肺水肿。

5. 早期、适量、短程应用糖皮质激素,积极防治肺水肿和继发感染。

二、窒息性气体中毒——急性一氧化碳中毒

一氧化碳是含碳物质不完全燃烧所产生的一种无色、无味和无刺激性气体,不溶于水。吸入过量可发生急性一氧化碳中毒(acute carbon monoxide poisoning),又称为煤气中毒。

(一)临床特点

临床表现与血液碳氧血红蛋白(COHb)浓度有关。急性一氧化碳中毒分为轻、中、重度三种临床类型。

1. 轻度中毒 血 COHb 浓度达 10%～20%,表现为头晕、头痛、恶心、呕吐、全身无力。

2. 中度中毒 血 COHb 浓度达 20%～30%。皮肤黏膜可呈"樱桃红色",上述症状加重,出现兴奋、判断力减低、运动失调、幻觉、视力减退、意识模糊或浅昏迷。

3. 重度中毒 血 COHb 浓度达 30%～50%。病人出现抽搐、深昏迷、低血压、心律失常和呼吸衰竭,部分病人因误吸发生吸入性肺炎。

(二)诊断与鉴别诊断

1. 病史 生活性中毒居多,有同居室人发病;职业性中毒多为意外事故,集体发生。

2. 临床表现 有中枢神经损害的症状、体征。

3. 实验室检查 血液 COHb 定性试验阳性。

4. 中毒的鉴别 一氧化碳中毒昏迷病人应与其他气体中毒、催眠药中毒、脑血管意外和糖尿病酮症酸中毒相鉴别。

(三)急诊处理

1. 撤离中毒环境 一旦发现中毒病人,应立即将其撤离现场,转移至空气清新的环境中。

2. 监测生命体征 保持呼吸道通畅,注意观察意识状态和监测生命体征。

3.　氧疗　氧疗能加速血液 COHb 解离和一氧化碳排出,是治疗一氧化碳中毒最有效的方法。

(1)面罩吸氧:神志清醒的病人应用密闭面罩吸氧,氧流量为 5~10L/min。通常持续吸氧 2 天才能使血液 COHb 浓度降至 15% 以下。症状缓解且血液 COHb 浓度降至 5% 时可停止吸氧。

(2)高压氧治疗:高压氧治疗能增加血液中物理溶解氧含量,提高总体氧含量,COHb 解离速度较正常吸氧时快 4~5 倍,可缩短昏迷时间和病程,预防迟发性脑病发生。通常 3 个大气压下氧分压超过 160mmHg,可使血浆携氧量达 50ml/L。高压氧治疗适用于中、重度一氧化碳中毒,或出现神经精神症状、心血管症状和血液 COHb 浓度≥25% 者。老年人或妊娠妇女一氧化碳中毒首选高压氧治疗。一般高压氧治疗每次 1~2 小时,一日 1~2 次。

4.　机械通气　对昏迷、窒息或呼吸停止的一氧化碳中毒病人都应及时行气管内插管,应用机械通气。

5.　脑水肿治疗　严重一氧化碳中毒后 24~48 小时脑水肿达高峰。应积极采取以下措施,降低颅内压和恢复脑功能。

(1)脱水治疗:①50% 葡萄糖溶液 50ml 静脉推注;②20% 甘露醇 1~2g/kg 静脉滴注(10ml/min),每 6~8 小时一次,症状缓解后减量;③呋塞米 20~40mg 静脉注射,每 8~12 小时一次。

(2)糖皮质激素治疗:地塞米松 10~20mg/d,疗程为 3~5 天。

(3)抽搐治疗:地西泮 10~20mg 静脉注射,抽搐停止后苯妥英钠 0.5~1.0g 静脉滴注,根据病情可重复应用。

(4)促进脑细胞功能恢复:常用静脉药物有腺苷三磷酸、辅酶 A、细胞色素 C 和大剂量维生素 C 等。

(李树生)

思考题

1. 各类毒物导致的系统损害及临床表现有哪些?
2. 急性中毒的治疗原则及措施有哪些?
3. 有机磷农药中毒的发生机制与临床特点是什么?
4. 镇静催眠药中毒的发生机制与临床特点是什么?
5. 气体中毒的临床特点有哪些?

思考题解题思路

本章目标测试

本章思维导图

第十二章 | 环境及理化因素损伤

在人类生存的自然、生活和生产环境中,存在多种物理性、化学性和生物性等致损因素,在特定或偶然条件下,它们可对人体造成急性伤害,处理不及时将危及生命。因此,施救者有必要掌握相关急救知识,以对病情做出快速、准确的判断并开展有效的救治。若相关科学知识能有效普及,则可预防很多损伤的发生。

第一节 | 淹 溺

淹溺(drowning)常称溺水,是指淹没或沉浸在水或其他液性介质中引起呼吸系统损伤,导致窒息和缺氧的过程。淹溺引起的窒息死亡称溺亡(drowned)。机体突然接触比体温低5℃及以下的液体时可导致心律失常、晕厥,进而导致继发性淹溺,称为浸渍综合征(immersion syndrome)。全球每年约36万人溺亡,老年人和儿童发生的风险最大,以男孩居多。

一、临床特点

(一)临床表现

淹溺最主要的表现是窒息导致的全身缺氧,可引起心脏、呼吸骤停以及脑水肿;肺部吸入污水可引起肺部感染、肺损伤。随着病程演变,将发生低氧血症、弥散性血管内凝血、急性肾损伤、多器官功能障碍综合征(multiple organ dysfunction syndrome,MODS)等,甚至导致死亡。当淹溺者以胃进水为主、肺进水不多时,淹溺初期一般临床表现很轻或缺如;但随着消化道大量低渗淡水或高渗海水吸收入血,机体出现低渗或高渗状态甚至死亡,这种情况称为迟发性淹溺(delayed drowning)。如淹溺于粪坑、污水池和化学物质贮存池等处,还会伴有相应的皮肤、黏膜损伤和全身中毒症状。

根据溺水时间长短,淹溺可分为以下三种程度。

1. **轻度淹溺** 落水片刻,吸入或吞入少量液体,有反射性呼吸暂停,意识清楚,血压升高,心率加快,肤色正常或稍苍白。

2. **中度淹溺** 溺水1~2分钟,水可经呼吸道或消化道进入体内,由于反射依然存在,引起剧烈呛咳、呕吐,可出现意识模糊、烦躁不安,呼吸不规则或表浅,血压下降,心率减慢,反射减弱。

3. **重度淹溺** 溺水3~4分钟,发生昏迷,面色发绀或苍白、肿胀,眼球突出,四肢厥冷,血压测不到,口腔及鼻腔充满血性泡沫,胃扩张,上腹膨隆,可有抽搐,呼吸、心搏微弱或停止。

(二)实验室及特殊检查

可出现白细胞总数和中性粒细胞计数增高,尿蛋白阳性。吸入淡水较多时,可出现低钠血症、低氯血症、低蛋白血症及溶血;吸入海水较多时,可出现短暂性血液浓缩,表现为高钠血症或高氯血症。胸部X线、CT检查呈多种征象并存,常见肺纹理增粗,可出现局限性斑片状影、广泛棉絮状影,主要分布于两肺下叶,肺水肿与肺不张可同时存在。心电监护可见窦性心动过速、ST段和T波改变、室性心律失常、传导阻滞等表现。动脉血气分析可呈现混合性酸中毒,以及不同程度的低氧血症。

二、诊断与鉴别诊断

根据淹溺的病史和临床表现即可诊断。须鉴别继发于其他疾病的淹溺,主要通过详细了解既往史和检查资料判断。

三、急诊处理

(一) 现场急救

决定淹溺预后的最重要因素是缺氧持续时间和程度,因此最重要的现场急救措施是使淹溺者尽早脱离淹溺环境,立即进行通气和供氧,包括清除口鼻内水、泥沙污物及分泌物,恢复呼吸道通畅,对心脏骤停或无呼吸者立即行心肺复苏(CPR)。

(二) 急诊处理

经现场抢救的淹溺者应及时送至医院给予进一步评估和监护,采取综合措施进行治疗,特别是保护循环、呼吸和神经系统等功能。

1. **氧疗** 立即给予鼻导管吸氧、面罩吸氧、经鼻高流量氧疗等。对意识不清、呼吸急促、全身发绀、咳粉红色泡沫痰、血压下降及血氧饱和度<90%(或$PaO_2 < 55mmHg$)的病人,应进行气管插管及机械通气。原则是维持适的氧供及尽可能低的气道压。当病人意识清楚、呼吸恢复、循环稳定、血气分析正常、胸部X线表现好转后可撤机。

2. **补充血容量,维持水、电解质和酸碱平衡** 淡水淹溺时,因血液稀释,应适当限制入水量,并适当补充氯化钠溶液、血浆和白蛋白;海水淹溺时,由于大量体液渗入肺组织,血容量偏低,需及时补充液体,可用葡萄糖溶液、右旋糖酐40、血浆,严格控制氯化钠溶液的入量;注意纠正高钾血症及酸中毒。

3. **防治急性肺损伤** 早期、短程、足量应用糖皮质激素,防治淹溺后的急性肺损伤或急性呼吸窘迫综合征。

4. **防治脑缺氧损伤、控制抽搐** 应用甘露醇、甘油果糖、白蛋白、呋塞米、地塞米松或氢化可的松等治疗来减轻脑水肿、降低颅内压,并适当应用头部低温,保护中枢神经系统,改善病人预后。

5. **防治低体温** 溺水后体温一般低于30℃,需要给淹溺者复温。为减少脑及肺的再灌注损伤,建议初始复温到34℃,然后经过24小时温和的低体温治疗后,再恢复到正常体温。

6. **对症治疗** 对血红蛋白尿、少尿或无尿病人,应积极防治急性肾功能不全;对发生溶血者及时碱化尿液,给予糖皮质激素治疗,适当输血;防治MODS及感染等。

第二节 | 中 暑

中暑(heat illness)是指人体在高温和/或高湿环境下,由水和电解质丢失过多、散热功能衰竭引起的以中枢神经系统和心血管系统功能障碍为主要表现的热损伤疾病。

中暑的致病因素包括高温环境作业,或在室温>32℃、湿度>60%、通风不良的环境中长时间或强体力劳动。若存在机体适应高温环境的能力下降的情况,如老年、体弱、产妇、肥胖、甲状腺功能亢进和应用某些药物(如苯丙胺、阿托品)、汗腺功能障碍(如硬皮病、先天性汗腺缺乏症、广泛皮肤烧伤后瘢痕形成)等,则中暑更容易发生。

一、临床特点

(一) 临床表现

根据临床表现的轻重程度分为以下三种。

1. **先兆中暑** 有口渴、乏力、多汗、头晕、目眩、耳鸣、头痛、恶心、胸闷、心悸、注意力不集中等表现,体温可正常或略高,不超过38℃。

2. **轻症中暑** 早期循环功能紊乱,可出现面色潮红、苍白、烦躁不安、表情淡漠、恶心呕吐、大汗淋漓、皮肤湿冷、脉搏细数、血压偏低、心率加快,体温升高一般超过38℃,如及时处理,往往可于数小时内恢复。

3. 重症中暑　出现痉挛、惊厥、昏迷等神经系统表现，或出现高热、休克等。分为以下三型。

（1）热痉挛（heat cramp）：可以是热射病的早期表现，常发生于高温环境下强体力作业或运动的年轻人。出汗后水和盐分大量丢失，仅补充水或低张液，形成低钠血症、低氯血症，出现四肢、腹部、背部的肌肉痉挛和疼痛，常发生于腓肠肌，呈对称性和阵发性，也可出现肠痉挛性剧痛。病人意识清楚，体温一般正常。其中横纹肌溶解是一种非常罕见的并发症，多由长时间的肌肉痉挛引起。

（2）热衰竭（heat exhaustion）：高热引起脱水、电解质紊乱、外周血管扩张，导致周围循环容量不足等休克征象，表现为头晕、头痛、恶心、呕吐、面色苍白、皮肤湿冷、大汗淋漓、呼吸增快、脉搏细数、心律失常、晕厥、肌痉挛、血压下降等。体温正常或升高，一般不超过40℃。若中枢神经系统损害不明显，病情轻而短暂者称为热晕厥（heat syncope），可发展为热射病。常见于老年人、儿童和慢性病病人。

（3）热射病（heat stroke）：是中暑最严重的类型，也称中暑高热。在高温、高湿或强烈的太阳照射环境中作业或运动数小时（劳力性热射病，exertional heatstroke），或老年、体弱、有慢性病病人在高温和通风不良环境中维持数日（非劳力性/经典型热射病，classic heatstroke），热应激机制失代偿，使中心体温骤升，导致中枢神经系统和循环系统功能障碍。病人出现高热、无汗、意识障碍，体温超过40.5℃。可出现皮肤干燥、灼热、谵妄、昏迷、抽搐、呼吸急促、心动过速、瞳孔缩小、脑膜刺激征等表现，严重者出现休克、心力衰竭、脑水肿、ARDS、急性肾损伤、DIC、MODS甚至死亡。

（二）辅助检查

白细胞总数增加，中性粒细胞计数增高，血小板减少，凝血功能异常，尿常规异常，血转氨酶、肌酐和尿素、乳酸脱氢酶（LDH）和肌酸激酶（CK）升高，血液浓缩，电解质紊乱，出现呼吸性和代谢性酸中毒，心电图改变多样。怀疑颅内出血时，可行CT、MRI或脑脊液检查。

二、诊断与鉴别诊断

在高温、高湿环境下，重体力作业或剧烈运动过程中或之后出现相应的临床表现即可诊断。须注意鉴别流行性乙型脑炎、细菌性脑膜炎、中毒性细菌性痢疾、脑型疟疾、脑血管意外、脓毒症、甲状腺危象、伤寒、抗胆碱药中毒等原因引起的高温综合征。

三、急诊处理

立即脱离高温和/或高湿环境，转移至阴凉、通风处，同时针对不同类别进行急救处理。

（一）先兆及轻症中暑

口服淡盐水或含盐清凉饮料，休息。对有循环功能紊乱者，可经静脉补充5%葡萄糖盐水，密切观察，直至恢复。

（二）重症中暑

1. 热痉挛　主要为补充氯化钠，静脉滴注5%葡萄糖盐水或生理盐水1 000～2 000ml。

2. 热衰竭　及时补足血容量，防止血压下降。可用5%葡萄糖盐水或生理盐水静脉滴注，适当补充血浆。必要时监测中心静脉压来指导补液。

3. 热射病

（1）降温：快速降温是治疗的首要措施，病死率与体温过高及持续时间密切相关。如果降温延迟，病死率明显增高。当病人脱离高温环境后立即开始降温，并持续监测体温。降温目标：核心体温在10～40分钟内迅速降至39℃以下，2小时内降至38.5℃以下，达到正常体温时停止降温，避免体温过低。

1）物理降温方法如下。

A. 体外降温：可用冷水浸泡的方法快速降体温（降温速度可达0.2℃/min），向皮肤喷洒凉水并持续扇风可蒸发降温，亦可使用冰毯，或用冰袋紧贴并覆盖全身。头部降温可采用冰帽。

B. 体内降温：用 4℃盐水 200ml 灌胃或直肠灌洗；或 4℃的 5% 葡萄糖盐水 1 000～2 000ml 静脉滴注，初始滴速控制在 30～40 滴/分。

2）药物降温方法如下。

A. 氯丙嗪：25～50mg，加入 250～500ml 液体内，静脉滴注 1～2 小时，同时严密监测血压，一般在 2～3 小时内降温。如滴完后体温仍无下降趋势，可用等剂量重复一次。氯丙嗪可能有调节体温中枢、扩张外周血管、肌肉松弛及降低新陈代谢等作用。为了争取时间，一般以物理降温配合药物降温同时使用。

B. 纳洛酮：0.8～1.2mg，0.5～1 小时重复应用一次，有明显降温、促醒、升压等效果。

（2）液体复苏：①首选含钠液体，如生理盐水或林格液，输液速度以维持尿量在 100～200ml/h 为准。②第一个小时输液总量可达 1.5～2L，动态监测血压、脉搏和尿量，调整输液速度。应避免早期大量输注葡萄糖注射液，以免导致血钠在短时间内快速下降，加重神经损伤。

（3）血液净化：对体温持续高于 40℃、持续无尿、高血钾、尿毒症、严重感染和多器官功能障碍综合征病人，可采用床旁血液透析治疗。

（4）综合与对症治疗：给予镇静药使病人保持镇静，保持呼吸道通畅，对有意识障碍、深度镇静或呼吸衰竭者行气管插管、机械通气；存在脑水肿时予以脱水、糖皮质激素及头部低温治疗；防治多器官功能障碍综合征，给予质子泵抑制剂预防消化道出血；适当应用抗生素预防感染等。

第三节　冻伤及冻僵

冻伤（frostbite）即冷损伤（cold injury），是低温作用于机体引起的局部乃至全身的损伤。冻伤的轻重程度与低温强度及作用时间、空气湿度和风速等密切相关。手足、耳鼻部及面颊部是最常发生的部位。慢性疾病、营养不良、饥饿、疲劳、老年、神志不清、痴呆、醉酒、休克和创伤等是冻伤的易患因素。暴露于零点温度以上者称非冻结性冻伤，零点温度以下者称冻结性冻伤。冻僵又称意外低体温（accidental hypothermia），是指处在寒冷环境中的机体中心体温低于 35℃，伴神经和心血管系统损伤为主要表现的全身性疾病。

一、临床特点

（一）非冻结性冻伤

非冻结性冻伤是指长时间暴露于 0～10℃的低温、潮湿环境中造成的局部损伤，无冻结性病理改变，包括冻疮、战壕足及浸泡足。冻疮（文末彩图 12-1）是最常见的非冻结性损伤，是反复低温暴露引起的慢性真皮血管炎，毛细血管系统出现功能障碍。冻疮好发于手指、手背、足趾、足跟、耳郭、面颊，局部表现为红斑、水肿，伴大小不等的结节、感觉异常、灼痒、胀痛，有时出现水疱，水疱破溃后形成浅溃疡，渗出浆液，可感染化脓；战壕足则是长时间在潮湿、寒冷地区站立不动或少动引起的非冻结性损伤，因在陆军战壕中多发此病而得名；浸泡足是长期浸渍于寒冷水中所引起的局部损伤，多见于海员和海军官兵。

（二）冻结性冻伤

冻结性冻伤包括局部冻伤和全身冻伤（冻僵），大多发生于意外事故或战时。当组织温度降至冰点以下（皮肤暴露温度降至 -5℃以下）时就会发生冻结，形成冰晶体，这是区别非冻结性损伤的病理特点。

1. **局部冻伤**　常发生在鼻、耳、颜面、手和足等暴露部位（文末彩图 12-2）。患处温度低、皮肤苍白、麻木、刺痛。局部冻伤可分为反应前期、反应期及反应后期。

（1）反应前期（前驱期）：系指冻伤后到复温融化前的阶段，主要临床表现有受冻部位冰凉、苍白、坚硬、感觉麻木或丧失。由于局部处于冻结状态，其损伤范围和程度往往难以判定。

（2）反应期（炎症期）：为复温融化过程中及之后的阶段。冻伤范围、程度逐渐明显。其临床表现见表12-1。

表12-1 冻结性冻伤分度

分度	病理损害	临床表现	预后
Ⅰ度冻伤	红斑性冻伤，损害在表层	受冻皮肤早期苍白，复温后呈红色或紫红色，充血水肿，无水疱	1周后脱屑愈合，不留瘢痕
Ⅱ度冻伤	水疱性冻伤，损害在真皮层	复温后皮肤呈红色或暗红色，水肿明显，触之灼热，有水疱，充满橙黄色或红色透明浆液性液体，疱底鲜红	2~3周后，如无感染，可痂下愈合，少有瘢痕
Ⅲ度冻伤	坏死性冻伤，损害在全层及皮下	复温后皮肤呈紫红或青紫色，皮温较低，水肿明显，有散在的厚壁血性水疱，疱底暗红，有血性渗出	4~6周后，坏死组织脱落形成肉芽创面，愈合缓慢，愈后留有瘢痕或功能障碍
Ⅳ度冻伤	深层坏死，损害侵及肌肉、骨髓	感觉丧失，肢体痛。复温后皮肤呈紫蓝或青灰色，皮温低，水肿明显，可有厚壁血性水疱，疱液呈咖啡色，疱底污秽，严重时无水肿	3周左右冻区逐渐干燥变黑，组织干性坏死，自行脱落形成残端或需截肢；若感染，形成湿性坏疽甚至气性坏疽

（3）反应后期（恢复期）：系指Ⅰ度、Ⅱ度冻伤愈合后和Ⅲ度、Ⅳ度冻伤坏死组织脱落后、肉芽创面形成的阶段。可出现：①冻伤皮肤局部发冷，感觉减退或敏感；②对冷敏感，寒冷季节皮肤出现苍白或青紫；③痛觉敏感，肢体不能持重等。这些表现系交感神经或周围神经损伤后功能紊乱所引起。

2. 冻僵 常发生于暴风雪、冰水环境中，表现为低体温（hypothermia）及多系统损伤。根据病人临床表现可分为四期以及轻、中、重度（表12-2）。

表12-2 冻僵的分期和分度

分期	临床表现	预计中心温度/℃
Ⅰ期（轻度）	意识清醒，颤抖	32~35
Ⅱ期（中度）	意识不清，颤抖/不颤抖	28~32
Ⅲ期（重度）	无意识，生命体征存在	<28
Ⅳ期（重度）	死亡，生命体征消失	通常<24

（1）神经系统：体温在34℃时可出现健忘，低于32℃时触觉、痛觉丧失，而后意识丧失，瞳孔扩大或缩小。体温低于33.5℃，脑电波开始变化；体温降至19~20℃时，脑电波消失。

（2）循环系统：体温下降后，血液内水分由血管内移至组织间隙，血液浓缩，黏度增加。20℃时，半数以上的外周小血管血流停止，肺循环及外周阻力加大；19℃时，冠状动脉血流量为正常时的25%，心输出量减少，心率减慢，出现传导阻滞，可发生心室颤动。

（3）呼吸系统：呼吸中枢受抑制，呼吸变浅、变慢，29℃时呼吸频率比正常时减少50%，呼吸抑制后进一步加重缺氧、酸中毒及循环衰竭。

（4）肾脏：单纯的寒冷刺激可产生利尿作用，而低体温抑制肾脏血流。体温27℃时，肾血流量减少一半以上，随后排出大量低渗尿液，称"冷利尿"。如果持续时间过久，则会导致代谢性酸中毒、氮质血症及急性肾损伤。

二、诊断与鉴别诊断

根据受冻、接触湿冷史、保暖情况、局部组织或全身低温的症状及体征即可诊断冻伤，注意暴露温度是否高于冰点以及持续时间来判断冻伤的类型（非冻结性、冻结性）及程度。

有受冻史及中心体温测量低于35℃即可诊断冻僵,临床上肺动脉测温最准确,较常用的是直肠、膀胱、鼓膜、食管测温。

三、急诊处理

(一)冻僵

1. **迅速恢复中心体温** 将冻伤者移入温暖环境,脱掉衣服、鞋袜,采取全身保暖措施,如盖棉毛毯,用热水袋(注意不要直接放在皮肤上,以防烫伤)放腋下及腹股沟,电毯包裹躯体,采用红外线和短波透热等。也可将冻僵者浸入37~39℃水中温浴,至肛温升至34℃并有规则的呼吸和心跳。对严重冻僵者,可采用中心复温法,静脉泵入加热液体(40~42℃),其他方法包括体外循环血液加温、气道复温、腹膜透析、透热疗法等。

2. **防治并发症** 监护器官功能,加强支持治疗等综合措施,注意处理低血容量、低血糖、应激性溃疡、心肌梗死、脑血管意外、深部静脉血栓形成、肺不张、肺水肿、肺炎等并发症。特别注意防治MODS。

(二)冻结性冻伤

1. **治疗原则** ①迅速脱离寒冷环境;②保暖,尽早快速复温;③局部涂敷冻伤膏;④改善局部微循环;⑤固定肢体、减少伤残,最大限度保留尚有存活能力的肢体功能;⑥抗休克;⑦预防感染。

2. **快速复温** 伤员脱离寒冷环境后,除去肢体首饰及束缚的衣物,立即进行温水快速复温,水温应控制在37~39℃。水温超过39℃并不会使复温时间缩短,反而会使病人疼痛加剧,影响复温效果;水温超过42℃时会造成额外损伤。复温后注意保持冻伤部位干燥。

复温方法:将冻肢浸泡于温水中,至冻区皮肤转红,尤其是指(趾)甲床潮红,组织变软为止,时间不宜过长。对于颜面冻伤,可用温湿毛巾局部热敷。在无温水的条件下,可将冻肢置于自身或救护者的温暖体部,如腋下、腹部或胸部。严禁火烤、雪搓、冷水浸泡或猛力捶打冻伤部。

3. **改善局部微循环** 可应用右旋糖酐40,静脉滴注,每日500~1 000ml,维持7~14天,以降低血液黏稠度,改善微循环。必要时也可使用抗凝剂(如肝素)或血管扩张剂(伊洛前列素、酚苄明、罂粟碱)等。

4. **局部处理**

(1)局部用药:复温后局部立即涂敷冻伤外用药膏,无菌敷料包扎,每日换药1~2次。面积小的Ⅰ度、Ⅱ度冻伤可不包扎,但注意保暖。

(2)水疱处理:无菌条件下抽出水疱液;如水疱较大,可作低位切口引流。

(3)感染创面和坏死痂皮处理:感染创面应及时引流,防止痂下积脓。

(4)及时清除坏死痂皮:肉芽创面新鲜后尽早植皮,消灭创面。对冻伤后截肢应持慎重态度,一般让其自行分离脱落,尽量保留有活力的组织,必要时可进行动脉造影,以了解肢端血液循环情况。

5. **对症支持治疗** 可使用非甾体抗炎药(如布洛芬)抗炎镇痛,抬高患肢至心脏以上预防水肿,预防静脉血栓形成。

6. **预防感染** 严重冻伤应口服或注射抗生素,常规预防性注射破伤风。

(三)非冻结性冻伤

1. **冻疮** 脱离寒冷潮湿环境,每日用42℃温水浸泡,每次20分钟。如有破溃感染,可在局部涂冻疮膏。根据创面情况每日换药,无菌纱布包扎。

2. **战壕足、浸泡足** 早期治疗可减轻感染及局部损伤,治疗方法与冻疮局部疗法相同。

第四节 | 急性高原病

高原病(high-altitude illness)是指到达一定海拔高度(2 500m以上)后,身体不能适应而引起的一系列代谢变化和症状。高原气候的特点为随海拔高度增加,大气压及氧分压逐渐降低,表现为低气压、低氧分压、寒冷干燥、辐射强、温差大等。高原海拔一般被划分为四个等级:中等海拔(1 500～2 500m)、高海拔(2 500～4 500m)、特高海拔(4 500～5 500m)、极高海拔(5 500m 以上)。流行病学资料显示全球约有 4 000 万人长期生活在海拔 2 500m 以上,并没有患急性高原病。高原病的发生率和严重程度与海拔上升的速度和高度直接相关,从平原快速到达海拔 2 500m 以上时 50%～75% 的人会出现急性高原病。

人体位于中等海拔时,一般无症状或仅有轻度症状;位于高海拔时,会出现明显症状,血氧饱和度低于 90%;位于特高海拔时,缺氧症状进一步加重,血氧饱和度低于 80%;位于极高海拔时,机体完全不可能适应,逗留时间过长,病情将迅速恶化。高原病按病程可分为急性和慢性两种:慢性高原病较少见,包括慢性高原反应、高原红细胞增多症、高原血压改变、高原心脏病等,不在此赘述。

急性高原病较常见,包括:①急性高原反应(acute mountain sickness,AMS):指由平原进入高原或由高原进入更高海拔地区后,机体在短时期(数小时或 1～2 天)内发生的一系列高原性缺氧应激反应;②高原肺水肿(high-altitude pulmonary edema,HAPE):是缺氧引起急性肺动脉高压、肺毛细血管压力增加、肺血管扩张及渗漏而发生的肺泡和间质水肿,多数在抵达高原后 2～4 天发病,是导致高原死亡的主要原因;③高原脑水肿(high-altitude cerebral edema,HACE):由于低氧血症导致脑血流及脑血容量增加而出现血管源性脑水肿,同时低氧应激导致多种炎症因子、自由基产生,增加血管通透性,进一步加重脑水肿,是急性高原病中最少见的,但预后最差。

值得注意的是,在高海拔地区生活过一段时间的人,到低海拔地区后,也会感到不适,出现呼吸困难、乏力、嗜睡、惊厥、抽搐等缺氧表现,俗称为醉氧。

一、临床特点

(一) 临床表现

快速从平原进入 2 500m 高原地区或由高原进入海拔更高地区,在数小时或 1～2 天内发病。

1. 急性高原反应　头痛、头晕、恶心、呕吐、心悸、气短、胸闷、胸痛、失眠、嗜睡、食欲减退、腹胀及手足麻木等。临床特点为休息时仅表现为轻度症状,如心悸、气短、胸闷、胸痛,但活动后症状加重,出现脉搏增快,血压改变,口唇及手指发绀,眼睑、面部水肿等体征。

2. 高原肺水肿　安静状态下出现呼吸困难、咳嗽、咳痰、头痛、食欲减退、发绀、肺部啰音、呼吸急促、心动过速等症状和体征。其特点为夜间加重,休息后亦无缓解。

3. 高原脑水肿　出现共济失调、剧烈头痛、恶心呕吐、精神状态改变、癫痫发作、昏迷等症状和体征。其中意识改变和小脑共济失调是最早出现的特异性症状,可以帮助早期诊断高原脑水肿。

严重的高原肺水肿和高原脑水肿病人可通过眼底镜检查发现视网膜出血。

(二) 辅助检查

血常规血细胞计数和血细胞比容增加;氧饱和度降低;胸部 X 线片及肺部 CT 检查可判断高原肺水肿的严重程度;心电图检查及超声心动图检查可显示心动过速及心脏负荷加重;颅脑 CT 或 MRI 扫描可判断高原脑水肿的病情。

二、诊断与鉴别诊断

根据病史及临床特点可做出诊断,同时应判断是否有高原脑水肿及高原肺水肿。

急性高原病主要与病毒性疾病相鉴别,如流感常有咽喉痛、打喷嚏、鼻塞、流涕、发热、头痛以及全身肌痛,而急性高原病一般无发热和肌痛。

高原肺水肿要与高原肺炎相鉴别。高原肺炎是到高原地区的人群因 T 淋巴细胞受损而易感染,出现与肺炎类似的症状。当高原肺水肿与高原肺炎难以鉴别时,可予以经验性抗生素治疗。此外,高原肺水肿还应与急性肺栓塞鉴别。急性高原病由于血细胞比容增高和脱水,血液黏稠度增加,使机体呈高凝状态,容易形成深静脉血栓,血栓脱落则易造成肺栓塞。肺栓塞的临床表现与高原肺水肿相似,但血栓性疾病发作更为迅速,胸痛更加明显。

高原脑水肿还应与病毒性、细菌性脑炎及脑膜炎,以及脑出血相鉴别。

三、急诊处理

基本原则:停止活动,休息,吸氧,转运至低海拔地区,避免发展为严重的高原病。

轻型病人无需特殊治疗,多数人在12~36小时获得充分的休息和适应后,症状自然减轻或消失。

(一) 症状持续甚至恶化者

症状持续甚至恶化者需要酌情给予以下处理。

1. **休息** 这是最重要的治疗措施,过度活动可增加耗氧量,降低氧饱和度,加重症状。

2. **氧疗** 经鼻导管或面罩吸氧(1~2L/min),间断小量吸氧,能缓解机体对高原的适应性反应。

3. **镇静和止痛** 可酌情使用镇静药,如地西泮 5mg,口服或肌内注射。还可口服用阿司匹林、布洛芬、对乙酰氨基酚等缓解头痛。

4. **利尿剂** 可减轻体内水分潴留,是治疗的重要手段,包括乙酰唑胺、螺内酯和呋塞米。

5. **糖皮质激素** 能抑制炎症反应,减少脑血流,缓解脑水肿。

6. **高压氧** 能迅速缓解脑水肿,早期应用能迅速控制疾病的进展。

7. **传统中药及藏药** 传统中药(人参、黄芪等)及藏药(红景天)能明显减轻急性高原病症状,降低急性高原病的发病率。

(二) 高原肺水肿

确诊后应立即转至低海拔地区,转运过程中应避免寒冷和过度活动,尽早给予吸氧治疗或面罩吸氧(6~12L/min),甚至高压氧治疗。可用利尿剂、硝苯地平、糖皮质激素降低肺动脉压、肺血管阻力并治疗其他并发症。

(三) 高原脑水肿

确诊后应立即转至低海拔地区,转运过程中避免寒冷和过度活动,给予高流量吸氧(6~12L/min),运用利尿剂及高渗溶液降低颅内压。给予糖皮质激素预防神经系统损伤,严重意识障碍者需要气管插管和机械性过度通气,此外高压氧舱也是一种有效的治疗方法。早期诊断、早期治疗很关键,越早干预,预后越好。昏迷后再治疗,死亡率将超过60%。认知障碍和共济失调等神经后遗症可能会持续一段时间,使用飞机返航时,机舱压力相当于2 500m 海拔的压力,建议在转运前增加氧疗时间,或在飞机上备吸氧装置。

四、预防

1. **进入高原前体检** 存在以下情况者,不宜进入高原:患有重症胃肠道疾病,如消化性溃疡活动期、慢性活动性肝炎等;严重的肝、肾、脾、内分泌系统功能不全;糖尿病未获控制;肥胖(体重指数>30kg/m²);妊娠期;现患重症感冒等。若伴有的基础疾病对高原病的发生有明显影响者,应谨慎进入高原。存在诱发高原病的基础状态时,应禁止进入高原(表 12-3)。

2. **对于刚进入高原的人进行防护知识的教育** 要求多喝水、多休息,3天内避免高强度运动。注意保暖,预防感冒及冻伤。

3. **加强对高原适应性的锻炼** 包括:登高速度的限制;在中间高度(2 000~3 000m)停留 2 周作适应性锻炼;进入高原后体力活动应循序渐进。

4. **药物预防** 可适当使用乙酰唑胺或红景天。地塞米松可预防急性高原病,但不主张常规预防使用,尤其是糖尿病或精神疾病病人。对以上药物过敏或不耐受时可考虑口服布洛芬预防。口服硝苯地平可预防高原肺水肿。

表 12-3　基础状态对高原病发生的影响

影响程度	内容
有明显影响	稳定型心绞痛或冠心病
	代偿性充血性心力衰竭
	严重心律失常
	脑血管疾病
	中度慢性阻塞性肺疾病
	睡眠呼吸暂停综合征
	无症状肺动脉高压
	有癫痫病史
	高危妊娠
	镰状细胞遗传病
	放射状角膜切开术后
	重度肥胖
禁忌	心绞痛
	失代偿性心力衰竭
	不易控制的房性或室性心律失常,或 6 个月内有植入型心律转复除颤器(ICD)治疗的心律失常
	6 个月内有心肌梗死和/或冠状动脉旁路移植术
	3 个月内有失代偿性心力衰竭
	先天性心脏病
	严重的心脏瓣膜病
	控制不良的高血压(休息时血压≥160/100mmHg,运动时收缩压达 220mmHg)
	6 个月内有脑卒中、短暂性脑缺血发作或脑出血
	重度慢性阻塞性肺疾病
	肺动脉高压有显著症状或平均肺动脉压>30mmHg
	镰状细胞贫血,曾有抢救史
	先兆子痫

5. **吸氧**　是一种有效的预防方法。

6. **年龄**　年龄是一个相对危险因素。2 岁以下婴幼儿很少患高原肺水肿,20 岁以上者容易出现,老年人的发病率低于其他年龄段。

7. **性别**　与急性高原反应的发生无关,但女性高原肺水肿的发病率低于男性。

第五节 ｜ 烧烫伤

烧烫伤(burn)指各种热源、光电、放射线等因素所致的人体组织损伤,本质是蛋白质变性。热源包括热水、热液、热蒸气、热固体或火焰等。烧烫伤是急诊常见的意外损伤,轻微烧烫伤一般预后良好,大面积烧伤者病情危重,需紧急救治。

一、临床特点

烧伤组织出现变性坏死,体液渗出引起组织水肿、变性。小面积浅度烧伤,体液渗出有限,经代偿不影响全身的有效循环血量;大面积或深度烧伤时,因大量渗出、休克、感染等病理变化,易并发脓毒症和多器官功能障碍。

(一) 烧伤面积的估算

烧伤面积指皮肤烧伤区占人体表面积的百分数。常用中国九分法(表 12-4)计算或手掌法估算。手掌法:不论年龄、性别,将病人五个手指并拢,其手掌面积即估算为 1% 体表面积。如果医师手掌与病人接近,可用医师的手掌估算。小面积烧伤,一般用手掌法估算烧伤面积;大面积烧伤时,手掌法常与中国九分法联合使用。

表 12-4　中国九分法估算烧伤面积

部位	成人各部位面积/%	小儿各部位面积/%
头颈	9×1=9(发部 3,面部 3,颈部 3)	9+(12-年龄)
双上肢	9×2=18(双手 5,双前臂 6,双上臂 7)	9×2
躯干	9×3=27(腹侧 13,背侧 13,会阴 1)	9×3
双下肢	9×5+1=46[双臀男性 5(女性 6),双大腿 21,双小腿 13,双足男性 7(女性 6)]	46-(12-年龄)

(二) 烧伤深度判断

临床已普遍采用的方法是三度四分法(表 12-5)。

Ⅰ度烧伤:仅伤及表皮浅层。

Ⅱ度烧伤:浅Ⅱ度伤及表皮的生发层与真皮乳头层(真皮浅层);深Ⅱ度伤及皮肤真皮乳头层及部分真皮网状层。

Ⅲ度烧伤:全皮层烧伤,甚至达到皮下、肌肉或骨骼。

表 12-5　烧伤深度分级

分度	皮损性状	皮损状态	感觉	预后
Ⅰ度	粉红或红色	干燥	疼痛	数日愈合,不留瘢痕
浅Ⅱ度	粉红、大水疱	潮湿	疼痛	10 天～2 周,不留瘢痕,常有色素改变
深Ⅱ度	粉红、出血性水疱	潮湿	疼痛	数周,或发展为Ⅲ度,需植皮
Ⅲ度	白色、褐色	干燥、似皮革	无感觉	需切痂皮、植皮、皮瓣移植或截肢

(三) 烧伤伤情分类

对于烧伤严重程度,主要根据烧伤面积、深度及是否有并发症进行判断,具体如下。

轻度烧伤:总面积 9% 以下的Ⅱ度烧伤。

中度烧伤:Ⅱ度烧伤总面积达 10%～29%,或Ⅲ度烧伤面积在 9% 以下。

重度烧伤:烧伤总面积达 30%～49%;Ⅲ度烧伤面积在 10%～19%;或烧伤面积虽不足 30%,但全身情况较重或已有休克、复合伤、呼吸道吸入性损伤或化学中毒等并发症。

特重度烧伤:烧伤面积 50% 及 50% 以上;Ⅲ度烧伤面积在 20% 及 20% 以上;已有严重并发症。

二、诊断与鉴别诊断

根据烧伤病史、临床表现,可以明确诊断。注意诊断要点应包括对烧伤严重程度的判断和对烧伤原因的鉴别,需排除电烧伤和化学烧伤。

三、急诊处理

(一) 现场急救

1. 迅速脱离热源,脱去烧烫过的衣物,切忌粗暴剥脱,以免造成水疱脱皮。在烧伤现场可用干净敷料或布织物保护伤处以避免再污染和损伤,之后立即送往医院治疗。

2. 初步估计伤情,如有大出血、窒息、开放性气胸、严重中毒等,应迅速组织抢救。烧伤常伴有呼吸道受烟雾、热力灼伤,特别要注意有无呼吸道吸入性损伤。应保持呼吸道通畅,必要时行气管切开。出现心脏呼吸骤停时,确定环境安全后,立即行心肺复苏。

3. 轻度烧伤,特别是四肢烧伤,应立即用冷水连续冲洗或浸泡,可迅速降低热度及减轻热源对组织的持续烧伤。

4. 对大面积严重烧伤病人,须立即建立静脉通道,予以补液、抗休克治疗。

5. 转运伤员遵循就近的原则,严重烧伤早期切忌长途转运。

(二) 急诊治疗

1. **轻度烧伤**　主要是处理创面,包括剃净创面周围毛发,清洁健康皮肤,去除异物。Ⅰ度烧伤创面无须处理,可外敷清凉药物。小面积浅Ⅱ度烧伤,水疱完整者,应予保存;水疱大者,可用无菌空注射器抽去水疱液,然后消毒包扎。如水疱已经撕破,用无菌纱布、油性敷料包扎。创面无感染者,无须经常换药。面颈部与会阴部烧伤可予以暴露。关节部位Ⅱ度或Ⅲ度烧伤,必须用夹板固定关节。按需要应用镇痛药和镇静药。酌情使用破伤风抗毒素。

2. **中度以上烧伤**　对于严重烧伤病人,应将其运送到有烧伤专科的医院,处理要点如下。

(1) 吸氧、呼吸支持、建立输液通道、留置尿管,观察每小时尿量、尿比重和 pH。注意有无血红蛋白尿、肌红蛋白尿。

(2) 估算烧伤面积、深度。

(3) 液体复苏、抗休克,应用林格液、生理盐水、葡萄糖液及胶体溶液。

(4) 创面处理,包括烧伤清创术、创面覆盖物应用、环状焦痂切开减压术、植皮术。

(5) 镇静、止痛。

(6) 创面污染重或深度烧伤者,注射破伤风抗毒血清。

(7) 抗感染,积极防治烧伤脓毒症。

(8) 积极进行肠内或肠外营养支持,如情况允许,应尽量使用肠内营养。

(9) 尽量减少瘢痕和挛缩,进行功能康复。

(10) 心理治疗,帮助病人回归社会、工作及家庭。

第六节 ｜ 电击伤

电击伤(electrical injury)也称触电,是由电源直接接触人体引起的机体损伤和功能障碍。电流能量转化为热量还可造成电烧伤。雷电(闪电,lightning)击伤是瞬间的超高压直流电造成的特殊损伤。

引起电击伤的原因主要有:缺乏安全用电知识;违规安装和维修电器、电线;电线上挂吊衣物;意外事故中电线折断落到人体;雷雨时树下躲雨或用铁柄伞而被闪电击中。电击损伤程度与电流强度、电流种类、电压高低、通电时间、人体电阻、电流途径有关。身体各组织单独对电流的阻力按自小而大顺序依次为血管、神经、肌肉、皮肤、脂肪、肌腱、骨组织。电流通过心脏易导致心脏骤停,通过脑干则导致中枢神经麻痹、呼吸暂停。

一、临床特点

(一) 全身表现

轻者仅出现痛性肌肉收缩、惊恐、面色苍白、头痛、头晕、心悸等。重者可导致意识丧失、休克、心跳呼吸骤停。电击后可出现严重室性心律失常、肺水肿、胃肠道出血、凝血功能障碍、急性肾损伤等。有些严重电击病人虽然当时症状不重,1 小时后却可突然恶化。应特别重视多重损伤并存的可能性,如肌肉损伤、内脏器官损伤和体内外烧伤。幸存者可能有心脏和神经系统后遗症。

(二) 局部表现

低电压所致的烧伤常见于电流进入点与流出点,伤面小,直径 0.5~2cm,呈椭圆形或圆形,焦黄或灰白色,干燥,边缘整齐,与健康皮肤分界清晰,一般不伤及内脏,致残率低。

高压电击的严重烧伤常见于电流进出部位,皮肤入口灼伤比出口严重,进口与出口可能都不止一个,烧伤部位组织焦化或炭化。触电的肢体因屈肌收缩关节而处于屈曲位,在肘关节、腋下、腘窝部及腹股沟部,其相互接触的近关节皮肤可因电流经过而产生间断性创面。电击创面的最突出特点为皮肤的创面很小,而皮肤下深度组织的损伤却很广泛。

口腔电击伤通常发生于儿童意外咀嚼或吸吮电线,可出现迟发性出血,甚至发生在损伤后 5 天或更长时间后。

血管病变为多发性栓塞、坏死;胸壁电击伤可深达肋骨及肋间肌并致气胸;腹壁损伤可致内脏坏死、穿孔等;触电时肌群强直性收缩可致骨折或关节脱位。常因肌肉组织损伤、水肿和坏死,肢体肌肉筋膜下组织压力增加,出现神经、血管受压体征,脉搏减弱,感觉消失,发生间隙综合征(compartment syndrome)。

闪电损伤时皮肤上可出现微红的树枝样或细条状条纹,这是电流沿着或穿过皮肤所致的 I 度或 II 度烧伤;佩戴指环、手表、项链或腰带处可有较深的烧伤。大约半数电击者有单侧或双侧鼓膜破裂、视力障碍、单侧或双侧白内障。孕妇电击伤可导致胎死宫内或流产。

(三) 并发症和后遗症

大量组织的损伤和溶血可引起高钾血症。低血压、液体及电解质紊乱和严重的肌球蛋白尿可引起急性肾损伤。病人还可出现失明、耳聋、周围神经病变、上升性或横断性脊髓病变和侧索硬化症,亦可发生肢体瘫痪或偏瘫。少数受高压电损伤者可发生胃肠道功能紊乱、胆囊局部坏死、胰腺灶性坏死、肝损害伴有凝血功能障碍,甚至性格改变。

(四) 辅助检查

心电图可见房室传导阻滞,房性、室性期前收缩等心律失常,以及急性心肌损伤变化、非特异性ST-T 改变;X 线可显示骨折;生化检测可见心肌酶升高,血淀粉酶升高,血肌酐、尿素升高,高血钾,LDH 水平升高,出现肌红蛋白尿、血红蛋白尿;动脉血气分析有酸中毒、低氧血症;CT、MRI 检查可显示内脏及中枢神经系统损伤。

二、诊断与鉴别诊断

根据现场情况、触电病史和临床表现,可做出诊断。应了解有无从高处坠落或被电击抛开的情况。注意颈髓损伤、骨折和内脏损伤的可能性。

三、急救处理

(一) 现场急救

1. **脱离电源** 首先强调确保现场救助者自身的安全。在第一时间切断电源,或用绝缘物使触电者与电源分离,或采取保护措施将伤者搬离危险区。

2. **心肺复苏** 对心脏、呼吸骤停者立即行心肺复苏(参见第十五章)。

(二) 急诊治疗

1. **补液** 对低血容量性休克和组织严重电烧伤病人,应迅速静脉补液,补液量较同等面积烧伤者要多。输液量应依据病人对输液治疗的反应来决定,包括每小时尿量、周围循环情况及中心静脉压监测情况。

2. **对症治疗** 包括监测和防治高钾血症,纠正心功能不全,防治脑水肿,治疗急性肾功能不全,维持酸碱平衡等。

3. **创面和烧伤综合处理** 清除创面坏死组织;应用抗生素,预防创面感染,减少继续释放肌红蛋白的来源。因深部组织的损伤、坏死,伤口采取开放治疗。对于广泛组织烧伤、器官创伤和骨折者,应由有经验的专业医师及时给予相应处置,包括:对坏死的皮肤、组织进行清创;对间隙综合征按需行筋膜切开减压术;对需要截肢者,须严格掌握手术指征;对电击伤深部组织损伤情况不明者应进一步检查;注射破伤风免疫球蛋白;对内脏器官穿透伤行手术治疗;创面分期处理等。

四、预防

1. **安全教育** 大力宣传安全用电,加强自我保护与相互保护意识,熟知预防措施和安全抢救方法。

2. **严格执行电业安全工作流程** 严格遵守安全生产的组织与技术措施。电器的安装和使用必须符合标准,定期检查和维修。推广使用触电保护器。严禁私拉电线和在电线旁晒衣被。火警时应先切断电源。

3. **防止跨步电压电击伤** 当电线落地时,人与落地点保持室内 4m、室外 8m 以上安全距离;若小于上述距离,应单脚跳跃或双脚并小步迅速离开不安全区域。进入不安全区域应穿绝缘鞋。

4. **防止雷电击伤** 雷雨时不能在高压电线附近作业,不得靠近避雷器,不要在树下避雨,不撑铁柄伞,避免停留在高地,在空旷场地遇到雷电时,立即卧倒。家中切断外接天线。

5. **防止医源性电击伤** 在使用心导管、心电监护、起搏器时,注意防止除颤器电击时伤害到他人。

第七节 | 强酸、强碱损伤

强酸、强碱损伤是指强酸或强碱类物质接触皮肤、黏膜等器官组织后造成的腐蚀性烧伤,以及进入血液后引起的全身中毒损伤,多为意外事故经体表接触或口服所致。在工业上,可由生产过程中接触或吸入所致。

强酸类对组织的损伤程度与其浓度、接触时间、剂量和温度相关,机制是游离氢离子使皮肤、黏膜接触部位的组织坏死、炭化。皮肤、黏膜接触强酸后,细胞脱水,组织蛋白发生凝固性坏死、溃疡,形成结痂,对阻止创面继续受损有一定作用。

强碱类对组织的损伤程度主要取决于浓度,机制是氢氧根离子对组织的作用。强碱作用于机体,迅速吸收组织水分,使组织细胞脱水;与人体内脂肪结合,引起脂肪皂化产热反应,导致细胞结构破坏、深层组织坏死,易致深度烧伤。强碱类引起蛋白质和胶原组织溶解,导致组织液化性坏死,与强酸所致的凝固性坏死不同,更易引起受损组织溶化、穿孔。

一、临床特点

(一)强酸损伤

1. 常见强酸损伤的特点

(1)浓硫酸:作用于组织时,其吸水性强,能使有机物质炭化。浓硫酸含三氧化硫,吸入后对肺组织产生强烈的刺激和腐蚀作用,可导致严重肺水肿。

(2)硝酸:吸收入血后,逐步代谢为亚硝酸盐和硝酸盐,前者可使血红蛋白转变为高铁血红蛋白,引起中毒性肾病。硝酸烟雾与空气接触,释出二氧化氮,吸入后直接刺激支气管黏膜和肺泡细胞,可导致肺水肿。

(3)浓盐酸:遇空气呈白色的烟雾,具有剧烈的刺激气味,可引起口腔、鼻、支气管黏膜充血、水肿、坏死、溃疡,眼睑痉挛或角膜溃疡。

(4)氢氟酸:可溶解脂肪和脱钙,造成持久的局部组织坏死,损害可深达骨膜,甚至导致骨骼坏死。高浓度氢氟酸可伴发急性氟中毒,游离的氟离子容易与钙、镁离子结合,造成低钙血症、低镁血症,同时抑制三羧酸循环和 Na^+-K^+-ATP 酶,导致高钾血症。

（5）草酸:可结合钙质,引起低血钙、手足搐搦。皮肤及黏膜可产生粉白色顽固溃烂。

（6）铬酸:可引起溃烂及水疱,如处理不及时,铬离子可从创面吸收,导致全身性中毒。铬酸雾反复吸入接触后,可发生鼻中隔穿孔。

2. 各部位强酸损伤的表现

（1）皮肤接触者:创面干燥,边界分明,坏死可深入到皮下组织,引起局部灼痛。皮肤呈暗褐色,严重者出现糜烂、溃疡、坏死,迅速结痂,一般不起水疱。皮肤大面积烧伤时,可导致休克。烧伤痂皮或焦痂色泽:硫酸烧伤时为黑色或棕黑色,硝酸烧伤时为黄色,盐酸烧伤时为灰棕色,氢氟酸烧伤时为灰白色。

（2）眼部接触者:发生眼睑水肿、结膜炎,角膜混浊、穿孔,甚至全眼炎、失明。

（3）吸入强酸类烟雾者:出现咳嗽、咳泡沫状痰或血痰、气促、喉或支气管痉挛、喉头水肿、胸部压迫感、呼吸困难、窒息,甚至 ARDS。

（4）口服强酸者:立即出现消化道损伤处的剧烈烧灼样疼痛,口腔、咽喉部等易见黏膜充血、糜烂、溃疡;病人出现难以抑制的呕吐,呕吐物中可有血液和黏膜组织。重者发生胃穿孔、休克。酸类吸收入血,可致代谢性酸中毒、肝肾功能受损、昏迷、呼吸抑制。幸存者常形成食管和胃部瘢痕收缩、狭窄,腹膜粘连,消化道功能减退等后遗症。

（二）强碱损伤

1. 常见强碱损伤的特点

（1）氢氧化钠和氢氧化钾:具有强烈的刺激性和腐蚀性,能和组织蛋白结合形成复合物,使脂肪组织皂化,产生热量继续损伤组织。烧伤后疼痛剧烈,创面较深,愈合慢。

（2）生石灰:遇水产生氢氧化钙并释放大量热量,导致热烧伤和化学烧伤的双重作用,除对皮肤有刺激性和腐蚀性外,加上其产热对皮肤的热烫伤,使组织烧伤程度较重,创面较干燥。

（3）氨水:挥发后释放出氨,对呼吸道有强烈刺激性,可致黏膜充血、水肿、分泌物增多,严重者可发生喉头水肿、支气管肺炎和肺水肿。

2. 各部位强碱损伤的表现

（1）皮肤接触者:局部充血、水肿、糜烂、溃疡,起水疱,局部灼痛,可形成白色痂皮。周围红肿,可出现红斑、丘疹等皮炎样改变。皮肤烧伤可达Ⅱ度以上。

（2）眼部接触者:结膜充血、水肿,角膜溃疡、混浊、穿孔,甚至失明。

（3）吸入强碱者:吸入高浓度氨气,表现为刺激性咳嗽、咳痰,甚至咳出溶解坏死的组织碎片,导致喉头水肿和痉挛、窒息、呼吸困难、肺水肿,可迅速发生休克和昏迷。

（4）口服强碱者:口腔、咽部及食管剧烈灼痛,腹部绞痛,恶心、呕吐,可并发消化道出血,呕出血性黏液和黏膜组织坏死碎片。可有血性腹泻。固体的碱颗粒可黏附在口咽和食管黏膜表面,引起环形烧伤,可致局部穿孔。口服液体碱可对消化道黏膜产生快速和严重的液化性腐蚀损伤。强碱吸收入血后可引起代谢性碱中毒、手足痉挛、肝肾功能损伤,重者昏迷、休克,迅速危及生命。幸存者常遗留食管狭窄。

二、诊断与鉴别诊断

根据强酸、强碱损伤史和相应临床表现即可做出诊断。同时应了解损伤化学物的种类、接触途径、浓度剂量及接触时间。痂皮等损伤特征有助于分析损伤物的种类。皮肤接触者注意了解损伤面积大小。现场处理时,应注意收集病人的呕吐物、排泄物等标本用作化学毒物分析。

三、急诊处理

（一）局部处理

抢救者需做好自身防护,如穿戴防护衣、防护手套、防护眼镜、防护面罩等。立即将伤者救离现场。

1. 皮肤损伤处理　应迅速脱除污染的衣物,清洗毛发和皮肤。

对强酸损伤,先用大量清水冲洗 10～30 分钟,再用 2%～4% 碳酸氢钠溶液冲洗 10～20 分钟,或用 1% 氨水、肥皂水或石灰水等冲洗,然后用 0.1% 苯扎溴铵、生理盐水或清水冲洗创面,直到干净。

对强碱损伤,先用大量清水反复持续冲洗 1 小时以上,直至创面无滑腻感,然后用 1% 醋酸、3% 硼酸、5% 氯化钠或 10% 枸橼酸钠等中和,或用 2% 醋酸湿敷皮肤损伤处。皮肤烧伤应及时处理。

2. 眼损伤处理　立即用清水持续冲洗眼部 10 分钟,再以生理盐水冲洗 10 分钟,边冲洗边眨眼,受影响的眼要低于未受影响的眼,可滴入 1% 阿托品滴眼液、可的松和抗生素滴眼液。但生石灰烧伤禁用生理盐水冲洗,以免产生更强的氢氧化钠。强碱所致的眼损伤,勿用酸性液体冲眼,以免产热造成眼的热力烧伤。眼内有石灰粒者可用 1%～2% 氯化铵溶液冲洗,使之溶解,禁用酸性液中和。眼部剧痛者,可用 2% 丁卡因滴眼。

(二)吸入性损伤处理

可予以异丙肾上腺素、麻黄碱、普鲁卡因、地塞米松类激素及抗生素气管内间断滴入或雾化吸入。对症治疗包括镇咳、吸氧;因发生肺水肿出现呼吸困难时,应尽快行气管切开术,呼吸机辅助呼吸,以保持呼吸道通畅,防止坏死黏膜脱落造成窒息。

(三)口服损伤处理

抢救原则:迅速清除、稀释、中和腐蚀剂,保护食管、胃肠黏膜;减轻炎症反应,防止瘢痕形成;给予止痛、抗休克等对症治疗。

一般禁忌催吐和洗胃,避免发生消化道穿孔或使反流的胃液再度腐蚀食管黏膜。可立即口服清水 1 000～1 500ml,以稀释强酸或强碱的浓度,保护消化道黏膜。

对口服强酸者,禁服碳酸氢钠、碳酸钠等碳酸盐类中和,以免产生大量二氧化碳致胃肠胀气、穿孔。可先口服蛋清、牛奶或豆浆 200ml 稀释强酸,继之口服氢氧化铝凝胶、2.5% 氧化镁或 7.5% 氢氧化镁 60ml,或石灰水 200ml 中和强酸。

对口服强碱者,可先口服生牛奶 200ml,之后口服食醋、1%～5% 醋酸或柠檬水,但碳酸盐(如碳酸钠、碳酸钾)中毒时需改用口服硫酸镁,以免产生过多二氧化碳而导致胃肠胀气、穿孔。

(四)对症及综合治疗

疼痛剧烈者,可予以镇痛药。对有昏迷、抽搐、呼吸困难等症状的危重病人应立即给氧,建立静脉通道,组织抢救,防治肺水肿和休克;维持酸碱、水电解质平衡;保护肝、肾功能,防治 MODS 等严重并发症。

第八节 | 动物咬伤

自然界中能够攻击人类造成损伤的动物有数万种,它们利用其牙、爪、角、刺等展开袭击,造成咬伤(bite)、螫伤(sting)和其他损伤(包括过敏、中毒、继发感染、传染病等)。大多数动物咬伤是由人类熟悉的动物(宠物)所致,常见的有犬、猫、鼠咬伤等。

犬、猫、鼠咬伤部位以下肢、上肢、头面部、颈部多见。创口严重程度取决于动物的大小、撕咬力度、凶悍性以及咬伤时的具体状况。咬伤时,除造成局部组织撕裂损伤外,由于动物口腔牙缝、唾液内常存在多种致病菌或病毒,尤其是有丰富的厌氧菌,如破伤风梭菌、产气荚膜梭菌及其他梭状芽胞杆菌、螺旋体等,因此还可造成伤口迅速感染。因动物咬伤的伤口常较深、组织破坏多,非常适合厌氧菌繁殖,并容易发展成气性坏疽等非常危险的状态,甚至导致死亡。

一、临床特点

局部有利牙撕咬形成的牙痕和伤口,周围组织水肿,皮下出血、血肿,局部疼痛。部分病例在 8～24 小时后出现伤口感染表现,伤口疼痛加剧,周围渐次出现红肿、脓性分泌物,分泌物可有异常气味,周围引流淋巴结肿大。

全身症状一般较轻,如伤口感染严重,可出现淋巴管炎、头痛、头晕、发热等症状,甚至脓毒症、化脓性关节炎、骨髓炎等并发症。

被犬咬伤易感染狂犬病毒。狂犬病毒能在犬的唾液腺中繁殖,咬人后通过伤口残留唾液使人感染。潜伏期是指被咬伤后到首发症状出现的时期,长短不一,多数为 20～90 天(也有短至 10 天,长达 10 年以上的报道),与年龄、伤口部位、伤口深浅、入侵病毒数量和毒力等因素相关。典型临床经过分为 3 期:①前驱期:可持续 1 天到 1 周,表现不具有特异性,常出现伤口麻、痒,还有全身症状,如低热、恶心、呕吐、头痛、肌痛、咽喉痛、流涕、乏力等。②急性神经症状期:80% 的病人表现为狂躁型(furious),出现烦躁不安、恐慌、恐水、意识改变、易激怒、过度兴奋;20% 表现为麻痹型(dumb),开始少有意识改变,仅表现为四肢无力、发热,继而出现肢体软弱、腹胀、共济失调、肌肉瘫痪、大小便失禁等。③麻痹期:在急性神经症状期过后,逐渐进入安静状态的时期。此时痉挛停止,病人渐趋安静,出现弛缓性瘫痪,尤以肢体弛缓性瘫痪最为多见;随着病情发展,出现呼吸微弱、脉搏细数、血压下降、反射消失、瞳孔散大,进入昏迷状态。除在危重症监护室给予器官支持治疗者,病人多在昏迷 2～3 天后死亡,死因通常为咽肌痉挛导致的窒息或呼吸循环衰竭。由于狂犬病无特效药物,病死率极高,近乎 100%。

二、急诊处理

(一) 犬咬伤

不管能否判断有狂犬病的可能,都必须及时进行治疗。

1. 伤口处理　①如伤口流血,只要流血不是过多,都不要急于止血。流出的血液可将伤口残留的狂犬唾液带走,起到一定的消毒作用。②对流血不多的伤口,要从近心端向伤口处挤压出血,以利排毒。在 2 小时内,及早彻底清洗,减少狂犬病毒感染机会。③用干净刷子蘸浓肥皂水反复刷洗伤口,尤其是伤口深部,及时用清水冲洗,刷洗时间至少 30 分钟。④冲洗后,用 70% 乙醇溶液或 50%～70% 酒精度白酒涂搽伤口数次,不包扎,保持伤口裸露。对于被犬抓伤、舔吮,以及被犬的唾液污染的伤口,均应按咬伤处理。伤口深而大者应放置引流条,以利于污染物及分泌物的排出。只要未伤及大血管,一般不包扎伤口,不作一期缝合,不将油剂或粉剂置入伤口。对伤口延误处理且已结痂者,应去除结痂后按上述原则处理。伤及大动脉、气管等重要部位或创伤过重时,须迅速予以生命支持措施。

2. 免疫预防　包括免疫球蛋白的被动免疫和疫苗的主动免疫,具体参见表 12-6。

表 12-6　狂犬病暴露分级及处置原则

暴露类型	接触方式	暴露程度	暴露后免疫预防处理
I 级暴露	符合以下情况之一者: 1. 接触或喂养动物 2. 完整皮肤被舔舐 3. 完好的皮肤接触狂犬病动物或人狂犬病病例的分泌物或排泄物	无	确认接触方式可靠则不需处置
II 级暴露	符合以下情况之一者: 1. 裸露的皮肤被轻咬,无明显出血 2. 无出血的轻微抓伤或擦伤	轻度	1. 处理伤口 2. 注射狂犬病疫苗
III 级暴露	符合以下情况之一者: 1. 单处或多处贯穿皮肤的咬伤或抓伤 2. 破损的皮肤被舔舐 3. 开放性伤口或黏膜被唾液污染(如被舔舐) 4. 暴露于蝙蝠	重度	1. 处理伤口 2. 伤口浸润注射或肌内注射狂犬病被动免疫制剂(抗狂犬病血清/狂犬病人免疫球蛋白) 3. 注射狂犬病疫苗

注:接种程序如下。①5 针法程序:第 0、3、7、14 和 28 天各接种 1 剂,共 5 剂;②"2-1-1" 程序:第 0 天接种 2 剂(左、右上臂三角肌各接种 1 剂),第 7 天和第 21 天各接种 1 剂,共接种 4 剂(只适用于我国已批准可使用此程序的狂犬病疫苗产品)。接种途径和部位为肌内注射,2 岁及 2 岁以上儿童和成人在上臂三角肌内注射,2 岁以下儿童在大腿前外侧肌内注射。

3. 抗感染治疗 尤其注意抗厌氧菌。

(二) 鼠咬伤

老鼠喜欢吃带有奶味的婴儿嫩肉，所以婴儿被鼠咬伤的事件时有发生（文末彩图 12-3）。当熟睡婴儿突然啼哭时，需仔细检查婴儿是否有鼠咬伤。鼠咬伤的伤口很小，易被忽视。然而老鼠能传播多种疾病，如鼠咬热、钩端螺旋体病、鼠斑疹伤寒和鼠疫等。被咬伤后，应及时处理：①用流动水和肥皂水冲洗伤口，把伤口内的污血挤出，再用过氧化氢溶液消毒；②尽快到医院，按犬咬伤的伤口处理，口服抗生素。

(三) 猫咬伤

伤口局部红肿、疼痛，易感染，严重的可引起淋巴管炎、淋巴结炎或蜂窝织炎。如猫染有狂犬病，则后果更严重。被咬伤后，应及时处理：①先用清水、生理盐水或 1∶2 000 高锰酸钾溶液冲洗伤口，然后用碘酒（1% 活力碘）或 5% 苯酚局部烧灼伤口；②伤势严重者应送医院急救；③在狂犬病流行区，猫咬伤的处理参照犬咬伤，以预防狂犬病。

第九节 | 节肢动物螫伤

节肢动物（arthropod）具有毒腺（毒囊）、螫针、毒毛或毒性体液，可能螫伤（即蜇伤，sting 或 bite）和毒害人类。其中，较常见的有蜜蜂、黄蜂、蚂蚁、蝗虫、松毛虫、蜘蛛、蝎子、螨、蜱、蜈蚣等。螫伤后可发生局部伤口损害、毒液注入人体所致的局部和全身的中毒和/或过敏性损伤、毒毛接触人体所致的毒性损伤及严重过敏反应。

一、蜂螫伤（bee sting）

常见的是蜜蜂和黄蜂（又称马蜂）螫伤。蜂的尾部有毒腺及与之相连的尾刺（螫针），雌蜂和工蜂螫人时尾刺刺入皮肤，并将毒液注入人体，引起局部反应和全身症状。雌蜂尾刺为钩状，螫刺后尾刺断留在人体内，飞离后毒囊仍附着在尾刺上继续向人体注毒，螫人后蜜蜂将死亡。雄蜂一般不螫人。蜂毒具有神经毒性作用并可导致溶血、出血、肝损害或肾损害等，也可引起过敏反应。不同蜂种的蜂毒成分有所不同。

(一) 临床特点

常发生于暴露部位，如头面、颈项、手背和小腿等。轻者仅出现局部疼痛、灼热、红肿、瘙痒，少数形成水疱，数小时后可自行消退，很少出现全身中毒症状。黄蜂或群蜂多次螫伤伤情较严重，局部肿痛明显，可出现螫痕点和皮肤坏死，全身症状有头晕、头痛、恶心、呕吐、腹痛、腹泻、烦躁、胸闷、四肢麻木等；严重者可出现肌肉痉挛、晕厥、嗜睡、昏迷、溶血、休克、多器官功能障碍。对蜂毒过敏者即使被单一蜂螫也可发生严重的全身反应，可表现为荨麻疹、喉头水肿、支气管痉挛、窒息、肺水肿、过敏性休克。

(二) 急救处理

四肢的严重螫伤，应立即绑扎被刺肢体近心端，总时间不宜超过 2 小时，每 15 分钟放松 1 分钟，可用冷毛巾湿敷。仔细检查伤口，若尾刺尚在伤口内，可见皮肤上有一小黑点，用针尖挑出。在野外无法找到针或镊子时，可用嘴将刺在伤口上的尾刺吸出。不可挤压伤口以免毒液扩散。也不能用汞溴红溶液、碘酒之类涂搽患部，否则会加重患部的肿胀。

尽可能确定螫伤的蜂类。蜜蜂毒液呈酸性，可用肥皂水、5% 碳酸氢钠溶液或 3% 淡氨水等弱碱液洗敷伤口，以中和毒液；黄蜂毒液呈碱性，可用 1% 醋酸或食醋等弱酸性液体洗敷伤口。局部红肿处可外用炉甘石洗剂或白色洗剂以消散炎症，或用抗组胺药、镇痛药和糖皮质激素软膏外敷。红肿严重伴有水疱渗液时，可用 3% 硼酸水溶液湿敷。

症状严重者，可口服或局部应用蛇药。某些种类的抗蜂毒血清已研制成功，并进入临床试验阶段。疼痛严重者可用镇痛药。有过敏反应者,应用抗组胺药、糖皮质激素、肾上腺素。有肌肉痉挛者,用 10% 葡萄糖酸钙 20ml 静脉注射。有全身严重中毒症状者,应采取相应急救和对症措施。

二、蜘蛛螫伤(spider bite)

蜘蛛螫肢(毒牙)是头胸部最前面一对角质附肢,螫人时毒腺分泌的毒液通过毒牙注入伤口。毒蜘蛛种类繁多,黑寡妇蜘蛛(红斑黑毒蛛)是毒性最强的。

蜘蛛毒液成分主要为胶原酶、蛋白酶、磷脂酶及透明质酸酶等,具有神经毒、组织溶解、溶血、致过敏等作用。

(一)临床特点

局部伤口常有 2 个小红点,可有疼痛、红肿、水疱、瘀斑,严重时组织坏死,形成溃疡,易继发感染。全身中毒反应可表现为寒战、发热、皮疹、瘙痒、乏力、麻木、头痛、头晕、肌肉痉挛、恶心、呕吐、出汗、流涎、眼睑下垂、视物模糊、呼吸困难、心肌损害等,严重者出现昏迷、休克、呼吸窘迫、急性肾损伤、弥散性血管内凝血等,甚至死亡。腹肌痉挛性疼痛可类似急腹症。儿童被毒蜘蛛咬伤后全身症状较严重,被毒蜘蛛致死者多为较低体重儿童。

(二)急救处理

四肢伤口应予以近心端绑扎,方法同蜂螫伤。立即用 5% 碳酸氢钠溶液或 3% 淡氨水等弱碱性溶液或清水冲洗伤口并局部冷敷。严重者以伤口为中心作十字切开,用 1:5 000 高锰酸钾或 3% 过氧化氢冲洗伤口,负压吸引排毒。还可用 0.25%～0.5% 普鲁卡因溶液在伤口周围作环形封闭。

可局部应用或口服蛇药,还可选择某些毒蜘蛛的特异性抗毒血清进行中和治疗。

伤口深、污染严重时,给予破伤风抗毒素。

全身对症和综合治疗:及时补液;应用抗组胺药、糖皮质激素;酌情应用 10% 葡萄糖酸钙、地西泮、阿托品;疼痛剧烈时应用镇痛药;必要时可应用血液净化疗法;积极防治感染、溶血、急性肾损伤、弥散性血管内凝血等并发症。

三、蝎螫伤(scorpion sting)

蝎子后腹细长呈尾状,最后一节的末端有锐利的弯钩(即尾刺、毒钩),与一对毒腺相通,螫人时毒液通过尾刺进入人体。其毒液称蝎毒素,呈酸性,主要具有神经毒以及类似于蛇毒的血循毒(溶血毒素、心脏毒素、出血毒素、凝血毒素等)作用。不同蝎种的毒力强弱不一,毒力较弱的仅有局部麻痹作用,毒力强的与眼镜蛇毒相当。

(一)临床特点

局部常迅速出现剧痛,伤口可有红肿、麻木、水疱、出血、淋巴管及淋巴结炎,严重时可有组织坏死。全身症状多见于大蝎子螫伤或儿童病人,表现为头晕、头痛、呼吸加快、流泪、流涎、出汗、恶心、呕吐,病情进展迅速,重症病人可出现舌和肌肉强直、视力障碍、抽搐、心律失常、低血压、休克、昏迷、呼吸窘迫、弥散性血管内凝血、急性心力衰竭、肺水肿,甚至呼吸中枢麻痹而死亡。

(二)急救处理

四肢螫伤者可在伤口近心端绑扎,方法同蜂螫伤。尽早将蝎子尾刺拔除,必要时可切开伤口取出,并负压吸引排毒。用弱碱性溶液(如 5% 碳酸氢钠溶液、肥皂水等)或 1:5 000 高锰酸钾溶液冲洗伤口,并涂含抗组胺药、镇痛药和糖皮质激素类的软膏。若疼痛明显,可用 0.25%～0.5% 普鲁卡因溶液(皮试不过敏者)在伤口周围作环形封闭。

可局部应用或口服蛇药。目前已有特异性的抗蝎毒血清用于临床,也可选择抗蛇毒血清。

对症和综合治疗:包括给氧、输液、应用糖皮质激素、按需应用镇痛药及阿托品和防治感染等。缓解肌肉痉挛可用 10% 葡萄糖酸钙 20ml 或地西泮 5～10mg 静脉注射。休克时使用多巴胺,应与间羟胺及糖皮质激素等合用,因毒素能拮抗多巴胺受体,故单独使用多无效。

四、蜈蚣螫伤（centipede sting，centipede bite）

蜈蚣的第 1 对足为毒颚（毒钩），呈钳钩状，锐利，有毒腺开口。螫人时，毒腺所分泌的毒液通过毒颚尖端注入人体而引起中毒。蜈蚣毒液含有类似蜂毒的有毒成分，如组胺类物质及溶血蛋白质等，并含蚁酸，毒液呈酸性，有神经毒、溶血、致敏等作用，但致敏作用不如蜂毒常见。

（一）临床特点

伤口为一对小出血点，局部红肿、刺痛、瘙痒，严重者可出现水疱、红斑、组织坏死、淋巴管炎及局部淋巴结肿痛等。全身反应一般较轻微，可有畏寒、发热、头痛、头晕、恶心、呕吐等，严重者可出现烦躁、谵妄、抽搐、全身麻木、昏迷。过敏反应严重者可出现过敏性休克。严重者以儿童多见，可危及生命。

（二）急诊处理

蜈蚣的毒液呈酸性，用碱性液体能中和。发现被蜈蚣咬伤后，可立即用 5%～10% 碳酸氢钠溶液或肥皂水、石灰水冲洗，然后涂上较浓的碱水或 3% 的氨水。也可将蛇药片用水调成糊状，敷于伤口周围。疼痛剧烈者可用 0.25%～0.5% 普鲁卡因溶液在伤口周围作环形封闭。出现过敏反应者，给予抗过敏治疗。对于症状严重者，可参考蛇咬伤或蜂螫伤治疗。

第十节 ｜ 毒蛇咬伤

毒蛇口腔内有毒腺，由排毒管与毒牙的基部牙鞘相连。毒腺所分泌的毒液称为蛇毒，其毒性化学成分主要是具有酶活性的多肽和蛋白质。不同蛇的毒性成分不同，一种蛇可含多种有毒成分，但常以一种成分为主。全球每年蛇咬伤人数约有 180 万～270 万，造成 8 万～14 万人死亡，其中大多发生在印度及非洲地区。我国已发现毒蛇约 60 种，其中剧毒、危害大的蛇种主要有眼镜蛇科（眼镜蛇、眼镜王蛇、金环蛇、银环蛇），蝰蛇科的蝰亚科（蝰蛇）、蝮亚科［五步蛇（即尖吻蝮蛇）、竹叶青、蝮蛇、烙铁头］，以及海蛇科（海蛇）。蛇生活的适宜温度为 25～35℃，故蛇咬伤在我国南方和沿海地区较常见，尤以两广地区最严重，夏、秋两季多见，咬伤部位多为四肢。

一、中毒原理

（一）毒蛇的分类

1. 神经毒为主　有金环蛇、银环蛇及海蛇等。神经毒可麻痹感觉神经末梢，引起肢体麻木，阻断运动神经与横纹肌之间的神经传导，引起横纹肌弛缓性麻痹。

2. 血循毒为主　有竹叶青、响尾蛇、蝰蛇和原矛头蝮等。血循毒主要影响人体血液及心血管系统，引起溶血、出血、凝血及心脏衰竭。

3. 兼有神经毒和血循毒　有蝮蛇、眼镜王蛇和眼镜蛇等。其毒液具有神经毒和血循毒的两种特性。

（二）蛇毒的作用成分

蛇毒中的磷脂酶 A 可有神经毒、细胞毒、心脏毒、溶血、出血、促凝、抗凝等不同活性作用；蛋白水解酶可溶解破坏肌肉组织、血管壁和细胞间基质，引起出血、局部肌肉坏死、水肿，并加速蛇毒吸收和向全身扩散；透明质酸酶能水解透明质酸，使组织通透性增加，局部炎症扩散，并促使蛇毒从咬伤局部扩散和吸收；部分成分具有凝血酶样作用，且促凝活性常不能被肝素抑制；有些还具备抗凝血活酶和纤维蛋白溶解作用，可引起严重出血。

（三）蛇毒的毒性强度

各种毒蛇毒液的毒性强度互不相同，有的毒蛇伤人后伤者死亡率高，有的仅引起某些不适症状。

二、临床特点

（一）神经毒损伤

蛇毒吸收快，伤口反应较轻。因局部症状不明显，咬伤后不易引起重视，一旦出现全身中毒症状，则病情进展迅速且危重。

1. 局部症状　表现轻微，仅有微痒和轻微麻木，无明显红肿，疼痛较轻或感觉消失，出血少，牙痕小且不渗液。

2. 全身症状　一般约在 1～3 小时后出现，表现为视物模糊、四肢无力、头晕、恶心、胸闷、呼吸困难、晕厥、眼睑下垂、流涎、声音嘶哑、牙关紧闭、语言及吞咽困难、惊厥、昏迷等，重者迅速出现呼吸衰竭和循环衰竭。呼吸衰竭是主要死因，病程较短，危险期在 1～2 天内，幸存者常无后遗症。神经毒引起的骨骼肌弛缓性麻痹以头颈部为先，逐渐扩展至胸部，最后到膈肌，好转时以反方向恢复。

（二）血循毒损伤

1. 局部症状　局部明显肿胀，伤口剧痛，伴有水疱、出血、咬痕斑和局部组织坏死。肿胀迅速向肢体近端蔓延，并引起淋巴管炎或淋巴结炎、局部淋巴结肿痛，伤口不易愈合。

2. 全身症状　多在咬伤后 2～3 小时出现，可有头晕、恶心、呕吐、胸闷、气促、心悸、口干、出汗、发热等症状，重者可有皮肤、巩膜及内脏广泛出血以及溶血、贫血、血红蛋白尿、心肌损害、心律失常，甚至发生急性心力衰竭、肝衰竭、急性肾损伤、休克、弥散性血管内凝血。

由于局部症状出现较早，一般开始救治较为及时。但由于发病急、病程较持久，所以危险期也较长。脏器出血、循环衰竭是主要死因。幸存者常留有局部及相关系统的后遗症。

（三）肌肉毒损伤

海蛇咬伤除上述神经毒表现外，还可引起横纹肌瘫痪和肌红蛋白尿，称为肌肉毒损伤。病人出现肌肉大量坏死，引起高钾血症、肌红蛋白尿、急性肾损伤。幸存者肌力恢复较慢。

（四）混合毒素损伤

眼镜蛇、眼镜王蛇、蝮蛇等咬伤常可同时出现神经毒、血循毒的临床表现。临床特点为发病急，局部与全身症状均较明显。

三、诊断与鉴别诊断

1. 是否为蛇咬伤　首先必须判断蛇咬伤的可能性。其他动物也能使人致伤，如蜈蚣咬伤、黄蜂螫伤，但致伤的局部均无典型的蛇咬伤牙痕，且留有各自的特点，如蜈蚣咬伤后局部有横行排列的两个点状牙痕，黄蜂或蝎子螫伤后局部为单个散在的伤痕。一般情况下，蜈蚣等致伤后，伤口较小且无明显的全身症状。

2. 是否为毒蛇咬伤　主要依据特殊的牙痕、局部伤情及全身表现来鉴别。毒蛇咬伤的伤口表皮常有一对大而深的牙痕，或两列小牙痕上方有一对大牙痕，有的大牙痕里甚至留有断牙，伤口周围明显肿胀、疼痛或有麻木感，局部有瘀斑、水疱或血疱。全身症状也较明显。无毒蛇咬伤则无牙痕或有两列对称的细小牙痕。如蛇咬伤发生时无法辨识蛇形，从伤口上也无法分辨是否为毒蛇所伤，则必须按毒蛇咬伤处理。毒蛇与无毒蛇咬伤的区别见表 12-7。

3. 哪一种毒蛇咬伤　准确判断何种毒蛇致伤比较困难。从局部伤口的特点，可将神经毒的蛇伤和血循毒的蛇伤初步区别开来。眼镜蛇咬伤时瞳孔常缩小，蝰蛇咬伤半小时伤者可出现血尿，蝮蛇咬伤后可出现复视。

四、急诊处理

（一）现场急救

1. 将伤者与蛇隔离，防止再次咬伤，可用木棍、专业器具等移开，必要时可以将蛇杀死。

表 12-7　毒蛇与无毒蛇咬伤的区别

比较项目		有毒蛇	无毒蛇
蛇外观	头型	多数呈三角形,亦可呈椭圆形	多数呈椭圆形,少数呈三角形
	体背、斑纹	体背见特殊斑纹,粗短,不匀称	多呈暗色,无斑纹,较均匀
	尾	尾短钝或侧扁	长、细
	牙痕	一对,深浅、粗细依蛇种而不同	呈锯齿状,浅小,密集成排
伤情	疼痛	剧痛、灼痛,渐渐加重,伴麻木感	疼痛不明显,不加剧
	出血	可见出血不止	出血少或不出血
	肿胀	瘀斑,血疱,变黑、坏死,进行性肿胀	无肿胀
	淋巴结	附近淋巴结肿痛	无
	全身症状	较快出现	除紧张外无症状
	血、尿检查	早期异常	无异常

2. 减慢毒液的扩散

（1）绑扎法:用手帕、布条或者长袜等,在最短时间内结扎伤口近心端,阻断毒液经静脉和淋巴回流入心,而不妨碍动脉血的供应。绑扎无需过紧,松紧度维持于能使被绑扎的肢体下部(即远端)动脉搏动稍微减弱为宜。每隔 30 分钟松解绑扎一次,每次 1～2 分钟,以免影响肢体血液循环而造成组织坏死。一般在医院内开始有效治疗(如注射抗蛇毒血清、伤口处理)10～20 分钟后可去除绑扎。

（2）伤肢制动:被毒蛇咬伤后,不要惊慌失措、奔跑走动,否则会促使毒液快速向全身扩散。最好是将伤肢临时制动于低位,尽早将伤者送往医院。必要时可给予适量的镇静药,使病人保持安静。

3. 减轻毒液负荷　如果随身带有茶杯,则可对伤口作拔火罐处理。先在茶杯内点燃一小团纸,然后迅速将杯口扣在伤口上,使杯口紧贴于伤口周围皮肤,利用杯内产生的负压吸出毒液。

4. 如条件允许,对毒蛇进行识别、照相,或将蛇与受害人一起送往医院。

5. 尽早进行医疗干预　应用镇痛药,可进行心电监护、静脉输液、吸氧及血液样品的采集,如有意识丧失、呼吸心跳停止,应立即进行心肺复苏。

（二）急诊处理

1. 伤口处理　及时冲洗伤口可以起到破坏、中和、减少蛇毒的目的。可选用 1∶5 000 高锰酸钾溶液、3% 过氧化氢、生理盐水、肥皂水或 1∶5 000 呋喃西林溶液,冲洗后可行局部温敷。冲洗时可用负压吸引。还可作局部皮肤切开排毒,即以牙痕为中心作"十"字形或纵形切口,长约 2～3cm,深达皮下但不伤及肌膜,使淋巴液及血液外渗。伤口深并污染者,或伤口组织有坏死时,应及时切开清创,伤口扩大后,仍可用各种药物作局部冲洗或温敷。

2. 局部解毒

（1）胰蛋白酶 2 000～4 000U 以 0.5% 普鲁卡因稀释,在伤口及周围皮下进行浸润注射或作环形封闭。宜早用,并可酌情重复使用。可用糜蛋白酶代替胰蛋白酶。

（2）依地酸钙钠能与蛇毒蛋白水解酶中的金属离子整合。可尽早用 2%～5% 依地酸钙钠注射液 25ml 冲洗伤口,或加 1% 普鲁卡因作伤口及周围皮下浸润注射。

（3）用相应的抗蛇毒血清 1/4～1/2 支、地塞米松 5～10mg、2% 利多卡因 5ml 加入 0.9% 氯化钠溶液 20ml 中,在伤口周围作环形浸润封闭。

（4）选用蛇药制剂,可将药片溶化后涂于伤口周围。

3. 抗蛇毒血清　是能中和蛇毒的首选特效解毒药,及早或在进行伤口处理时静脉注射,剂量要足。要求在毒蛇咬伤后 24 小时内(最好在 6～8 小时内)应用,如病情进行性加重,应重复应用抗蛇毒血清,或重新评估毒蛇的种类,必要时联用多种抗蛇毒血清。

4. 中医中药治疗　中医中药治疗的要点是清热解毒。各地有针对常见毒蛇为主的中成药制剂,可及早选用。口服剂量一般首次加倍,以后每隔 4～6 小时再服,3～5 天为一疗程。

5. 对症与支持治疗　对神经毒性蛇伤病人,出现肌无力时可考虑给予新斯的明;注射呋塞米或甘露醇利尿,必要时应用血液净化疗法加速蛇毒排出;及时行气管插管或气管切开,正确应用呼吸机抢救呼吸衰竭;常规注射破伤风抗毒素 1 500～3 000U,酌情应用抗生素防治感染;糖皮质激素大剂量及短疗程应用,对抗毒血症、组织损伤、炎症反应、过敏反应和溶血;控制重要脏器出血;纠正低血压,抗休克;输液、输血、补充血容量;纠正酸中毒和高钾血症;抗心律失常;防治急性肾损伤、心力衰竭、肝衰竭、DIC 等。

五、预防

搞好住宅周围的环境卫生,教育群众预防蛇伤的基本知识。进入草丛前,应先用棍棒驱赶毒蛇。进入山区、树林、草丛地带时应穿好长袖上衣、长裤及鞋袜,并扎紧裤腿,必要时戴好草帽,注意排查毒蛇的存在。在山林地带宿营时,睡前和起床后应检查有无蛇潜入。不要随便在蛇可能栖息的地方坐卧,不要随意在野外打扰蛇的聚集区,禁止用手伸入鼠洞和树洞。遇到毒蛇时,应远道绕过,不要惊慌失措,或采用左右拐弯的走动来躲避追赶的毒蛇,或站在原处,面向毒蛇,注意来势左右避开。四肢涂防蛇药液及口服蛇伤解毒片,也能起到预防蛇咬的作用。

(张进祥)

思考题

1. 淹溺的临床表现及急救处理有哪些?
2. 中暑的定义是什么? 如何诊断中暑? 急救处理有哪些?
3. 冻伤的急救原则是什么? 非冻结性损伤如何处理?
4. 烧伤是如何进行分度的? 试述烧伤的中国九分法。
5. 电击伤的临床表现及急救处理有哪些?
6. 强酸、强碱吸入性损伤的处理应注意哪些方面?
7. 蛇咬伤的处理原则有哪些?

思考题解题思路

本章目标测试

本章思维导图

第十三章 | 急性感染

急性感染（acute infection）多由细菌、病毒、真菌、支原体或衣原体、寄生虫等病原微生物引发，所涉及的部位可由浅表组织到深部器官，临床表现复杂、多样。有时虽有感染的典型临床表现，但感染病灶却难以确定，甚至可以以感染性休克为临床首发表现。特别是目前临床上广义的急性感染还涵盖了传染性疾病，因此，急性感染既是急诊最常见的急症或危重症，又是在短时间急诊中难以明确诊断的困难病症，如诊治不及时、有效，部分病人可因多器官功能障碍综合征而死亡。

第一节 | 急性感染诊断与处理原则

一、基本临床特点

发热是感染的基本特征，体温高于 38℃提示严重感染的可能性，而相对于基础体温，出现体温下降也可能表示有严重感染。

急性感染由于病因、发生部位不同以及患病季节或易患人群不同，临床特点也不尽相同，可以根据病原体不同分类。

（一）急性细菌性感染

细菌是急性感染最常见的致病微生物，急性细菌性感染约占各类急性感染的半数以上，也是临床急诊最常见的感染类型。急性细菌性感染可由革兰氏阳性或阴性菌引起，也可能是多种细菌混合性感染。其主要临床特点如下。

1. **发热** 发热是急性细菌性感染最常见的临床症状之一。除小的局灶性感染外，大多数细菌性感染伴有发热，发热程度、热型根据感染部位、范围及细菌毒力而异，参见第二章"急性发热"。

2. **典型体征** 查体可见皮肤、浅表组织或器官存在化脓性病灶，同时伴有红、肿、热、触痛；深部器官感染则多在病变相对应部位的体表存在局限或放射性压痛，并可见相关器官功能障碍的临床表现。

3. **白细胞计数增高** 白细胞计数增高是急性细菌性感染辅助检查中最具有特征性的改变之一，特别是在末梢血白细胞分类检测时出现中性粒细胞百分比增高或明显核左移，更是支持急性细菌性感染的有力证据。如在尿、便常规或脑脊液、各种浆膜腔积液的常规检测中发现白细胞计数增高，也具有同样重要的临床意义。

4. **细菌涂片或培养** 无论是痰、尿、便、血或是任何引流液、穿刺液的细菌涂片或培养呈阳性反应，均可为急性细菌性感染提供最为确切的诊断和鉴别诊断佐证。

5. **感染的生化标志物**

（1）血清 C 反应蛋白（C-reactive protein，CRP）：是一种与肺炎链球菌非特异性菌体的多糖成分 C 多糖发生凝集反应并于急性感染时出现的蛋白质。当机体处于应激状态下，白细胞介素 -6（interleukin-6，IL-6）、白细胞介素 -1（IL-1）、肿瘤坏死因子 -α（tumor necrosis factor-α，TNF-α）等炎性因子可诱导肝细胞合成 CRP。在正常人血清中，CRP 含量极微，通常不超过 5mg/L，并在人体内长期保持稳定。大多数细菌感染均可引起血清 CRP 水平明显升高，在感染发生后 6~8 小时开始升高，于

24~48小时达高峰,比正常值高数百倍甚至上千倍,升高幅度与感染程度呈正相关,在疾病治愈后1周内可恢复正常。病毒感染时,CRP通常较低。此外,抗菌药物治疗后CRP迅速下降,因此可用来评价抗生素治疗效果。

(2)降钙素原(procalcitonin,PCT):PCT是血清降钙素(CT)的前肽物质,在正常生理情况下,由甲状腺C细胞分泌产生。健康人血液中的PCT浓度非常低,小于0.05ng/ml。PCT升高常提示感染发生,其升高与感染程度呈正相关,而局部感染病人PCT一般不升高或仅轻度升高。除细菌感染外,肿瘤、自身免疫性疾病等少数情况下也会出现PCT升高,因此不能将PCT升高作为确诊细菌性感染的独立指标。

(3)白细胞介素-6(IL-6):IL-6是由IL-1与TNF-α诱导产生的多效细胞因子,IL-6的水平在细菌感染时明显升高,可以作为感染评估和检测的常用指标,且其水平与感染的严重程度呈正相关。IL-6对脓毒症及病情严重程度的判定具有重要意义。

(4)血清淀粉样蛋白A(serum amyloid A,SAA):SAA是一种急性时相反应蛋白,水平升高可见于各种病毒感染,如呼吸道合胞病毒、流感病毒、乙型肝炎病毒等的感染,也可见于其他急性情况,如细菌、支原体、衣原体感染及烧伤、大手术、创伤等情况。一般与CRP联合使用以鉴别细菌和病毒感染:当SAA和CRP同时升高时,提示可能存在细菌性感染;当SAA升高而CRP不升高时,常提示病毒性感染。当机体抗原清除后,SAA则迅速降至正常水平,因此,SAA可作为反映机体感染和炎症控制的敏感指标。

(二)急性病毒性感染

病毒所致的急性感染四季均可发生,尤以冬春季节发病率较高。多种传染性疾病与病毒感染密切相关,特别是严重急性呼吸综合征(SARS)病毒、H7N9禽流感病毒所致的肺炎不但具有较强的传染性,而且具有较高的病死率。

1. **发热** 急性病毒性感染早期,大多数病人常以高热或超高热为临床首发表现,体温一般高于38℃,常呈持续性高热,可伴畏寒、头痛、乏力、肌肉和关节酸痛,随后才出现其他相关临床症状。

2. **白细胞** 白细胞计数正常或偏低,淋巴细胞或单核细胞百分比升高。

3. **病毒抗原检测** 利用核酸杂交技术及聚合酶链反应(PCR)技术检测留取标本中的病毒核酸,或采用免疫荧光标记技术、化学发光技术检测组织细胞内的病毒抗原和细胞外游离病毒抗原有助于对病毒性感染的判断,特别是核酸检测已成为病毒性感染临床早期诊断的可靠方法之一。

4. **感染生化标志物** 病毒性疾病时PCT不增高或仅轻度增高,一般不超过1~2ng/ml,PCT鉴别病毒性疾病的敏感度和特异性均高于传统标志物(如C反应蛋白、白细胞、红细胞沉降率等)。

5. **血清学检查** 特异性IgM抗体有助于早期诊断,急性期和恢复期的双份血清抗体滴度增高4倍或4倍以上有确诊意义。

(三)支原体感染

支原体是介于细菌和病毒之间的一群原核微生物,临床上引起人类最常见的疾病是支原体肺炎,与细菌、病毒等其他微生物所致肺炎常不易鉴别。但也有其临床特点,鉴别时应注意以下要点。

1. **发热** 体温多在38~39℃,很少超过39℃。

2. **临床特点** 起病相对较缓,发病多类似上呼吸道感染,阵发性、刺激性干咳为其最主要的临床特点,但个别病人也会出现少量黏痰或由剧烈咳嗽引起的血痰。

3. **血常规** 外周白细胞计数和中性粒细胞百分比正常,细胞分类大多正常,仅个别病人可能出现淋巴细胞轻度升高。

4. **病原学检查** 血清支原体抗体IgM是支原体感染后最早出现的特异性抗体,发病后1~2天即可出现阳性结果,因此,有利于早期临床诊断,是目前诊断支原体感染的首选方法。

5. 胸部 X 线检查　常缺乏特异性改变,病灶大多呈小叶性、多发性分布,或呈单叶、肺段分布。

(四)真菌感染

真菌性感染根据侵犯人体部位可分为浅表、皮肤、皮下和系统性四种,一般多为浅表组织的感染,临床较易辨认和诊断,而全身性侵袭性真菌性感染并不多见。但随着疾病谱的改变,社区内全身性侵袭性真菌性感染有所增加,多见于医院获得性肺炎、免疫力低下、营养不良,或长期应用广谱抗生素、化疗药物、服用免疫抑制剂的病人。临床使用的 G 试验和 GM 试验有助于对侵袭性真菌性感染进行判断。

(五)其他微生物感染

寄生虫感染的临床特点通常包括轻微或无症状,严重感染可能导致腹痛、贫血、营养不良等。衣原体感染常见于尿道炎、结膜炎、肺炎等,且约半数感染者无症状,起病缓慢,潜伏期 5~14 天。螺旋体感染如钩端螺旋体病的临床表现为发热、头痛、肌痛,随着疾病进展可能出现脑膜炎等,严重时可致肺出血或黄疸。立克次体感染的临床特点包括发热、头痛、皮疹等,确诊依赖于特殊的培养和血液检测。

二、诊断与鉴别诊断

(一)诊断思维方法

1. 急性感染的分类　急性感染的分类方法较多,按致病微生物进行分类是临床最常用的方法。为了便于急诊病人的诊治,目前最便捷的急性感染的分类方法是将其分为社区获得性感染和医院获得性感染。

医院获得性感染是指原无感染的病人在住院后(>48 小时)获得的感染,包括在住院期间发生的感染和在住院期间获得的致病微生物,于出院后短时间内(<72 小时)引发的感染。医院获得性感染可分为:①内源性感染:又称自身感染,是指各种原因引起的病人在医院内遭受自身固有或定植病原体侵袭而发生的感染;②外源性感染:又称交叉感染,是指各种原因引起的病人在医院内遭受非自身固有病原体的侵袭而发生的感染。

2. 病史　急性感染由于病原体不同、引发感染的部位不同,病人年龄、性别、身体基本素质和有无基础病以及用药史的不同,其临床表现可有较大差异,详细询问病史不但有利于临床诊断,也有利于鉴别诊断。按系统顺序询问病史是便于急诊诊断、不易漏诊的简便思维方式。

3. 症状与体征

(1)系统部位感染:浅表组织的红、肿、热、痛及功能障碍是局部感染最常见的主诉,也是最常见的体征,感染严重者甚至在局部挤压后可有脓液排出,此类感染多不易引起临床误诊。但深部组织或器官的感染除具有急性感染的基本临床特点外,其临床表现亦有较大差异。

1)神经系统感染:多表现为发热、头痛、头晕、恶心、呕吐等症状,严重者可发生抽搐或昏迷。查体多可见颈强直及病理反射。

2)上呼吸道感染:往往缺乏特异性症状,应区分感染以中耳、咽喉、扁桃体、鼻部何部位为主。头痛、咳嗽、流涕为最常见的表现,部分病人可伴有鼻塞、咽部充血或扁桃体肿大,表面常附有脓点或脓性分泌物。

3)下呼吸道感染:咳嗽、咳痰是下呼吸道感染的典型症状,应区分支气管炎与肺炎,严重者常伴有气短、喘息或呼吸困难。查体可见呼吸急促,甚至发绀,肺部听诊可闻及不同程度的干性或湿性啰音。

4)消化系统感染:胃肠道感染症状以恶心、呕吐、腹痛、腹泻为常见,可伴有食欲减退、脱水、乏力等。查体上腹、左下腹轻度压痛,或全腹部有不固定的轻度压痛,不伴有反跳痛,肠鸣音可增强或亢进。其他器官感染的临床症状与胃肠道感染相似,但可有黄疸、放射性疼痛;查体多于感染器官相应腹部位置触及明显压痛,如同时伴有反跳痛、腹肌紧张及肠鸣音减弱、消失,提示炎症波及腹膜,可能存在器官梗阻或穿孔。

5）泌尿系统感染：尿急、尿频、尿痛是急性泌尿系统感染特有的症状，部分病人可伴有腰痛、血尿或脓尿。查体多无阳性体征，部分病人可有下腹正中压痛或肾区叩击痛。

（2）全身性感染：脓毒症是全身性感染的典型代表，如血中培养出细菌、病毒等微生物时又称菌血症或病毒血症。临床上常表现为寒战、高热、呼吸急促、心率加快等；严重者可由于血流动力学改变发生休克、多器官功能障碍或衰竭。

（二）诊断

急性感染的诊断多不困难，如有突然发热或低体温，白细胞计数增高或降低，同时能确定感染病灶部位，并有相关症状与体征，临床诊断可确立。如病人仅以某些临床症状为首发表现，则需结合查体和辅助检查进一步确定。明确病原学是急性感染诊断最困难的问题，虽然临床上绝大多数急性感染是由细菌引起的，但诊断时要注意非细菌性感染和传染性疾病。

（三）鉴别诊断

诊断急性感染时应注意与其他非感染性发热、白细胞计数增高性或减少性疾病相鉴别。

1. 血液病与恶性肿瘤　白血病、噬血细胞淋巴组织细胞增生症、恶性淋巴瘤等疾病常可表现为发热、贫血、乏力、出血、白细胞计数增高或降低、肝脾肿大或淋巴结肿大，如未发现感染性病灶，以及病原学与血清学检查均为阴性，或抗生素治疗无效，则应注意此类疾病的可能，必要时可通过骨髓涂片常规检查予以鉴别。

2. 超敏反应性疾病　包括药物热、血型不合的输血等，病人常在应用某种药物或输血后随即发生高热，甚至寒战、皮疹、呼吸困难、血红蛋白尿等，但不具备感染的证据。

3. 结缔组织病　系统性红斑狼疮、皮肌炎、结节性多动脉炎、混合性结缔组织病等病人常有长期不规则发热，有不同程度的皮肤、关节、内脏损害，病情可出现发作与缓解交替，辅助检查多有血沉增快、免疫球蛋白增高、抗核抗体阳性，但一般白细胞计数不高，抗生素治疗无效。

4. 其他　如甲状腺功能亢进、甲状腺危象、严重失水或出血、中暑、脑出血、内脏血管梗死、组织坏死等均可以出现发热、白细胞计数增高等，但相关病史和临床特点有助于鉴别诊断。

三、急诊处理

（一）一般处理

1. 休息与补液　无论何种感染，保证足够的休息与补充液体是最常用的措施。

2. 降温或退热　高热时应采用物理或药物降温，适当给予一般退热药或非甾体抗炎药等对症治疗，无感染性休克时应慎用或禁用糖皮质激素类药物。

（二）抗生素的选择

1. 急性细菌感染时大多可先根据经验选择抗生素，必要时应对微生物进行培养和药敏试验，并根据药敏结果对抗生素进行调整。

2. 对局部脓肿类感染应尽量采用开放引流，必要时加用全身性抗生素治疗。

3. 严重的全身性细菌性感染（如脑膜炎、脓毒症、感染性休克等）不宜在急诊留观治疗，应尽快收住院治疗。

（三）抗病毒感染药物的选择

目前尚无有效的、广谱的抗病毒药物，仅有的部分药物也只是对某些病毒感染有效。缓解症状、对症处理仍为病毒感染治疗的主要措施。如果采用抗病毒药物，通常应在感染后 24～48 小时开始使用，以便获得最好的临床效果。

（四）抗真菌感染药物的选择

对于局限性浅表性真菌感染可采用局部用药，对侵袭性深部真菌感染可酌情采用口服或静脉抗真菌药物。由于此类药物的肝、肾毒性较大，故应在治疗过程中监测肝、肾功能变化。

（五）外科治疗

对于浅表性局限性脓肿或深部组织、器官的感染,如常规抗感染治疗效果不良或无效,可进行外科引流或手术治疗。

第二节 | 社区获得性肺炎

社区获得性肺炎(community-acquired pneumonia,CAP)是指在医院外罹患的肺实质急性感染,包括由于其他原因入院但具有社区病原体潜伏,并在入院后短期(<48 小时)内发病的肺炎。CAP 在全球的发病率与死亡率高,是严重威胁人类健康的常见感染性疾病之一,也是临床急诊和门诊最常见的肺炎类型。

一、发病机制与分类

（一）发病机制

CAP 感染通常起源于肺部,主要由细菌感染引起,部分由其他病原体引起。下呼吸道由于肺部的防御机制而通常保持无菌状态。这些宿主防御机制可分为先天性(非特异性)和获得性(特异性)两类。CAP 的发生提示宿主防御机制存在缺陷、暴露于高毒力微生物或存在细菌大量定植。附着在上呼吸道的微粒或微生物可通过微量误吸进入下呼吸道。微量误吸是病原体进入肺部最常见的途径,其他途径还包括远处感染部位的血行播散、邻近病灶的直接蔓延以及大量误吸。

1. **毒力因子** 某些微生物已产生特异性机制以打破宿主的肺部防御机制并导致感染,如肺炎衣原体、肺炎支原体、流感病毒、肺炎链球菌和脑膜炎奈瑟菌等。

2. **易感性宿主的身体状况** 包括意识水平的改变、吸烟、饮酒、低氧血症、酸中毒、肺水肿、尿毒症、营养不良、支气管机械性梗阻、支气管扩张症、慢性阻塞性肺疾病、纤毛不动综合征、肺癌等。

3. **药物因素** 抗精神病药、血管紧张素转换酶抑制剂、糖皮质激素等都与CAP 发生有一定关系。

（二）分类

引发 CAP 的致病微生物的组成和耐药特性在不同国家、不同地区之间存在明显差异,而且随着时间推移不断发生着变迁。特别是近年医院内耐药菌感染增加对社区菌群的影响,耐药菌感染的CAP 有增多趋势。按照感染致病微生物的不同,一般可将 CAP 分为五大类。

1. **细菌性感染** CAP 以细菌性感染最为常见,致病菌主要包括肺炎链球菌、金黄色葡萄球菌和流感嗜血杆菌、嗜肺军团菌、肺炎克雷伯菌、鲍曼不动杆菌等。虽然肺炎链球菌所致比例有所下降,但目前仍是 CAP 最主要的致病菌。在慢性阻塞性肺疾病人群中流感嗜血杆菌、卡他莫拉菌所致 CAP 的发病率较高。另外,不动杆菌、铜绿假单胞菌、肺炎克雷伯菌等耐药菌感染所致的 CAP 有增多趋势。

人群对军团菌感染具有普遍易感性,尤以成年男性为主,特别是糖尿病、肿瘤、长期接受血液净化治疗或肾移植等免疫力低下病人,更是军团菌感染的高危人群,多呈散在性发病,夏秋季发病率较高。

2. **病毒性感染** 病毒性 CAP 以甲型或乙型流感病毒、腺病毒、副流感病毒、冠状病毒感染为常见,冬春季节为高发时间段,大多呈区域性散在发生。随着病毒检测技术的发展与应用,呼吸道病毒在 CAP 病原学中逐渐受到重视。由冠状病毒变异产生的 SARS 病毒和 H5N1 禽流感病毒所致的 CAP 呈现出在一定范围内暴发性流行的特点,而且具有较强的传播性和较高的致死率。

3. **非典型病原体感染** 随着临床对非典型病原体检测方法的改进,非典型病原体的检出率不断增高,因此其在 CAP 中的致病性受到重视。目前认为肺炎支原体感染在非典型病原体所致的 CAP 中占首位,其次为肺炎衣原体,冬季发病率明显高于其他季节。

4. **真菌性感染** 真菌所致的 CAP 并不多见,一般此种类型的肺内炎症多为医院获得性,特别是合并基础疾病或免疫力低下的老年人的感染比例较高。常见的致病菌为白念珠菌、曲霉菌、隐球菌、荚膜组织胞浆菌。

5. 混合性感染　由不同致病微生物混合感染所致的 CAP 近年来成为临床上一个值得关注的问题。细菌合并非典型病原体或病毒感染是常见的混合性感染形式,其中以肺炎链球菌合并肺炎支原体或病毒感染较为多见。

二、临床特点

血液检查的主要异常表现为白细胞增多,伴核左移。也可出现白细胞减少,通常提示预后不良。

(一) 典型临床表现

临床主要表现为新近出现的咳嗽、咳痰或原有呼吸道疾病症状加重,并出现脓性痰,伴或不伴胸痛;发热;肺实变体征和/或闻及湿啰音;白细胞异常;胸部 X 线检查显示片状、斑片状浸润性阴影或间质性改变,伴或不伴胸腔积液。

1. 病史　大多数 CAP 起病急,常有上呼吸道感染史,受寒、劳累等为常见诱因,老年人和患有糖尿病、慢性支气管病变、血液病、艾滋病等全身性基础疾病的人群多有易感倾向,且起病隐匿。特别是 CAP 的常见致病微生物与病人的某些生活习惯、嗜好或特定生活环境密切相关,了解这些规律性有利于初步诊断的推断和经验性药物应用,详见表 13-1。

表 13-1　特定状态下易导致 CAP 的病原体

特定状态	易感染的病原体
酗酒	肺炎链球菌(包括耐药株)、厌氧菌、革兰氏阴性杆菌、嗜肺军团菌属、结核分枝杆菌
COPD/吸烟者	肺炎链球菌、流感嗜血杆菌、卡他莫拉菌
居住在养老院	肺炎链球菌、革兰氏阴性杆菌、流感嗜血杆菌、金黄色葡萄球菌、厌氧菌、肺炎衣原体、结核分枝杆菌
流感	金黄色葡萄球菌、肺炎链球菌、流感嗜血杆菌
接触鸟类	鹦鹉热衣原体、新型隐球菌
疑有吸入因素	厌氧菌
结构性肺病(支气管扩张症、肺囊肿、弥漫性泛细支气管炎等)	铜绿假单胞菌、洋葱伯克霍尔德菌、金黄色葡萄球菌
近期应用抗生素	耐药肺炎链球菌、革兰氏阴性杆菌、铜绿假单胞菌

2. 发热　CAP 病人大多伴有不同程度发热,体温多在 38℃以上;肺炎链球菌、金黄色葡萄球菌所致 CAP 和病毒性 CAP 常出现高热,体温可达 39~40℃以上,但年龄较大的病人通常不伴发热,甚至在清晨体温可能会降低。部分病人有寒战、畏寒等表现。

3. 咳嗽　是 CAP 的常见典型症状,因感染病原体的不同,咳嗽程度也不相同。大多在早期表现为轻咳或干咳,连续刺激性咳嗽多见于支原体肺炎;随病情进展逐渐出现咳痰,多为白色黏液状痰,化脓菌感染时可为黄色脓性痰,肺炎链球菌感染时可为铁锈色痰,但典型者在临床上已较为少见。

4. 胸痛　是 CAP 又一典型症状,且因病变程度或病变部位不同而异,咳嗽、咳痰多为加剧的诱因。病变累及胸膜时疼痛多呈针刺样或随呼吸加重,下叶肺炎波及膈胸膜时疼痛可放射至肩部或腹部。

5. 全身症状　其他常见特征包括胃肠道症状(恶心、呕吐、腹泻)和精神状态改变。重症病人可出现呼吸急促或窘迫,甚至嗜睡或其他意识障碍等。

（二）体格检查

1. 多见急性病容，个别病人的口周或鼻周可见单纯疱疹；重症病人可出现呼吸浅快、不同程度发绀；严重者可伴有血压下降、心动过速、四肢湿冷、皮肤花斑、出血点等感染性休克的表现。

2. 早期查体胸部多无异常体征，典型者可见患侧呼吸运动减弱，叩诊病变部位呈浊音，可闻及呼吸音减弱、管性呼吸音以及不同程度的干、湿性啰音。

（三）实验室检查

1. **血常规**　主要异常表现为白细胞增多，伴核左移；也可出现白细胞减少，通常提示预后不良。

2. **痰涂片或培养**　痰液直接涂片镜检可快速判定细菌或真菌感染类型，痰培养及药物敏感试验则有助于病原学诊断及抗菌药物选择。

3. **C 反应蛋白**　是一种能与肺炎球菌 C 多糖发生反应并形成复合物的急性时相反应蛋白，细菌感染时 CRP 水平可升高，而病毒性感染时 CRP 通常较低。

4. **肺炎衣原体抗体检测**　采用微量免疫荧光（MIF）法对肺炎衣原体抗体进行检测，有助于肺炎衣原体急性感染的诊断和鉴别诊断。由于本方法的特异性和敏感性均较高，且可用于区分原发感染和再感染，因此是目前最常用且最敏感的血清学方法。

5. **肺炎支原体血清 IgM 检测**　在成年病人中血清 IgM 抗体≥1∶64，或恢复期抗体滴度有 4 倍增高，可提示急性肺炎支原体感染。

6. **氧饱和度和必要的动脉血气分析**　用于需要紧急氧疗的成年病人。

7. **尿素氮和电解质检查**　用于评估病人病情的严重程度。

（四）胸部 X 线检查

胸部影像学是急诊诊断 CAP 最重要的方法，对于发现和排除 CAP 具有高度的敏感性和特异性，一般病人出现症状后 12 小时内胸部 X 线片常显示出肺内异常阴影。典型的由肺炎链球菌引起的 CAP 多表现为大叶性炎症改变阴影，而由流感嗜血杆菌或葡萄球菌引起的 CAP 则多为小叶性肺炎（或称支气管肺炎）改变。

主要特征表现：细菌性肺炎往往病变范围较大，多呈肺叶、多肺叶、一侧肺甚至两侧肺分布；非细菌性肺炎可呈肺小叶或肺段分布，也可演变为肺叶病变，但一侧肺或两侧肺同时发生病变相对少见，病变多以网织和磨玻璃影为主，可见局部肺萎陷及病变内支气管扩张影。

三、诊断与鉴别诊断

由于引发 CAP 的病原学不同，临床表现也不尽相似，可轻可重，取决于病原体和宿主的状态。但无论是何种致病微生物引发的 CAP 均有某些共同的临床表现，这是 CAP 临床诊断的基础，同时相关的病原学检查则是定性诊断的重要依据。

1. **临床诊断**

（1）社区发病。

（2）肺炎相关临床表现：①新近出现的咳嗽、咳痰或原有呼吸道疾病症状加重并出现脓性痰，伴或不伴胸痛、呼吸困难、咯血；②发热；③肺实变体征和/或闻及湿啰音；④白细胞计数>10×10^9/L 或<4×10^9/L，伴或不伴中性粒细胞核左移。

（3）胸部影像学检查显示片状、斑片状浸润性阴影或肺间质性改变，伴或不伴胸腔积液。

符合（1）、（3）及（2）中任何一项，并排除肺结核、肺部肿瘤、非感染性肺间质性疾病、肺水肿、肺不张、肺栓塞、肺嗜酸性粒细胞浸润症及肺血管炎等肺部疾病，即可建立临床诊断。

部分 CAP 病人，特别是老年病人，可能仅表现为部分上述症状，甚至临床表现不典型，容易漏诊及误诊。

2. **病原学诊断**　对于需住院的 CAP 病人，尤其是 ICU 病人，病原学检测结果意义重大。一般而言，病原学证据及病原体的药敏结果是抗感染治疗成功的关键。

（1）轻、中度 CAP 病人不必常规进行病原学检查,当初始经验性治疗无效时才需要进行病原学检查。

（2）对于收入急诊病房的住院病人,应同时进行常规血培养和呼吸道标本的病原学检查。

（3）凡合并胸腔积液并能够接受穿刺者,均应进行诊断性胸腔穿刺,并抽取胸腔积液行常规、生化及病原学检查。

（4）侵袭性诊断技术仅选择性适用于以下情况:①经验性治疗无效或病情仍然进展者,特别是已经更换抗菌药物 1 次以上仍无效时;②怀疑特殊病原体感染,而采用常规方法获得的呼吸道标本无法明确致病病原体时;③免疫抑制宿主罹患 CAP,经抗菌药物治疗无效时;④需要与非感染性肺部浸润性病变鉴别时。

3. **重症肺炎的诊断标准**　CAP 是急诊最常见的肺炎类型之一,大部分病人可以在急诊得到有效的治疗。但 CAP 病人中也有部分重症病人,如不提高诊断的鉴别能力则可能发生漏诊或误诊。因此,加强病情严重程度评估关系到病人的预后。满足以下 1 条主要标准或≥3 条次要标准即可诊断。

（1）主要标准:①需要气管插管行机械通气治疗;②感染性休克经积极液体复苏后仍需要血管活性药物治疗。

（2）次要标准:①呼吸频率≥30 次/分;②PaO_2/FiO_2≤250mmHg;③多肺叶浸润;④意识障碍和/或定向障碍;⑤血尿素氮≥7.14mmol/L(20mg/dl);⑥收缩压<90mmHg,需要积极的液体复苏。

4. **鉴别诊断**　CAP 的诊断和鉴别诊断并不困难,但由于其他呼吸道疾病可能会出现与本病类似的症状、体征和辅助检查结果,因此,在做出诊断时仍需根据病史及辅助检查结果进行仔细鉴别。

（1）流行性感冒:临床上多以高热、畏寒、头痛、乏力、全身酸痛为主要症状发病,可同时伴有咽痛、干咳、流涕、鼻塞等症状。此类病人与 CAP 的部分症状相似,或可进一步发展为 CAP,不同之处在于流感的发病高峰期多为季节变换时节,有地域性迅速蔓延、传播的特点,呼吸道症状缺如或相对较轻。因此,对于初诊病人需要进一步鉴别。

（2）上呼吸道感染(简称上感):临床特点与流感相似,不同点在于没有流行病学史,部分上感病人如若咽部充血明显或扁桃体增大,均可能引起刺激性咳嗽,但不伴咳痰、呼吸困难等呼吸系统症状,一般情况下与 CAP 鉴别并不困难。

（3）肺结核:部分肺结核的临床症状及影像学改变与 CAP 有相似之处,除结核性渗出性胸膜炎发病初期可伴有高热外,一般结核病人会出现规律性低热,并且血常规检查多无白细胞增高或中性粒细胞增高,痰中可找到结核分枝杆菌。仔细询问病史和认真综合分析不易误诊。

（4）吸入性肺炎:常见于老年人、帕金森综合征及脑血管疾病后遗症病人,由于社区内发病和医院内发病的 CAP 致病微生物有所差异,追问病史有利于病情评估。

（5）急性肺脓肿:此类病人的早期临床表现多与葡萄球菌性肺炎相似,部分病人可能由于前驱症状不典型而于急诊就医。如若病变时间较长,病人特异性地表现为咳大量脓痰,胸部 X 线片检查可助鉴别,影像学除显示出炎症表现外,典型者还可见脓腔与液平。

（6）肺癌:部分周围型肺癌的 X 线表现有时需与 CAP 相鉴别,不同之处在于此类病人不伴发热或仅有低热,无明显白细胞增高,但如果合并肺部炎症,肺癌的特征性 X 线改变常被掩盖,此时容易导致误诊。

（7）其他:肺血栓栓塞症、非感染性肺部浸润(间质性肺炎、肺水肿、肺不张和肺血管炎等)。

四、急诊处理

CAP 病人是急诊留观、急诊住院和 EICU 收治的主要对象。急诊医师应早期诊断 CAP,准确进行危险分层并给予及时治疗。

（一）一般处理原则与措施

1. 病情轻微的病人可采取医院外或社区诊所治疗。

（1）根据病情需要给予退热、补液、对症治疗。

（2）咳嗽、痰多者适当给予化痰、解除气道痉挛及镇咳药物治疗。

2. 病情稍重但暂时又不需住院者，可以安排在急诊留观区或回社区诊所进行观察治疗；原有呼吸系统疾病或缺氧明显者应给予适当氧疗。

3. 病情严重者或伴感染性休克时应尽快安排住院治疗。

（二）抗感染治疗

1. **经验性抗感染治疗** 在确诊 CAP 并进行标本采样送病原学检查后，根据病人年龄、基础疾病、临床特点、实验室及影像学检查、疾病严重程度、肝肾功能、既往用药和药敏情况，分析最可能的病原体，并评估耐药风险，选择恰当的抗感染药物和给药方案。基本方案如下。

（1）首剂抗感染药物争取在诊断 CAP 后尽早使用，以改善疗效，降低病死率，缩短住院时间。

（2）对门诊轻症 CAP 病人，尽量使用生物利用度好的口服抗感染药物治疗。建议口服阿莫西林或克拉维酸治疗；年轻病人、无基础疾病病人或考虑支原体、衣原体感染病人，口服多西环素或米诺环素；我国肺炎链球菌及肺炎支原体对大环内酯类药物的耐药率高。

（3）对需要住院的 CAP 病人，常用呼吸氟喹诺酮类药物，第二、三代头孢菌素，β- 内酰胺类 /β- 内酰胺酶抑制剂或厄他培南，可联合大环内酯类。

（4）对需要入住 ICU 且无基础疾病的青壮年 CAP 病人，推荐青霉素类 /β- 内酰胺酶抑制剂复合物、第三代头孢菌素、厄他培南联合大环内酯类或单用呼吸氟喹诺酮类静脉治疗，而老年人或有基础疾病的病人推荐联合用药。

（5）年龄≥65 岁或有基础疾病（如充血性心力衰竭、心脑血管疾病、慢性呼吸系统疾病、肾损伤、糖尿病等）的 CAP 住院病人，要考虑肠杆菌科细菌感染的可能。

（6）对怀疑病毒感染的病人一般不必选择抗病毒药物。对伴有典型流感症状（发热、肌痛、全身不适和呼吸道症状）、发病时间＜2 天的高危 CAP 病人可应用抗病毒治疗。

（7）抗感染治疗一般可于热退 2～3 天且主要呼吸道症状明显改善后停药，但疗程应视病情严重程度、缓解速度、并发症以及不同病原体而异。

2. **CAP 目标性抗感染治疗** 一旦获得 CAP 的病原学结果，就可以参考体外药敏试验结果进行治疗。

（三）其他辅助治疗

除针对病原体的抗感染治疗外，补液、保持水电解质平衡、营养支持以及物理治疗等辅助治疗对 CAP 病人也十分必要。

（四）CAP 初始治疗效果的评价

对急诊留观或再次到医院急诊就医的病人，应对初始经验性治疗后 48～72 小时的病情和诊断进行初步评价。

1. **治疗有效** 治疗后体温下降，呼吸道症状改善，反映感染严重程度的检测指标如血白细胞、CRP 及 PCT 等恢复正常，临床一般情况改善，达到临床稳定，可认为治疗有效。临床稳定的判定标准包括：体温≤37.8℃；心率≤100 次 / 分；呼吸频率≤24 次 / 分；收缩压≥90mmHg；血氧饱和度≥90% 或动脉血氧分压≥60mmHg。

经初始治疗后，症状明显改善者可不参考病原学检查结果，继续原有治疗。对达到临床稳定且能接受口服药物治疗的病人，进行序贯治疗。

2. **治疗无效** 病人对初始治疗反应不良，症状持续无改善，或一度改善又恶化，病情进展，出现并发症，甚至死亡。主要基于临床症状缓解的时间和胸部影像学进展来判断。主要表现为：①进展性肺炎，在入院 72 小时内进展为急性呼吸衰竭而需要呼吸机支持或感染性休克；②对治疗无反应，不能达到临床稳定标准。

（谭宏涛）

思考题

1. 急性感染的基本临床特征有哪些?

2. 应如何把握急性感染的诊断思维方法?

3. 在急诊应如何把握急性感染的基本处理原则?

4. 什么是社区获得性肺炎? 诊断思维方法有哪些? 如何选择抗生素?

思考题解题思路

本章目标测试

本章思维导图

第十四章 多器官功能障碍综合征

第一节 概 述

一、概念

多器官功能障碍综合征（multiple organ dysfunction syndrome，MODS）是指在多种急性致病因素所致机体原发病变的基础上，相继引发 2 个或 2 个以上器官同时或序贯出现的可逆性功能障碍的临床综合征。MODS 病情危重则易恶化为多器官功能衰竭（multiple organ failure，MOF），病死率随衰竭器官数量的增加而上升，总病死率约 40%，其中 2 个器官功能衰竭的病死率为 52%～65%，3 个或 3 个以上器官功能衰竭时达 84%，4 个或 4 个以上器官功能衰竭者病死率近乎 100%。

1973 年，Tilney 首次提出了"序贯性系统衰竭"（sequential system failure）的概念，并指出继发功能障碍的器官可以是远隔器官。1977 年，Eiseman 将不同原发疾病导致的多个器官相继发生功能衰竭命名为"多器官功能衰竭"。此外，还有"多系统进行性序贯器官功能衰竭""远隔器官衰竭""多系统功能衰竭""急性器官系统衰竭"等不同的命名。1992 年，美国胸科医师协会（ACCP）/美国重症医学会（SCCM）正式提出 MODS 的概念，即多种疾病导致机体内环境失衡，器官不能维持自身的正常功能而出现的一系列病理生理改变和临床表现，包括早期多器官功能障碍到晚期 MOF 的连续过程；同时倡议将 MOF 更名为 MODS，目的是更精准地反映该综合征的进行性和可逆性。MODS 的提出为早期识别、早期诊断以及早期干预奠定了基础。MODS 的提出是对 MOF 认识上的深化，MODS 的器官功能障碍可以是相对的，也可以是绝对的，强调的是器官功能障碍是一个连续的、动态的演变过程，MOF 是 MODS 的终末阶段。目前认为，MODS 是全身性炎症反应失控引起的多器官功能障碍，可以将 MODS 理解为全身性炎症反应综合征 + 多个器官功能障碍。

1. MODS 区别于其他疾病致器官功能障碍的特点

（1）发病前器官功能基本正常，或器官功能受损但处于相对稳定的生理状态。

（2）衰竭的器官往往不是原发致病因素直接损害的器官，而是发生原发损害的远隔器官。

（3）从初次打击到器官功能障碍有一定间隔时间，常超过 24 小时，多者为数日。

（4）器官功能障碍的特点是呈序贯性发生，原发因素所致的器官损害后，远隔器官的功能障碍接踵而来，最先受累的器官常为肺和消化系统器官。

（5）病理变化缺乏特异性，器官病理损伤和功能障碍的程度不一致。

（6）病情发展迅速，一般抗感染、器官功能支持或对症治疗的效果差，死亡率高。

（7）无论是原有机体完全健康，还是在器官功能慢性损害过程中，由一个急性致病因素的作用引发的 MODS 过程，器官功能障碍和病理损害都是可逆的，治愈后器官功能可望恢复到病前状态，不遗留并发症，不复发。

（8）发生功能障碍的器官在病理上以细胞组织水肿、炎性细胞浸润、微血栓形成等常见，缺乏病理特异性，却显著不同于慢性器官功能衰竭时组织细胞坏死、增生、纤维化和器官萎缩等病理过程。在 MODS 死亡病例中，30% 以上尸检无病理改变。

（9）休克、感染、创伤、急性脑功能障碍（心跳、呼吸骤停复苏后，急性大面积脑出血）等是其常见诱因。全身炎症反应综合征（SIRS）可能是引起远隔器官序贯性功能障碍的始动环节。

2. MODS 需排除的情况

（1）器官功能障碍所致相邻器官并发症，如肝肾综合征、肝性脑病、肺性脑病、心源性肺水肿，以上这些均有简单而明确的病理生理过程，缺乏由 SIRS 导致远隔器官功能障碍的临床表现。

（2）多种病因作用所致的多个器官功能障碍的简单相加，常见于老年多发慢性疾病的晚期改变。

（3）恶性肿瘤、系统性红斑狼疮等全身性疾病终末期多器官功能受累，受损器官有与原发病一致的特征性病理损害。

二、病因及发病机制

（一）病因

各种原因均可导致 MODS 的发生，常见的有：①严重感染；②休克；③心肺复苏后；④严重创伤；⑤大手术；⑥严重烧烫伤或冻伤；⑦挤压综合征；⑧重症胰腺炎；⑨急性药物或毒物中毒等。

若病人原有慢性疾病的基础，遭受急性打击后更易发生 MODS。常见的慢性基础疾病包括慢性心、肾、肝功能障碍，COPD，糖尿病等。诱发 MODS 和死亡的高危因素包括高龄、慢性疾病、营养不良、昏迷、大量输血（输液）、创伤严重度评分增高等（表 14-1）。

表 14-1　诱发 MODS 的主要高危因素

复苏不充分或延迟复苏	营养不良
持续存在感染病灶	肠道缺血性损伤
持续存在炎症病灶	外科手术
基础脏器功能障碍	糖尿病
年龄≥55 岁	应用糖皮质激素
嗜酒	恶性肿瘤
大量反复输血	使用抑酸药物
创伤严重度评分≥25 分	高乳酸血症

（二）发病机制

MODS 的发病机制非常复杂，迄今未完全阐明。以往认为，MODS 是严重感染、烧伤、严重创伤等疾病损害机体的直接后果；目前认为，MODS 不仅与原发病直接损害相关，更与机体应对原发病的免疫炎症反应失控相关。MODS 的发病机制可能与下列学说有关：①组织缺血再灌注损伤；②炎症反应失控；③肠道屏障功能破坏；④细菌毒素；⑤二次打击或双相预激；⑥基因调控等。各种学说相互之间有一定的重叠和联系，并从不同的侧面阐明了 MODS 的发病机制（图 14-1）。

一般来说，机体遭受严重损害因素打击，激发防御反应，起到保护自身的作用。如果反应过强，释放大量细胞因子、炎症介质及其他病理性产物，就会损伤细胞组织，导致器官功能障碍，启动 MODS。在这一过程中，组织缺血-再灌注和/或全身炎症反应是其共同的病理生理基础，二次打击所致的炎症反应失控被认为是 MODS 最重要的病理生理基础。

炎症反应学说被认为是 MODS 发病的基石。SIRS 的提出是对 MODS 认识的深化，使对 MODS 的研究从感染、创伤等本身转移到机体炎症反应这一方面上来，也使 MODS 的治疗从控制感染、创伤延伸到调控机体炎症上。各种致病因素可以直接造成组织的损伤，通过激活单核巨噬细胞等炎性细胞，使肿瘤坏死因子-α（TNF-α）、白细胞介素-1β（IL-1β）等促炎症介质释放，参与机体的防御反应。炎症介质过度释放可加重组织细胞损伤，并诱导其他细胞产生白细胞介素-6（IL-6）、白细胞介素-8（IL-8）、血小板激活因子（PAF）、一氧化氮（NO）等炎症介质。这些炎症介质又可诱导产生下一级炎症介质，同时又反过来刺激单核巨噬细胞等炎性细胞进一步产生 TNF-α、IL-1β。炎症介质间的相互作用导致其数量的不断增加，形成炎症介质网络体系。炎症过强刺激或持续刺激导致炎症反应过度失调而引发自身性损害。过度炎症反应也会诱导代偿性抗炎症介质的产生,其结局是造成免疫功能的紊乱。代偿性抗炎症介质过度释放,促炎症介质/抗炎症介质平衡失调,导致免疫抑制状态,称为代偿性抗炎反应综合征(compensatory anti-inflammatory response syndrome,CARS)。其特点是 IL-4、IL-10、IL-11、IL-13、转化生长因子-α(TGF-α)、IL-1Rα、可溶性肿瘤坏死因子受体(sTNFr)等抗炎症介质释放过多,单核巨噬细胞活性下降,抗原呈递功能减弱,人类白细胞 DR 抗原(HLA-DR)表达降低,T 细胞反应低下,免疫功能受到广泛抑制,造成"免疫麻痹"而使感染扩散。SIRS/CARS 平衡时表现为生理性炎症反应,机体趋于痊愈。SIRS/CARS 失衡时表现为两种极端:一是大量炎症介质释放产生"瀑布效应",而内源性抗炎症介质不足以抵消其作用,结果导致 SIRS;另一极端是内源性抗炎症介质释放过多,结果导致 CARS。炎症和抗炎反应相互存在、交叉重叠,并引起相应的临床症状,称为混合性抗炎反应综合征(mixed antagonistic response syndrome,MARS)。SIRS/CARS 失衡的后果是炎症反应失控,使其由防御性作用转变为自身损害性作用,不但损伤局部组织细胞,而且同时累及远隔器官,最终导致 MODS。

图 14-1　MODS 的发病机制

第二节 │ 多器官功能障碍综合征(含脓毒症)

一、MODS 的临床特点与诊断

(一) 临床分期

　　MODS 的临床表现复杂,由于受损器官的数目、种类在不同病人不尽一致,个体差异大,且受原发疾病、功能障碍器官受累范围和程度,以及损伤是一次打击还是多次打击的影响,MODS 的临床表现缺乏特异性。其临床特点包括：①从原发损伤到发生器官功能障碍有一定的时间间隔；②功能障碍的器官多是受损器官的远隔器官；③循环系统处于"高排低阻"的高动力状态；④持续性高代谢状态和能源利用障碍；⑤氧利用障碍，使内脏器官缺血缺氧，氧供需矛盾突出。MODS 的病程一般约为 14～21 天，经历休克、复苏、高分解代谢状态和器官功能衰竭 4 个阶段，各个阶段的临床分期表现见表 14-2。

表 14-2　MODS 的临床分期和临床表现

临床表现	1 期	2 期	3 期	4 期
一般情况	正常或轻度烦躁	急性病态，烦躁	一般情况差	濒死感
循环系统	需补充容量	容量依赖性高动力学	休克，心输出量↓，水肿	依赖血管活性药物维持血压，水肿，静脉血氧饱和度（SvO_2）↑
呼吸系统	轻度呼吸性碱中毒	呼吸急促，呼吸性碱中毒，低氧血症	ARDS，严重低氧血症	呼吸性酸中毒，气压伤，高碳酸血症
肾脏	少尿，利尿剂有效	肌酐清除率↓，轻度氮质血症	氮质血症，有血液透析指征	少尿，透析时循环不稳定
胃肠道	胃肠道胀气	不能耐受食物	应激性溃疡，肠梗阻	腹泻、缺血性肠炎
肝脏	正常或轻度胆汁淤积	高胆红素血症，凝血酶原时间（PT）延长	临床黄疸	转氨酶↑，重度黄疸
代谢	高血糖，胰岛素需求↑	高分解代谢	代谢性酸中毒，血糖水平升高	骨骼肌萎缩，乳酸酸中毒
中枢神经系统	意识模糊	嗜睡	昏迷	昏迷
血液系统	正常或轻度异常	血小板减少，白细胞增多或减少	凝血功能异常	不能纠正的凝血功能障碍

（二）分类和分型

1. 分类

（1）原发性 MODS：是严重创伤、大量多次输血等明确的生理打击直接作用的结果，器官功能障碍由打击本身造成，损伤早期出现多个器官功能障碍，在原发性 MODS 发生的病理过程中，SIRS 未起主导作用。

（2）继发性 MODS：并非损伤的直接后果，而是机体异常反应的结果，原发损伤引起 SIRS，进一步导致自身破坏，作为器官功能损害的基础，造成远隔器官功能障碍。继发性 MODS 与原发损伤之间有一定时间间隔，多并发脓毒症。

原发性 MODS 发生后如能存活，则原发损伤和器官功能损害激发和导致 SIRS，加重原有受损器官或引起新的远隔器官功能障碍，使原发性 MODS 转变为继发性 MODS。

2. 分型

根据临床特点可把 MODS 分为单相速发型、双相迟发型和反复型三型：①单相速发型是在感染或心、脑、肾等器官慢性疾病急性发作诱因下，先发生单一器官功能障碍，继之在短时间内序贯发生多个器官功能障碍；②双相迟发型是在单相速发型的基础上，经过一个短暂的病情恢复和相对稳定期，在短时间内再次序贯发生多个器官功能障碍；③反复型是在双相迟发型的基础上，反复多次发生 MODS。

根据不同年龄的病理生理特点、发病诱因、临床特点、治疗重点不同和预后差别，也提出了老年 MODS（MOFE）和儿童 MODS（MOFC）的概念和临床类型。

（三）临床监测

由于受累功能障碍器官的不同及器官功能障碍的程度不同，MODS 的临床表现缺乏特异性，临床观察的重点就特别强调对各器官生理、生化指标的监测(参见本章第三节"多器官系统功能监护")和影像学及其他特殊检查,以及时明确 MODS 的诊断并早期治疗干预。

(四)诊断标准

具有严重创伤、感染、休克等诱因,存在 SIRS 或脓毒症的临床表现,发生 2 个或 2 个以上器官序贯功能障碍时,应考虑 MODS 的诊断。目前尚无公认的 MODS 诊断标准,现在常用的诊断标准、系统有:1997 年修正的 Fry 诊断标准,反映 MODS 病理生理过程的 Marshall 多器官功能障碍综合征计分系统,Sauaia 的创伤后评分、创伤严重程度评分(ISS)和全身性感染相关器官功能障碍评分[Sequential (Sepsis-Related) Organ Failure Assessment,SOFA]等也可作为评价创伤后器官功能障碍和脓毒症严重程度的早期诊断方法。此处主要介绍前两个诊断系统。

1. 修正的 Fry 诊断标准 1980 年 Fry 提出了第一个多器官功能衰竭的诊断标准。该标准是目前公认的、应用最普遍的 MOF 诊断标准。但该标准未包括神经系统、血液系统、循环系统等常见系统器官功能障碍,且以器官功能衰竭为诊断标准,难以反映 MODS 动态演变的病理生理过程,不利于早期诊断和治疗。针对上述问题,1997 年重新修正的 Fry 诊断标准包括了常见受累的器官或系统,较为简洁,但仍未包括反映 MODS 的病理生理过程的相关标准(表 14-3)。

表 14-3 MODS 的诊断标准

器官或系统	诊断标准
循环系统	收缩压<90mmHg,持续 1 小时以上,或循环需要药物支持才能维持稳定
呼吸系统	急性起病,氧合指数(PaO_2/FiO_2)≤200mmHg(已用或未用 PEEP),胸部 X 线片见双肺浸润,PCWP≤18mmHg,或无左心房压升高的证据
肾脏	血肌酐浓度>177μmol/L,伴有少尿或多尿,或需要血液透析
肝脏	血清总胆红素>34.2μmol/L,血清转氨酶在正常值上限的 2 倍以上,或有肝性脑病
胃肠道	上消化道出血,24 小时出血量>400ml;或不能耐受食物;或消化道坏死或穿孔
血液系统	血小板计数<50×10⁹/L 或减少 25% 及以上,或出现 DIC
代谢	不能为机体提供所需能量,糖耐量降低,需用胰岛素;或出现骨骼肌萎缩、无力
中枢神经系统	Glasgow 昏迷评分<7 分

2. Marshall 多器官功能障碍综合征计分系统 器官功能障碍是一个先从代偿性功能异常发展为失代偿,最终恶化为功能衰竭的不可逆阶段过程。所以要重视器官功能障碍在临床过程中的动态变化,树立早期诊断和早期干预的理念,可采用计分法定量诊断、动态评价 MODS 的病理生理变化和疾病程度。1995 年 Marshall 提出的 MODS 计分系统(表 14-4)可对 MODS 严重程度及动态变化进行客观评估。MODS 计分分数与病死率呈显著正相关,对 MODS 临床预后的判断有一定指导作用。

二、全身性感染

(一)概念

全身性感染(systemic infection)是人体对侵入的病原微生物产生的失控性全身反应,如伴随出现危及生命的器官功能障碍,又称脓毒症(sepsis)。严重时可导致感染性休克和多器官功能障碍综合征。

(二)病因与发病机制

1. 病因 细菌、真菌、病毒、支原体、衣原体及其他特殊病原体均可导致全身性感染,致病微生物的种类及致病性随其来源、地域、时间的变化而不同。细菌是全身性感染最常见的病因,医院获得性感染以革兰氏阴性杆菌多见,且耐药菌株远多于社区获得性感染。社区获得性感染以革兰氏阳性细菌常见。真菌性全身性感染多见于免疫功能低下或长时间应用超广谱抗菌药物、免疫抑制剂者,以念珠菌最常见。病毒也是全身性感染的重要病原,如 SARS 病毒、H1N1 流感病毒引起感染可见于所有人群。宿主防御功能减退是造成全身性感染的另一原因,主要包括:烧伤、创伤、手术、某些介入性操作造成人体局部防御屏障受损;免疫系统先天性发育障碍或受放射治疗、细胞毒性药物、免疫抑制剂、HIV 感染等因素影响而发生的后天性免疫功能缺陷;抗菌药物的广泛使用导致菌群失调,削弱人体各部位正常菌群的生物屏障等。

2. 发病机制　尚未阐明。致病微生物及其毒素刺激机体免疫应答,不仅使机体分泌大量细胞因子,产生过度的炎症反应,而且引起凝血、神经内分泌等一系列失控反应,导致组织器官损害。以细菌内毒素为例,脂多糖(LPS)在血液循环中可与脂多糖结合蛋白结合形成复合物,并与细胞表面受体 CD14 分子作用,激活 Toll 样受体(Toll-like receptor,TLR),尤其是 TLR4,启动 TLR4-MAPK-NF-κB 信号转导通路,调控合成下游促炎因子(TNF-α、IL-1、IL-6 等)和抗炎因子(IL-4、IL-10 等),导致促炎/抗炎反应平衡失调、机体免疫应答障碍和组织器官的损伤。全身性感染进展和组织器官损害主要是致病微生物所致失控性机体反应,而非微生物或毒素直接损害的结果。

表 14-4　Marshall 多器官功能障碍综合征计分系统

器官及系统	0分	1分	2分	3分	4分
呼吸系统 氧合指数(PaO_2/FiO_2)/mmHg	>300	226~300	151~225	76~150	≤75
肾 血清肌酐/(μmol/L)	≤100	101~200	201~350	351~500	>500
肝 血胆红素/(μmol/L)	≤20	21~60	61~120	121~240	>240
心血管系统 PAR/(次/分)	≤10.0	10.1~15.0	15.1~20.0	20.1~30.0	>30.0
血液系统 血小板计数/($\times10^9$/L)	>120	81~120	51~80	21~50	≤20
中枢神经系统 Glasgow 昏迷评分	15	13~14	10~12	7~9	≤6

注:PAR(压力调整后心率)=心率×[右心房压(中心静脉压)/平均血压]。Glasgow 昏迷评分:如使用镇静药或肌肉松弛剂,除非存在内在的神经障碍证据,否则应作正常计分。

(三)临床表现及诊断标准

1. 临床表现

(1)全身表现:主要为发热、寒战、心动过速、呼吸加快,以及白细胞计数改变等。

(2)血流动力学:严重时可伴血流动力学改变(如低血压、休克等)。

(3)组织灌注变化:组织灌注减少(如意识改变、皮肤湿冷、尿量减少等)。

(4)器官功能障碍:各个脏器或系统功能损伤(如肌酐或尿素氮水平升高、血小板减少、高胆红素血症等)。

2. 诊断标准　有细菌学证据或有高度可疑的感染灶,同时 SOFA 评分(表 14-5)≥2 分。若病人尚无 SOFA 的翔实数据,可行 qSOFA(quick SOFA)评分(表 14-6),满足 2 项及 2 项以上者可诊断为脓毒症,并进一步行 SOFA 评分确认。经充分液体复苏,仍需要升压药物维持平均动脉压≥65mmHg,并且血乳酸>2mmol/L 的脓毒症病人可诊断为感染性休克。

无论是以往以 SIRS 为基础的诊断标准,还是新采用的脓毒症诊断标准,所涉及的指标均非特异性的。各项指标都可能会出现于许多非脓毒症的内外科急症、慢性疾病中,因此,当感染不能确认存在时,需要进行详细的鉴别诊断,只有在异常指标难以用其他疾病所解释时,才可考虑确立脓毒症的诊断。

表 14-5　SOFA 评分

系统	0分	1分	2分	3分	4分
呼吸功能					
氧合指数（PaO_2/FiO_2）/[mmHg（kPa）]	≥400（≥53.3）	300～<400（40～<53.3）	200～<300（26.7～<40）	100～<200（13.3～<26.7）（呼吸机支持下）	<100（<13.3）（呼吸机支持下）
凝血功能					
血小板计数/（×10^9/L）	≥150	100～<150	50～<100	20～<50	<20
肝功能					
胆红素/[mg/dl（μmol/L）]	<1.2（<20）	1.2～1.9（20～32）	2.0～5.9（33～101）	6.0～11.9（102～203.9）	≥12.0（≥204）
循环功能	MAP≥70mmHg	MAP<70mmHg	多巴胺<5μg/（kg·min）或多巴酚丁胺（任何剂量）	多巴胺 5.1～15μg/（kg·min）或肾上腺素≤0.1μg/（kg·min）或去甲肾上腺素≤0.1μg/（kg·min）	多巴胺>15μg/（kg·min）或肾上腺素>0.1μg/（kg·min）或去甲肾上腺素>0.1μg/（kg·min）
中枢神经系统					
Glasgow 昏迷评分	15	13～14	10～12	6～9	<6
肾功能					
肌酐/[mg/dl（μmol/L）]	<1.2（<110）	1.2～1.9（110～170）	2.0～3.4（171～299）	3.5～4.9（300～440）	>5.0（>440）
尿量/（ml/d）				200～<500	<200

注：MAP，平均动脉压。

表 14-6　qSOFA 评估

呼吸频率≥22 次/分
意识改变
收缩压≤100mmHg

（四）急诊处理

需立刻救治，并入住 ICU。

1. 早期复苏　对严重的全身性感染伴组织低灌注者（血乳酸>2mmol/L），应立即实施早期复苏，可用天然/人工胶体或晶体液进行液体复苏，首选去甲肾上腺素或多巴胺作为纠正感染性休克低血压的血管升压药物，并尽可能在最初 6 小时内实现复苏目标。

2. 抗感染治疗　在留取合适的标本后尽早经验性地单一或联合使用抗生素治疗，并每天评价抗生素治疗方案，以达到理想的临床治疗效果，防止细菌耐药产生，减少毒性并降低费用。推荐疗程一般为 7～10 天，但对于临床治疗反应慢、感染病灶未完全清除或免疫缺陷（包括中性粒细胞减少症）病人，应适当延长疗程。

3. 感染灶的处理　应对所有严重脓毒症病人进行评估，确定是否有可控制的感染源存在。控制手段包括引流脓肿或局部感染灶、感染后坏死组织清创、摘除可引起感染的医疗器械或对仍存在微生物感染的源头加以控制。

4. 糖皮质激素　对液体复苏和血管升压药治疗不敏感者可考虑小剂量短疗程应用激素，静脉应用氢化可的松作为首选。

5. 支持对症治疗

（1）对脓毒症所致急性肺损伤（ALI）/急性呼吸窘迫综合征（ARDS）病人应尽早机械通气,实行小潮气量、适当呼气末正压通气、允许性高碳酸血症的肺保护性通气策略。

（2）对血流动力学稳定、轻度呼吸衰竭、能自主咳痰和保护气道的少数 ARDS 病人可考虑使用无创通气。

（3）对重症脓毒症合并急性肾损伤病人,应尽早施行血液净化治疗,对血流动力学不稳定者可予持续肾替代治疗。

（4）对已初步稳定的重症脓毒症合并高血糖病人,应使用静脉胰岛素治疗控制血糖。

（5）还需警惕应激性溃疡、下肢静脉血栓形成等。

（五）预后

该病病死率达 30%～50%,尽管脓毒症的基础研究取得进展,但临床治疗并未取得突出进展,病死率仍居高不下。

第三节 │ 多器官系统功能监护

多器官功能衰竭的发生率与病死率极高,对高危病人进行严密监测,能早诊断、早治疗,阻断单一受累脏器向多脏器发展的病理生理过程,从而降低病死率。严密的观察监测及积极护理,维持良好的呼吸、循环、胃肠功能、肾功能,能使器官受损的严重性和数目降到最低限度。本文主要介绍相关的器官系统功能监护,包括:循环系统、呼吸系统、脑、肾及其他器官系统功能监护和营养监测与支持等。

一、循环系统功能监护

循环系统功能监护是急危重症病人最常用的基本监护措施,包括无创性和有创性监测,如心电图、血流动力学、尿量及体温等的监测。

（一）心电监护

常用的心电监护仪都具有连续性无创监测心电图变化的功能,急危重症病人都应给予心电监护。连续心电监护可用于监测心率、心律失常及起搏器功能,并有助于发现心肌缺血及电解质紊乱等。必要时应配合全导联心电图检查使之判断更准确。

（二）血流动力学监测

血流动力学监测（hemodynamic monitoring）是根据物理学定律,对循环系统中血液运动的规律性进行测量和分析,主要目的在于用各种监测手段客观反映病人的血流动力学状态。血流动力学的评估需考虑到病人特有的病理生理状况,根据体格检查结果和其他客观数据如乳酸、SvO_2 或尿量等指标对组织灌注进行综合推断。

1. **动脉血压**（arterial pressure, AP）　动脉血压与器官血流呈正相关,主要受心功能、外周血管阻力、有效循环血容量等因素的影响。足够的灌注压是保证器官血流灌注的基本条件,常采用平均动脉压（mean arterial pressure, MAP）间接反映灌注压,MAP=1/3 收缩压 +2/3 舒张压,平均动脉压需维持在 65mmHg 以上。低血压的病理生理机制如图 14-2 所示。

（1）无创血压监测:在急诊监护病房中,震荡测压法如自动无创动脉血压测定是广泛运用的无创监测普遍方法,能够定时、快速地重复测量收缩压、舒张压、平均动脉压、脉率等参数并分次记录测量值,操作简单、快速。但无创血压监测也有一定的局限性,测量值易受外界因素的影响,袖带宽度和病人的活动、血压过高或过低以及心律失常,都可能影响无创血压监测的准确性。

（2）有创血压监测:动脉内导管监测不仅是最准确的血压监测方法,还可用于动脉采血。其适应证如下:①血流动力学不稳定,有创血压监测可以提高准确性;②血压短时间内波动大或需要严格控制血压,需要对血压进行持续监测时;③各类休克;④需频繁行动脉采血时。

动脉穿刺置管的部位最常选择桡动脉,亦可选用股动脉、肱动脉。不同动脉的血管波形曲线不同,靠近中心的血管波形较平滑,远端的则较高尖。心电监护仪多具有监测有创动脉压的功能,可与心电图同步显示动脉压曲线,两者能够综合评估心脏电活动和机械功能及外周循环状态。

图 14-2　低血压的病理生理机制

2. 中心静脉压　中心静脉压(central venous pressure,CVP)是指血液流经右心房及上、下腔静脉胸腔段的压力,是右心室前负荷和右心功能状态的指标,可以有限反映体循环静脉回流与心输出量的关系,正常值为 $5\sim12cmH_2O$。同时监测血压值或心输出量,综合分析能更好地判断血压降低的原因(表 14-7)。

表 14-7　中心静脉压与血压之间的关系

中心静脉压	血压	提示意义
降低	降低	有效血容量不足
升高	降低	心功能不全
升高	正常	容量负荷过重
进行性升高	进行性降低	严重心功能不全或心脏压塞
正常	降低	心功能不全或血容量不足,可进行补液试验

CVP 监测值本身用于评估血容量并不可靠,需同时监测其他多项血流动力学指标的动态变化,对于准确评估心脏对容量的反应性及对输血、输液的耐受程度可能更佳。除 CVP 外,评估血容量的相关指标还包括肺动脉楔压、胸腔内血容量指数、动脉血压的呼吸变异等。

CVP 最常用的监测方法为中心静脉置管,其适应证包括:①需持续测定 CVP 以评估心功能或血容量;②作为急危重症病人静脉给药通道或胃肠外营养的静脉通道。最常用的穿刺部位为颈内静脉或锁骨下静脉,导管尖端应置于上腔静脉与右心房交界处。

3. 肺动脉楔压、肺动脉压、心输出量　这些血流动力学指标是通过肺动脉导管监测,主要适用于血流动力学不稳定或存在相关潜在危险的病人,也用于采集混合静脉血等。

肺动脉导管(pulmonary artery catheter,PAC)是带有漂浮球囊的导管,其中 Swan-Ganz 导管最常用。插管途径常用经右颈内静脉穿刺,漂浮导管依次通过右心房、右心室、肺动脉直至嵌顿部位。监护仪上能观察到导管送入不同部位时的不同血压波形,包括 CVP、右心室压、肺动脉压和肺动脉楔压。

(1)肺动脉楔压(pulmonary artery wedge pressure,PAWP):亦视为肺毛细血管楔压(pulmonary capillary wedge pressure,PCWP),能间接反映左心舒张末期的压力,是监测左心室前负荷和左心室功能的指标,正常值为 5~12mmHg。PAWP 升高提示左心功能不全。

PAWP 的另一个重要用途是估计肺循环容量,并指导液体复苏治疗。与 CVP 相同,PAWP 也同样受到心脏和血管顺应性、胸内压、心脏瓣膜情况、心室间相互作用的影响,直接通过 PAWP、CVP 估计心脏前负荷和心脏充盈情况并不准确,需要结合病人病情综合分析。

(2)肺动脉压(pulmonary arterial pressure,PAP):反映肺循环压力,根据肺动脉压能够判断肺血管的血流和血管阻力。其收缩压正常值为 15~20mmHg,舒张压正常值为 5~12mmHg。肺动脉舒张末压和肺动脉楔压的差值测定有助于肺栓塞的诊断(如两者相差>6mmHg,排除其他疾病后提示肺栓塞)。

(3)心输出量(cardiac output,CO):是反映心脏功能的直接指标,通过 PAC 采用热稀释法测定 CO,通过时间-温度曲线计算出 CO。CO/体表面积即为心脏指数(cardiac index,CI)。CO 与每搏输出量和心率直接相关,而每搏输出量又同时受心脏前负荷、心肌收缩功能等的影响。因此,测定 CO 对于低血压、休克等病理生理状态的病因判断具有重要意义。

4. **胸腔内血容量指数和全心舒张末期容积** 心脏的容量负荷指标如胸腔内血容量指数(intrathoracic blood volume index,ITBVI)和全心舒张末期容积(global end-diastolic volume,GEDV)能够更直接地反映心脏的前负荷和充盈情况,并能进一步反映循环血量。胸腔内血容量由左、右心腔舒张末期容量及肺血容量组成。压力负荷指标如 CVP 等用于估计液体反应性并不十分准确,而采用胸腔内血容量指数和全心舒张末期容积能够更好地评估输液反应性和指导临床补液治疗。

5. **机械通气时收缩压变异、脉压变异和每搏输出量变异** 机械通气吸气相和呼气相的交替引起胸腔内压周期性变化,导致动脉血压也发生相应的周期性变化,这种变化在血容量不足时更为显著。动脉血压的变异反映心脏对前负荷变化和扩容的敏感性,通常当呼吸变异较大时,液体反应性较好,补液治疗具有良好的效果,但这需要采用脉搏轮廓技术测定。这些参数还能运用于心律正常的处于深度镇静状态下的机械通气病人。

6. **脉搏指示连续心输出量(pulse-indicated continuous cardiac output,PiCCO)监测** 测定胸腔内血容量、全心舒张末期容积、动脉血压的呼吸变异、每搏输出量变异等参数时常用 PiCCO 监测技术。该技术不仅可以测定上述参数,亦可进行连续心输出量监测,测定每搏输出量、血管外肺水等。监测时需要进行中心静脉置管和特殊的 PiCCO 动脉导管置管。

PiCCO 监测技术的优势在于能够在创伤较小的情况下测定多种反映心功能和循环容量的指标,并且能够更好地评估病人的血流动力学状态并指导临床治疗。其局限性在于不能直接测定肺动脉压和肺动脉楔压,因此不能用于直接评估肺循环阻力和左、右心功能。

7. **床旁超声心动图** 床旁超声心动图可判断心室的收缩、舒张功能及心脏瓣膜功能异常,用于心脏压塞、主动脉夹层及肺栓塞的诊断。二维超声可观察不同轴面心脏结构变化,心脏各房室心肌收缩活动状态,各瓣膜、大血管形态变化,同时还可测定左心室舒张末期容积与收缩末期容积的差值/左心室舒张末期容积,即射血分数(EF);多普勒超声还能观察血流变化和测定血管内压力;三维超声心动图能够更直接地显示心脏的空间结构和收缩舒张情况,并能准确地对左心室容积、心输出量等指标进行测定。超声心动图的优势在于能够直接观察心脏舒缩情况等,但不便于用作实时监测。

(三)尿量

尿量是简单而有意义的临床监测指标,是评估心功能、心输出量及器官灌注状况的重要依据之一。尿量<30ml/h 提示器官灌注不良、血容量不足或心功能不全;尿量极少或无尿,提示血压<60mmHg 或肾动脉极度痉挛。

(四)肢体温度

肢体皮肤温度和色泽反映末梢血液循环灌注情况。病人四肢温暖、皮肤干燥、甲床和口唇红润,表明器官灌注良好;四肢冰凉、皮肤苍白,表明器官灌注较差。

二、呼吸功能监测

呼吸功能监测是急危重症病人监测的一个重要内容,不仅可以及时观察病情变化、了解呼吸功能状况、指导呼吸机参数调节和撤机,还对临床预后的评估有指导意义。呼吸功能监测的内容主要包括:临床症状、体征、血气分析、肺功能和影像学等。

(一) 呼吸频率和幅度

呼吸频率和幅度是肺通气功能的重要参数。呼吸频率是最基本的监测项目,反映病人的通气功能和呼吸中枢的兴奋性。呼吸幅度监测主要用来了解病人的通气量,可通过查体了解肺通气、肺复张及气道分泌物的情况。

(二) 经皮脉搏氧饱和度(SpO_2)监测

SpO_2 监测是一种无创、连续的动脉氧饱和度监测方法。监测 SpO_2 不仅能够及时发现急危重症病人的低氧血症,对于了解氧合功能也具有重要参考意义。但由于受到氧离曲线的影响,当 $SpO_2 > 70\%$ 时,SpO_2 与 PaO_2 具有很好的相关性,而当 $SpO_2 > 90\% \sim 94\%$ 时,SpO_2 对 PaO_2 的变化相对不敏感。

在某些特定情况下 SpO_2 的监测值可能出现误差:①当发生严重低氧时(氧饱和度 $< 70\%$);②碳氧血红蛋白血症及高铁血红蛋白血症会显著影响 SpO_2 测定的准确性;③灌注不足、剧烈的血管收缩(休克)、严重贫血等也会引起读数不准。SpO_2 监测具有无创性、操作简便等优势,持续监测能够减少有创动脉血气分析的次数。

(三) 血气分析

血气分析主要是通过对动、静脉血中不同类型气体和酸碱物质进行分析,客观评价病人的通气、氧合、酸碱状况以及其他脏器的功能状况,是急危重症病人抢救的重要监测指标。动脉血和静脉血均可成为血气分析的采集标本,临床上常选用动脉血。两者的差别能更准确地反映组织气体代谢、酸碱失衡状况,并且准确地解释结果。

1. **动脉血氧分压(PaO_2)** 是指物理溶解在动脉血中的 O_2 所产生的压力。降低的原因包括通气功能障碍、肺部气体弥散功能障碍、通气血流比例失调及肺内分流等。PaO_2 与吸入氧浓度密切相关,分析时应综合考虑,PaO_2 升高主要见于氧疗病人或过度通气病人。

氧合指数是指 PaO_2(mmHg)与吸入氧气浓度(FiO_2)的比值(正常范围为 $400 \sim 500$mmHg),用来判断动脉血的摄氧功能状况。氧合指数明显降低主要发生在通气血流比例(V/Q)失调和肺内动 - 静脉分流的病人。急性肺损伤时氧合指数小于 300mmHg,急性呼吸窘迫综合征时氧合指数小于 200mmHg。

针对呼吸衰竭的低氧血症病人,氧疗时通常把 PaO_2 提高到 60mmHg 以上;而对严重低氧血症者($PaO_2 < 45$mmHg),氧疗无效时应考虑机械通气治疗。

2. **动脉血二氧化碳分压($PaCO_2$)** 是指物理溶解在动脉血中 CO_2 所产生的压力,与 CO_2 的产量和肺泡通气量相关,作为肺通气功能评估和酸碱失衡判断的指标。$PaCO_2$ 升高表示通气功能不足,提示呼吸性酸中毒或代谢性碱中毒的呼吸代偿;$PaCO_2$ 降低表示通气过度,提示呼吸性碱中毒或代谢性酸中毒的呼吸代偿。根据伴或不伴 $PaCO_2$ 升高将呼吸衰竭分为 I 型和 II 型。当 $PaO_2 < 60$mmHg,$PaCO_2 \leqslant 50$mmHg 时为 I 型呼吸衰竭;当 $PaCO_2 > 50$mmHg,伴或不伴低氧血症时为 II 型呼吸衰竭,提示除肺部气体交换障碍外,还存在 CO_2 潴留和肺部通气功能障碍。

临床上通常采用增加或者减少通气量的方式来纠正 $PaCO_2$ 过高或过低,使其达到满意范围($PaCO_2$ $30 \sim 50$mmHg)。为避免呼吸衰竭病人在机械通气治疗时因大潮气量而发生肺损伤,可采取控制性低通气量呼吸支持(降低潮气量和呼吸频率)。治疗过程中允许 $PaCO_2$ 有一定程度升高,即允许性高碳酸血症,但应以控制 $PaCO_2$ 不超过 80mmHg,pH 不低于 7.20 为宜。

3. **动脉血氧饱和度(SaO_2)** 是指血液中血红蛋白(Hb)与 O_2 结合程度的百分比,主要受 PaO_2 及 Hb 与氧的亲和力的影响。

在氧离曲线无偏移的情况下：①当 PaO_2 为 100mmHg 时，SaO_2 约为 98%；②当 PaO_2 为 60mmHg 时，SaO_2 约为 90%；③当 PaO_2 为 40mmHg 时，SaO_2 约为 75%；④当 PaO_2 为 60～100mmHg 时，氧离曲线处于平坦段，SaO_2 仅从 90% 增高到 98%；⑤当 PaO_2 在 60mmHg 以下时，氧离曲线处于陡直段，PaO_2 的轻度增高即可引起 SaO_2 的大幅度增高。

4. 动脉血 pH　受 $PaCO_2$ 和 HCO_3^- 浓度两方面的影响。动脉血 pH 用于判断酸碱失衡，其超出正常范围即表示失代偿性酸碱失衡。然而其处于正常范围内并不代表不存在酸碱失衡，可能发生代偿性酸碱失衡或者复合型酸碱失衡。临床上不能单凭 pH 来区别代谢性与呼吸性酸碱失衡，尚需结合其他指标进行判断。

5. 实际碳酸氢盐（AB）、标准碳酸氢盐（SB）、缓冲碱（BB）、碱剩余（BE）、阴离子间隙（AG）　均为反映血中 HCO_3^- 水平的指标。其中 SB 指在标准条件下测得的血中的 HCO_3^- 水平，因此不受呼吸因素的影响，是提示代谢性因素对酸碱平衡影响的重要指标。AG 升高（AG＞16mmol/L）用于 AG 增高型代谢性酸中毒的判断和代谢性酸中毒的病因判断。

6. 静脉血气分析　静脉血氧分压能够反映氧输送功能和氧耗，在某些情况下更能客观反映组织缺氧状况。

（四）呼气末二氧化碳测定

呼气末二氧化碳分压（$PetCO_2$）监测使用无创技术监测气体交换功能，可为危重症病人的呼吸支持和呼吸管理提供重要指导。由于 $PetCO_2$ 和 CO_2 波形能够反映病人的气道状况、通气功能及循环和肺血流情况，异常的 $PetCO_2$ 和 CO_2 波形提示通气功能和肺灌注的异常，因此其监测广泛用于心衰、哮喘、慢性阻塞性肺疾病、深度镇静等病人的呼吸循环功能监测。$PetCO_2$ 监测还是判断气管插管位置的可靠方法，心肺复苏中 $PetCO_2$ 也是判断复苏效果、自主循环恢复及病人预后的重要指标。

通常的监护仪能够记录呼出气的 CO_2 波形，能够持续对病人气道的 CO_2 进行实时监测。现在临床中使用的监护仪通过部分 CO_2 重复吸入技术，在进行 CO_2 波形监测和呼吸力学参数监测等的同时，还能够通过 CO_2 容积曲线对心输出量进行计算。

（五）肺功能监测

主要指肺容量、通气功能和换气功能的监测。肺容量和通气功能的指标包括每分通气量（VE）、用力肺活量（FVC）、第一秒用力呼气容积（FEV_1）、呼气流量峰值（PEF）等，通过上述指标可判断通气障碍的程度、类型，结合支气管激发或舒张试验还可对气道反应性和通气障碍的病因进行判断。

（六）呼吸力学监测

自主呼吸时，呼吸肌是呼吸运动的主要动力，呼吸动力的作用在于克服以下两方面的力：①弹性阻力，包括胸廓弹性阻力和肺弹性阻力；②非弹性阻力，包括气道阻力、黏滞阻力和惯性阻力。此外，最大通气量、时间肺活量、最大呼气或吸气气流速率也可以间接地反映呼吸动力学的变化情况。

1. 压力　呼吸肌的收缩和松弛使胸腔容量发生变化，引起一系列压力变化，产生了呼吸运动的动力。可监测到的压力或者通过计算得到的压力包括气道峰压（P_{peak}）、气道平台压（P_{plat}）、呼气末正压（PEEP）、平均气道压等。食管内压的监测也常用于评估呼吸力学及呼吸肌的功能。

容量控制通气时的气道压力（图 14-3）：①气道峰压：机械通气时应保持气道峰压低于 $40cmH_2O$，过高会引起气道压损伤；②平台压：机械通气时，平台压高于 30～

图 14-3　容量控制通气时的气道压力图

$35cmH_2O$,发生气道压损伤的可能性大,同时过高的平台压会引起循环影响;③呼气末压:呼气即将结束时的压力,等于大气压或呼气末正压(PEEP);④平均气道压:单个呼吸周期中气道压的平均值,能预计平均肺泡压力的变化。

2. **顺应性**　呼吸系统顺应性主要包括胸壁顺应性、肺顺应性、总顺应性、静态顺应性等。呼吸系统顺应性受胸壁顺应性和肺顺应性的影响。腹压升高、胸壁水肿、肌张力增高、胸廓损伤等因素可导致胸壁顺应性下降;肺充血、肺水肿、肺泡表面活性物质减少、肺纤维化等可导致肺顺应性下降。

3. **阻力**　气流在气道内流动时所遇到的阻力为气道阻力,其大小与气流速度、气道的管径和形态以及气体的特征如密度、黏滞度等有关。

4. **流速**　呼吸过程中,压力的变化也可以导致流速和容积的变化。

(七) 呼吸机波形监测

机械通气是危重症病人重要的生命支持手段。常用的包括气道压力波形、流量波形、容量波形等,有利于判断病人的呼吸功能,及时调整呼吸机参数。压力-容积波形能够帮助了解呼吸机做功、病人呼吸做功等,有利于指导呼吸参数调整,并为成功脱机提供重要帮助。

(八) 影像学检查

呼吸系统影像学检查对病人的早期诊断、鉴别诊断、疗效评估和预后分析等都有重要价值。

1. **床旁胸部X线检查**　床旁胸片是ICU最常用的影像学检查方法,约65%的ICU胸片对临床诊断有决定性意义,能够直接观察肺部病变情况,多用于了解人工气道的位置以及肺内有无感染、肺不张、胸腔积液和气胸等。

2. **床旁超声检查**　床旁超声是ICU广泛应用的无创的影像学检查手段,主要用于检测胸腔积液量及其包裹情况,还可引导胸腔穿刺、引流。与传统超声不同的是,肺部超声除了能显示正常的影像外,更多的征象来自伪像。蝙蝠征、A线、胸膜滑动征、海岸征构成了肺部超声的基础。

三、脑功能监护

(一) 临床表现

包括严密观察病人神志、瞳孔大小、对光反射、眼球运动情况、病理反射和肢体运动的变化。Glasgow昏迷评分是简单有效的中枢神经系统功能评估方法,满分为15分,分值越低,中枢神经功能越差。瞳孔状态的观察是评估急危重症病人(包括心肺脑复苏后)脑干功能的重要方法。通过病理反射、脑膜刺激反应、肌张力、抽搐、震颤等检查和表现可了解大脑和脑干的功能状态,以及脑功能障碍的部位、性质和程度。

(二) 脑电图

脑电图(electroencephalogram,EEG)是通过脑电图记录仪将脑部产生的自发而有节律性的生物电流放大后获得的相应图形,记录后分析脑电活动的频率、振幅、波形变化,从而了解大脑的功能和状态。脑电图技术曾经主要用于癫痫的诊断,近来逐渐用于昏迷病人、麻醉监测、复苏后脑功能的恢复和预后以及脑死亡等方面的判断。

脑电波具有波形、波幅、频率、位相等特征(表14-8,图14-4)。在成人脑电图中,$<25\mu V$为低波幅,$25\sim75\mu V$为中波幅,$>75\sim150\mu V$为高波幅,$>150\mu V$为极高波幅。

表 14-8　基本 EEG 波形频率

波形名称	频率/Hz	提示的状态
δ	<4	深睡眠、深度麻醉或脑缺血
θ	4～8	儿童深睡眠、成人困倦时
α	8～13	正常成人安静、清醒闭目
β	>13	清醒、警觉,思考问题或浅麻醉

各种原因造成的昏迷、颅内手术、控制性降压、低温麻醉以及心肺脑复苏等，使用EEG监测有助于判断中枢神经系统的情况及预后，并指导后续治疗。但是，EEG监测的特异性相对不足，应结合其他监测手段进行综合判断。此外，EEG波形易受到麻醉药和各种伪差影响，例如，眼动、肌肉活动、肢体动作、同时使用其他仪器等，在判读监测结果时应注意。

α波

β波

θ波

δ波

图14-4　脑电图波

(三) 颅内压监测

颅内压是指颅内容物（脑组织、脑血流、脑脊液等）对颅腔内壁的压力，成人的正常颅内压为70～200mmH$_2$O。颅内压增高是许多疾病共有的特征，持续动态的颅内压监测，有助于对病人进行诊断，并根据压力变化及时判断病情、指导治疗。

有创监测方法包括脑室内置管测压、硬膜外或硬膜下测压、脑实质内测压、腰部脑脊液压测定等。脑室内置管测压是目前临床上最常用的方法，为颅内压监测的金标准。无创监测方法包括视觉诱发电位测定、经颅多普勒超声等。

(四) 脑血流及代谢监测

脑血流量与脑灌注压和脑血管阻力两方面相关。脑血流量=脑灌注压/脑血管阻力。

脑血管张力受PaCO$_2$影响最为明显，PaO$_2$、NO及交感神经、副交感神经也对脑血管张力具有一定的调节作用。

脑灌注压取决于平均颅内动脉压和平均颅内压的差值。因为平均颅内动脉压不易测定，通常采用平均动脉压估计平均颅内动脉压。由于脑血管的自身调节机制，当动脉血压在60～150mmHg范围内变化时，脑血流量可维持在较为稳定的水平；动脉血压<60mmHg可引起脑灌注不良。颅内压的调控在脑血流的调控中也具有重要意义，并且两者相互影响。监测脑血流的方法有：正电子发射断层扫描、经颅多普勒、近红外光谱法、磁共振灌注成像等。其中，正电子发射断层扫描是评价脑血流的"金标准"，而经颅多普勒在危重症病人监测中应用最为广泛。

反映脑代谢的指标包括颈静脉球血氧饱和度（SjvO$_2$）和脑血氧饱和度（rScO$_2$）等。rScO$_2$是指脑中混合血氧饱和度，可反映SjvO$_2$，二者都可反映脑氧摄取。

(五) 脑温监测

临床上常通过监测核心温度推断出脑温。脑温的监测可通过插入脑组织或侧脑室的探针直接测定，通常和其他颅内监测设备共用，如脑组织氧含量及颅内压探针。目前，也有使用磁共振波谱成像研究脑温度，但是准确性和精确性有待进一步验证。

(六) 镇静评估

危重症病人常常需要使用镇静药，因此要进行镇静程度的评估。临床常用的评分系统有Ramsay评分（表14-9）、SAS（表14-10）、肌肉活动评分法（MAAS）等主观性镇静评分方法以及脑电双频指数（BIS）、脑电图、听觉诱发电位指数等客观性评分系统。

镇静治疗需个体化制订镇静目标，理想的镇静水平是既能保证病人安静入睡，又容易被唤醒。

四、肾功能监护

危重症病人中常出现肾脏功能性或器质性变化，继而出现尿量减少、水电解质平衡紊乱、酸碱失衡等急性肾损伤表现。肾功能监测的主要指标包括尿量、尿常规和尿生化。

(一) 尿量

尿量是肾功能监测最基本和最直接的指标。成人尿量<400ml/24h或<17ml/h为少尿，尿量

＜100ml/24h 为无尿。24 小时尿量＞2 500ml 为多尿,多由肾小管重吸收和肾脏浓缩功能障碍所致。某些肾损害病人虽然尿量较多,但并不足以排出正常代谢产物,如非少尿型肾衰竭。少尿的分类见表 14-11。

表 14-9　Ramsay 评分

评分	意识状态	临床表现
1	清醒	焦虑、躁动不安
2	清醒	配合,有定向力,安静
3	清醒	对指令有反应
4	嗜睡	对轻叩眉间或大声听觉刺激反应敏捷
5	嗜睡	对轻叩眉间或大声听觉刺激反应迟钝
6	嗜睡	无任何反应

表 14-10　镇静、躁动评分(SAS)

评分	状态	临床特点
7	危险躁动	拔除气管插管或其他导管,翻越床栏,攻击医务人员
6	异常躁动	反复解释后仍无法安静,咬气管插管,需要肢体约束
5	躁动	焦虑或轻微躁动,试图坐起,言语指令后安静
4	安静合作	安静,易于叫醒,听从指令
3	镇静	不易唤醒,呼唤或轻摇后醒来但又睡着,听从简单指令
2	十分镇静	刺激后醒来,但无法交流,不听从指令,可有自主活动
1	无法唤醒	强烈刺激后反应轻微或无反应,不能交流和听从指令

表 14-11　少尿的分类

分类	说明
肾前性少尿	各种原因引起肾脏血流减少及肾小球滤过率下降
肾性少尿	各种原因引起的肾器质性病变
肾后性少尿	尿路梗阻或损伤

(二)尿常规

1. **尿外观**　主要包括血尿、血红蛋白尿、脓尿、乳糜尿和胆红素尿等。
2. **尿比重**　能够反映肾脏血流灌注和肾脏功能,成人正常值为 1.015～1.025(表 14-12)。

表 14-12　尿比重改变的机制

尿比重改变	机制
尿比重下降	见于各种原因引起的尿浓缩功能障碍,如机体水负荷增加、尿崩症、肾衰竭、慢性肾小球肾炎和肾盂肾炎等
尿比重增高	见于各种原因引起的肾灌注不足、急性肾小球肾炎、尿糖、尿蛋白含量增高、高热、心功能不全等
尿比重固定	固定在 1.010 左右的低比重尿称为等张尿,多见于急性肾性肾衰竭,也见于各种肾实质损害终末期

尿渗透浓度反映的是单位容积内溶质微粒的数目,而与溶质体积大小与密度无关,因此尿渗透浓度比尿比重更能正确地反映肾浓缩功能。尿渗透浓度的正常值为 400～800mOsm/(kg·H_2O)(表 14-13)。

表14-13 尿渗透浓度

分类	定义
低尿渗透浓度	尿渗透浓度持续<400mOsm/（kg·H_2O），见于肾衰竭和尿崩症等
高尿渗透浓度	尿渗透浓度持续>800mOsm/（kg·H_2O），见于循环衰竭、脱水、糖尿病等

（三）尿生化

1. **血红蛋白尿** 血红蛋白尿指尿中含有游离血红蛋白而无红细胞，或仅有少许红细胞而含有大量游离血红蛋白的现象，反映血管内有超出正常的溶血。由于尿中血红蛋白含量不等，尿色可以呈红色、浓茶色，严重时呈酱油色。

2. **尿蛋白** 正常人的尿蛋白含量为0～80mg/24h，尿液中蛋白质含量超过100mg/L或150mg/24h、尿蛋白定性实验呈阳性反应称为蛋白尿。按病因可分为肾小管性蛋白尿、肾小球性蛋白尿、混合性蛋白尿、分泌性蛋白尿和溢出性蛋白尿。

3. **尿糖** 在生理情况下为阴性，当血糖水平超过肾小管重吸收能力时出现糖尿。

4. **尿酮体** 在生理情况下为阴性。

5. **尿、血渗透浓度比** 尿、血渗透浓度比是反映肾小管浓缩和稀释功能的重要指标。在肾性肾衰竭时，尿渗透浓度常<350mOsm/（kg·H_2O），尿、血渗透浓度比<（1～1.5）：1。在血容量不足、肾前性肾衰竭时，肾小管重吸收功能未受损害，尿液浓缩，呈高渗状态，渗透浓度>500mOsm/（kg·H_2O）。

6. **尿液有形成分分析** 尿液中的有形成分主要包括细胞和管型等。

血尿和脓尿：肾小球源性血尿常可见异常红细胞，多见于肾小球疾病；非肾小球源性血尿时，红细胞形态多正常，多见于尿路感染或损伤，也可见于肾间质疾病。当白细胞>5个/高倍镜视野时为镜下脓尿，提示尿路感染。

管型尿的出现提示有肾实质性损害，代表肾小球或肾小管存在损害。尿管型可分为透明管型、细胞管型、蜡样管型、颗粒管型、脂肪管型、肾衰管型等。

（四）肾功能

1. **血尿素氮（BUN）** 尿素主要由肾脏排出，肾小球滤过功能降至正常的1/2以下时BUN才会升高，因此BUN并非反映肾小球滤过功能的敏感指标。其正常值范围为3.2～7.1mmol/L。除肾功能外，BUN还受感染、高热、脱水、消化道出血、高蛋白饮食等因素的影响。

2. **血肌酐（SCr）** 血肌酐是监测肾功能的有效方法。血肌酐升高常见于肾小球滤过功能下降。同BUN一样，SCr也非早期反映肾小球滤过功能的敏感指标。若SCr在短时间内急剧增高，连续每天升高44.2μmol/L以上提示急性肾衰竭。

3. **BUN/SCr** 肾功能正常时BUN/SCr通常为10/1。当出现氮质血症，且BUN/SCr升高时，常提示氮质血症为肾前性因素引起；当氮质血症伴BUN/SCr下降时，常提示其为肾脏本身器质性病变所致，如稳定的慢性肾功能不全。故该比值有助于鉴别肾前性及肾性氮质血症。

4. **肾小管功能监测** 肾小管重吸收功能监测的方法包括尿β_2微球蛋白监测、肾小管最大重吸收量监测等，肾小管的分泌功能监测包括酚红排泌试验、肾小管对氨基马尿酸最大排泄量（TmPAH）测定等。肾小管浓缩吸收功能监测的方法包括尿渗量和自由水清除率测定等。

钠排泄分数（F_ENa）是指肾小球滤过钠和尿排泄钠的百分率。F_ENa是目前在评估肾小管功能方面特异性、敏感性和准确性都较高的指标，并且操作简单，成本也低，正常参考值为1%。计算公式：F_ENa=（尿钠/血浆钠）/（尿肌酐/血肌酐）。肾前性氮质血症时F_ENa<1%，非少尿型急性肾衰竭或尿路感染时F_ENa>1%。急性肾小管坏死引起的急性肾性肾衰竭中，肾小管重吸收钠减少，F_ENa增高；而肾前性肾功能障碍时肾小球滤过钠减少，肾小管重吸收功能正常，F_ENa下降。

5. **肾衰指数（renal failure index，RFI）** RFI=尿Na（mmol/L）/［尿肌酐（μmol/L）/血肌酐（μmol/L）］。

肾前性肾衰竭时,尿钠浓度降低,但尿和血中肌酐浓度增高,因此在肾性肾衰竭时,RFI<1;肾后性肾衰竭时,RFI>2。

五、其他器官、系统功能监护

(一) 肝功能监护

危重症病人因各种原因如肝脏缺血缺氧、感染、中毒、严重创伤等都可发生肝脏原发性或继发性损伤。肝功能监测的指标虽然很多,但多数指标的特异性和敏感性不高。某些非肝脏疾病亦可引起各相关指标的异常。同时,由于肝脏具有巨大的储备及代偿能力,在各相关指标出现异常之前很可能已经存在一定程度的肝功能障碍。因此对所采用的肝功能监测指标及其所获结果,应根据病人病情进行具体分析。

1. **丙氨酸转氨酶(ALT)或天冬氨酸转氨酶(AST)**　临床上多将 ALT 和 AST 作为反映肝细胞损伤的指标,发生肝细胞损伤时这两项指标常明显升高,尤以后者升高明显,其中 ALT 较为敏感。血清转氨酶的水平可反映肝细胞损伤的程度和范围,但当肝细胞大量坏死时,胆红素升高明显而酶活性仅轻度升高或进行性下降,呈酶-胆分离现象,提示预后不良。

ALT 及 AST 亦存在于除肝脏外的其他脏器如心脏、肌肉等;某些肝脏疾病如酒精性肝病时 ALT 可能无明显升高。

2. **血清胆红素**　血清中的胆红素分为总胆红素(TB)、结合胆红素(CB)和非结合胆红素(UCB)三种。根据血清胆红素升高的程度分为隐性黄疸、轻度黄疸、中度黄疸和重度黄疸,并可根据这些指标分析肝脏损伤程度和病因。同时,根据结合胆红素和总胆红素的比值可大致判断黄疸的类型:溶血性黄疸以非结合胆红素升高为主,CB/TB 下降;梗阻性黄疸以结合胆红素升高为主,CB/TB 升高;肝细胞性黄疸时两者均升高,CB/TB 变化不大。在肝衰竭(除慢性外)时,血清胆红素水平常呈进行性增高。

3. **血清胆碱酯酶活力**　胆碱酯酶分为两种,即乙酰胆碱酯酶和丁酰胆碱酯酶,后者主要在肝细胞内合成,暴发性肝衰竭时,此酶的活力明显下降。

4. **血清蛋白质**　包括血清总蛋白、血清白蛋白、球蛋白及白球比例的测定。发生肝损害时,最初这些指标可能在正常范围内,如逐渐下降则提示预后不良。白蛋白和总蛋白水平降低以及白球比例下降多提示慢性肝损害和肝脏储备功能受损,通常其降低程度与肝损害的严重程度相平行。

5. **凝血酶原时间(PT)和活化部分凝血活酶时间(APTT)**　PT 和 APTT 是反映凝血功能的指标。其中,凝血因子Ⅶ是肝脏合成的半衰期最短的凝血因子(半衰期约 4~6 小时),肝损害时最先减少。

(二) 胃肠功能监护

危重症病人大多由于感染、创伤、出血、中毒等原因而出现胃肠功能障碍。胃肠功能与危重症病人的病情严重程度和预后密切相关。临床表现方面,应注意反复评估以下要点:有无恶心、呕吐、呕血及呕吐或呕血量;胃液的颜色、性质;大便颜色、形状和量;有无黄疸和出血倾向;腹部症状(腹痛、腹胀等)和体征(肠鸣音等);有无肝脾肿大和腹水;肠鸣音的变化情况等。

危重症病人易出现消化道应激性溃疡。如胃管中抽出胃液为血性或咖啡色并出现腹胀、黑便、柏油便或血便,应考虑消化道溃疡出血,应立即采取措施控制出血。可早期留置胃管,并注意胃液引流情况,监测胃内压力,注意出血部位、是否有活动性出血,监测血流动力学状态,并定期送胃液及粪便标本做隐血试验。

为了解机体内酸碱平衡状况和复苏后状况,还可测定胃黏膜 pH(pHi),定期检测胃液 pH 或做 24 小时胃 pH 检测。pHi 的正常范围为 7.35~7.45,可反映内脏血流灌注情况,并可作为全身低灌注的早期和灵敏的指标。

肠功能包括肠道蠕动功能、吸收功能、肠黏膜屏障功能等,目前尚无较明确的、全面、准确评估胃肠功能的方法。

1. 肠道蠕动功能 危重症病人出现胃肠蠕动功能障碍时,表现为胃肠蠕动减弱,甚至消失。

2. 吸收功能 由于肠蠕动减弱或消失,进而出现肠胀气、肠内容物积聚、肠麻痹,导致消化、吸收功能障碍。

3. 肠黏膜屏障功能 肠黏膜屏障功能监测主要包括肠黏膜通透性监测、血浆内毒素含量测定、细菌移位监测等。肠黏膜通透性是反映肠黏膜屏障功能的重要指标,临床上体现分子物质对肠上皮的渗透性情况,其具体测定方法有血浆二胺氧化酶(DAO)活性测定、循环 D-乳酸测定、糖分子探针比值测定及同位素探针法、聚乙二醇类探针法、肠反射系数测定法等。

(三)凝血功能监护

危重症病人出凝血功能障碍常见,出凝血功能障碍主要表现为易栓症和弥散性血管内凝血(disseminated intravascular coagulation,DIC),二者均为危重症病人在 ICU 死亡的相关原因。病人常由原发病或医源性因素导致凝血功能障碍,最常见的原因包括肾损害、肝衰竭、创伤、出血、抗凝药、输液相关的凝血因子稀释、抗血小板药、体外膜肺氧合、血液滤过、主动脉内球囊反搏等。另外,在评估和治疗疾病时,要特别注意病人是否存在基础疾病,如甲型血友病、乙型血友病、vWF 因子及其他凝血因子缺乏等。

在危重症病人中,感染、休克、创伤、病理产科、脓毒症、大型手术、恶性肿瘤等各种病因引起的凝血功能障碍都可能导致 DIC 的发生,并影响预后。血小板减少在 ICU 较常见,合并凝血时间延长也非常常见,主要可能会出现下列 2 种以上临床表现:①多发性出血倾向;②难以用原发病解释的微循环衰竭或休克;③多发性微血管栓塞症状、体征,如皮肤黏膜栓塞坏死及早期出现肾、肺、脑等脏器功能不全;④抗凝治疗有效。用于 DIC 监测的实验室指标有血小板、血浆纤维蛋白原(FIB)含量、3P 试验、PT、APTT、抗凝血酶Ⅲ(AT-Ⅲ)、血浆纤溶酶原抗原、Ⅷ因子、血浆内皮素-1(ET-1)等。

DIC 时常有下列变化:①血小板计数进行性下降($<100\times10^9$),或有下列两项以上血浆血小板活化分子标志物水平增高:β 血小板球蛋白(β-TG)、血小板因子 4(PF4)、血栓烷 B_2(TXB$_2$)、P-选择素。②血浆 FIB 含量<1.5g/L 或>4.0g/L,或呈进行性下降。③3P 试验阳性,或血浆 FDP>20mg/L,或血浆 D-二聚体较正常增高 4 倍以上。④PT、APTT 是经常参考的两个指标。PT 延长或缩短 3 秒以上(肝病时延长 5 秒),APTT 自然延长或缩短 10 秒以上。⑤AT-Ⅲ<60% 或蛋白 C 活性降低。⑥血浆纤溶酶原抗原(PLG:AG)<200mg/L。⑦Ⅷ因子:活性<50%。⑧血浆内皮素-1(ET-1)水平>80pg/ml,或凝血酶调节蛋白(TM)较正常增高 2 倍以上。综合分析上述检测结果,辅以其他实验室检查(如凝血因子测定、外周血涂片破碎红细胞、纤维蛋白生成与转换测定等)有助于确诊DIC。

六、危重症的营养监测与支持

危重症病人通常表现出以代谢紊乱和分解代谢突出为特点的应激代谢状态,其中各种抗调节激素(儿茶酚胺、胰高血糖素等)的分泌增加是其重要机制。应激代谢时糖异生和糖原分解增加,脂肪动员增加,蛋白分解增多及合成减少,这些改变进一步导致能量代谢障碍和器官功能障碍。营养支持是危重症医疗中的核心环节之一。已证明营养状态是影响危重症病人胃肠道功能、免疫功能、并发症发生率等的重要因素,并与病人预后密切相关。

(一)营养不良的临床表现和评估

对危重症病人进行合理、正确的营养评估是极其关键的。营养不良的临床类型包括:成人消瘦型营养不良(能量缺乏型),多见于慢性消耗性疾病病人,如恶性肿瘤病人等;蛋白质缺乏性营养不良,主要表现为内脏蛋白质消耗和免疫功能降低,多见于严重应激的危重症病人;混合型营养不良,多见于严重损伤或大手术后等处于高代谢应激状态的病人或一些慢性疾病病人。临床上营养不良的评估指标有肱三头肌皮肤褶皱厚度、上臂中点肌肉周径等。体重指数是临床上最常用的营养状态评估指标。通常可以通过体重指数和标准体重来判断能量的消耗情况和计算合理的能量供给。

但危重症病人的体重受体液平衡的快速变化的影响,因此在体重测量和评估过程中应谨慎使用体重指数。

营养评估的实验室指标有血清白蛋白、转铁蛋白及血清铁蛋白水平,以及氮平衡测定等。在大多数伴有营养不良的危重症病人中,血清白蛋白、转铁蛋白、血清铁蛋白水平均会有一定程度下降,其与营养及代谢状态改变及机体炎症反应等因素有关。其中,血清白蛋白水平下降是预后不佳的一个重要指标。

另外,还可通过免疫功能(淋巴细胞计数)测定、呼吸功能测定等反映机体功能的指标间接估计营养状态。

(二) 营养支持

对于危重症病人营养支持的认识近年来有了很大发展。以往认为营养支持的目的在于为危重症病人提供外源性能量,从而维持机体去脂体重,维持免疫功能及减少代谢性并发症的发生。而近些年来,营养支持治疗的目的更多集中在减轻应激造成的代谢紊乱,减轻氧化应激损伤,以及调控炎症反应和免疫功能等方面,并在影响危重症病人的病情发展和转归方面具有极为重要的意义。早期进行营养支持治疗能够减轻病情,减少并发症的发生,缩短重症监护病房停留时间,并改善病人预后。

1. 危重病人营养支持时机的选择 在经过早期有效复苏后,血流动力学以及水、电解质与酸碱严重失衡得到初步纠正后,应及早开始营养支持,一般在有效复苏与初期治疗 24~48 小时后考虑开始。

2. 营养支持方式 营养支持治疗的适应证:任何程度的营养不良病人;继发于严重感染、创伤等各种原因的高代谢病人;预计需要长期禁食的无营养不良的病人等。营养支持的途径包括肠内营养(enteral nutrition,EN)支持(经胃肠道途径)与肠外营养(parenteral nutrition,PN)支持(通过外周或中心静脉途径)。

(1)肠内营养支持在危重症病人中的应用:肠内营养支持是 ICU 中主要的也是首选的营养支持方式,具有并发症少、代谢紊乱少、费用低廉、禁忌证少等优势,包括鼻胃/鼻空肠导管或胃/肠造口途径等。对于需要营养支持治疗的危重症病人,肠内营养支持是目前首选的方法(表 14-14)。

表 14-14 肠内营养的适应证和禁忌证

类别	内容
适应证	1. 不能进食的危重症病人;需在入院后最初 24~48 小时内早期开始使用,并应当在 48~72 小时内达到喂养目标 2. 胃或小肠途径都可用于危重症病人;对于危重症病人,肠鸣音消失、无排便排气等均不影响开始肠内营养支持 3. 当血流动力学不稳定时,应暂停至完全复苏或病情稳定 4. 在开始前应对体重减轻、入院前营养摄入状况、病情严重程度、患病情况、胃肠道功能等进行全面评估,而不应仅局限于传统的营养评价指标如白蛋白、人体测量指标等
绝对禁忌证	肠穿孔、麻痹性小肠梗阻、完全性机械性肠梗阻、肠系膜缺血等
相对禁忌证	胃肠道功能障碍、胃肠道出血、肠瘘、重症坏死性胰腺炎、急性肠道炎症等

在进行肠内营养支持过程中需进行耐受性评估,包括病人的临床表现、腹部影像学、胃残余量测定、误吸风险评估等。

（2）肠外营养支持在危重症病人中的应用：肠外营养是从静脉内供给营养，作为手术前后及危重症病人的营养支持方式，全部营养从肠外供给称全胃肠外营养（total parenteral nutrition，TPN）。肠外营养途径有周围静脉营养和中心静脉营养。

肠外营养成分主要包括碳水化合物、脂肪（包括必需脂肪酸）、氨基酸/蛋白质、电解质、维生素、微量元素、液体。如果肠道存在运动功能障碍、连续性中断、缺血、阻塞或不能持续、充分实现肠内营养时，应进行肠外营养。对于不能耐受肠内营养支持的病人，小剂量管饲喂养能够预防肠黏膜绒毛功能丧失，常与肠外营养支持联合应用。当存在禁忌证而不能耐受肠内营养支持时，也可进行全胃肠外营养（表 14-15）。

表 14-15　肠外营养的适应证和禁忌证

类别	说明
适应证	肠外营养选择的原则是只要胃肠道解剖与功能允许，并能安全使用，应积极采用肠内营养支持，任何原因导致肠道不能使用或应用不足，应考虑肠外营养或联合应用肠内营养
禁忌证	早期复苏阶段、血流动力学尚未稳定或存在组织低灌注；严重高血糖尚未控制；严重水、电解质与酸碱失衡；肝、肾衰竭（严重肝衰竭，肝性脑病，急性肾衰竭存在严重氮质血症时）

营养支持在很多危重症相关疾病的治疗中都有应用，如重症急性胰腺炎、合并急性呼吸衰竭、急性肾衰竭、合并心功能不全、重型颅脑损伤、严重创伤、严重感染等。

掌握营养支持的时机与方法是对危重症病人有效实施营养支持的可靠保障。早期经胃肠道给予足够营养仍是首选的治疗方式。通常情况下，不推荐使用常规肠内营养联合肠外营养的治疗方式。对危重症病人要注重原发病的处理及有效的多器官功能支持，仅依靠营养支持很难改变和阻止危重症的发展进程。

第四节 ｜ 多器官功能障碍的治疗与营养支持

MODS 缺乏特效的治疗方法，对器官功能的监测和支持仍是 MODS 的主要治疗措施，预防 MODS 的发生和发展是降低其病死率的最重要的方法。MODS 病情复杂，涉及多个器官，治疗矛盾多，还没有固定的治疗模式。治疗原则：①控制原发病，去除诱因；②合理应用抗生素；③加强器官功能支持和保护；④改善氧代谢，纠正组织缺氧；⑤重视营养和代谢支持；⑥免疫和炎症反应调节治疗；⑦中医药治疗。

（一）控制原发病

控制原发病是 MODS 治疗的关键。及时有效地处理原发病，可减少、阻断炎症介质或毒素的产生释放，防治休克和缺血再灌注损伤。对创伤病人，采取彻底清创，预防感染；对严重感染病人，清除感染灶、坏死组织、烧伤焦痂等，应用有效的抗生素；对胃肠道胀气的病人，要及时进行胃肠减压和恢复胃肠道功能；对休克病人进行快速和充分的液体复苏，对于维持胃肠道黏膜屏障功能具有重要意义。

（二）器官功能支持

循环和呼吸系统功能的支持：氧代谢障碍是 MODS 的重要特征之一，应注意维持循环和呼吸功能的稳定，改善组织缺氧状态。治疗重点在于增强氧供和降低氧耗。氧供（DO_2）反映循环、呼吸支持的总效果，主要与血红蛋白（Hb）、动脉血氧饱和度（SaO_2）和心输出量（CO）相关，$DO_2=1.38\times Hb\times SaO_2\times CO$，MODS 时最好维持 $DO_2>550ml/(min\cdot m^2)$。

1. 提高氧供的方法　①通过氧疗或机械通气（小潮气量通气，必要时采用 PEEP）维持 $SaO_2>90\%$，增加动脉血氧合；②维持 $CI>2.5L/(min\cdot m^2)$，适当补充循环血容量，必要时应用正性肌力药物；③增加血红蛋白浓度和血细胞比容，以 Hb>100g/L、血细胞比容>30% 为目标。

2. 降低氧耗的措施 ①对于发热病人,及时使用物理和解热镇痛药等方法降温;②对合并疼痛和烦躁不安的病人给予有效的镇静和镇痛;③对于惊厥病人,需及时控制惊厥;④呼吸困难的病人,采用机械通气呼吸支持的方法,降低呼吸做功。

(三) 易受损器官的保护

MODS 和休克导致全身血流分布异常,胃肠道和肾脏等内脏器官处于缺血状态,持续的缺血缺氧将导致急性肺损伤、肾衰竭和肠道功能衰竭,加重 MODS。及时充分纠正低血容量和应用血管活性药物是防治内脏缺血的有效方法。休克病人可选择去甲肾上腺素加多巴酚丁胺,二者联合应用具有改善肾脏和肠道等内脏器官灌注的作用。在补足血容量后可应用祥利尿剂,若 6 小时后无尿状态仍得不到逆转,应停用利尿剂,可能的情况下尽量停用血管收缩药物,可试用莨菪类药物,或立即行血液净化治疗。

预防应激性溃疡:①应早期给予胃黏膜保护剂、胃酸抑制药物(H_2 受体拮抗剂或质子泵抑制剂);②尽可能早期恢复胃肠内营养,以促进胃肠功能恢复;③应用氧自由基清除剂减轻胃肠道缺血再灌注损伤;④给予微生态制剂,恢复肠道微生态平衡;⑤中药大黄对 MODS 时胃肠功能衰竭有明显的疗效,可使中毒性肠麻痹得以改善。

(四) 代谢支持和调理

MODS 病人处于高度应激状态,呈现以高代谢、高分解为特征的代谢紊乱。需要按照高代谢的特点补充营养,并且对导致高代谢的各个环节进行干预。代谢支持和调理的要求如下:①增加能量供给,注意氮和非蛋白氮能量的比例,使热氮比保持在 100∶1 左右,提高支链氨基酸的比例。能量供给中,蛋白、脂肪、糖的比例一般要达到 3∶4∶3,使用中、长链脂肪酸以提高脂肪的利用率,并尽可能通过胃肠道摄入营养。②代谢支持既要考虑器官代谢的需求,又要避免底物供给过多加重器官的负担。③代谢调理是从降低代谢率、促进蛋白质合成的角度,应用某些药物干预代谢。常用药物有环氧合酶抑制剂吲哚美辛,可抑制前列腺素合成,降低分解代谢,减少蛋白分解;应用重组生长激素和生长因子,促进蛋白合成,改善负氮平衡。

(五) 合理使用抗生素

预防和控制感染,尤其是肺部感染、院内感染及肠源性感染。危重病人一般需要联合用药,在经验性初始治疗时尽快明确病原菌,转为目标治疗,采用降阶梯治疗的策略,并注意防止菌群失调和真菌感染。

(六) 免疫调理

由于目前认为 MODS 的本质是炎症介质的失控性释放,因此,拮抗炎症介质和免疫调理治疗是 MODS 治疗的重要策略。免疫调理的目的是恢复 SIRS/CARS 的平衡。近年来针对各种炎症介质采取了多种治疗对策,如应用各种类毒素抗体、TNF-α 抗体、可溶性 TNF-α 受体及 IL-1 受体拮抗剂、E-选择素抗体、白三烯 B_4(LTB_4)受体拮抗剂等对抗介质的治疗,但均未取得满意疗效。也可应用抗炎症反应药物乌司他丁和自由基清除剂。

(七) 连续性肾脏替代治疗(continuous renal replacement therapy,CRRT)

方法有连续性静脉-静脉血液滤过(CVVH)、连续性静脉-静脉血液透析(CVVHD)、连续性静脉-静脉血液透析滤过(CVVHDF)等。CRRT 能精确调控液体平衡,保持血流动力学稳定,对心血管功能影响小,机体内环境稳定,便于积极的营养和支持治疗,直接清除致病炎症介质及减轻肺间质水肿,有利于通气功能的改善和肺部感染的控制,改善微循环和实体细胞摄氧能力,提高组织氧的利用。CRRT 在 MODS 中已得到广泛应用,但其临床效果有待进一步评价。

(八) 中医药

以清热解毒、活血化瘀、扶正养阴为主,可应用大黄、当归、黄芪等。

(朱华栋)

思考题

1. MODS 的定义、特点是什么?

2. 脓毒症的概念是什么? 诊断标准是什么?

3. 循环系统监护的主要内容和意义是什么?

4. MODS 的治疗原则是什么?

思考题解题思路

本章目标测试

本章思维导图

第十五章 心肺脑复苏

本章数字资源

心肺复苏(cardiopulmonary resuscitation, CPR)是指采用徒手和/或辅助设备来维持心脏骤停病人人工呼吸和循环的最基本的抢救方法,包括开放气道、人工通气、胸外心脏按压、电除颤以及药物治疗等,目的是尽快使病人的自主循环恢复(return of spontaneous circulation, ROSC)。脑复苏(cerebral resuscitation)是为减轻心脏骤停后全脑缺血再灌注损伤而采取的脑组织保护救治,以达到复苏后存活病人神经功能良好的效果。

第一节 概 述

心脏骤停(sudden cardiac arrest, SCA)是指各种原因所致心脏射血功能停止,以致病人意识丧失、脉搏消失、呼吸停止。心脏性猝死(sudden cardiac death, SCD)是指由心脏原因所致的突然死亡;可发生于原来有或无心脏病的病人,常无任何危及生命的前期表现,突然出现意识丧失,在急性症状出现后1小时内死亡,属非外伤性自然死亡。

一、原因

心脏骤停的原因有多种,常见原因见表15-1。

表 15-1 心脏骤停的常见原因

分类	原因	疾病或致病因素
心脏	心肌损伤	冠心病、心肌病
	电生理紊乱	窦房结病变、预激综合征、长QT间期综合征、Brugada综合征
	心脏结构异常	主动脉瓣病变、二尖瓣脱垂、心肌病、先天性冠状动脉异常、瓣膜功能不全
呼吸	通气不足	中枢神经系统疾病、神经肌肉接头疾病、中毒或代谢性脑病
	上呼吸道梗阻	气道异物、感染、创伤、新生物
	呼吸衰竭	哮喘、慢性阻塞性肺疾病、肺水肿、肺栓塞
循环	机械性梗阻	张力性气胸、心脏压塞、肺栓塞
	有效循环血量过低	出血、脓毒症、神经源性休克
代谢	电解质紊乱	低钾血症、高钾血症、低镁血症、高镁血症、低钙血症
中毒	药物	抗心律失常药、洋地黄类药物、三环类抗抑郁药
	毒品滥用	可卡因、海洛因
	气体中毒	一氧化碳、氰化物、硫化氢
环境		雷击、触电、低/高温、淹溺

二、病理生理机制

心脏骤停导致全身血流中断,不同器官对缺血损伤的耐受性有所不同,大脑是人体最易受缺血缺氧损害的器官,其次是心脏、肾脏、胃肠道、骨骼肌等。正常体温情况下,心脏骤停4分钟后,脑细胞开始发生不可逆的缺血损害;心脏骤停 10 分钟内未行心肺复苏,神经功能极少能恢复到发病前的水平。心脏骤停与心肺复苏相关的缺血再灌注损伤的病理生理机制,按时间依次划分为骤停前期、骤停期、复苏期、复苏后期四个阶段。

(一)骤停前期

心脏骤停前,身体潜在的病变及促发心脏骤停的因素能显著影响心肌细胞的代谢状态,也将影响到复苏后细胞的存活能力。如窒息引起的心脏骤停,之前的低氧血症和低血压状态消耗了组织细胞的能量储存,导致酸中毒,又可明显加剧心脏骤停后复苏时组织细胞缺血缺氧性损伤的程度。但同时,组织细胞也可能对慢性或间断性缺血缺氧产生"预处理"效应,从而可对较长时间的缺血缺氧有较好的耐受性。

(二)骤停期

心脏骤停引起血液循环中断,数秒内即导致组织缺氧和有氧代谢障碍,细胞转为无氧代谢。无氧代谢所产生的腺苷三磷酸极少,难以维持细胞存活所必需的离子浓度梯度。心肌的能量消耗与心脏骤停时的心律失常类型相关。与无脉电活动或心室静止相比较,心室颤动时心肌要消耗更多的能量。能量的耗竭导致细胞膜去极化,从而触发一系列代谢反应,包括细胞内钙超载、大量自由基产生、线粒体功能异常、基因表达异常、降解酶(磷脂酶、核酸内切酶、蛋白酶等)的激活和炎症反应等。

(三)复苏期

复苏阶段仍是全身缺血缺氧病理过程的延续。标准的胸外按压产生的心输出量仅为正常的 30% 左右,并随着复苏开始时间的延迟和胸外按压时间的延长而下降。大量研究表明,标准心肺复苏所产生的灌注压远不能满足基础状态下心脏和脑的能量需要。心脏骤停最初的数分钟,内源性儿茶酚胺和血管活性肽大量释放,增加了次要组织的血管收缩,使得血液优先供应脑和心脏。然而,ROSC 后持续存在的血管收缩状态对血流动力学有着显著的不良影响。复苏后的血管收缩导致后负荷增加,也导致一些器官持续存在缺血状态。

目前解释胸外按压的机制有两种学说。

1. 心泵理论　胸外按压时心脏受到胸骨和胸椎的挤压,心室和大动脉之间产生压力梯度,驱使血液流向体循环和肺循环。心脏瓣膜能防止血液倒流,然而随着复苏时间的延长,除了主动脉瓣外,其他瓣膜的功能逐渐减弱。

2. 胸泵理论　胸外按压时胸腔内压力增高,在胸腔内血管和胸腔外血管之间形成压力梯度。血液顺着压力梯度流向外周动脉系统。上腔静脉和颈内静脉连接部位的静脉瓣膜具有防止血液逆流的功能,限制了按压时血液逆流至脑静脉系统。根据胸泵理论,由于右心室和肺动脉之间没有压力梯度,此时其作用仅为血流的被动通道。

(四)复苏后期

心脏骤停后综合征(post-cardiac arrest syndrome,PCAS)被定义为严重的全身系统性缺血后多器官功能障碍和衰竭。复苏后期的病理生理特征为持续缺血诱发的代谢紊乱及再灌注启动的系列级联反应,两者都介导了细胞的继发性损伤。在初始缺血阶段存活下来的细胞可能由于再灌注损伤而死亡。

1. 心脏骤停后脑损害　一方面,持续长时间的心脏骤停在 ROSC 后即使提供较高的灌注压,脑部灌注压升高与脑血管自身调节的障碍也会引起脑部再灌注性充血,由此导致脑水肿与再灌注损伤;另一方面,仍可见脑部微循环障碍,导致脑组织持续性缺血、灶性梗死。

2. 心脏骤停后心肌损害　ROSC 后血流动力学处于不稳定状态,表现为心输出量降低、低血压、心律失常;其发生机制包括心肌功能不全、血管内容量减少与血管自身调节失常。应当认识到,心脏骤停者在 ROSC 后出现的心肌功能障碍主要源自弥漫性心肌运动减弱(心肌顿抑),是可逆的、可治的。

3. 全身性缺血/再灌注损伤　ROSC 后由于心肌功能不全、血流动力学不稳定与微循环障碍等,组织氧供不足持续存在,并导致再灌注损伤。系统性缺血与再灌注引起广泛的免疫系统与凝血系统活化,进而引发全身炎症反应综合征(SIRS)、高凝状态、肾上腺功能受抑制、组织氧供/氧需受损、感染易感性增加、酸碱失衡、水电解质紊乱、应激性溃疡和肠出血、高血糖、多器官功能衰竭等。

三、临床表现

心脏骤停"三联征"为突发意识丧失、呼吸停止和大动脉搏动消失,临床表现为:①突然摔倒,意识丧失,面色迅速变为苍白或青紫。②呼吸停止,或出现叹息样呼吸继而停止。③大动脉搏动消失,触摸不到颈、股动脉搏动,心音消失。④双侧瞳孔散大,对光反射消失。⑤可伴有脑缺氧引起的抽搐和大小便失禁,随即全身松软。⑥心电图表现:心室颤动(VF);无脉性室性心动过速;心室静止(ventricular asystole,VA);无脉性电活动(pulseless electric activity,PEA)。

(一)病史及体征

向病人家属、目击者和急救人员询问发病过程,有助于判断病因和预后。询问内容包括:心脏骤停时是否被目击、发生时间、当时的状态(吃饭、运动、睡眠、受伤等)、服用的药物、既往史、开始复苏时间、初始心电图表现以及急救人员采取的急救措施等。其中既往史包括病人的健康状况(包括精神状况),有无心脏、肺、肾脏疾病或其他恶性肿瘤,有无感染或出血,有无急性冠脉综合征(ACS)或肺栓塞等危险因素,还需要了解病人的过敏史等。

查体的意义:①检查气道是否通畅,有无异物;②寻找心脏骤停的病因学证据;③动态监测有无复苏引起的并发症。但查体必须在保证CPR不受影响的前提下进行,复苏后需多次重复查体,以评价复苏效果和可能的并发症。异常体征可提示的问题见表15-2。

表 15-2　异常体征提示心脏骤停可能的病因及并发症

查体	异常体征	可能的病因及并发症
一般表现	苍白、冰凉	出血、低温
气道	分泌物、呕吐物或血液	误吸、气道阻塞
	正压通气阻力异常增高	张力性气胸、气道阻塞、支气管痉挛
颈部	颈静脉怒张	张力性气胸、心脏压塞、肺栓塞
	气管移位	张力性气胸
胸部	胸骨切开术瘢痕	既往心脏手术史
肺	单侧呼吸音	张力性气胸、插管进入右侧支气管、误吸
	呼吸音遥远,无呼吸音或无胸廓起伏	气管插管误入食管、气道阻塞、严重支气管痉挛
	喘鸣	误吸、支气管痉挛、肺水肿
	啰音	误吸、肺水肿、肺炎
心脏	心音遥远	血容量过低、心脏压塞、张力性气胸、肺栓塞
腹部	膨胀和浊音	腹主动脉瘤破裂、异位妊娠破裂
	膨胀和鼓音	气管插管误入食管、胃胀气
直肠	鲜血、黑便	胃肠道出血
肢体末端	动脉搏动双侧不对称	主动脉夹层
	肾透析动静脉分流或瘘管	高钾血症
皮肤	针孔痕迹或溃疡	静脉药瘾
	烧伤、电击痕迹	烟雾吸入、触电

(二)复苏的有效性监测

心肺复苏过程中常根据心电波形、大动脉搏动和循环体征的改善判断复苏的有效性。客观、科学的监测指标还有:

1. 冠状动脉灌注压(coronary perfusion pressure,CPP)　是冠状动脉流入端与流出端之间的压力差,即主动脉舒张压和右心房舒张压的压差,CPP 的高低决定心肌的血流量。实验研究和临床研究均表明 CPP>15mmHg 是复苏成功的必需条件。但由于监测 CPP 属于有创性操作,这限制了其在心肺复苏中的实际应用。

2. **呼气末 CO_2 分压**(partial pressure of end-tidal carbon dioxide,$PetCO_2$) 可作为心肺复苏中反映心输出量的可靠指标。研究表明,$PetCO_2$ 与 CPP、脑灌注压变化呈正相关。在未使用血管活性药物的情况下,$PetCO_2$<10mmHg 提示预后不良。此方法具有无创、简便、反应灵敏的特点。

第二节 | 基本生命支持(含气道异物梗阻与处理)

基本生命支持(basic life support,BLS)是心脏骤停后挽救生命的最关键措施,包括识别心脏骤停和启动急救服务系统,早期徒手心肺复苏和现场使用自动体外除颤器(AED)快速除颤。早期心肺复苏技术被归纳为 A、B、C、D,即 A(airway)—开放气道,B(breathing)—人工呼吸,C(circulation)—胸外按压,D(defibrillation)—电除颤。BLS 用于发病或伤害现场,包括对病情的判断评估和采取必要的抢救措施,目的是使心脏骤停病人早期得到及时的心肺复苏以恢复自主循环。

院外心脏骤停(out of hospital cardiac arrest,OHCA)或院内心脏骤停(in hospital cardiac arrest,IHCA)发生的连续抢救环节被称为"生存链",包括六个环节:①识别心脏骤停和启动急救服务系统;②立即心肺复苏;③尽早电除颤;④进行高级生命支持;⑤复苏后监护;⑥幸存者康复。前三个环节构成基本生命支持的主要内容。

一、成人基本生命支持

BLS 救治流程见图 15-1。

图 15-1 **基本生命支持流程图**

（一）检查意识及反应

发现突然意识丧失倒地者,现场人员(first responder;lay rescuer)首先要确定现场有无威胁病人和急救者安全的因素,如有应及时躲避或脱离危险,在没有危险的环境中尽可能不移动病人。采用动作或呼叫来判断病人有无意识,如拍病人肩部并呼叫:"你怎么了?"观察病人有无意识或动作反应。对有反应,使其采取自动恢复体位;无反应病人应采取平卧位,立即启动急救医疗服务体系(emergency medical service system,EMSS)。如怀疑病人有颈椎受伤,翻转身体时应保持病人头颈部和躯干在一个轴面上,以避免脊髓受到损伤。

（二）求救 EMSS

发现病人无意识、无反应,应立即请求附近人员帮助并拨打急救电话求助 EMSS。拨打急救电话时,急救人员应该向 EMSS 调度员说明发病现场的位置、事情经过、发病人数、相应的病情以及采取的急救措施等。如是未经 CPR 培训的现场救助人员,可听从调度员的电话指导。

（三）检查呼吸、脉搏

检查有无呼吸或是否为叹息样呼吸(即濒死的无效呼吸),同时检查大动脉搏动,时间应为 5～10 秒。判断已无呼吸或仅有异常呼吸,且不能明确触及大动脉搏动时,应立即开始 CPR。

（四）胸外按压

胸外按压(chest compression)是通过增加胸腔内压力和直接按压心脏来驱动血流,有效的胸外按压能产生 60～80mmHg 动脉压。心脏骤停最初的心电图多显示为心室颤动,除颤器或 AED 到达前先行胸外按压,可改善心肌氧供,提高除颤成功率。除颤器或 AED 到达后立即进行电击除颤。对心室颤动时间＞4 分钟的病人,电击前的胸外按压尤为重要。在电除颤终止心室颤动后的最初阶段,尽管心脏恢复了有节律的心电活动,但心脏常处于无灌注或低灌注状态,电击后立刻胸外按压 2 分钟,有助于心律恢复。

高质量胸外按压:按压频率为 100～120 次/分;按压幅度为 5～6cm;确保按压后放松期胸廓完全恢复原状;尽量减少因分析心律、检查脉搏和其他治疗措施所致的胸外按压中断,中断时间＜10 秒。

1. **复苏体位**　CPR 时将病人放置于平卧位,平躺在坚实平面上。

2. **按压部位**　病人胸骨中下 1/3 或两乳头连线和胸骨交界点中央(图 15-2)。

3. **按压手法**　急救人员跪在病人一侧身旁,一只手掌根部置于按压部位,另一手掌根部叠放在其上,双手指紧扣进行按压;身体稍前倾,使肩、肘、腕位于同一轴线上,与病人身体平面垂直(图 15-3)。

图 15-2　胸外按压部位

图 15-3　胸外按压手法

用上身重力按压,按压与放松时间相等,放松时手掌不离开胸壁。每次按压后,让胸廓完全回弹;每次按压后,不要倚靠在病人胸部。

4. 复苏顺序 心脏骤停大多由心脏疾病引起,当难以确定心脏骤停的时间时,立即建立辅助血液循环非常重要,共识推荐以先进行胸外按压为序,流程为 C—A—B。

5. 按压与通气比(compression-ventilation ratio) 按压与通气比为 30∶2,每 5 组 30∶2 的 CPR 为一个周期,时间约 2 分钟。

6. 按压轮换 2 人以上 CPR 时,应每隔 2 分钟轮换一次,以免按压者疲劳使按压质量和频率降低。轮换时要求动作快,尽量减少按压的中断。

(五)开放气道与人工通气

病人无意识时,舌根后坠、软腭下垂会阻塞气道,因此检查呼吸或人工通气前需要开放气道。

1. 开放气道方法

(1)仰头抬颏法(head tilt-chin lift):如病人无明显头颈部受伤,可使用此法。病人取仰卧位,急救者站在病人一侧,将一只手放置在病人前额部并用力使头后仰,另一只手示指和中指放置在下颏骨部并向上抬颏,使下颏尖、耳垂的连线与地面垂直(图 15-4)。

(2)双手托颌法(jaw thrust):在怀疑病人有颈椎受伤时使用。病人平卧,急救者位于病人头侧,双手拇指置于病人口角旁,其余手指托住病人下颌部位,在保证头部和颈部固定的前提下,用力将病人下颌向上抬起,使下牙高于上牙(图 15-5)。

图 15-4 仰头抬颏法　　　　图 15-5 双手托颌法

2. 人工通气方法

(1)口对口呼吸:急救者正常呼吸,用示指和拇指捏住病人鼻翼,用口封罩住病人的口唇部,将气吹入病人口中。

(2)口对鼻呼吸:用于口唇受伤或牙关紧闭者,急救者稍上抬病人下颏使口闭合,用口封罩住病人鼻部,将气体吹入病人鼻中。

(3)口对导管通气:对气管切开病人可通过导管进行人工通气。

(4)口对面罩通气:用面罩封住病人口鼻,通过连接管进行人工通气。

无论何种人工通气方法,急救者每次吹气时间都应持续 1 秒,应见胸廓起伏,潮气量为 6～7ml/kg,避免过度通气。

3. 需要注意的问题

(1)心肺复苏过程中,维持相对低的通气血流比例,避免急速、过大潮气量的人工呼吸更有利于复苏。原因如下:①CPR 中实际经过肺的血流明显减少(约为正常的 25%～33%),要求潮气量和呼吸频率均较生理状态低,符合此时的病理生理状态;②可避免引起胃胀气、膈肌上抬,以免降低肺的顺应性及胃内容物反流造成误吸。

(2)心脏骤停最初数分钟内,血中氧合血红蛋白还保持在一定水平,心、脑的氧供更多地取决于血流量的降低程度,所以心肺复苏最初阶段的胸外按压比人工通气相对更重要,应尽可能避免中断胸外按压。

(3)人工通气时,要注意始终保持气道开放状态。

(4)建立人工气道后,胸外按压频率保持在100～120次/分不变,呼吸频率为10次/分(6秒进行一次通气),此时不再需要以30∶2的按压与通气比进行。

(5)对于有自主循环(可触到脉搏)而无自主呼吸的病人,人工呼吸频率为10次/分(6秒进行一次通气),每2分钟重新检查一次脉搏。

(六)电除颤

80%～90%的心脏骤停由心室颤动所致。单纯胸外按压一般不可能终止心室颤动和恢复有效血流灌注,电击除颤是终止心室颤动的最有效方法。早期电击除颤是决定心脏骤停病人能否存活的关键因素,除颤每延迟1分钟,病人存活率下降7%～10%。

1. 当院外心脏骤停被目击或发生院内心脏骤停时,如现场有AED或手动除颤器(manual defibrillator),经过培训的急救人员应立刻进行CPR和尽早电除颤。

2. 当院外心脏骤停发生时未被急救人员目击,尤其是从呼救至急救人员到达现场的时间超过5分钟的情况下,先进行30次胸外按压,再做2次人工呼吸,行5组CPR(约2分钟),分析心律后实施电除颤。

3. 当发现心室颤动或无脉性室性心动过速时,急救人员应先电击除颤1次,后立刻进行5组CPR(约2分钟),之后再检查心律和脉搏,必要时再行电除颤。

4. **除颤能量的选择**　双相波120～200J,随后的除颤能量选择可使用第一次的能量或增加能量。单相波除颤使用360J。

5. **注意事项**　电极位置:右侧电极放置于病人右锁骨下区,左侧电极放置于病人左乳头侧腋中线处。电击前警告在场所有人员不要接触病人身体,放电时电极板用力贴紧皮肤表面。

二、小儿基本生命支持

小儿心肺复苏(pediatric cardiopulmonary resuscitation,PCPR)与成人CPR比较,有其特点。根据年龄段划分为:生后1个月以内为新生儿,1岁以内为婴儿,1～8岁为小儿。8岁以上儿童的心肺复苏程序及方法基本同成人。

(一)概述

1. **解剖学特点**　小儿的解剖生理结构与成人相比有较大差异,心肺复苏时需要了解和掌握这些差异特点,并针对不同年龄的患儿采用不同的复苏手法。

(1)头部与身体比例:婴儿头部所占比例较成人大,枕外隆凸明显,无意识时更易使头部前屈,造成气道阻塞;颈部短而圆胖,不易触及颈动脉搏动。

(2)气管软骨软弱:颈部过度伸展时易造成气管塌陷;咽喉部软组织松弛且舌体大,易后坠阻塞气道;咽部腺体组织大,经鼻插管困难;气道狭小,有炎症水肿时易阻塞。

(3)环状软骨处气道最窄:小儿气管插管时若导管进入声门后阻力大,不可用力送进,应考虑是否遇狭窄部位,必要时更换小一号的导管。

(4)婴儿会厌柔软:其游离缘与咽后壁贴近,喉镜用直叶片更容易将会厌挑起暴露声门。

2. **心脏骤停的特点**　成人心脏骤停多因突发心脏原因所致,小儿更多的是因为呼吸功能障碍或是心血管功能相继恶化的结果,心脏骤停是继发的。成人心脏骤停多为心室颤动或无脉性室性心动过速;小儿心脏骤停中约78%是心室静止,其次为心动过缓或无脉性电活动,室性心律的发生率

<10%。因此,对非原发性心脏骤停患儿,复苏早期更要注重呼吸支持,改善缺氧,心脏复苏较成人复苏的时间要长。

3. 小儿心肺复苏生存链的顺序 ①预防心脏停搏;②快速求救 EMSS;③早期有效心肺复苏;④早期高级生命支持;⑤复苏后监护;⑥幸存者康复。只有一位急救人员在现场时,对 8 岁以下的患儿应先给予基本生命支持 2 分钟,再求救 EMSS,即先急救、再求救。8 岁以上儿童则同成人,先求救、再急救。

(二) 小儿基本生命支持方法

1. 开放气道,判断自主呼吸 小儿意识丧失后,由于舌后坠导致上气道阻塞,应立即采用仰头抬颏法或双手托颌法开放气道。

(1)仰头抬颏法:将一只手放在小儿前额并轻柔地使头部后仰,同时将另一只手的指尖放在下颏中点处,抬高下颏以开放呼吸道。

(2)双手托颌法:方法同成人。

开放气道后,急救者用面颊贴近患儿口鼻部感觉有无呼出气流,并观察患儿有无胸腹部起伏,时间 5～10 秒。若判断呼吸时间过短,缓慢的自主呼吸有可能被遗漏。确认患儿无呼吸,即开始人工呼吸。

2. 人工呼吸 采用口对口人工呼吸,先吹气 2 次,每次约 1 秒,稍短于成人,潮气量以使胸廓抬起为度。对于有脉搏但呼吸做功缺乏或不足的婴儿和儿童,每 2～3 秒通气 1 次（20～30 次/分）。若吹气时阻力大或胸廓不能抬起,提示气道阻塞。气道阻塞最常见的原因是气道开放不正确,需重新调整体位,开放气道后再试。如果吹气后仍无胸廓起伏,应考虑气道内有异物存在。小婴儿可采用口对口鼻呼吸或面罩-球囊通气。

3. 人工循环 气道开放并提供 2 次有效的人工呼吸后,急救者应检查患儿脉搏,决定是否实行胸外按压以提供人工循环支持。1 岁以上小儿可触诊颈动脉搏动,婴儿由于颈部短而圆胖,可触诊肱动脉或股动脉搏动,时间 5～10 秒。若无脉搏,即行胸外按压:向脊柱方向挤压胸骨,压迫心腔内血液排入主动脉。具体方法如下。

(1)双掌按压法:适用于 8 岁以上儿童,方法同成人。

(2)单掌按压法:适用于 1～8 岁的小儿,仅用一手掌按压,方法同上。

(3)平卧位双指按压法:适用于婴儿和新生儿,急救者一手置于患儿后背,另一手示指和中指置于两乳头连线下方,向后背方向按压。

(4)单掌环抱按压法:用于新生儿和早产儿。复苏者一手四指置于患儿后背,拇指置于前胸,具体按压部位同平卧位双指按压法。

(5)双手环抱按压法:用于婴儿和新生儿。急救者用双手围绕患儿胸部,双拇指并列或重叠于前胸,位置同前,其余两手手指置于患儿后背,以相对方向按压。

小儿及婴儿胸外按压的深度以大于等于其胸廓前后径的 1/3 较为适宜,此按压深度可产生相对较高的冠状动脉灌注压。按压频率为 100～120 次/分。胸外按压必须与人工呼吸交替进行,小儿心脏按压与人工通气比值,单人复苏时同成人,为 30∶2,双人时为 15∶2。

三、气道异物梗阻与处理

气道异物梗阻(foreign body airway obstruction,FBAO)是导致窒息的紧急情况,如不及时解除,数分钟内即可致死亡。FBAO 造成心脏停搏并不常见,但在有意识障碍或吞咽困难的老年人和儿童发生概率相对较高。FBAO 是可以预防而避免发生的。

(一) 气道异物梗阻的原因及预防

任何人突然发生呼吸骤停都应考虑到 FBAO。成人通常在进食时易发生,肉类食物是造成 FBAO 最常见的原因。易导致 FBAO 的诱因有:吞食大块难咽食物,饮酒后,老年人戴义齿或吞咽困难,儿童口含小颗粒状食物或物品。

注意以下事项有助于预防 FBAO:①进食切碎的食物,细嚼慢咽,尤其是戴义齿者;②咀嚼和吞咽食物时,避免大笑或交谈;③避免酗酒;④阻止儿童口含食物时行走、跑或玩耍;⑤将易误吸的异物放在婴幼儿拿不到的地方;⑥不宜给小儿需要仔细咀嚼或质韧而滑的食物(如花生、坚果、玉米花、果冻等)。

(二) 气道异物梗阻

异物可造成呼吸道部分或完全阻塞,识别气道异物梗阻是及时抢救的关键。

1. 气道部分阻塞　病人有通气,能用力咳嗽,但咳嗽停止时出现喘息声。此时,救助者不宜妨碍病人自行排除异物,应鼓励病人用力咳嗽并自主呼吸,但应守护在病人身旁,监护病人情况,如不能解除,即求救 EMSS。

FBAO 病人可能一开始就表现为通气不良;或开始通气好,但逐渐恶化,表现出乏力、无效咳嗽、吸气时高调噪声、呼吸困难加重、发绀。对待这类病人要同气道完全梗阻病人一样,须争分夺秒地抢救。

2. 气道完全阻塞　病人不能讲话,呼吸或咳嗽时,双手抓住颈部,无法通气。对此征象必须能立即明确识别。救助者应马上询问病人是否被异物呛到,如果病人点头确认,必须立即救助,帮助解除异物。由于气体无法进入肺,如不能迅速解除气道阻塞,病人将很快出现意识丧失,甚至死亡。如果病人意识已丧失、猝然倒地,应立即实施心肺复苏。

(三) 解除气道异物梗阻

对气道完全阻塞病人必须争分夺秒地解除气道异物。通过迫使气道内压力骤然升高的方法,产生人为咳嗽,使异物从气道内排出。具体方法如下。

1. 腹部冲击法(Heimlich 法)　可用于有意识的站立或坐位病人。救助者站在病人身后,双臂环抱病人腰部,一手握拳,握拳手拇指侧紧紧顶住病人腹部,位于剑突与脐间的腹中线部位,用另一手再握紧拳头,快速向内、向上使拳头冲击腹部,反复冲击直到把异物排出。如病人意识丧失,即开始 CPR。

采用此法后,应注意检查有无危及生命的并发症,如胃内容物反流造成的误吸、腹部或胸腔脏器破裂。除非必要时,此法不宜随便使用。

2. 自行腹部冲击法　气道梗阻者本人可一手握拳,用拳头拇指侧顶住腹部,部位同上,另一手再握紧拳头,用力快速向内、向上使拳头冲击腹部。如果不成功,病人应快速将上腹部抵压在一个硬质的物体上,如椅背、桌沿、走廊护栏,用力冲击腹部,直到把气道异物排出。

3. 胸部冲击法　对于妊娠末期或过度肥胖病人,救助者无法用双臂环抱病人腰部,可用胸部冲击法代替腹部冲击法。救助者站在病人身后,把上肢放在病人腋下,将其胸部环抱住。一只拳的拇指侧放在胸骨中线,避开剑突和肋骨下缘,另一只手握住拳头,向后冲压,直至把异物排出。

4. 对意识丧失者的解除方法

(1) 解除 FBAO 的过程中意识丧失:救助者应立即开始 CPR。在 CPR 期间,经反复通气后,若病人仍无反应,急救人员应继续 CPR,按 30∶2 的按压与通气比例操作。

(2) 发现病人已无反应:急救人员初始可能不知道病人发生了 FBAO,在反复通气数次后病人仍无反应,应考虑到 FBAO。

可采取以下方法:①在 CPR 过程中,如有第二名急救人员在场,一名实施救助,另一名求救 EMSS。病人保持平卧。②如果可看到口内异物,可试用手指清除口咽部异物(图 15-6)。③如果通气时病人胸部无起伏,重新摆放头部位置,注意开放气道,再尝试通气。④异物清除困难,如果通气仍未见胸廓起伏,应考虑进一步的抢救措施(如 Kelly 钳、Magilla 镊、环甲膜穿刺/切开术)开通气道。⑤如异物去除、气道开通后仍无呼吸,需继续缓慢人工通气。再检查脉搏、呼吸、反应,如无脉搏,即行胸外按压。

5. 小儿气道异物的处理 怀疑小儿气道异物梗阻时,如患儿咳嗽有力,应鼓励其连续自主咳嗽,以咳出异物;如小儿咳嗽无力或呼吸困难明显,并出现意识丧失,应立即采取解除气道梗阻的措施。婴儿推荐使用拍背/冲胸法;1岁以上儿童使用 Heimlich 手法及卧位腹部冲击法。

(1)拍背/冲胸法:急救者取坐位,将患儿俯卧置于前臂上,前臂放于大腿上,用手指张开托住患儿下颌并固定头部,保持头低位;用另一只手的掌根部在婴儿背部肩胛区用力叩击 5 次;拍背后将空闲的手放于婴儿背部,手指托住其头颈部,小心地将婴儿翻转过来,使其仰卧于另一只手的前臂上,前臂置于大腿上,仍维持头低位。实施 5 次快速胸部冲压,位置与胸外按压相同。冲压与按压的不同之处在于冲压时间短促,利用肺内压力突然增高将异物排出。如能看到患儿口中或鼻中异物,可将其取出;如不能看到异物,则继续重复上述动作,直到异物排出。

(2)Heimlich 手法及卧位腹部冲击法:同成人。

图 15-6　**手指清除口咽部异物**

第三节 | 高级心血管生命支持

高级心血管生命支持(advanced cardiovascular life support,ACLS)通常由专业急救人员到达发病现场后或在医院内进行,通过应用辅助设备、特殊技术和药物等,进一步提供更有效的呼吸、循环支持,以恢复自主循环或维持循环和呼吸功能。

ACLS 是在基本生命支持基础上,对自主循环已恢复或未恢复的心脏骤停病人使用人工气道或机械通气,建立静脉液体通道并给予复苏药物的进一步支持治疗。可归纳为高级 A、B、C、D,即 A(airway)——人工气道,B(breathing)——机械通气,C(circulation)——建立液体通道,使用血管升压药物及抗心律失常药,D(differential diagnosis)——寻找心脏骤停的原因。

一、人工气道与机械通气

CPR 过程中人工通气的目的是维持血液充分氧合和清除潴留的二氧化碳。在 BLS 和 ACLS 阶段病人的吸氧浓度(fraction of oxygen,FiO_2)应为 100%,使动脉血氧饱和度(oxygen saturation,SaO_2)达最大化,以迅速纠正严重缺氧。随着氧合好转,可逐渐降低 FiO_2 至 40%~60%,并维持 $SaO_2>93\%$。

心脏骤停最初数分钟内,心、脑的氧供受到血流中断的影响最大,此时胸外按压较人工通气更为重要,应尽可能避免因建立人工气道而影响胸外按压。熟练掌握面罩-球囊供氧和通气方法。CPR 过程中插入气管导管或喉罩气道的过程势必会影响胸外按压,因此急救人员应该权衡两者当时的重要性,可以在病人对 CPR、电除颤无反应,或自主循环恢复后建立人工气道。

(一)人工气道

人工气道(artificial airway)应在心肺复苏中尽早建立,由于存在各种引起气道不畅的因素,如舌后坠、软腭部松弛致气道阻塞,除手法开放气道外,可使用口咽或鼻咽气道、食管堵塞导管通气等方法。尽可能早地建立确切的人工气道,多采取气管内插管(endotracheal intubation),不但会给气道管理带来便利,更重要的是建立人工气道行机械通气后可不再因人工通气而中断连续胸外心脏按压。

1. 插管位置 气管导管被牵拉或病人被搬动,很容易造成气管导管移位、脱出或插入过深至右侧主支气管内。如果有效通气时,血氧饱和度仍持续偏低,首先需要考虑导管插入过深的可能性。通过查看气管导管刻度、双肺听诊、检查两侧呼吸动度和胸廓抬举是否对称一般不难发现。呼气末 CO_2

分压（PetCO₂）可以用于监测气管导管是否移位进入食管。

2. 气管导管的维护

（1）保持导管通畅：气管分泌物干结阻塞易造成导管不通畅，要预防性湿化气道，吸痰，及时清除管腔内分泌物。必要时重新更换导管或行气管切开术。由于病人可能出现咀嚼肌痉挛，咬瘪导管，需用牙垫固定及保护。

（2）导管保护：病人意识恢复中出现烦躁不安，常会吐出或自行拔除导管。需加强护理观察，很好地固定气管导管，对病人上肢予以必要的束缚，并适当使用镇静药。

（3）导管套囊维护：适当掌握气囊能使气道密封的充气量有助于机械通气，防止胃内容物及口咽分泌物的误吸。应采用分次少量注气的方法，直至正压通气时听不到套囊周围漏气声，监测套囊内压 $<25mmHg$。

（二）机械通气

机械通气（mechanical ventilation）是目前临床上使用的确切而有效的呼吸支持手段，其目的是：①纠正低氧血症，缓解组织缺氧；②纠正呼吸性酸中毒；③降低颅内压，改善脑循环；④保障镇静药使用安全，减少全身及心肌氧耗。

当复苏病人无自主呼吸时需要采用控制通气（control ventilation，CV）模式，设置所需通气参数，有规律、强制性通气。CV 可分为两种类型。

1. 容量控制通气（volume control ventilation，VCV） 应用 VCV 时一般预设潮气量、每分通气量、呼吸频率、吸气时间、吸气流速、吸呼比（I/E）等参数。

2. 压力控制通气（pressure control ventilation，PCV） 应用 PCV 时预设吸气压力、I/E 和呼吸频率（RR）等参数，此时潮气量随肺顺应性、气道阻力而改变。应用 PCV 时肺通气量相对不稳，应监测呼出气潮气量，最好用于呼吸力学状况稳定、气道阻力较小的病人。

机械通气是一种非自然呼吸的方式，会影响正常的呼吸生理过程，随着复苏病人呼吸、循环状况的逐渐改善，机械通气的使用应根据病人的全身情况、血气分析，选择合适的通气模式，调整呼吸机参数，以达到最佳治疗效果，减少机械通气带来的气压损伤和感染等并发症。

二、复苏药物的应用

（一）给药途径选择

1. 静脉途径 急救人员应建立较大的外周静脉通道，一般药物经由外周静脉到达心脏需要 1～2 分钟，药物静脉注射后再推注 20ml 液体，有助于药物进入中心循环。但建立外周静脉通道时尽可能不中断 CPR 操作。

2. 气管途径 如果静脉通道不能建立，复苏药物可经由气管内给予，用量是经静脉给药剂量的 2～2.5 倍。

3. 骨髓途径 由于骨髓腔有不会塌陷的血管丛，是另外一种可供选择的给药途径，其效果相当于中心静脉通道。如果无法建立静脉通道的话，可建立经骨髓给药通道。

（二）给药时机

复苏抢救程序是：在 1 次电击和 CPR 后，如 VF/VT 持续存在，推荐给予血管升压药物，但不能因给药而中断 CPR。

反复电除颤、CPR 和应用血管升压药后，如果 VF/VT 仍持续存在，可使用抗心律失常药，首选胺碘酮；对有长 QT 间期的尖端扭转型室性心动过速，可选用镁剂。

（三）复苏药物的选择

1. 血管升压药物 迄今已很难获得安慰剂对照临床试验结果，血管升压药物对 VF/VT、PEA 或 VA 神经功能恢复有益，并可提高出院存活率。有证据表明应用血管升压药物有助于初始阶段自主循环恢复。

　　肾上腺素（epinephrine）：在复苏过程中的作用主要是激动 α 受体，α 肾上腺素能作用可提高复苏过程中心脏和脑的灌注压。推荐成人首选给予肾上腺素 1mg，每隔 3～5 分钟可重复使用。

　　2. 抗心律失常药

　　（1）胺碘酮（amiodarone）：已证明胺碘酮（300mg 或 5mg/kg）能够提高入院存活率，提高 VF/VT 的电除颤成功率。推荐对 CPR、电除颤和血管升压药物无反应的 VF/VT，首选胺碘酮，初始剂量为 300mg，静脉注射，无效时可再加用 150mg。

　　（2）利多卡因（lidocaine）：利多卡因作为无胺碘酮时的替代药物。初始剂量为 1～1.5mg/kg 静脉推注。如 VF/VT 持续，可给予额外剂量 0.5～0.75mg/kg，每隔 5～10 分钟静脉推注一次，最大剂量为 3mg/kg。

　　（3）镁剂（magnesium）：能有效中止尖端扭转型室性心动过速。1～2g 硫酸镁溶于 10ml 5% 葡萄糖注射液中，缓慢静脉注射，而后可将 1～2g 硫酸镁溶于 50～100ml 5% 葡萄糖注射液中，缓慢静脉滴注。

　　3. 阿托品（atropine）　应用阿托品对心室静止或 PEA 有益，但由于可导致迷走神经张力过高而引起和/或加剧心室静止，故不常规推荐阿托品用于心室静止或 PEA。对于心动过缓病人，给予阿托品作为一线治疗（心脏移植病人除外）：静脉注射阿托品 1mg，可重复静脉注射直至总剂量达到 3mg。

　　4. 碳酸氢钠（sodium bicarbonate）　只在特定情况下考虑应用，如心脏骤停前存在代谢性酸中毒、高钾血症或三环类抗抑郁药过量，初始剂量为 1mmol/kg，应尽可能在血气分析监测的指导下应用。

　　（四）小儿用药

　　1. 给药途径　首选静脉给药，但小儿复苏时建立静脉通道较困难，骨髓通路给药日渐受到重视。推荐将复苏时静脉穿刺失败 3 次或时间＞90 秒作为建立骨髓通路的指征。

　　2. 肾上腺素　用法：1mg/ml 的肾上腺素注射液稀释 10 倍给药，0.01mg/kg 静脉注射，最大剂量 1mg，每隔 3～5 分钟后可重复。若无静脉或骨髓通路，选择气管内给药，剂量为 0.1mg/kg。

　　3. 碳酸氢钠　使用指征：pH＜7.20，严重肺动脉高压、高钾血症。在足够通气状态下，肾上腺素给药后效果不佳者可考虑使用。

第四节 ┃ 特殊情况下的心肺复苏

　　特殊情况下发生的心脏、呼吸骤停各具特点，心肺复苏时需要适当调整方法，区别实施，如淹溺、低温、雷击（电击）、创伤及妊娠。

一、淹溺

　　淹溺（drowning）是呼吸道被液体淹没而引起窒息的过程，最重要的复苏措施是尽快恢复通气和氧供，缺氧时间长短决定溺水者是否发生心脏停搏并影响预后。现场复苏方法如下。

　　1. 水中救起　发现溺水者，立即从水中将其救起，施救时急救人员必须注意自身安全。如发现淹溺者颈部明显受伤，应考虑颈部固定保护。

　　2. 人工通气　人工通气是淹溺复苏最重要的措施，如未发生心脏骤停，迅速人工通气可增加淹溺者的存活机会。人工呼吸可在淹溺者被救上岸或还在浅水区时就开始实施。大多数淹溺者在溺水过程中只会吸入少量的水，并不造成气道梗阻，人工呼吸前只需适当清除溺水者口中可视的异物。

　　3. 胸外心脏按压　检查淹溺者无意识、无呼吸后，立即胸外心脏按压，按压与通气比为 30:2。冷水淹溺时，淹溺者的动脉搏动难以触及，即便专业急救人员检查颈动脉搏动，也不能超过 10 秒。

　　4. 其他情况处理　淹溺者多伴有低体温，在复苏时要按低温治疗处理。复苏过程中出现呕吐，应将其头部偏向一侧，用手指、纱布等清除或用吸引器抽吸呕吐物。

二、雷、电击

雷击（lightning strikes）、电击（electric shock）是电流对心脏、脑、血管平滑肌直接作用，以及电能在体内转化为热能产生的热效应损伤。电流作用于心肌导致心室颤动和心室静止是雷、电击死亡的首位原因。部分病人会发生呼吸停止，其原因是：①电流经过头部引起延髓呼吸中枢抑制；②触电时膈肌和胸壁肌肉强直性抽搐；③长时间的呼吸肌麻痹。复苏的特点如下。

1. 急救人员施救前首先确认急救现场安全，自身无受电击的危险。

2. 病人无意识、呼吸、脉搏，立即开始 CPR，求助 EMSS 系统，尽可能早期行电除颤。遭受雷、电击的病人，若没有心肺基础疾病，立即实施 CPR，存活可能性较大，此种情况下甚至需要超过一般 CPR 要求的时间。

3. 雷、电击均可导致复合伤，可有头颈部和脊柱损伤，应注意保护和制动。病人燃烧的衣服、鞋、皮带应予以去除，避免进一步损伤。

4. 颌面部和颈前等部位有烧伤的病人，可能出现软组织肿胀而导致呼吸困难，即使存在自主呼吸，也应尽早气管插管建立人工气道。

5. 对有低血容量性休克和广泛组织损伤的病人，应迅速静脉补液，抗休克治疗，维持水、电解质平衡，保持足够的尿量，以促进组织损伤时产生的肌红蛋白、钾离子等排出体外。

三、低温

严重低体温（<30℃）伴随心输出量和组织灌注下降，机体功能显著降低，表现出临床死亡征象。低温时，心脏对药物、起搏刺激及电除颤的反应性明显下降，因此，低温致心脏骤停的救治原则是在积极处理低体温的同时进行 CPR。

（一）保温与复温

1. **保温**　除去病人湿的衣物，避免继续暴露于低温环境，以防热量进一步丢失。

2. **复温**　复温方法的选择取决于病人有无灌注心律以及体温下降程度。

（1）按病人中心体温可将体温下降程度分为：①轻度低体温（>34℃）；②中度低体温（30～34℃）；③重度低体温（<30℃）。

（2）复温方式：①被动复温：覆盖保暖毯或将病人置于温暖环境；②主动体外复温：通过加热装置包括热辐射、强制性热空气通风和热水袋等进行复温；③主动体内复温：指采用加温加湿给氧（42～46℃）、加温静脉输液（43℃）、腹腔灌洗、食管复温导管和体外循环等有创性技术复温。

（3）复温方式的选择：有灌注节律的轻度低体温病人采用被动复温；有灌注节律的中度低体温病人采用主动体外复温；重度低体温和无灌注心律的心脏骤停病人采用主动体内复温。

（二）复苏的特殊方法

1. 病人还未出现心脏呼吸骤停时，重点处理复温。一旦出现心脏呼吸骤停，要边 CPR 边复温。

2. 人工通气时，尽可能给予加温（32～34℃）加湿氧气面罩通气。

3. 低温时电除颤效能下降，中心体温<30℃时，电除颤往往无效。存在室颤时，可立即给予 1 次电除颤；如室颤仍存在，则应继续 CPR 和复温，体温达到 30℃以上考虑再次除颤。

4. 低温时间超过 45～60 分钟的病人在复温过程中血管扩张、血管床容量增大，需要及时进行补液治疗。

四、创伤

创伤致心脏骤停的主要原因包括：①气道阻塞、严重开放性气胸和支气管损伤或胸腹联合伤等导致缺氧；②心脏、主动脉或肺动脉等重要脏器或血管损伤；③严重头部创伤影响呼吸、循环中枢；④张力性气胸或心脏压塞导致心输出量急剧下降；⑤大量血液丢失导致低血容量和氧输送障碍。创伤性心脏骤停病人的复苏成功率极低。

1. 现场实施 CPR,对怀疑颈部损伤者开放气道时应采用双手托颌法,以免损伤脊髓。如有可能,安装固定病人头颈部的颈托。

2. 评估病人的呼吸状况,如果无呼吸或呼吸浅慢,立即进行面罩-球囊通气。通气过程中如未见病人胸廓起伏,要注意是否存在张力性气胸和血胸。在复苏过程中应注意检查病人潜在的致命伤,根据情况做出相应处理。

五、妊娠

急救人员在妊娠妇女复苏的过程中,要尽力抢救母亲和胎儿两个生命,同时要考虑到孕妇孕产期生理改变的因素。正常妊娠时孕妇心输出量、血容量增加 50%;妊娠 20 周后,孕妇处于仰卧位时,增大的子宫压迫内脏血管会减少血液回流,心输出量可下降 25%,CPR 时应考虑到这一影响因素。

对危重症孕妇应采取以下措施预防心脏骤停的发生:①左侧卧位;②吸入纯氧;③建立静脉通道并补液;④考虑可能引起孕妇发生心脏骤停的可逆因素,并积极处理。孕妇可能因妊娠和非妊娠因素发生心脏骤停,原因通常包括硫酸镁等药物过量、急性冠脉综合征、羊水栓塞、子痫和先兆子痫、肺栓塞、脑卒中、创伤、主动脉夹层等。现场复苏的特点如下。

1. 孕妇体内激素水平的改变可以促使胃食管括约肌松弛,增加反流的发生率。

2. 对无意识孕妇进行人工通气时应持续压迫环状软骨以防误吸。

3. 为了减少妊娠子宫对静脉回流和心输出量的影响,可以将一个垫子(如枕头)放在病人右腹部侧方,使其向左侧倾斜 15°~30°,然后实施胸外心脏按压。由于膈肌抬高的影响,胸外心脏按压可取胸骨中间稍上部位。

4. 气管插管时也应按压环状软骨以防误吸。因为孕妇可能存在气道水肿,使用的气管导管内径要较非妊娠妇女使用的小 0.5~1.0mm。

5. 一旦孕妇发生心脏骤停,应该考虑是否有必要行急诊剖宫产手术。妊娠 20 周后子宫达到一定大小可产生阻碍静脉回流的作用,而妊娠 24~25 周后胎儿才有存活的可能。因此,对妊娠<20 周的孕妇不应该考虑急诊剖宫产手术;妊娠 20~23 周的孕妇施行急诊剖宫产手术对复苏孕妇有利,但不可能挽救胎儿的生命;妊娠 24~25 周以上实施急诊剖宫产手术对于挽救母亲和胎儿生命均可能有利。急诊剖宫产手术应尽量在孕妇心脏骤停 5 分钟内实施。

第五节 ｜ 脑复苏

脑复苏(cerebral resuscitation)是指以减轻心脏骤停后全脑缺血损伤,保护神经功能为目标的救治措施。100 年前,Guthrie 首次提出将脑作为复苏的靶器官,但长期以来强调呼吸、循环功能的复苏。直至 20 世纪 70 年代,脑复苏治疗才逐渐得到重视,CPR 的目标也由促使心脏骤停病人 ROSC 和提高存活率,逐步转变为维持和恢复病人的神经功能。

一、病理生理机制

(一)脑血流与代谢异常

脑代谢消耗很高,脑虽只占体重的 2%,却消耗机体 20% 的氧和 25% 的糖,正常脑功能的维持对脑血流量(cerebral blood flow,CBF)的依赖性极大。安静状态下,CBF 约为 750ml/min,约占心输出量的 15%。CBF 取决于脑的动、静脉压力差和脑血管的血流阻力。正常情况下,脑血管可通过自身调节的机制使脑灌注压维持在 80~100mmHg,使 CBF 保持相对稳定。

心脏骤停是造成脑组织缺血损伤的主要原因。当平均动脉压<60mmHg 时,脑失去自身调节能力,CBF 开始下降。当 CBF 下降至基础值的 35% 左右时,脑的氧供和正常功能不能维持;当 CBF 继

续下降至基础值的 20% 以下时,氧供完全中断,脑代谢只能依赖低效的糖无氧酵解,且不能满足神经细胞的生理需要。持续、严重的脑缺血缺氧使神经细胞由于能量代谢障碍而触发一系列损伤级联反应,最终发生凋亡或坏死。脑组织本身对缺氧的耐受性差,临床上脑血流突然停止 15 秒即可昏迷;脑血流停止 1 分钟,脑干功能停止;脑血流停止 2~4 分钟,则无氧代谢停止,不再产生腺苷三磷酸(ATP);脑血流停止 4~6 分钟,ATP 消耗殆尽,所有需能的代谢活动停止,最终出现不可逆的脑损伤。

ROSC 后,缺血脑组织得到再灌注。CBF 恢复的最初几分钟为反应性充血期,CBF 较正常时高;随后为迟发性低灌注期,此期可持续 2~12 小时,是脑缺血损伤最重要的阶段。此时尽管 CBF 得到一定程度的恢复,但海马、大脑皮质等局部仍处于低灌注状态,甚至出现无复流现象(no-reflow phenomenon),低灌注状态使得相应供血部位的脑组织的能量供应明显下降。产生延迟性低灌注的原因,可能与内皮细胞增加内皮素的释放而引起血管痉挛,以及中性粒细胞聚集、微血栓形成等导致的微血管阻塞有关。再灌注期脑代谢障碍也可能与线粒体和细胞呼吸链损伤有关。

(二)脑水肿

脑缺血损伤可形成细胞性和血管源性脑水肿。

1. 细胞性脑水肿 主要表现是细胞肿胀,间隙缩小,颅内压(ICP)变化较小。缺血期即可发生细胞性脑水肿,再灌注期由于细胞膜离子通透性增加可进一步进展。

2. 血管源性脑水肿 常伴有 ICP 升高,并可继发性出血,主要由再灌注期血脑屏障(blood-brain barrier,BBB)破坏引起。血管源性脑水肿的发展有两个高峰期,第一个出现于再灌注后数小时,第二个出现于 24~72 小时。脑水肿的临床表现视发展速度和严重程度而异。

(三)神经细胞损伤

脑缺血后经由启动环节、中间环节和最终损伤环节等组成级联反应,最终导致神经细胞损伤,继而引起相应的神经功能缺失。

1. 能量代谢障碍 ATP 减少及耗竭是神经细胞损伤最为重要的启动环节。由于 CBF 和氧供下降,ATP 等高能磷酸代谢产物产生减少,由 ATP 分解和代偿性的无氧酵解导致的无机磷酸盐和乳酸增加等使细胞出现酸中毒。由于缺乏 ATP,不能维持能量依赖的跨膜离子梯度,当 ATP 水平<正常状态下的 50% 时,大量的钠、钙离子通过电压门控通道内流,导致细胞去极化。神经细胞去极化后释放大量兴奋性神经递质。谷氨酸是最为主要的兴奋性神经递质,也是神经细胞缺血损伤另一重要的启动环节。谷氨酸通过激活 N-甲基-D-天冬氨酸受体(NMDA 受体)和 α-氨基-3-羟基-5-甲基-4-异唑丙酸受体等门控离子通道进一步促进钙、钠内流,并且通过与代谢型谷氨酸受体作用激活 G 蛋白等缺血损伤中间环节,最终导致细胞损伤。

2. 神经细胞损伤 主要的中间环节包括:①钙超载:细胞内钙超载是神经细胞损伤最为重要的中间环节;②一氧化氮(NO)合成增加;③蛋白激酶和基因激活等。

3. 细胞损伤的最终环节 包括坏死、炎症和凋亡。缺血后的炎症反应过程十分复杂,通过多种机制引起细胞死亡。

脑缺血损伤具有延迟性和选择性的特征。缺血发生只有数分钟,但引起的细胞损伤则可持续数天以上。脑的不同部位以及不同细胞类型对缺血的敏感性存在差异。缺血易损区域包括海马、皮质、丘脑等部位。各类细胞中,神经元对缺血的敏感性最高,其次为星形胶质细胞、少突胶质细胞和内皮细胞。

二、临床特点及诊断

(一)临床表现

1. 发生心脏停搏即出现意识丧失,如果快速实施 CPR 成功,病人即可清醒。

2. 复苏后意识未恢复的病人,多数持续 1 周左右处于昏迷状态,不睁眼,受刺激时可出现不同程度的肢体运动反应;2~3 周内进入植物状态,一般昏迷时间不超过 1 个月。

3. 病人可以出现睁眼(若无双侧动眼神经麻痹),最初睁眼是对疼痛的反应,以后发展为呼唤后睁眼,不久后可出现自动周期性睁眼,不需要任何刺激。有时则进入睡眠,病人开始出现睡眠-觉醒周期。

4. 病人早期可出现去大脑强直,但在2~3周后开始消退。有害刺激可引起肢体屈曲回缩,但通常在较长的延迟之后,动作缓慢,张力失调,缺乏正常的急速运动反应。

5. 有明显握力反射,这种反射常被家属和没经验的人误认为有目的的随意运动。有的病人可以有肌阵挛,由于脑干功能相对保留,脑神经除一些需有意识支配的运动外,多数功能是正常的。

6. 瞳孔反射大多正常,少数有两侧不对称,偶尔可有核间性眼肌麻痹。

7. 将液体放入口腔可以吞咽,但没有咀嚼运动,因为咀嚼运动需要大脑皮质支配。多数病人常保留呕吐、咳嗽、吸吮反射。

8. 当下丘脑发生功能障碍时,可出现中枢性发热、多汗、水电解质紊乱等,提示预后不良。

9. 病人没有情感反应,遇有害刺激时出现呻吟,有些病人在看到或听到亲人的声音时流泪,表明意识开始恢复。

10. 处于植物状态的病人都有大小便失禁。

(二) 诊断

1. 植物状态的诊断标准

(1) 认知功能丧失,无意识活动,不能执行指令。

(2) 保持自主呼吸和血压。

(3) 有睡眠-觉醒周期。

(4) 不能理解和表达语言。

(5) 能自动睁眼或在刺激下睁眼。

(6) 可有无目的性的眼球跟踪运动。

(7) 下丘脑及脑干功能基本保存。

2. 持续性植物状态的诊断标准
任何原因所致的植物状态持续1个月以上即可诊断为持续性植物状态。

三、脑复苏治疗

脑复苏原则:尽快恢复脑血流,缩短无灌注和低灌注的时间;维持合适的脑代谢;中断细胞损伤的级联反应,减少神经细胞丧失。主要治疗措施如下。

(一) 尽快恢复自主循环

开始CPR及ROSC时间的长短决定脑缺血损伤的严重程度。及早CPR和早期电除颤是复苏成功的关键。胸外按压至少可产生正常心输出量20%~30%的供血,可维持一定的冠状动脉灌注压而提高自主循环恢复概率,还可保持一定的CBF,延缓脑缺血损伤的进程。

(二) 低灌注和缺氧的处理

脑复苏需要维持足够的脑灌注压、血流阻力和合适的血氧饱和度,以保证脑的营养物质供应和氧供。由于缺血损伤后脑代偿机制丧失,ROSC后CBF主要取决于动脉血压。动脉血压降低势必影响CBF,因此应该积极处理低血压,必要时予以补充血容量和血管活性药物治疗。在一定的高血压状态进一步提高CBF可能对脑复苏治疗有利,因此舒张压<120mmHg时一般不需要处理。但血压过高可导致血脑屏障损伤、加重脑水肿。

脑血管阻力是影响CBF的另一因素。ROSC后脑血管失去自身调节作用,但对氧和二氧化碳浓度变化具有一定的反应性。通气过度时,$PaCO_2$降低可引起脑血管收缩而迅速减少CBF。在颅内压增高的情况下,过度通气可降低颅内压而暂时性地抑制脑疝形成;但在颅内压不高的情况下,过度通气可明显减少CBF而产生有害作用。通常情况下,维持$PaCO_2$在35~40mmHg是安全和合适的。

（三）体温调节

体温升高可加重脑缺血损伤,因为它不仅增加脑代谢需求,还可促进谷氨酸释放和氧自由基产生,加重脑水肿。在复苏过程中应该监测病人的中心体温(通常为直肠、膀胱和食管温度),如果病人出现体温过高或发热,应给予退热药或通过物理降温方式积极处理。

低温治疗已在临床研究中被证实是有效的脑保护措施。国际复苏学联合会(ILCOR)于2003年提出:院外心脏骤停和初始心律为室颤的意识丧失成人,应予32～34℃的低温治疗12～24小时。对其他初始心律和院内心脏骤停的病人,此治疗同样有益。

（四）血糖控制

ROSC后的高血糖状态可加重脑血流紊乱和脑代谢紊乱,促进脑水肿形成,加重脑缺血损伤。高血糖的有害作用可能是通过谷氨酸介导的。在脑复苏治疗时积极处理高血糖,除非有低血糖发生,一般应避免输注含糖液体。

（五）抗癫痫

癫痫可由全脑缺血损伤引起,并进一步加重缺血损伤。癫痫发作时,脑代谢水平增加300%～400%,因此而加重氧供/氧需失衡和脑代谢紊乱。尽管预防癫痫治疗并不改善神经功能预后,但通常的共识是对癫痫应予以积极、有效的处理。常用的抗癫痫药有苯二氮䓬类、苯妥英钠以及巴比妥类。

（六）其他治疗

可能具有应用前景的脑复苏治疗措施包括深低温和头部选择性降温治疗等。

（徐峰　崇巍）

思考题

1. 心脏骤停与心脏性猝死的含义有何不同?
2. 成人心肺复苏的操作标准和顺序是什么?
3. 成人与婴幼儿心肺复苏各自的特点是什么?
4. 简述主要复苏药物的作用和使用方法。
5. 各种特殊心肺复苏的特点是什么?

思考题解题思路

本章目标测试

本章思维导图

第十六章 | 创伤急救

创伤是指机械性致伤因素作用于人体所造成的组织结构完整性的破坏或功能障碍。根据致伤因素、受伤部位、皮肤完整性以及伤情轻重来确定创伤类型。创伤的局部表现有伤区疼痛、肿胀、压痛，骨折脱位时有畸形及功能障碍，严重创伤还可能导致致命性大出血、休克、窒息、意识障碍，以及全身炎症反应，进而发生类脓毒症反应。急救时应先确认环境安全，快速评估伤情，维持生命体征，防治休克，对伤口止血、包扎，伤肢固定，将伤员安全、迅速地转送到医疗机构进一步治疗。

创伤急救（trauma care）是急诊医学的重要组成部分，提高救治反应能力和水平，可以提高伤员存活率，降低伤残率。创伤急救要求急救人员到达灾难现场即对伤员进行初级和高级创伤生命支持，并安全转运伤员到相关医院。院内急救包括急诊抢救和后续相关专科治疗，主要目的是对伤员进行高级创伤生命支持，稳定生命体征，同时由创伤专科会诊决定确定性手术治疗。

第一节 | 创伤的院前急救

院前急救（prehospital care）是指创伤发生到伤员进入医疗机构前这段时间内在现场或转运途中的救治。

一、创伤评分和分拣

为客观地对伤病员的严重程度进行评估，需进行创伤分类，确定救治的具体措施及需转送医院的要求。以下是几种国际上普遍采用的院前评分和分拣方法。

（一）创伤指数

创伤指数（trauma index，TI）包括受伤部位、损伤类型、循环、意识、呼吸五项参数，按其异常程度记为1、3、5或6分，相加求得积分（5～30分）即为TI值。TI值5～7分为轻伤；8～17分为中重度伤；>17分为极重伤（预计死亡率约为50%）。急救人员应将TI>10分的伤员送往创伤中心或医院。创伤指数记分方法见表16-1。

表 16-1 **创伤指数**

指标	1分	3分	5分	6分
受伤部位	肢体	躯干背部	胸腹	头颈
创伤类型	切割伤或挫伤	刺伤	钝挫伤	弹道伤
循环	正常	收缩压<102mmHg 脉率>100次/分	收缩压<80mmHg 脉率>140次/分	无脉搏
意识	倦怠	嗜睡	半昏迷	昏迷
呼吸	胸痛	呼吸困难	发绀	呼吸暂停

（二）CRMAS评分法

CRMAS评分法是以循环、呼吸、胸腹部情况、运动、语言作为评判指标的评估方法。每项评分内容对应0～2分三个分值，将五项分值相加，即为伤员的CRMAS得分。总分9～10分为轻伤，7～8分为重伤，6分及6分以下为极重度伤。CRMAS评分法见表16-2。

表 16-2　CRMAS 评分

指标	2分	1分	0分
循环（C）	毛细血管充盈正常 收缩压>100mmHg	毛细血管充盈迟缓 收缩压为85～99mmHg	无毛细血管充盈 收缩压<85mmHg
呼吸（R）	正常	费力,浅或频率>35次/分	无自主呼吸
胸腹（A）	无压痛	有压痛	连枷胸、板状腹或有穿透伤
运动（M）	正常	只对疼痛刺激有反应	无反应
语言（S）	正常	言语错乱,语无伦次	说话听不懂或不能发音

（三）创伤评分

创伤评分（trauma scoring,TS）是根据与呼吸、循环、中枢神经系统相关的五项指标进行评分,积分相加作为创伤评分（表 16-3）。总分在 14～16 分,表示功能轻度紊乱,存活率可达 96%;总分 4～13 分,表示功能明显紊乱,经救治可能存活;总分 1～3 分,表示生理功能严重紊乱,死亡率高达 96%。

表 16-3　创伤评分

项目	5分	4分	3分	2分	1分	0分
GCS	14～15	11～13	8～10	5～7	3～4	—
呼吸频率/(次/分)	—	10～24	25～35	>35	<10	无呼吸
呼吸困难	—	—	—	—	无呼吸困难	有呼吸困难
收缩压/mmHg	—	≥90	70～89	50～69	0～49	无脉搏
毛细血管充盈	—	—	—	正常充盈	延迟>2秒	无充盈

注:GCS 为格拉斯哥昏迷评分。

（四）批量伤员分拣方法

出现大批量伤员,伤员数量和严重程度超过当地急救机构的现场救治能力时,要以抢救尽可能多的伤员为原则。分拣伤员时要识别有生命危险但可以救活的伤员,以便优先进行救治和转运。抢救中应采用批量伤员分拣法。

按照国际规范,制定的分类标志应该是醒目、共识、统一的,这种标志称为“标签”,我国传统上也称为“伤票”。

我国现统一采用红、黄、绿、黑四种颜色的标签,分别表示不同的伤病情及获救轻重缓急的先后顺序。

（1）红色:危重伤,表示伤病情十分严重,随时可致生命危险,为急需进行抢救者,也称“第一优先”。例如:呼吸、心脏骤停,气道阻塞,中毒窒息,活动性外出血,严重多发性创伤,大面积烧烫伤,重度休克等。

（2）黄色:重伤,伤病情严重,应尽早得到抢救,也称“第二优先”。例如:各种创伤,复杂、多处骨折,中度烧烫伤,昏迷,休克等。

（3）绿色:轻伤,伤员神志清醒,身体受伤但不严重,诱发疾病已有所缓解等。可容许稍后处理,等待转送,也称“第三优先”。

（4）黑色:濒死伤,确认已经死亡或无法救活,不作抢救。

初步检伤分类后,现场急救人员应立即给已分拣的伤病员配置不同颜色的分拣标签,以表明该伤病员伤势病情的严重程度,也表示其应该获得救护、转运的先后顺序。批量伤员的现场分拣步骤见文末彩图 16-1。

二、基本创伤生命支持

基本创伤生命支持（basic trauma life support，BTLS）主要包括现场心肺复苏、止血、包扎、固定和搬运。

（一）现场心肺复苏

对有呼吸困难或呼吸停止的伤员，应紧急开放气道、人工呼吸；对心脏骤停者立即行心脏按压（参见第十五章第二节）。

（二）止血

止血方法有多种，可根据具体伤情选择。

1. **指压法**　为短暂应急止血的措施，适用于头部和四肢的动脉出血。用手指压在出血近心端的动脉处，将动脉压迫闭合在骨面上，阻断血流，达到迅速和临时止血的目的。各部位指压法见图 16-2～图 16-7。

2. **加压包扎止血法**　适用于四肢、头颈、躯干等体表血管损伤的出血处理。可用无菌纱布或洁净敷料覆盖伤口，对较深大的出血伤口，宜用敷料填充，再用绷带加压包扎。力度以能止血而肢体远端仍有血液循环为宜（图 16-8）。

3. **填塞止血法**　适用于颈部、臀部或其他部位较大而深的伤口难以加压包扎时。先将无菌纱布塞入伤口内，如有出血，可添加纱布，再用绷带包扎固定（图 16-9）。

图 16-2　颞动脉的指压止血法　　　图 16-3　面动脉的指压止血法

图 16-4　桡动脉、尺动脉的指压止血法　　　图 16-5　肱动脉的指压止血法

图 16-6　股动脉的指压止血法

图 16-7　胫前、胫后动脉的指压止血法

图 16-8　加压包扎止血

图 16-9　**填塞止血**

4. 止血带止血法　能有效控制肢体出血,使用恰当可挽救大出血伤员的生命。

（1）适应证:四肢较大动脉的出血、肢体离断等情况,不能用加压包扎止血时,应立即使用止血带。

（2）止血带种类:常用止血带有充气型和橡胶型,新型旋压式止血带因便于携带、使用方便、止血效果牢靠且可以直接绑扎于衣服外而不必直接接触皮肤等特点逐渐成为野外、战场等场景急救的首选止血装置。

（3）止血带使用部位:①上臂大出血应扎在上臂上 1/3 处,因为上臂中下 1/3 处有神经紧贴骨面,不宜扎止血带,以免损伤。②下肢大出血应扎在大腿中上 1/3 处。

（4）旋压式止血带使用步骤:首先将旋压式止血带环绕在出血肢体近端,确保止血带平整贴合在肢体表面;接着将止血带的带扣插入固定槽,旋转带扣直到止血带收紧固定、确保不会滑脱;然后通过旋转带扣增加止血带压力,直至达到肢体阻断压力、出血得到控制;最后记录止血带止血时间,避免止血时间过长导致肢体坏死。

（5）注意事项:①扎止血带时间以<1 小时为宜,必须延长时则应在 1 小时左右放松一次(约 1～2 分钟),但没有绝对安全的止血带使用标准。在预计松开止血带即无法止血、肢体离断伤等危急情况下不应松开止血带。②必须做出显著标识,注明时间。③扎止血带时,应在肢体上放衬垫,避免勒伤皮肤。

（6）止血带的松紧度：止血带施加的压力不能过小也不能过大，院前急救过程中以刚好使创面出血停止为宜，能够控制出血所需的最小压力即为肢体阻断压力（图16-10、图16-11）。

图16-10　止血带止血法，选用橡皮带固定于股骨中下1/3交界处

图16-11　止血带止血法，无橡皮带的情况下可改用细木棍（或树枝）

5. 钳夹止血法　如有可能，在伤口内用止血钳夹住出血的大血管断端，连同止血钳一起包扎在伤口内。注意不可盲目钳夹，以免伤及邻近神经或血管，影响修复。

（三）包扎

包扎的目的是保护伤口、减少污染、固定敷料和协助止血。

1. 包扎材料

（1）绷带：长度和宽度有多种规格。

（2）三角巾：三角巾制作简单，使用方便。用边长为1m的正方形白布，将其对角剪开即成两块三角巾。

（3）尼龙网套：主要用于头部的包扎与固定，操作简单方便（图16-12）。

图16-12　尼龙网套头部包扎与固定

2. 包扎的种类

（1）绷带包扎法：①环形包扎法多用于手腕部或肢体粗细相等的部位；②螺旋包扎法适用于上下肢粗细不同处的外伤；③"8"字包扎法适用于包扎屈曲的关节，如肘、膝关节损伤；④回返包扎法适用于包扎有顶端的部位，如头顶、断肢残端等。

（2）三角巾包扎法：①头部包扎法；②头部风帽式包扎法；③面部面具式包扎法：常用于面部烧伤或较广泛组织伤，包扎后在相当于眼、鼻、口处各开一小孔，以便观察；④腹部包扎法：用于腹部内脏脱出不能送回腹腔时，以免引起腹腔感染，可将脱出的内脏先用急救包或大块敷料覆盖，然后用换药碗等扣住，再用三角巾包扎；⑤前胸部或背部包扎法：用于背部创伤，底边打结应放在胸部；⑥燕尾三角巾单、双肩包扎法；⑦臀部包扎法；⑧上肢包扎法；⑨手、足包扎法。

（3）便捷材料包扎：就地取材，如将毛巾、床单撕成条形，用最便捷的方法，采取最快的速度，对伤口或伤肢进行包扎。

3. 包扎的要求及注意事项

（1）包扎的动作要轻、快、准、牢，避免碰触伤口，以免增加伤员的疼痛、出血和感染。

（2）对充分暴露的伤口，尽可能先用无菌敷料覆盖，再进行包扎。

（3）不要在伤口上打结，以免压迫伤口而增加痛苦。

（4）包扎不可过紧或过松，以防滑脱或压迫神经和血管，影响远端血液循环；四肢包扎时，要露出指（趾）末端，以便随时观察肢端血液循环。

（四）固定

对骨折部位尽早进行临时固定,可以有效防止因骨折断端的移位而损伤血管、神经等组织,减轻伤员痛苦。

1. 固定原则　注意伤员全身情况,外露的骨折端暂不送回伤口,畸形的伤部也不必复位,固定要牢靠,松紧要适度。

2. 固定目的　限制受伤部位的活动度,避免发生血管、神经等组织器官的继发性损伤,便于转运,减轻搬运与运送过程中伤者的痛苦。

3. 固定材料　①夹板:常用的有铁丝夹板、木质夹板、塑料制品夹板和充气式夹板、真空夹板等;②敷料:衬垫,如棉花、衣物等;固定可用三角巾、绷带等;③颈托、颈围、胸围等器具;④外固定支具;⑤就地取材,如木棒、树枝等。颈托、胸围、支具等的固定方法见图 16-13～图 16-18。

4. 固定方法

（1）夹板固定法:根据骨折部位选择适宜的夹板,并辅以棉垫、纱布、三角巾、绷带等来固定。多用于上下肢骨折。

（2）自体固定法:用绷带或三角巾将健肢和伤肢捆绑在一起,适用于下肢骨折,应注意将伤肢拉直,并在两下肢之间骨突出处放棉垫或海绵,以防局部压伤。

（五）搬运

1. 搬运目的　使伤员及时、迅速、安全地搬离事故现场,避免再次损伤,并迅速送往医院进一步救治。急救人员应考虑伤者伤势,必须在原地检伤、包扎止血及简单固定后再搬运。

图 16-13　颈托的使用示意图

图 16-14　肋骨固定带的使用示意图

图 16-15　腰托的使用示意图

图 16-16　前臂支具的使用示意图

图 16-17　肩肘吊带的使用示意图

图 16-18　胫腓超踝支具的使用示意图

2. 基本原则

（1）凡怀疑有脊柱损伤者,搬运时将伤者固定在脊柱板或铲式担架上,翻转时要沿着伤者身体轴向转动,平移时固定颈部。注意保证脊柱同时同向移动。

（2）严密观察生命体征,维持呼吸通畅,防止窒息,注意保暖。

3. 徒手搬运方法　①扶行法:适用于清醒、无骨折、伤势不重、能自行行走的伤者。②背负法:适用于老幼、体轻、清醒的伤者。③拖行法:适用于伤者体重、体形较大且不能自行移动,现场又非常危险而需立即离开的情况。拖拉时不要弯曲或旋转伤员的颈部和背部。④轿杠式:适用于清醒伤者。⑤双人拉车式:适用于意识不清的病人。

4. 器械搬运及各部位损伤搬运法

（1）担架搬运:方便省力,适用于病情较重不能行走者、需要较远路途转送的伤员。①四轮担架:可从现场平稳地推至救护车、救生艇、飞机舱或在医院内转接伤员;②铲式担架:适用于包括怀疑脊柱损伤等不宜随意翻动、搬运的危重伤员;③帆布折叠式担架:适用于一般伤员的搬运,不宜转运怀疑脊柱损伤的伤员。

（2）担架搬动方法:急救人员由2~4人一组,将伤者水平托起,平稳放在担架上,脚在前,头在后,以便观察。抬担架的步调、行动要一致,平稳前进,向高处抬时(如过台阶),前面的人要放低,后面的人要抬高,以使伤者保持在水平状态;向低处抬时则相反。

（3）抬担架时注意事项:担架员应边走边观察伤员的生命体征,如神志、呼吸、脉搏。有病情变化,应立即停下抢救。

（4）脊柱骨折伤者的搬运:脊柱骨折伤者搬运的原则是将脊柱纵轴保持在中立位对齐的状态。牵引常会导致脊柱损伤不稳定从而加重脊髓损伤,所以搬运的前提是固定。脊髓的空间在中立位上最大,因此中立位是脊髓运动限制的最佳位置。可以为伤者戴上尺寸合适的颈托,但需要注意的是,颈托只是脊柱运动限制的辅助工具,对于颈椎制动并不能起到决定性的作用。在伤者被约束到脊柱板或铲式担架之前,急救人员的头部固定手应保持原位以维持伤者头部固定和进行脊柱运动限制。将伤者转移至脊柱板的最常用方法是整体翻转法,其核心是将脊柱与头部和骨盆作为一个整体来进行移动。整体翻转时由固定头部的救援人员进行指挥,救援人员交叉将手臂放在伤者肩部、髂后上棘、股部,先将伤者翻向健侧,再将脊柱板拉近伤者身下,最后使伤者面部朝上平躺在脊柱板上。

（5）开放性气胸搬运:先用敷料严密地堵塞伤口,搬运时伤员应采取半卧位并斜向伤侧。

（6）颅脑损伤搬运:保持呼吸道通畅,头部两侧用沙袋或其他物品固定,防止摇动。

（7）颌面部损伤搬运:伤员应采取健侧卧位或俯卧位,便于口内血液和分泌液外流,保持呼吸道通畅,防止窒息。

第二节 ｜ 特殊创伤急救

对急诊伤员首先需要进行病情评估,根据伤情,采取不同的高级生命支持措施,包括保持气道通畅、吸氧、建立静脉通道快速补液等。保持生命体征平稳,同时完成相关辅助检查,如血常规、心电图、床旁超声、X线检查等,请相关专科会诊,需要急诊手术时由专科医师进行手术,收住专科病房。

一、多发伤急救

(一) 多发伤的定义

多发伤(multiple injury)是指人体在单一机械致伤因素作用下,同时或相继累及两个或两个以上解剖部位的损伤。各个解剖部位的损伤可以包括:

1. **头颅伤**　颅骨骨折伴有昏迷、半昏迷的颅内血肿、脑挫伤及颌面部骨折。

2. **颈部伤**　颈部外伤伴有大血管损伤、血肿、颈椎损伤。

3. **胸部伤**　多发肋骨骨折、血气胸、肺挫伤、纵隔、心脏、大血管和气管破裂。

4. **腹部伤**　腹内出血、腹内脏器破裂、腹膜后大血肿。

5. **泌尿生殖系统损伤**　肾破裂、膀胱破裂、子宫破裂、尿道断裂、阴道破裂。

6. **骨折**　复杂性骨盆骨折(或伴休克);脊柱骨折、脱位伴脊髓伤,或多发脊柱骨折;上肢肩胛骨、长骨骨折,上肢离断;下肢长管状骨骨折,下肢离断。

7. **严重软组织损伤**　四肢广泛皮肤撕脱伤。

(二) 多发伤的特点

多发伤伤情严重,可在短时期内致机体生理功能失衡、微循环紊乱,以及严重缺氧等一系列影响组织细胞功能的循环和氧代谢障碍,处理不当可能迅速危及伤员生命。

1. **致伤机制复杂**　同一伤者可能同时存在不同机制所致损伤,如一交通事故伤者可由撞击、挤压等多种机制致伤,高处坠落可同时发生多个部位多种损伤。

2. **伤情重、变化快**　多发伤具有加重效应,总伤情重于各脏器伤相加。伤情发展迅速、变化快,需及时准确地判断与处理。

多发伤有以下三个死亡高峰。

第一死亡高峰:出现在伤后数分钟内,为即时死亡。死亡原因主要为脑、脑干、高位脊髓的严重创伤或心脏主动脉等大血管撕裂,往往来不及抢救。

第二死亡高峰:出现在伤后6~8小时内,这一时间称为抢救的"黄金时间"。死亡原因主要为脑内、硬膜下及硬膜外的血肿,以及血气胸、肝脾破裂、骨盆及股骨骨折和多发伤大出血。如抢救迅速、及时,抢救措施得当,大部分病人可免于死亡。

第三死亡高峰:出现在伤后数天或数周,死亡原因为严重感染或器官功能衰竭。

3. **生理功能紊乱**　由于多发伤伤情复杂,常累及多个重要脏器,可直接造成组织器官结构及功能损害。由于急性血容量减少,组织低灌注状态与缺氧等病理生理变化引发一系列复杂的全身应激反应,以及组织器官的继发性损害,如果不能得到有效控制,可导致多器官功能障碍综合征(MODS),详见第十四章。

4. **易漏诊、误诊**　因多发伤病人损伤部位多、伤情复杂、伤势重,病史收集困难,很容易造成漏诊与误诊。常见的漏诊原因包括:伤者可同时存在开放性伤和闭合性伤、明显创伤和隐匿创伤,这些创伤可能互相掩盖;各专科会诊时存在专业局限性,救治中只注意发现主要和显而易见的创伤,而容易忽视深在和隐蔽部位的创伤;病情危重时不允许进行详细的辅助检查。

5. **处理顺序与救治原则的矛盾**　严重多发伤常需要手术治疗,由于创伤的严重程度、部位和累及脏器不同,对危及生命的创伤处理重点和先后次序也不一样。有时多个部位的创伤都很严重,多个损伤都需要处理,处理的先后顺序可能发生矛盾。不同性质损伤的处理原则不同,如:颅脑伤合并内脏伤大出血时,休克治疗与脱水的矛盾;腹部创伤大出血合并休克,既要迅速扩容,恢复有效循环血容量和组织灌注,又要立即手术控制出血,而且在手术控制大出血以前不能过快地输血,以防引起或加重出血和凝血功能障碍等。

6. 并发症 多发伤由于组织器官广泛损伤及破坏,失血量大,生理功能严重紊乱,容易发生各种并发症,如机体免疫、防御系统功能下降,容易导致严重感染和脓毒症。

(三) 临床特点和诊断

多发伤可发生在身体的任何部位,在不耽误必要的抢救时机前提下,要求采用简便的诊断方法,在最短的时间内明确脑、胸、腹等部位是否存在致命性损伤。主要包括如下流程和处理。

1. 简要询问病史,了解伤情。

2. 监测生命体征,判断有无致命伤。

3. 按照"CRASHPLAN"的顺序记忆检查项目,其含义为:C,心脏(cardiac);R,呼吸(respiration);A,腹部(abdomen);S,脊柱(spine);H,头部(head);P,骨盆(pelvic)、L,四肢(limb);A,动脉(arteries);N,神经(nerves)。但是要按照头—颈—胸—腹—肢体—脊柱的顺序进行快速而有重点的检伤,从上到下,从近侧到对侧,避免遗漏和减少对病人不必要的翻动,最终目的是减少检伤消耗的时间,及早转运。

4. 辅助检查

(1)穿刺:简单、快速、经济、安全,准确率达90%,可反复进行,为胸腹部创伤首选方法。

(2)腹腔灌洗:简便,可在床边进行,阳性率达95%,可反复进行,用于腹部创伤。可能造成医源性损伤。

(3)X线:简便,为骨关节伤的首选方法,也常用于其他部位伤。

(4)B超:简便,可在床边进行。主要用于腹部创伤,对腹腔积血、实质性脏器损伤和心脏压塞的诊断准确性高,对空腔脏器和腹膜后损伤的准确性差。创伤重点超声评估法尤其适用于血流动力不稳定者。

(5)CT:对实质性脏器损伤可以进行定性诊断,对颅脑、胸腹创伤意义较大。

(6)MRI:多角度、多层面成像,软组织分辨率极高。但操作复杂,费用高,金属异物会影响检查。主要用于脑和脊髓伤。

(7)血管造影:可以同时进行诊断和治疗,能够判定出血来源。在特定情况下有意义,用于腹部及盆腔创伤。

(8)内镜技术:可以同时进行诊断和治疗。在特定情况下,用于胸腹创伤。

(四) 急诊救治

1. 生命支持 对多发伤伤员首先进行生命支持。

(1)呼吸道管理:颅脑损伤后伤者出现昏迷,舌后坠阻塞咽喉入口;颈部、面颊部伤时血凝块和移位肿胀的软组织可阻塞气道;咽喉或气管软骨骨折可引起气道狭窄;痰、呕吐物、泥土、义齿可阻塞气道。上述情况均可导致窒息,如不及时解除,会立即导致死亡。急救时应迅速去除堵塞气道的各种因素,保持气道通畅。昏迷病人放置口咽通气道,紧急情况下先行环甲膜穿刺术,然后行气管切开术。建立人工气道最可靠的方法是气管插管,能完全控制气道、防止误吸,也可保证氧供及气道给药。

(2)心肺复苏:参见第十五章。多发伤者如伴有胸骨骨折、多发肋骨骨折、血气胸、心脏压塞、心脏破裂,可开胸行心脏按压。

(3)抗休克治疗:多发伤者大多伴有低血容量性休克,应根据伤者的血压、脉搏、皮温、面色判断休克程度,并控制外出血。①迅速建立两条以上静脉通道,可行深静脉穿刺置管术,以便输液和监测。②立即用乳酸林格液或5%葡萄糖生理盐水1 000~2 000ml在15~20分钟内输入。③小剂量高渗液(7.5%氯化钠200ml)能迅速扩张血容量,直接扩张血管,改善心血管功能,在休克早期有较好的复苏效果。④全血是抗休克最好的胶体液,可提供红细胞、白细胞、白蛋白及其他血浆蛋白和抗体,其他胶体液如血浆、白蛋白、右旋糖酐等均可使用。晶体液与胶体液的比例一般为2:1,严重大出血时可为1:1。⑤当血容量基本补充后,若平均动脉血压仍<65mmHg,应使用血管活性药,扩张小动、静脉,降低外周阻力,可用小剂量多巴胺[<10μg/(kg·min)]或酚妥拉明等。⑥如休克时间较长,可使用小剂量碱性药物。

2. 急救原则 多发伤治疗与诊断同时进行,不可等待诊断结束后才开始治疗。

(1)颅脑损伤有颅内压增高表现的伤者,应首先输入甘露醇降低颅内压,然后再进行各项检查。

(2)以失血为主的伤者,如实质性脏器破裂、血管损伤、骨盆或长骨骨折等,要及早开始限制性液体复苏。

(3)多发伤应视为一个整体,根据伤情的需要以整体观来制订抢救措施、手术顺序及器官功能的监测与支持,切不可将各部位损伤孤立开来救治。

3. 进一步处理 多发伤伤者在初步复苏和生命支持后,生命体征趋于平稳,可行进一步的检查,根据检查结果再进行相应的处理。

(1)颅脑伤处理:多发伤中颅脑损伤的发生率很高,仅次于四肢损伤,是导致伤者死亡的首要因素。对于颅脑损伤,关键是要防止颅内压增高导致脑疝。如果伤者全身情况允许,应尽早行颅脑CT检查,了解颅脑损伤的变化。昏迷的伤者应保持气道通畅,防止呼吸道误吸。根据意识变化、生命体征、瞳孔反应、眼球运动、肢体运动反应及颅脑CT检查结果,判断是否有颅内出血、脑挫裂伤及脑组织受压情况。如脑组织受压明显,应即刻行开颅血肿清除和/或减压术。

(2)胸部伤处理:胸部多发伤合并腹部损伤时,多数情况下可先行胸腔闭式引流术,再处理腹内脏器损伤和四肢开放性损伤。根据胸腔引流血量的多少和速度再决定是否行开胸探查术。当置管后一次性引流血量>1 000~1 500ml,或3小时内引流速度仍>200ml/h时,应行开胸探查。多发肋骨骨折有反常呼吸伴有心脏大血管损伤时,应争分夺秒地进行手术止血。

1)以胸部损伤为主的伤员,伤侧胸廓呼吸运动明显减弱或消失,胸部叩诊呈鼓音,应特别注意伤员的呼吸变化及胸廓起伏,以及听诊呼吸音的变化。

2)创口处理:对开放性损伤,立即用5~6层凡士林油纱布封闭伤口,外用无菌敷料严密包扎,使开放性伤口变成闭合性伤口。

3)气胸处理:闭合性气胸者如确定是张力性气胸,应立即用9~16号针头作为穿刺针,在锁骨中线第二肋间或腋中线第四、第五肋间刺入胸膜腔紧急排气,并给予高流量吸氧,以改善缺氧状态。

4)伤员转运:在搬运和转运过程中,应保持伤者平卧位,头部稍后仰,以保持呼吸道畅通。转运途中严密观察生命体征,一旦出现呼吸困难加重,脉搏细速且血压迅速下降,应迅速查明原因,及时给予处理。

(3)腹部伤处理:多发伤合并腹内脏器损伤是导致伤者死亡的主要原因之一。尤其是昏迷伤者缺乏主诉、腹部体征不明显,容易漏诊。腹部诊断性穿刺及床旁超声检查有助于动态观察及临床诊断。尽早明确是否有剖腹探查指征,争取早期、快速手术。开腹首先探查主要损伤脏器,迅速止血,同时予以快速补液、输血,待血压稳定后再彻底、有序地逐一探查腹内脏器。

1)注意伤员神志、血压及腹痛的变化:早期腹痛比较局限,随着渗出液增加,腹痛持续加重,向整个腹部弥漫,常伴腹胀、压痛、反跳痛、恶心、呕吐、肠鸣音消失、休克。

2)腹部内脏膨出物的处理:用无菌碗状物扣盖以保护内脏,再包扎,禁止还纳以免造成腹腔污染。

3)伤员转运:转运时应注意观察伤者症状、体征,及时补充液体,抗休克,并保证呼吸循环支持。对重度休克者应取头部抬高15°、下肢抬高30°的平卧休克体位。禁止给伤员喝水。

(4)四肢骨盆、脊柱伤的处理:对四肢开放性损伤、血管神经损伤、脊柱骨折、脊髓损伤,应在伤者生命体征稳定后早期进行手术处理,最好于24小时内行手术固定。

1）肢体骨折可用夹板和木棍、竹竿等将骨折断端上、下方两个关节固定,若无固定物,则可将受伤的上肢绑在胸部,将受伤的下肢同健肢一并绑起来,避免骨折部位移动,以减少疼痛,防止伤势恶化。

2）开放性骨折,伴有大出血者,先止血,再固定,用干净织物或纱布覆盖伤口,然后迅速送往医院救治。切勿将外露的骨折断端推回伤口内。若在包扎伤口时骨折端已自行滑回创口内,到医院后须向医师说明,提请注意。

3）对疑有颈椎损伤者,在使伤员平卧后,用沙土袋(或其他代替物)放置于头部两侧以使其颈部固定。此时应注意:如低龄儿童的头围较大,可能需要使用衬垫抬高肩部;年龄较大的儿童,头和肩部维持在同一平面即可获得脊柱中立位的效果;而成人需要用衬垫将头部抬高 2.5～5cm 才能达到脊柱中立位。

4. 多发伤手术处理顺序及一期手术治疗　当多发伤者有两个以上部位需要手术时,顺序的选择是否合理是抢救能否成功的关键。多发伤的手术原则是在充分复苏的前提下,用最简单的手术方式、最快的速度修补损伤的脏器,减轻伤员的负担,降低手术危险性,以挽救伤员生命为重。

（1）颅脑损伤伴有脏器损伤:根据各脏器损伤轻重程度,采取先重后轻的原则。

（2）胸腹联合伤:可同台分组行开胸及剖腹探查术。多数情况下可先作胸腔闭式引流,再行剖腹探查术。

（3）腹部伤伴有脏器伤:腹腔内实质性脏器及大血管伤,抗休克的同时积极进行剖腹手术,病情平稳后再依次处理其他部位损伤。

（4）四肢骨折:开放性损伤可急诊手术,闭合性骨折可择期处理。

（5）多发性骨折:应争取时间尽早施行骨折复位及内固定术,以便于护理及康复。

5. 损伤控制外科（damage control surgery,DCS）　是指针对严重创伤者进行阶段性修复的外科策略,旨在避免严重创伤者生理潜能的耗竭,避免"死亡三联征"(低体温、代谢性酸中毒、凝血功能紊乱)的出现而造成不可逆的病理过程,其目的在于有效降低严重创伤病人的死亡率。

损伤控制手术分为三个阶段。

（1）救命手术:①控制出血,可采用填塞、结扎、侧壁修补、血管腔外气囊压迫、血管栓塞、暂时性腔内转流等简单有效的方法;②控制污染,采用快速修补、残端封闭、简单结扎、置管引流等方法;③快速关腹,采用巾钳、单层皮肤缝合、人工材料、真空包裹技术,突出强调有效、快速和简单。

（2）ICU 复苏:包括复温(电热毯、暖水袋、空调、湿热气体吸入、温盐水腹腔灌洗、加热输液装置)、纠正凝血功能障碍、呼吸机通气支持、纠正酸中毒及全面体格检查避免漏诊。

（3）确定性再手术:包括取出填塞物、全面探查、解剖重建。

严重多发伤伤员的救治成功并不依赖于手术恢复解剖关系,而取决于对严重内环境紊乱的全面、快速纠正。DCS 的理念是将外科手术看作复苏过程整体的一个部分,而不是治疗的终结。通过简单、有效的外科操作,控制致命性的活动性大出血和腹腔污染,避免严重腹腔感染的发生,恢复病人创伤应激储备,提高再手术的耐受力。DCS 的理念更加符合多发伤伤员的病理生理,既把创伤对伤员的损害降到最低限度,又最大限度地保存机体生理功能,是兼顾整体和局部逻辑思维的充分体现。

6. 营养支持　创伤后机体处于高代谢状态,能量消耗增加,大量蛋白质分解,机体处于负氮平衡状态。如不能及时纠正,病人易发生营养不良、感染和多器官功能衰竭。因此,创伤后营养支持尤为重要。一般来讲,消化道功能正常者,以进食为主;昏迷或不能进食者,可用鼻饲或造口;不能经消化道进食者,可采用短期肠外营养。

（1）肠内营养:创伤后早期胃肠道营养,不但能为伤员提供足够的营养,纠正负氮平衡,还能维持胃肠道的正常结构及功能,防止黏膜萎缩,维护胃肠道的防御系统。

（2）胃肠外营养:如伤者伴有腹内脏器损伤或胃肠道需要休息,不能经消化道进食,可通过静脉予全胃肠外营养。成人每天需给予总能量 210～290kJ（50～70kcal/kg）,其中:氮的摄入量应为 0.4～

0.6g/（kg·d），1g 氮摄入量相当于 6.25g 蛋白质摄入量；脂肪乳剂供能占总能量的 25%～30%；葡萄糖的每日供给量不超过 600g，输入速度控制在 7mg/（kg·min），并给予适量外源性胰岛素。另外需补充钾、钠、氯、钙、磷、镁等无机盐和维生素及微量元素。

7. 预防感染 多发伤感染的渠道是多方面的，既可来源于开放的创口，也可以来自各种导管使用中消毒不当造成的院内感染，还来自肠道的细菌移位、长期使用广谱抗生素发生的二重感染。因此，感染的防治是降低多发伤死亡率的一个重要环节。

（1）彻底清创：对于开放性创口关键在于早期彻底清创，这是任何抗生素都无法替代的。清创应彻底去除异物及坏死组织，逐层缝合，消灭死腔，较深的创口应留置引流管。

（2）预防院内感染：多发伤伤者留置的导管比较多，如导尿管、引流管、深静脉置管、气管插管等，应注意定期消毒、无菌操作，完善消毒隔离制度，增强医务人员的无菌观念。对于多发病人，可先采用经验性用药，选用广谱强效抗生素，然后再根据细菌培养及药敏结果选择有针对性的抗生素。

二、复合伤急救

（一）复合伤的定义

复合伤（combined injury）是指两种或两种以上致伤因素同时或相继作用于人体所造成的损伤。所致机体病理生理功能紊乱常较多发伤和多部位伤更严重而复杂，是引起死亡的重要原因。常见原因是工矿事故、交通事故、火药爆炸事故、严重核事故等各种意外事故。临床上依据其主要损伤的特点来命名，如创伤复合伤、烧伤复合伤等。

（二）复合伤的特点

在机体遭受两种或两种以上致伤因素的作用后，创伤不是单处伤的简单相加，而是相互影响，使伤情变得更为复杂棘手。其中一种主要致伤因素在伤害的发生、发展中起着主导作用。

主要致死原因：要害部位大出血；休克（失血性休克、感染性休克、创伤性休克和烧伤引起的休克）；有害气体急性中毒或窒息；肺冲击伤、急性肺水肿、肺出血；急性心力衰竭；多器官功能障碍等。

（三）临床特点及诊断

1. 致伤因素 有两种以上致伤因素受伤史，如冲击伤、烧伤、创伤。

2. 创面或伤口 能间接地推测可能发生的伤情，如烧伤、冲击伤体表创面可能较轻，但内脏损伤多较重。

3. 症状与体征 不同受损脏器或组织可出现相应的症状和体征，如肺冲击伤可伴有胸闷、咳嗽或呼吸困难等。

4. 全身性反应 可有不同程度的休克、严重的低氧血症，全身免疫功能低下，伤后感染发生较早，而且较严重。

5. 辅助检查 实验室检查及影像学检查有助于确诊，如各项实验室检查，X 线、超声及 CT 检查等，根据病情需要适当选择。

（四）救治原则

1. 撤离现场 迅速而安全地使伤员离开现场，避免再度受伤和继发性损伤。

2. 呼吸支持 保持呼吸道通畅，如怀疑有颈部损伤，不宜行仰头抬颏法，采用双手托颌法，必要时行环甲膜穿刺、气管插管或气管切开术。

3. 心肺复苏 心跳呼吸骤停者，立即行心肺复苏。

4. 复合伤处理 综合应用各类脏器损伤的救治原则。

5. 镇痛、镇静 给予镇痛药、镇静药，有颅脑伤或呼吸抑制者，禁用吗啡、哌替啶。

6. 放射性损伤的紧急处理 ①尽早给予抗放药，如胱胺、巯乙胺、雌激素、S-Z-氨基丙基磷酸以及某些中草药等，同时还可与其他促进造血再生药物合用；②尽早消灭创面或伤口，尤其是清除放射性物质的污染创面,应注意先将伤口覆盖,以防止带有放射性物质的洗液进入伤口,创口用生理盐水反复冲洗。对于难以冲洗的创口,可采用清创术来消除污染,一般需作延迟缝合。

三、特殊复合伤急救

(一) 烧伤复合伤

烧伤复合伤多见于战争时期,但平时亦不少见,如各种意外爆炸(锅炉爆炸、火药爆炸、瓦斯爆炸等)、电击和交通事故时均可发生。战时烧伤复合伤多为烧伤合并冲击伤,而平时则多见合并各种脏器和组织的机械性损伤。

1. 临床特点

(1) 全身情况差,症状多样:特别是在合并冲击伤时,可表现为神情淡漠、反应迟钝、乏力、嗜睡;合并颅脑伤时,出现意识障碍;合并胸腹脏器损伤时,则出现各种胸腹伤的相关症状。

(2) 肺、心脏损伤:合并冲击伤时,伤者感觉胸闷、憋气,或出现肺水肿。心率常表现为先缓慢,40～50次/分,持续2～3小时,而后加快至200次/分,并出现其他心律失常。

(3) 急性肾损伤:合并冲击伤时,即使烧伤不太严重时,也可出现少尿、血尿、无尿,血尿素氮持续升高,甚至发生急性肾损伤。

2. 诊断 对烧伤复合伤病人,根据受伤史及全面查体,不难做出正确诊断。对合并冲击伤者,诊断主要依据病史。当临床表现与烧伤程度不吻合,或有精神症状时,应考虑到有内脏冲击伤的可能,需做详细检查。

3. 治疗 烧伤复合伤的处理原则:①及早判断复合伤的部位、类型、程度;②对危及生命及肢体存活的重要血管、内脏、颅脑损伤及窒息等,在抗休克的同时,应优先处理;③不危及生命或肢体存活的复合伤,待休克基本控制、全身情况稳定后再行处理。

常见烧伤复合伤的处理:

(1) 烧伤合并骨关节损伤:这类复合伤的处理较单纯性烧伤或骨折复杂。一方面与骨折造成出血而易发生休克有关;另一方面,由于骨关节损伤部位有皮肤烧伤,易发生感染,给复位和固定带来困难。处理方法要依据烧伤面积的大小及严重程度而定。

1) 小面积浅度烧伤合并闭合性骨折:可试用手法复位、石膏托固定。不能手法复位的骨折如股骨骨折,胫、腓骨不稳定型骨折等,可用骨牵引或髓内针固定。后者有利于骨折的术后护理和烧伤创面的处理。

2) 大面积深度烧伤合并闭合性骨折:以处理烧伤为主,对骨折只保持肢体对线即可。如发生畸形愈合,可后期手术处理。如初期病情允许,也可行骨牵引。

3) 小面积深度烧伤合并闭合性骨折:可行早期切痂植皮,同时可行骨折开放复位内固定。

4) 烧伤合并开放性骨折:如病情允许应及早彻底清创,简单对合骨折,用软组织覆盖骨折处,一般不行内固定。但如果清创彻底,痂皮切除后可植皮覆盖时,也可酌情使用内固定。

5) 烧伤合并骨折、血管损伤:威胁伤者生命或危及肢体存活时应在抢救休克的同时,早期实施确定性手术。

(2) 烧伤合并颅脑损伤的处理:这种复合伤诊断上有一定困难。因为肢体和面部的烧伤影响感觉、运动及脑神经的检查。需仔细询问病史,注意生命体征及意识的变化。最为困难的是抢救烧伤休克与防治脑水肿之间的平衡。前者需要大量补液,后者则需要限制补液量并进行脱水。一般早期进行补液治疗,一旦休克被控制,即适当限制补液并及早使用脱水剂,根据血压、脉搏、呼吸的变化,调整脱水剂的剂量。

(3) 烧伤合并冲击伤的处理:多见于战时,诊断上易延误,但根据前述的临床特点,只要考虑到复合伤发生的可能性,做全面细致的检查,一般能及时做出诊断。治疗中应注意以下几点:

1) 补液量要充足:烧伤合并冲击伤较单纯烧伤的补液量需充足,这与冲击伤引起广泛的小血管和淋巴管通透性增加或破裂造成组织间液体潴留有关。

2）保护心肺功能：烧伤合并冲击伤时，会出现心肺功能障碍。在补液的同时，需密切注意呼吸、心率、心律的改变。在补足液体量后，脉搏增至150次/分以上，并伴有其他心律失常时，可静脉缓慢注射强心药物。

3）早期给氧：尽量少用镇静、镇痛药物。心肺功能障碍所导致的缺氧，伤者常表现为烦躁不安，且镇静药往往无效，应及早给予吸氧，加压给氧，必要时行气管插管，进行机械通气治疗。

4）防治急性肾损伤：由于外伤引起肾小球和肾小管的病理改变，病人易发生肾损伤。防治的主要措施是及早纠正休克和缺氧状态，改善心肺功能，有效控制感染。

5）及时发现和处理肺水肿、脑水肿和内出血等。

（二）化学性复合伤

各种创伤合并毒剂中毒或伤口直接染毒者，称为化学性复合伤，多见于战时使用化学武器，平时偶尔可见。

1. 临床特点

（1）毒剂中毒合并创伤时，中毒程度明显加重。合并其他损伤时可使毒剂的致死剂量减少到未受伤时的1/15～1/10。

（2）创伤伤口染毒后，依据其毒剂种类，各有其特殊表现。如神经性毒剂染毒伤口，一般无特殊感觉，伤口及其周围组织的改变也不明显，但不久即可出现伤口局部持续性肌颤，当全身吸收中毒后则出现流涎、恶心、呕吐、腹痛、胸闷、惊厥、昏迷等。芥子气染毒后伤口局部出现明显的炎症反应，并有水疱发生，继而坏死。路易剂染毒后伤口疼痛剧烈，局部出现青灰色斑点，周围皮肤充血、发红、水肿及有水疱形成。双光气染毒后伤口疼痛较重，出血较多，2～3小时后迅速发生水肿。

2. 诊断

（1）中毒史：根据受伤时所处环境，可大致做出推断。

（2）查体：根据上述各种毒剂染毒伤口的局部特点，并注意伤者衣服、伤口和绷带上的毒剂斑点，结合特殊气味，如芥子气有大蒜气味、路易剂有天竺葵气味等，可初步做出诊断。

（3）实验室检查：根据上述初步检查结果，进行有关毒剂中毒的实验室检查，如神经性毒剂中毒时可检验血液胆碱酯酶活力，路易剂中毒时尿液检查常有砷出现等。

（4）毒剂检验：从伤口分泌物中取样作毒剂鉴定，可准确判断染毒种类。

3. 处理

（1）如伤口位于四肢，急救时应及时使用止血带，以减少毒剂吸收。

（2）及时清洗残余毒物。

（3）如全身情况允许，应及时作清创处理，并注意做好防护，以防交叉染毒和急救人员染毒。

（4）各种创伤处理原则与单纯伤基本相同。

（三）放射性复合伤

放射性复合伤是指人体在遭受放射性损伤的同时，又受到机械性损伤等。在核电站事故、核爆炸时有多种致伤因素同时作用于机体，其中以合并烧伤、冲击伤较为多见。

1. 临床特点

（1）休克发生率高：休克发生率和严重程度均较其他损伤为重，一般放射剂量越大，休克发生率越高，程度也越严重。

（2）感染发生率高：复合伤时病人发生全身性感染的概率明显高于其他创伤病人，而且出现越早，死亡率越高。感染是放射性复合烧伤的凶险并发症，并且常为致死的原因，烧伤创面长期存在。感染源主要是外源性的，但也可能从肠道或呼吸道侵入感染。在伴有放射性损伤时，烧伤创面的感染更具有向深部蔓延的倾向，常并发致命的脓毒症。

（3）造血系统功能严重损害：复合伤较单纯放射性损伤出现的骨髓破坏更为严重，并且出现时间较早。

（4）创伤愈合过程延缓：通常中度以下的复合伤对创伤愈合的影响与单纯伤相比无明显差别，但遭受较大剂量照射时，创伤的愈合速度明显减慢。

2. 诊断

（1）有放射性物质接触史，如曾在放射沾染区或接触过各种形式的放射源。

（2）临床表现为难以解释病因的休克、感染、造血功能损害等。

（3）放射检测装置发现体内存留放射性物质。

3. 处理

（1）现场紧急救护：从事故现场抢救病人，关闭辐射区，电话报告防护组及救援中心。

（2）污染伤口处理：现场急救时，可用大量清水清洗污染伤口，伤口上方扎一止血带，减少出血量。伤口根据放射性核素种类，以二乙烯三胺五乙酸（DTPA）或用生理盐水冲洗。经探测仪检测污染已不明显时，方可行手术切除污染伤口，切除组织作监测计数或放射化学分析、放射自显影，记录污染核素类型。

（3）自救互救及初步医疗救护措施：①迅速脱离放射沾染区；②局部洗消皮肤暴露部位的沾染；③用清水冲洗鼻孔及口腔，佩戴防护面罩；④催吐；⑤用力咳出痰液。

四、挤压伤与挤压综合征救治

（一）挤压伤与挤压综合征

挤压伤（crush injury）广义上是指机体任何一个部位受到挤压，使组织结构的连续性受到破坏和发生功能障碍。但临床上所说的挤压伤特指人体肌肉丰富的部位，如四肢、躯干受压榨或挤压后所造成的损伤，通常受压肌肉组织大量变性、坏死，组织间隙渗出、水肿。临床表现为受压部位的肿胀，感觉迟钝或缺失，运动障碍，以及肌红蛋白血症和一过性肌红蛋白尿。当病情进一步进展为高钾血症，以及以肌红蛋白尿为特征的急性肾衰竭时，则称为挤压综合征（crush syndrome）。

（二）临床特点及处理

挤压伤和挤压综合征常见于手、足被钝性物体如砖头、石块、门窗、机器或车辆等暴力所致挤压伤，也可见于爆炸冲击所致的挤压伤，伤害常累及内脏，造成胃出血、肝脾破裂等。更严重的挤压伤见于地震、房屋倒塌、建筑事故等引起的压埋伤。

1. 手指、足趾挤压伤　可见指（趾）甲下血肿，呈黑紫色，也可为开放性损伤，甚至有骨折。应立即用冷水或冰块冷敷受伤部位，以减少出血和减轻疼痛；后期可用热敷以促进淤血吸收。对甲下积血应及时排除，不仅可以缓解疼痛，还可以减少感染，以保存指甲。

2. 内脏及肢体伤　应密切观察有无呼吸困难、脉搏细速、血压下降等改变，及时送往医院救治。肢体挤压伤严重肿胀者，及时行切开减压术，以保证肢体的血液循环，防止肢体坏死。

3. 骨筋膜隔室综合征　是指四肢肌肉和神经都处于由筋膜形成的隔室中，当筋膜隔室内压力增加时，该处的血液循环及组织功能会受到影响，最后导致肌肉缺血坏死，神经麻痹，甚至危及生命。造成筋膜隔室内压升高的原因有多种，如重物挤压、包扎过紧、肢体长时间受压，血管损伤而导致血肿，以及肌肉过度活动后发生肿胀等，这些都将使间隔内和全身发生一系列的病理生理变化。

（1）临床表现：初期可有伤肢间歇性的麻木和异样感，随后出现深部组织广泛而剧烈的进行性灼痛，向远端放射，远端动脉搏动减弱。缺血持续12小时以上，将导致肢体功能障碍，如肌肉挛缩、感觉消失、运动无力、远端动脉搏动消失等。早期症状不明显，易被贻误，应密切观察伤肢局部变化。骨折复位后，无论是用棉垫绷带包扎还是用石膏外固定，都应密切观察伤肢远端血供情况，即皮肤颜色、温度和远端动脉搏动，包括桡动脉或足背动脉的搏动情况等。

（2）救治原则：对肢体肿胀严重者，应注意外固定包扎的松紧度，局部敷用消肿散以助消肿。如肿胀异常,应立即松解外固定及敷料,制动伤肢,切忌按摩和热敷。经一段时间观察血液循环仍不改善,应及时手术切开减压,以确保肢体安全。晚期伤肢有严重血运障碍或无血运,肢体确定无功能,有全身中毒症状,经过减张引流后仍不缓解,或合并气性坏疽者,应截肢,以免发生致命性并发症。

4. 挤压综合征 四肢或躯干肌肉丰富的部位被外部重物长时间挤压,或由于长期固定体位的自压,解除压迫后出现以肢体肿胀、肌红蛋白尿、高钾血症为特点的急性肾衰竭,称为挤压综合征。多在意外事故、自然灾害及战争时发生。

挤压综合征的全身变化主要是急性肾衰竭的代谢变化,临床表现和生理功能紊乱主要由水、电解质和酸碱平衡紊乱引起。病情轻者历时 3～5 天,重者 1～2 周;3 周以上仍不恢复者,后果严重,死亡率高达 40%。急性肾损伤根据尿量改变分为三期:少尿或无尿期、多尿期和恢复期。

(1)现场急救处理:一旦发现有人被重物埋压时,应采取以下措施。

1)及时解除挤压伤员身体的重物,以减少发生挤压综合征的可能。

2)对伤肢要做好制动,尽量减少伤员活动,并将伤肢暴露在凉爽处,或用凉水降低伤肢温度,以降低伤肢组织内代谢和减少毒性物质的吸收。

3)注意绝不能抬高伤肢,更不能对伤患处进行按摩、热敷和活动,否则会加快毒性物质吸收并严重损伤肾功能。

4)对有开放性出血者应及时止血,有骨折者应给予临时固定。

经以上现场急救处理后,立即将伤员送医院进一步救治。

(2)辅助检查:血常规用于判断感染及失血状况;尿常规用于判断损伤程度及肾功能状况,尿比重可用于连续监测判断肾功能状况;尿肌红蛋白定性及定量可作为诊断的依据;血电解质用于判断电解质平衡状况;血肌酸激酶用于判断肌肉损伤程度;血肌酐用于判断肾功能状况;血气分析用于判断酸碱平衡状况及肺功能;出血、凝血功能检查可用于监测预防 DIC 的发生。

心电图可用于判断有无高血钾、低血钾引起的心律失常。

X 线检查用于判断有无骨折及软组织损伤。

(3)全身治疗:如连续性肾脏替代治疗。

1)挤压伤阶段:①抗休克:大量补液。在监护下给予充分的容量复苏,早期成人输液量可达 6L/d。②碱化尿液:一般给予碳酸氢钠静脉滴注,使尿中的酸性正铁血红素的溶解度增加,有利于排出,预防肌红蛋白在肾小管沉积,保护肾功能,预防酸中毒。③利尿、脱水:在充分容量复苏的基础上,利尿脱水有助于增加肾血流量,防止肾衰竭,同时可减轻筋膜隔室内的压力,使部分病人避免行筋膜隔室切开术。④抗感染:使用广谱抗生素,包括抗厌氧菌的抗生素。注射破伤风抗毒素。

2)挤压综合征阶段:若已出现急性肾衰竭,则应按急性肾衰竭处理。处理原则:①严格控制液体摄入量;②治疗代谢性酸中毒;③纠正水、电解质紊乱,尤其是高钾血症;④预防及控制感染;⑤促进肾功能恢复;⑥加强营养;⑦血液净化措施,包括血液透析和持续性血液滤过治疗等。

(4)局部(伤肢)治疗

1)筋膜隔室切开术:可以缓解隔室压力,改善血液循环,防止肌肉、神经等进一步缺血坏死。

适应证:①肢体明显肿胀,张力高,或局部有瘀斑、水疱发生;②尿肌红蛋白持续阳性;③筋膜隔室内压力超过 40mmHg 或高于舒张压 –30mmHg。

方法与要点:①切开所有受累的筋膜隔室,必要时切除部分腓骨,充分暴露肌肉;②方向沿肢体长轴;③切开后作彻底清创,难以判断肌肉组织是否坏死时,应在隔日检视,不作一期缝合;④注意无菌操作;⑤勤换药,密切观察伤口变化。

不良反应:①容易继发感染;②大量渗出,丢失体液及胶体。

2)截肢术:肢体损伤严重,无法挽救时,为避免更严重的并发症,考虑行截肢术。

3)高压氧治疗:促进伤肢神经、肌肉恢复。

(5)预防:因本病的死亡率较高,预防非常关键。

第三节 │ 创伤后急性心理应激

创伤后应激障碍（post-traumatic stress disorder, PTSD）是严重伤害事件引起的个体延迟出现或长期持续存在的精神障碍。这种严重伤害事件包括诸如自然灾害、疾病、战争、严重刑事犯罪等，当然也包括严重的创伤。

据统计，在遭受严重创伤后，病人 PTSD 的症状发生率可以高达 60%。创伤后 PTSD 的发生率与性别、年龄、创伤严重程度、伤后遗留残疾等因素密切相关，而女性和年长人群的患病率更高，其可能原因为女性或年长病人面对创伤时的心理承受能力更低，且女性心理更加敏感，年长病人因机体衰老而对死亡的危机感更强烈，应激反应更明显。此外，残疾长期存留使病人无法回避原创伤刺激对生活的影响，且肢体的残障反复促使病人回忆创伤的过程，因此也是病人发生 PTSD 的重要因素。除了上述因素外，创伤的强度、持续时间、特性，个人性格，创伤后病人的环境特征等因素也会影响 PTSD 的发生和持续时间。

PTSD 对病人个体行为的影响和导致病人心理障碍的持续时间极长，达数月乃至数年之久，甚至约 3%~26% 的病人遭受终生 PTSD，对病人身心健康和社会功能各个方面都造成了长期不良的影响，严重影响创伤病人的生活质量，增加病人自杀自伤风险。所以，PTSD 的预警和识别、诊断与治疗已经成为创伤研究不可或缺的部分。

一、创伤后应激障碍的表现

PTSD 的临床表现主要集中在四大核心症状群：反复侵入病人回忆的创伤体验，病人自觉对所有创伤事件的有关刺激持续回避，病人对有关创伤事件的认知和心境方面的负性变化，以及病人对创伤有关事件的警觉性和反应性异常升高。

（一）闪回

重新体验症状又称闪回（flashback），是 PTSD 病人最具特征性的临床表现。在经历严重创伤后，病人常以各种形式闪回创伤体验：如当病人遇到与创伤事件相关事件如纪念日、复诊、相似的场景甚至天气变化时产生的错觉、幻觉或噩梦等，对原创伤经历的重新体验伴随各种强烈的身心反应。

（二）持续性回避

在遭遇严重创伤事件后，病人会对创伤事件和与之相关的事物采取回避的态度，病人趋向于避免回忆创伤的时间、地点、情景，避免回忆创伤事件相关的情景、人物、话题，试图将创伤事件从自己的经历和记忆中抹去，甚至对创伤事件出现遗忘的表现。

（三）认知和心境的负性变化

病人在遭受创伤打击后常表现出明显负面改变的情感障碍，如麻木、冷漠、害怕、孤立、负罪感、病耻感等，自主地与周围环境和人群隔离开来，对社会生活表现出退缩，躲避社交，自卑；或者过度依赖亲人、父母，对学习和生活失去兴趣，对未来失去希望和憧憬。

（四）警觉性和反应性异常增高

PTSD 病人即使在机体外伤恢复后仍然保持异常升高的警觉性和反应性，思维缩窄，影响正常生活，出现注意力无法集中，易受惊吓和激惹、激怒、失眠、出现感觉异常或感觉障碍等，常常合并食欲减退、恶心、心悸、气促、尿频尿急、便秘、多汗等躯体表现，容易发生伤人和自伤。

二、创伤后应激障碍的诊断和评估

根据 DSM-5 的诊断标准，符合以下要点的创伤病人均应诊断为 PTSD：①遭遇（亲身体验或看见/听见）灾难性的创伤应激事件；②有持续性地重新体验的症状；③持续回避创伤相关的线索或场景；④相关认知情绪和心境的消极改变；⑤有警觉性增高的症状；⑥症状持续时间至少为一个月；⑦有明显的痛苦或社会功能障碍。

目前常用的 PTSD 诊断工具为 PTSD 症状核查量表。该量表由侵入性症状、回避性症状、负性认知和情绪改变症状以及警觉性增高症状四个分量表组成，共分为 20 个细项，4 级计分，范围从 0（没有）到 4（总是），总分为 80 分（表 16-4）。一般认为评分＞31 分即可诊断为存在 PTSD。

表 16-4　PTSD 症状核查量表

症状	从未有	有一点	一般	相当多	总是
1. 对过去常做的事失去兴趣	0	1	2	3	4
2. 感觉未来的计划或希望不会实现	0	1	2	3	4
3. 试图躲避会让我想起事件的人物和地点	0	1	2	3	4
4. 很难集中注意力	0	1	2	3	4
5. 很难入睡或容易惊醒	0	1	2	3	4
6. 会做噩梦	0	1	2	3	4
7. 感觉紧张或很容易受到惊吓	0	1	2	3	4
8. 和事件有关的令人难过的想法或画面会突然闯进我的脑海	0	1	2	3	4
9. 当我想起或听到事件时，会感到难过	0	1	2	3	4
10. 情绪麻木	0	1	2	3	4
11. 我的行为或情绪反应好像在不断经历事件一样	0	1	2	3	4
12. 当我想起或听到别人说起事件的时候，会有一些身体上的反应	0	1	2	3	4
13. 过分警觉	0	1	2	3	4
14. 无法记起这次事件的一些重要经历	0	1	2	3	4
15. 感觉焦躁不安或容易发火	0	1	2	3	4
16. 感觉与周围的人亲近不起来	0	1	2	3	4
17. 试图不去回忆、谈论或感受这个事件	0	1	2	3	4
18. 经常出现鲁莽的举动	0	1	2	3	4
19. 经常没有理由地责备或怪罪自己或他人	0	1	2	3	4
20. 很难体验到积极的情绪	0	1	2	3	4

三、创伤后应激障碍的治疗

PTSD 的发病机制与个体的生理、心理、社会三个方面密切相关。因此，其治疗的方法包括药物治疗、心理治疗和物理治疗，以及适应和回归社会的康复治疗。

PTSD 的生物学机制主要是创伤诱发机体处于应激状态下，下丘脑-垂体-肾上腺轴分泌功能紊乱，儿茶酚胺类递质在创伤病人发生 PTSD、精神行为异常的反应中扮演了重要的角色。

目前临床上用于治疗 PTSD 的药物主要是 5-羟色胺再摄取抑制剂（SSRIs），如帕罗西汀和舍曲林。SSRIs 能够调节下丘脑-垂体-肾上腺轴系统和增加海马体积，从而对 PTSD 病人过度警觉、惊恐和回避症状产生一定的缓解作用。但临床上 40%～50% 的病人对此类药物没有反应，且很多病人在药物治疗后出现延迟效应，包括体重增加、失眠等不良反应；更多病人出现药效不足，且药物治疗的疗效以抗焦虑、抗抑郁为主，缺乏对 PTSD 病人核心症状的疗效。总体而言，PTSD 病人药物治疗后半年内的复发概率超过 20%，药物治疗 PTSD 的效果并不满意。神经影像学研究证明，PTSD 与前额叶皮质、海马、岛叶皮质、杏仁核等特定脑区的功能连接障碍有关。物理治疗如电休克治疗、经颅直流电刺激治疗、深部脑刺激治疗等可作用于特定的大脑区域,调节其神经兴奋性,引起功能或连接状态改变,刺激PTSD病人遗忘不良刺激,抑制病人对不良刺激的记忆产生的恐惧反应,调节和恢复相应脑区的正常生理状态,减轻PTSD的核心症状从而产生治疗作用。按照中医的观点,PTSD属于情志病,惊、恐为PTSD发病的中医病因,中医认为调节情志的主体为脑与肝,PTSD的发病机制为肝失疏泄、脑神失调和惊恐伤肾,所以中医药的镇惊安神、补虚泄实、解郁泄热的治法对减轻PTSD病人的惊恐、闪回、回避等情志改变具有良好的调节作用。

(李湘民)

思考题

1. 当群伤事件发生时,面对批量伤员如何进行分拣和判断救治优先级?
2. 创伤基本生命支持技术包含哪些内容?
3. 创伤病人存在肢体活动性出血时,止血带使用的部位如何选择? 简述旋压式止血带的使用步骤。
4. 创伤病人包扎的目的是什么? 三角巾包扎法包含哪些具体内容?
5. 损伤控制手术分为哪几个阶段?

思考题解题思路　　　　本章目标测试　　　　本章思维导图

第十七章 | 灾难医学

灾难(disaster),世界卫生组织定义为任何引起设施破坏、经济严重损失、人员伤亡、人的健康状况及社会卫生服务条件恶化的事件,当其规模超过事发地区所能承受的限度,不得不向事发区以外的地区寻求援助时,称之为灾难。灾难医学(disaster medicine)是一门研究在各种灾难情况下实施紧急医学救援和医学准备的学科。它涉及灾难预防、灾难现场急救、救援的组织管理和灾后恢复重建等,是一门独立的、多学科相互交叉渗透的新兴边缘学科。因此,在学习急诊医学的同时,掌握有关灾难救援和管理知识,是灾难医学救援和管理复合型人才成长的重要途径。

第一节 | 灾难医学及救援的教育与培训

灾难医学的理念为始于灾前、重于灾中、延于灾后。灾难医学在快速发展的过程中,逐渐形成自己的学科特点:历史短暂,处于快速发展中,理论体系尚待成熟;呈现学科交叉性、社会协作性和国际合作性;重视群体效应,在灾难救援过程中以群体利益最大化为目标。

因此,提升人们应对灾难的能力可从两方面着手:一方面是培养医学专业人员掌握灾难医学的基础理论、基本知识和基本技能以及突发灾难事件现场急救的医疗救护原则,熟悉急危重症的判断和救治决策,以提高医疗机构处理突发公共事件的能力;另一方面是培训社会公众了解防灾、减灾、应灾、备灾的原则,熟悉各种现场急救的基本方法和技术,以提升社会公众的自救互救能力。

一、灾难医学及救援的基本概念和知识

1. **灾难医学** 灾难医学是一门对临床医学各专业(内外妇儿、公共卫生、流行病学、创伤手术学、急诊医学、军事医学、传染病学、社区医学、国际医学等)进行研究,将其运用到防灾、减灾、救灾的实践中,及时解决由灾难带来的健康问题的学科。其研究内容包括紧急救援、公共卫生、心理救援、康复、减灾备灾、教育训练及科学普及等。

2. **灾难医学救援** 通过对灾难伤病员救护工作的组织管理来实施灾难医学涉及的救援活动。灾难医学救援需要形成救援预案和体系,规范救援人员的培训和教育,建设专业的灾难医学救援队伍,达成密切的区域合作与国际合作,广泛普及灾难医学知识和技能。

3. **防灾与减灾** 防灾是要全面防止致灾因子和相关灾害的不利影响。然而,很多情况下,完全避免损失是不可能的,所以防灾任务转变成了减灾任务。减灾的目的是减轻或限制致灾因子和相关灾害的不利影响,是将社会脆弱性和灾难危害最小化,消除或减少灾难对社会造成的负面影响而采取的措施。

4. **备灾** 基于由政府、专业灾害响应和恢复机构、社区和个人建立的知识和能力,对可能发生的、即将发生的或已经发生的危险事件及其影响进行有效的预见、应对和恢复。备灾是在灾难发生前所采取的计划和行动,包括灾难管理体系建设,应急预案的制定,避难设施及场所的完善,灾难宣传、培训及演练等。

5. **灾难救援的基本原则** 灾难救援是一个系统工程,需要遵循人道救援原则、快速反应原则、安全救援及自救互救原则、科学及专业救援原则、区域救援原则、检伤分类及分级救援原则、备灾原则。

6. 灾难救援的分期 灾难救援有其自身规律性,为提高救援效率及达到满意效果,灾难救援分为 3 期。

（1）紧急救援期:一般指灾后 1 周,尤其要重视"黄金 72 小时",针对创伤为主。

（2）持续救援期:灾后 1 周至 1 个月,针对高发疾病,尽量降低致残率及减少人员伤亡。

（3）恢复重建期:减灾 1 个月以后,针对常见病及传染病的防治,建立及恢复功能齐全的各级医疗机构。

7. "三七分"理念 我国急诊医学学科奠基人之一王一镗教授提出的现代灾难医学救援的"三七分"理念,是处理灾难救援及发展灾难医学必须遵循的基本理念。其内容包括"三分救援,七分自救;三分急救,七分预防;三分业务,七分管理;三分战时,七分平时;三分提高,七分普及;三分研究,七分教育"。

二、救灾知识、技能的普及

（一）建立普及救灾知识的培训机构和网络

相关医疗单位在做好医疗急救工作的同时,积极通过急救技术进城乡、进社区、进学校、进厂矿、进部队等形式,逐步深入开展急救知识、技术的普及与培训,配置专职人员并设立专项工作经费,对全民开展规范的救生培训,并定期复训、检查。

在充分利用现有教育资源的基础上,选择有条件的高等医学院校或培训中心,逐步建立起以国家级培训中心为龙头、省级培训中心为骨干、临床及社区培训基地为基础的灾难医学智能网络系统。自 2021 年教育部开展全国学校急救教育试点工作以来,深入开展学校急救知识普及、急救设施配备、急救技能培训等工作,形成可复制、可推广的急救教育经验做法,推动学校强化急救教育。

运用现代教育技术结合形式多样的培训方法,建立灾难医学教育信息网络系统,满足课堂教育与网络教育需要,通过公共网络平台,对灾难医学知识进行普及和教育。

（二）建设高素质的师资队伍

培养一支能完成基本生命支持培训和基本创伤生命支持（basic trauma life support,BTLS）培训任务的师资队伍,可以加强群众救灾知识的普及和培训。2011 年起,国务院应急管理办公室组织编写灾难救援培训师教材,在全国范围内分区域培训省市级灾难医学培训师,再由培训师来培训社区民众。

（三）宣传普及防灾、抗灾、减灾的知识

针对我国民众过分依赖政府管理灾害风险的传统观念,必须把转化大众的传统认知观念作为普及救援知识工作的前提。教育引导广大民众充分认识到生活中灾害风险无处不在、无时不在,必须树立预防意识,自觉掌握防灾、抗灾的基本知识和技能,从而增强自身防范本领。结合我国各地的区域实情和灾害特点,通过多种途径和方式,建立区域性的培训中心,增强各类灾害预防及应对知识的普及教育。

救援知识的普及离不开宣传引导和媒体传播,既要充分利用广播、电台、电视、网络、报刊等平台宣传普及救援知识,同时也要拓展宣传渠道,创新普及方法,通过宣传展板、横幅标语、散发宣传材料、组建宣讲团、科普视频等灵活多样的宣传形式,增强宣传效果,营造良好氛围,引导民众不仅要强化防灾、防险意识,更要主动学习救援知识和技能。

（四）防灾、抗灾演练

1. 模拟演练 模拟灾害发生现场,如地震、火灾、洪水等,定期在市场、商场、车站等人流相对密集区域组织开展应急避险、自救互救等群众互动式演练活动,增强其防灾抗灾能力。不要把防灾、抗灾演练当作一种表演,而应认真、严肃地对待,要让全民参与进来。

2. 加强灾难相关知识的素质教育 要重视大学及中小学生的演练和普及教育,大力开展救援知识进学校活动,把救援知识纳入学生素质教育计划,充分利用学校教育资源的优势,普及青少年灾难

救援知识。

（五）关注重点人群

普及灾难救援知识时,应关注重点人群。重点人群是指除医务人员以外的其他经常接触灾难事件并为救援服务的人员,诸如经常成为最初目击者的警察、消防员、教师、宾馆服务员、车站码头服务人员及各种重大集会的志愿者。对重点人群定期开展灾难预警训练,加强灾难状态下的心理素质锻炼,尤其应对交通警察、司机、消防员等进行人工呼吸、心肺复苏、压迫止血等基本知识培训,以提高其救援水平。

三、灾难医学教育与培训

灾难医学教育与培训是指按灾难医学专业学科发展的规律和需要培养人才。灾难医学救援已经从简单的包扎、止血、镇痛等发展为包括丰富的应急预案、精良的救援装备、训练有素的专业队伍等在内的庞大体系。基于此,我国高等医学院校已陆续开设灾难医学课程,教授灾难医学救援的知识和技能,部分院校成立灾难医学系。经过探索和教学实践,灾难医学系在课程、教材、师资队伍建设,以及实验室、生产实习基地建设等方面取得成效。培养的优秀灾难救援人员必须是既懂灾难救援指挥管理、又懂灾难医学救援技术的复合型人才,他们需要掌握三个层次的救援技能。

（一）通用救援技能

1. 搜索与营救知识　搜索即生命迹象的搜索,是指寻找被困者并判断其位置,从而为营救行动提供依据;营救则是指运用起重、支撑、破拆及其他方法使存活者脱离险境。

2. 通信设备的使用　通信系统是灾难救援工作最重要的一环,它保证了全部人员的通信联络。平时设置的通信线路在灾难中可能被毁坏,即使尚未被毁或未完全毁坏,在灾难时也常不能正常使用。故在灾难救援中必须要有可替代的备用有线和无线通信设备,以保证救灾指挥部与灾难现场、交通运输部门、各医疗机构以及公安、消防、军警等部门的通信联络,并保持畅通。

3. 野外生存知识　野外生存指人在住宿无着的山野丛林中求生。对于救援队员来说,野外生存也是一项基本业务技能,掌握这项本领有助于提高环境适应能力。

4. 语言和各国人文常识　所谓"灾难救援没有国界",灾难不分国界,救援队伍不仅仅在当地、在全国各地实施救援,而且可能要去其他国家或地区的灾区实施救援。这就要求救援队员要了解被救援国家或地区的人文知识、风俗习惯、宗教信仰等,同时掌握外语基础知识,以更好地开展救援工作。

5. 身体和心理素质　灾难医学救援环境与医院急诊科完全不同,救援队员往往处于极端恶劣或危险的环境,并且面对大量伤员。当灾区情况异常危急,物资缺乏,缺少医疗设备,甚至连食物、饮用水都不能供给时,救援队员还要面对可能因灾难失去生命的悲惨境况,承受极度的体力消耗与巨大的心理压力。所以救援队员除了具备过硬的救援技术外,还必须有强健的身体和良好的心理素质,这就要求在平时的教育培训中,重视救援队员的体能训练和心理素质培训。

（二）医学急救专业技能

1. 灾难现场检伤分类　创伤伤病员的早期紧急救治对降低死亡率起着决定性的作用。但对创伤伤病员进行有效的医疗救护,常常受到致伤原因、受伤人数、医疗条件和救援人员之间协调及后送条件等因素影响。灾难事故现场的医疗救护包括灾难事故现场的评估、伤病员伤情的判定、伤病员的分类及给予相应的处理。

2. 灾难现场创伤急救　主要包括通气、止血、包扎、固定、搬运等灾难现场最常用的急救技术。

3. 相关临床知识技能　需要有相关的临床专业知识技能,如内科、外科救治,专科处理(如颅脑外伤、脊柱骨折、腹部损伤等的处理)。灾难造成的伤害常常涉及人体各个器官,如地震造成挤压伤,火灾造成烧伤,交通事故造成多发伤,化学危险品事故造成灼伤,恐怖袭击造成枪伤等,这些复杂的问题都要救援队员去面对、去解决,在平时培训中要注重这方面的学习训练。

4. 救援医疗设备的使用　在灾难救援的现场没有平时医院里的辅助科室,而且条件设备都特别简陋,所以救援队员必须学会使用常用医疗设备,如心电监护仪、除颤器、呼吸机、便携式超声仪、血/尿常规仪器、采血箱等。

(三) 灾难应急管理能力

灾难从本质上讲是需求与资源的矛盾,因此充分考虑可能遇到的问题和风险、强化应对灾难的储备能力、高效利用应对灾难的资源是应急管理思维的核心。因此,有必要开展针对性的灾难应急救援演练,检验应急预案的可行性、救援装备的适配性、救援基础设施的可靠性、后勤保障的稳定性,从而发现薄弱环节并改进,从而提升灾难应急管理能力。

第二节 ｜ 灾难救援组织与管理

灾难医学是一门实践性很强的学科,与临床医学有所不同,灾难医学救援要到达灾难现场,在恶劣和艰苦的环境中,用有限的人力和简便的设备,在紧迫的时间里,对成批伤病员分级完成救治任务。这就需要采取与现代医院里不同的组织措施和工作方法。另外,灾难医学救援的实施需要政府和各级管理部门的统一协调、统一组织、统一指挥,才能有效应对。

一、我国灾难救援的组织结构

国务院是我国灾难管理的最高行政机构,地方各级政府是本行政区域灾难事件管理工作的行政领导机构,并根据需要提供咨询、决策建议。政府应急管理部门统一指挥、分级负责,有效协调各应急救援机构及单位,提高救灾快速反应能力,实施高效救援。

二、灾难救援组织与管理的发展

我国的应急管理体系大致可分为两个阶段。

第一阶段:防灾减灾。20 世纪 50 年代,我国建立了地震局、水利局、气象局等专业性或兼职性的防灾减灾机构,各部门几乎独立负责管辖范围内的灾害预防和抢险救灾。这一时期,政府对洪水、地震的预防与应对最为重视,《中华人民共和国防洪法》和《中华人民共和国防震减灾法》都是这一阶段颁布的,在理念上开始强调"综合减灾",但尚无实质性的制度实践。2002 年,《中华人民共和国安全生产法》颁布;2018 年应急管理部成立,全面负责国家安全生产监督管理。

第二阶段:综合性应急管理体系。2003 年暴发 SARS 疫情,暴露了我国在新发传染病预防与应对上的不足,政府开始意识到单一防灾减灾的传统体制难以应对各种新的威胁。在总结抗击 SARS 疫情的经验与教训基础上,国家开始考虑如何系统地应对各类灾害,着手建立综合应急管理体系。在这套体系中,各类灾难被统一定义为"突发公共事件",各类灾难的预防与应对被统一抽象为"应急管理",进而确立了突发事件应急管理的组织体系、一般程序、法律规范与行动方案,综合应急管理体系初步确立。

三、灾难医学救援组织指挥的基本概念

灾难医学救援(disaster medical rescue)是指灾难发生后,政府、社会团体等各级各界力量,特别是广大民众、医护人员参与救灾,以减轻人员伤亡和财产损失为目标的行动。灾难造成大批量的伤病员,需要现场脱险、抢救、治疗和转送。特别是灾难现场附近的各级医疗机构在一定时间内,会有成批的伤病员不断地涌入,经过救治再成批地转送。而此时由于灾难的破坏,当地医疗机构有可能难以正常工作,甚至瘫痪。灾难伤病员的脱险、抢救、治疗、转送等工作的涉及面极广,影响因素众多,为使整个救援工作高效、有条不紊地进行,必须有经过训练的、具有一定组织能力的人进行指挥调度、协调。

四、灾难医学救援组织管理的基本内容

1. 准备阶段的组织管理　面对重大灾难,救援工作需要不同个体和机构参与。平素加强组织和训练,灾难发生时才能有序开展救援工作。

2. 灾难现场的组织管理　做好伤员的分拣,灵活应用技术力量组织伤员转送。

3. 医疗机构的组织管理　医疗机构接收大批灾难伤员时,需打破常规的运行模式,建立一种调度运行模式。

4. 灾后的组织管理　包括组织好心理援助和总结工作。

五、灾难医学救援组织指挥的特点、意义及要求

(一) 灾难医学救援组织指挥的特点

大型自然灾难或恶性意外事故一旦发生,来势凶猛,受难面积广,瞬间即可造成巨大财产损失和大批人员伤亡;原有的医疗卫生设备、交通运输、人力资源以及生命给养系统也可能在灾难发生的刹那间遭到破坏,甚至瘫痪;惨不忍睹的财产损失与人员伤亡给人以莫大的精神刺激,造成严重心理创伤及各种应激性心身疾病;灾后一旦暴发流行病,更是雪上加霜。所以灾难事故的医疗卫生救援工作,绝不同于通常的门诊急救、住院治疗和卫生防疫。其主要特点如下。

1. 突发性与急迫性　灾难发生后,医疗救援的急迫性不言而喻。众所周知,人为了维持生命,每天必须补充水分和食物。然而,灾难可能破坏、污染水和食物,饮用水极度匮乏,甚至断绝;经历灾难浩劫的生活环境势必恶化,灾民心身健康可能严重受损,伤病员人数骤增,甚至腐尸生虫,导致传染病暴发流行。当务之急就是及时做好饮食卫生、环境卫生、疾病监测等卫生救援,保证灾后无大疫。

2. 复杂性与不可预测性　灾难所致伤害的性质、种类、程度,与灾难的性质、种类、程度以及当时人群所处的环境条件密切相关,使得灾难医学救援变得复杂而又难以预测。再加上医学救援队伍来自四面八方,也为协调医学救援增加了难度。

3. 综合性与艰巨性　灾难事故的医疗救援是一项复杂的系统工程,不仅要有多学科与医疗卫生技术的综合应用,医疗救护、卫生防疫工作的相互配合,还需要整个救灾系统如排险、运输、通信、给养、后勤、公安、法制等各个部门的默契配合。只有将各部门综合成为一个有机整体,在各级政府统一调度、统一指挥下,才能根据实际情况井然有序地实施高效率的医疗救援工作。所以救灾工作必须有政府的参与和领导,才能完成如此紧急、艰巨、复杂的任务。

(二) 灾难医学救援组织与管理的意义

根据灾难医学救援的特点,必须有专门的组织管理人员在现场对人力、物力进行合理调配,维护现场抢救秩序,协调解决各种困难,以提高抢救成功率。历次救灾实践均证明,灾难医学救援组织管理对救援工作的成功至关重要。

(三) 灾难医学救援组织指挥的要求

1. 制定救灾预案　救灾预案是人类遭受灾难后反思所形成的抗争准备之一。医学救援的成败取决于当地政府、救灾系统和民众平时防灾、减灾、救灾意识,以及是否按照国家制定的各类救灾预案做好灾前各种必要的准备,是否具备灾害事故的应急能力。预案制定原则是:政府统一分级管理;各部门相互配合,分工协作;充分发挥群众及社会公益团体的作用。

2. 灾难评估　及时了解、分析、判断灾情是组织实施医学救援的前提。卫生部门管理者在灾难的各个阶段都要想方设法获取与医学救援有关的信息,如灾难发生程度、灾情变化、伤病员数量、开展救治情况、卫生资源耗损情况等,对所了解的信息及时分析、判断,依据灾情伤情评估做出医学救援决策,提出解决办法。

3. 周密组织计划　在遭遇灾难后,卫生部门管理者应立即到达救灾第一线,有力指挥救灾工作,

尽快将当地与就近地区的医务卫生力量集合起来,充分利用现有的医疗卫生设备、物资和人力,争分夺秒地进行自救互救。

(1)有效使用资源:救援力量的使用应以保障主要受灾方向、兼顾次要受灾方向,使伤病员得到及时、良好、安全的医疗护送为原则。除集中使用人力、物力以提高工作效率外,也应考虑保留部分机动力量,以满足应对突发事件的需要。也可根据具体情况分散使用部分救援力量。

(2)认真组织协同:灾难发生后,当地政府要采用一切可能的方式向上级政府报告灾情和发出求救信号。上级政府部门,包括卫生部门,根据实际需要,立即组织并派出"救灾医疗队"与其他所有医学卫生救援力量协同作战,进行紧急救灾工作。严密组织救援协同是提高医学救援效率的重要措施。

4. 灾难救援的启动与终止 灾难应急医疗救援涉及多个部门、多个环节的共同协作,因此需要建立一个有效、科学的救援体系和应急预案。根据不同的灾难等级设立不同等级的启动和终止级别,并制定相应的标准和流程,结合建立贯穿全程的灾难应急医疗救援数据库和专家库,将大大提高救援的响应速度,合理优化资源配置,为科学实施灾难应急医疗救援提供统一的决策依据。

5. 卫生防疫 做好灾民心理、食物、饮水、环境卫生、免疫预防等相关工作,做好疾病监测与报告工作,确保灾难之后不发生传染病的暴发与流行。

六、国家灾难医学救援的组织体系

1995年卫生部颁布的《灾害事故医疗救援工作管理办法》、2006年国务院发布的《国家突发公共事件总体应急预案》,以及之后陆续公布的5项公共卫生类突发公共事件专项应急预案——《国家突发公共卫生事件应急预案》《国家突发公共事件医疗卫生救援应急预案》《国家突发重大动物疫情应急预案》《国家重大食品安全事故应急预案》《突发事件医疗应急工作管理办法(试行)》,为我国灾难医学救援组织体系提供了建设框架。

(一)医疗卫生救援组织体系

1. 医疗卫生救援领导小组 国务院卫生行政部门成立突发公共事件医疗卫生救援领导小组,负责领导、组织、协调、部署特别重大突发公共事件的医疗卫生救援工作,国务院卫生行政部门卫生应急办公室负责日常工作。省、市(地)、县级卫生行政部门成立相应的突发公共事件医疗卫生救援领导小组,领导本行政区域内突发公共事件医疗卫生救援工作,承担各类突发公共事件医疗卫生救援的组织、协调任务,并指定机构负责日常工作。

2. 医疗卫生救援专家组 各级卫生行政部门应组建专家组,对突发公共事件医疗卫生救援工作提供咨询建议、技术指导和支持。

3. 医疗卫生救援机构 各级各类医疗机构承担突发公共事件的医疗卫生救援任务。各级医疗急救中心(站)、化学中毒和核辐射事故应急医疗救治专业机构承担突发公共事件现场医疗卫生救援和伤员转送;各级疾病预防控制机构和卫生监督机构根据各自职能做好突发公共事件中的疾病预防控制和卫生监督工作。

4. 现场医疗卫生救援指挥部 各级卫生行政部门根据实际工作需要在突发公共事件现场设立现场医疗卫生救援指挥部,统一指挥、协调现场医疗卫生救援工作。

5. 紧急医学救援专业队伍 2010年,国家按照"统一指挥、纪律严明,反应迅速、处置高效,平战结合、布局合理,立足国内、面向国际"的原则组建各类国家紧急医学救援专业队伍,以更好地应对灾难和公共安全事件。我国目前已有5支世界卫生组织认证评估的国际应急医疗队,48支国家级及数量庞大的省、市级紧急医学救援队伍。这些队伍能随时执行国内外各种突发事件的紧急救援任务,具有自我保障、快速反应、野外生存及现场救治能力。

(二)区域化灾难救援体系

我国区域经济发展还不平衡,各地生活习惯、民俗民风各不相同,各地地理环境、发生灾难的种类等均有各自的特点。所以,因地制宜地建设各地不同的、具有中国特色的灾难救援管理体系显得十分重要。如 2010 年 4 月 14 日发生在青海玉树的地震,由于灾区处于高原地区,救援过程中专业救援队员以及搜索犬都出现不同程度的高原反应,使搜索效率、救治时效受到了不同程度的影响。长期在当地培训的救援队员对当地的气候条件适应性强,可以提高救援效率。国家卫生健康委要求已组建的省级以上紧急医学救援队伍,5 年内在超高海拔地区(海拔≥3 500m)开展不少于 3 次高原卫生应急救援演练。因此建设区域化灾难救援指挥管理体系和区域化医学救援队伍,既是受灾地区对灾难医学的需求,也是国家应对灾难的需要。

第三节 │ 灾难医学救援的伦理问题

灾难伦理学是医学伦理学在灾难医学救援中的延伸,是对灾难救援中的医学救援行为、道德等进行规范和研究的科学。其遵循生命伦理学(bioethics)基本原则,主要包括:①尊重原则(principle of respect);②自主性原则(principle of autonomy);③不伤害原则(principle of non-maleficence);④公正原则(principle of justice)。

此外,由于资源匮乏及时间相对紧迫,灾难发生时出现的特殊道德、检伤分类、资源分配、疫情预防等问题与日常医学生物伦理实践显著不同,其伦理考量也有不同方式,因此还面临“3R”伦理问题,包括责任(responsibility)、限制(restriction)和资源(resource)。

一、责任问题

责任是指即便存在个人风险,公共卫生人员仍应履行治疗的责任。

公共卫生人员在灾难中继续治疗的责任与义务是从医务人员的职业道德中扩展而来的。公共卫生人员具有他人不可替代的特殊救治能力,需要尽可能地满足灾难伤患的需求,并且在治疗过程中应遵循非歧视原则,比如:不能拒绝受感染病人的治疗需求。但是这种治疗责任不是无限责任,是有局限性的,取决于伤患的伤情以及可提供的医疗资源和措施。同时,社会应为公共卫生人员提供必要的物资,比如个人防护装置、伤亡时的补偿机制,以及医疗过程中的法律保护和责任免除。

灾难中因资源匮乏,没有绝对的医疗标准,工作人员应根据实际情况制定医疗资源配给原则,包括根据环境可将医疗标准合理降级。灾难发生时医疗标准将成为关注焦点,由于医疗标准与医疗环境相关,因此不能用一种统一的医疗标准应对灾难,因而如何在法律与伦理的框架下设立满足医疗需求的分诊方法是一项巨大挑战。执行危机时期的医疗标准,需要做到公平、公正、公开和合法。

因此,当流行病或毁灭性灾难发生时,政府应充分认识到常规医疗过程或医疗等级可发生本质改变,制定相关法律法规确保医务人员在灾难发生时就地工作的合理性,还应确保医疗资源的合理利用,通过这样的标准来保障医疗救治工作的开展。

二、限制问题

灾难涉及的往往是一个群体,从群体利益最大化的原则出发,可能会采取一些限制个人自由的措施,发生突发公共卫生事件时尤其明显,包括:对暴露或疑似暴露人员进行检疫隔离,对已患病或已感染人员进行隔离,通过关闭公共聚集区或取消重大活动来减少暴露风险,实施宵禁以限制活动、减少风险。然而,逃离限制是人类的生存本能,强制检疫隔离容易引发恐慌。

公共安全与个人自由权利之间的平衡非常困难,需要权力部门与多方民意的沟通。采取隔离或其他限制自由措施时应遵循一些原则:有效的宣传沟通,执行措施的正当、合法、必要、透明、无歧视,且使用最少限制达到公共卫生目标,并要形成决策问责机制。

三、资源问题

灾难中最大的难题是如何分拣和配给。灾难中无绝对的配给方案,原则是拯救最多数量的生命,高质量地拯救生命。

1. **灾难时稀缺资源的分配原则** 灾难一般会打乱文明社会的正常运行,尤其会影响社会服务和卫生物资供应。此外,大量伤亡事件会冲击日常医学伦理原则,需要在灾难伦理中添加基于群体性的原则,个体自主性原则的重要性有所下降。此时"公正原则"的含义是在均衡(不是平均)分配资源时的相对公正。

2. **灾难时分拣与资源配给原则** 灾难中最大的难题是如何分拣和配给,使群体利益最大化。灾难伦理学理论应该具有包容性,不仅要考虑到灾难情境下全体人群的需要,还要考虑到整体利益的最大化和损害最小化的原则。灾难伤员的分拣要以平等为基础,因为每个人的生存机会是同样重要的。然而,在灾难面前,这也并非总是唯一的原则,更应兼顾使社会结果最大化。分拣与配给必须遵循的目标是:在资源极为有限时要能帮助最多的人。因此,轻伤员的救治应安排在重伤员之后;处于同一优先等级,发现病人的时间也是重要的决定因素。优先顺序随实际需求和社会效益以及物质、人力和智力资源而适时改变。在资源不定、需求未知的情形下,以发现病人的"先后顺序"作为合理的分拣与配给原则。

第四节 | 突发公共卫生事件

突发公共卫生事件(public health emergency)是指突然发生,造成或可能造成社会公众健康严重损害的重大传染病疫情、群体性不明原因疾病、重大食物和职业中毒以及其他严重影响公众健康的事件。突发公共卫生事件的范围界定为一个社区或以上;伤亡人数众多或可能危及民众生命财产,若不采取措施,事态将扩大。突发公共卫生事件应急工作,应当遵循预防为主、常备不懈的方针,贯彻统一领导、分级负责、反应及时、措施果断、依靠科学、加强合作的原则。

一、突发公共卫生事件的特点

(一)突发性

这类事件通常突发,紧急且没有预兆,不易预测,甚至难以预测,以致难以做出完全避免事件发生的应对措施。

(二)严重危害性

病人数量多,病情严重或死亡率高。疾病直接影响到相当人数的群体,传播速度快,给社会造成严重危害,影响全体公民,并对整个社会的正常生活构成威胁。

二、突发公共卫生事件的分级

根据突发公共卫生事件的性质、危害程度和涉及范围,突发公共卫生事件划分为特别重大(Ⅰ级)、重大(Ⅱ级)、较大(Ⅲ级)和一般(Ⅳ级)四级。

其中,特别重大突发公共卫生事件主要包括:

(1)肺鼠疫、肺炭疽在大、中城市发生并有扩散趋势,或肺鼠疫、肺炭疽疫情波及2个以上的省份,并有进一步扩散趋势。

(2)发生严重急性呼吸综合征(传染性非典型肺炎,SARS)、人感染高致病性禽流感病例,并有扩散趋势。

(3)涉及多个省份的群体性不明原因疾病,并有扩散趋势。

(4)发生新传染病或我国尚未发现的传染病发生或传入,并有扩散趋势,或发现我国已消灭的传染病重新流行。

（5）发生烈性病菌株、毒株、致病因子等丢失事件。

（6）周边以及与我国通航的国家和地区发生特大传染病疫情，并出现输入性病例，严重危及我国公共卫生安全的事件。

（7）国务院卫生行政部门认定的其他特别重大突发公共卫生事件。

三、突发公共卫生事件的应急预案

国务院卫生行政主管部门按照分类指导、快速反应的要求，制定全国突发公共卫生事件应急预案，报请国务院批准。省、自治区、直辖市人民政府根据全国应急预案，结合本地实际情况，制定本行政区域的应急预案。应急预案应当根据突发公共卫生事件的变化和实施中发现的问题及时进行修订、补充。

四、突发公共卫生事件的监测、预警、报告与信息发布

1. **监测**　各级医疗机构、疾病预防控制机构、卫生监督机构和出入境检疫机构负责开展突发公共卫生事件的日常监测工作。省级人民政府卫生行政部门要按照国家统一规定和要求，结合实际，组织开展重点传染病和突发公共卫生事件的主动监测。国务院卫生行政部门和地方各级人民政府卫生行政部门要加强对监测工作的管理和监督，保证监测质量。

2. **预警**　各级人民政府卫生行政部门根据医疗机构、疾病预防控制机构、卫生监督机构提供的监测信息，按照公共卫生事件的发生、发展规律和特点，及时分析其对公众身心健康的危害程度、可能的发展趋势，及时做出预警。

3. **报告与信息发布**　国务院卫生行政主管部门制定突发公共卫生事件应急报告规范，建立重大、紧急疫情信息报告系统，对可能造成重大社会影响的突发公共卫生事件，应当立即向国务院报告。国家建立突发公共卫生事件举报制度，公布统一的突发事件报告、举报电话。国务院卫生行政主管部门负责向社会发布突发公共卫生事件的信息。必要时，可以授权省、自治区、直辖市人民政府卫生行政主管部门向社会发布本行政区域内突发公共卫生事件的信息。信息发布应当及时、准确、全面。

五、突发公共卫生事件的应急处理

1. **全国突发公共卫生事件应急处理指挥部**　突发公共卫生事件发生后，国务院设立全国突发公共卫生事件应急处理指挥部，由国务院有关部门和军队有关部门组成，国务院主管领导人担任总指挥，负责对全国突发公共卫生事件应急处理的统一领导、统一指挥。国务院卫生行政主管部门对新发现的突发传染病，根据危害程度、流行强度，依照《中华人民共和国传染病防治法》的规定及时宣布为法定传染病；宣布为甲类传染病的，由国务院决定。

2. **地方突发公共卫生事件应急处理指挥部**　省、自治区、直辖市人民政府成立地方突发公共卫生事件应急处理指挥部，省、自治区、直辖市人民政府主要领导人担任总指挥，负责领导、指挥本行政区域内突发公共卫生事件应急处理工作。县级以上地方人民政府卫生行政主管部门具体负责组织突发事件的调查、控制和医疗救治工作，对突发公共卫生事件现场采取控制措施，宣传突发公共卫生事件防治知识，及时对易受感染的人群和其他易受损害的人群采取应急接种、预防性投药、群体防护等措施。参加突发公共卫生事件应急处理的工作人员，应当按照预案的规定，采取卫生防护措施，并在专业人员的指导下进行工作。

3. **医疗机构**　医疗卫生机构应当对因突发事件致病的人员提供医疗救护和现场救援；应当对传染病做到早发现、早报告、早隔离、早治疗，切断传播途径，防止扩散；收治传染病病人、疑似传染病病人，应当依法报告所在地的疾病预防控制机构；应当对传染病病人密切接触者采取医学观察措施，传

染病病人密切接触者应当予以配合;对就诊病人必须接诊治疗,并书写详细、完整的病历记录;对需要转送的病人,应当按照规定将病人及其病历记录的复印件转送至接诊的或者指定的医疗机构。医疗卫生机构内应当采取卫生防护措施,防止交叉感染和污染。

4. 传染病病人和疑似传染病病人　对传染病病人和疑似传染病病人,应当采取就地隔离、就地观察、就地治疗的措施。对需要治疗和转诊的,应当按照《突发公共卫生事件应急条例》(2011 修订)的规定执行。在突发公共卫生事件中需要接受隔离治疗、医学观察措施的病人以及疑似病人和传染病病人密切接触者,在卫生行政主管部门或者有关机构采取医学措施时应当予以配合;拒绝配合的,由公安机关依法协助强制执行。

六、急诊科的防控要求

急诊科应当遵循《医院感染管理办法》及相关法律法规的要求,加强医院感染管理,严格执行标准预防及手卫生规范,并对特殊感染病人进行隔离。在应对突发公共卫生事件时,应当按规定及时报告医院相关部门,医院根据情况启动相应的处置程序。承担核辐射及化学中毒救治任务的急诊科,应按照有关规定配备相应防护设备和物品。

为做好甲类传染病和按照甲类传染病进行管理的乙类传染病的感染预防与控制工作,最大限度减少院内感染的发生,急诊科要落实预检分诊制度,按规定路线引导发热或/和有呼吸道症状且无法排除该类感染的病人至发热门诊或肠道门诊就诊。制定完善重症病人转诊、救治应急预案并严格执行。合理设置符合隔离救治要求,并可为甲类传染病和按照甲类传染病进行管理的乙类传染病病人提供就地急救服务的诊疗区域或急救室。加强人员管控,规范设置等候区域并加强管理,避免人群聚集。

第五节 │ 灾后疾病的预防与卫生保障

灾难的发生破坏了人与其生活环境间的生态平衡,同时,公共卫生资源和公共卫生系统也将受到严重的损害,因而形成了传染病易于流行的条件,于是控制传染病便成为抗灾工作中的一个重要组成部分。灾难发生后,随着旧的生态平衡的破坏和新的生态平衡的建立,由灾难所引起的传染病流行条件的改变还将存在一个时期,这种灾难的"后效应"使灾难条件下的传染病防治有了不同的特征。当灾难的直接后果被基本消除后,消除其"后效应"将成为工作的重点,而且这种工作实际上将成为灾难条件下传染病防治的主要工作。传染病是灾后最主要的疾病,对灾难的易发地区以及灾后灾民中出现的传染病和其他突发公共卫生事件的苗头,应采取妥善的干预措施,以免发生灾难后的"次生灾难"。通过灾区卫生防疫工作的开展,改善灾区环境卫生,防止传染病的暴发流行,实现大灾之后无大疫。

一、灾难造成传染病流行的机制

(一)饮用水供应系统破坏

绝大多数的灾难都可能造成饮用水供应系统的破坏,常在灾难后早期引起肠道传染病的大规模暴发和流行。如在水灾发生时,原来安全的饮用水源被淹没、破坏或淤塞,人们被迫利用地表水作为饮用水源。地震时,建筑物的破坏也会涉及供水系统,使居民的正常供水中断,而且由于管道的破坏,残存的水源极易遭到污染。海啸与风灾也可能造成这种情况。

(二)食物短缺

尽管向灾区输送食物已成为救灾的第一任务,但当规模较大、涉及地域广阔的灾难发生时,局部的食物短缺仍然难以完全避免。加之基本生活条件的破坏,人们被迫在恶劣条件下储存食品,很容易造成食品的霉变和腐败,从而造成食物中毒以及食源性疾病流行。食物短缺还会造成人们的身体素质普遍下降,从而使各种疾病易于发生和流行。

(三)燃料短缺

在大规模的自然灾难中,燃料短缺也是常见的现象,在被洪水围困的灾民中更是如此。燃料短缺首先迫使灾民食用生水,进食生冷食物,从而导致肠道传染病的发生与蔓延。在严重的灾难后短期内难以恢复燃料供应时,燃料短缺可能造成居民个人卫生水平的下降。特别是进入冬季,人群仍然处于居住拥挤状态,可能导致体表寄生虫的滋生和蔓延,从而导致一些本来已处于控制状态的传染病(如流行性斑疹、伤寒等)重新流行。

(四)水源污染

灾难发生时,水源往往被上游的生活垃圾、人畜排泄物、人畜尸体、被破坏的工业建筑废物及医疗废物所污染。特别是在低洼内涝地区,灾民较长时间被洪水围困,更易引起水源性疾病的暴发流行。另外,洪水往往造成水体的污染,导致一些经水传播的传染病大规模流行,如血吸虫病、钩端螺旋体病等。但洪水对于水体污染的作用是两方面的:在大规模的洪水灾难中,特别是在行洪期间,由于洪水的稀释作用,这类疾病的发病率并无明显上升的迹象;但是当洪水开始回落,在内涝区域留下许多小的水体,如果这些小的水体遭到污染,则极易造成这类疾病的暴发和流行。

(五)居住环境破坏

水灾、地震、火山喷发和海啸等,都会对居住条件造成大规模的破坏。在开始阶段,人们被迫露宿,然后可能在简陋的棚屋中居住相当长的时间,造成人口集中和居住拥挤。1976年唐山地震时,在唐山、天津等大城市中,简易棚屋绵延数十里,最长居住时间达一年以上。即使迁回原居,由于大量房屋被破坏,部分居住拥挤状态仍将持续很长时间。露宿使人们易被吸血节肢动物叮咬。在这一阶段,虫媒传染病的发病率可能会增加,如疟疾、乙型脑炎和流行性出血热等。人口居住的拥挤状态,使一些通过人与人之间密切接触传播的疾病,如肝炎、急性结膜炎等流行。如果这种居住拥挤状态持续到冬季,呼吸道传染病将成为严重问题,如流行性感冒、流行性脑脊髓膜炎等。

(六)人口迁徙

灾难往往造成大规模的人口迁徙。人口流动造成了两个方面的问题:其一,引起地方性疾病的传播。当灾区人口外流时,可能将灾区的地方性疾病传播到未受灾的地区。更重要的是,当灾区开始重建,人口陆续还乡时,又会将各地的地方性传染病带回灾区。如果受灾地区具备疾病流行的条件,就有可能形成新的病区。其二,未完成计划免疫人群的迁徙造成意外暴露,从而为这些疾病的流行创造了条件。如由于灾难的干扰,计划免疫工作难以正常进行,人群流动使部分儿童遗漏疫苗接种,这些情况均有可能使相关疾病的发病率升高。

(七)对媒介的影响

许多传染病并不只是在人群间直接传播,一些疾病必须通过生物媒介进行传播。灾难条件破坏了人类、宿主动物、生物媒介以及疾病的病原体之间原有的生态平衡,并将在新的基础上建立新的生态平衡。因此,灾难对这些疾病的影响将更加久远。如地震过后,房倒屋塌,人和动物的尸体、大量物品及其他有机物质被掩埋在废墟下,在温度较高的气候条件下,这些有机成分会很快腐败,为蝇类等媒介生物提供了滋生的条件,对灾区居民构成严重威胁。洪水退后,溺死的动物尸体以及各种有机废物将大量沉积在村庄旧址上,如不能及时消除,也会造成大量蝇类等媒介生物滋生。即使在旱灾情况下,由于水的缺乏,也会存在一些不卫生的条件,而有利于蝇类的滋生。因此,在灾后重建的最初阶段,消灭媒介生物是传染病防治工作中的重要任务。

二、灾区卫生评估

紧急医学队伍进入灾区后,须在最短的时间内对灾区进行评估,向卫生管理部门和疾病控制中心提出建设性意见。首先是确定灾区主要公共卫生问题,然后评估灾难危害性及潜在的传染病风险,评估医疗卫生机构重建的能力。

三、灾后防疫分期

灾后防疫分为三个阶段,前两个阶段主要由外援防疫力量完成,最后一个阶段主要由灾区当地防疫力量承担。

(一) 应急响应阶段

灾难发生初期,对废墟、尸体、临时安置点进行全面消毒杀菌工作。巡视各安置点,及时发现疫情,及早报告,以便及时隔离和控制传染病,发挥救援的应急作用。

(二) 现场救援阶段

培训和教育当地居民,构建当地防疫力量,进行防疫知识和技能的专项培训。

(三) 持续发展阶段

对防疫现状进行分析,科学评估疫情发生的风险,调查当地与传染病相关的因素,改进和调整防疫方案。

四、灾后传染病防治与卫生保障策略

根据灾难时期传染病的疾病特征,可将传染病控制工作划分为四个时期。

(一) 备灾期

1. 基本资料的积累　为灾难时期制定科学的防治对策,应注重平时基本资料的积累,包括人口资料、健康资料、传染病发病资料、主要的地方病分布资料以及主要的动物宿主与媒介的分布资料等。

2. 传染病控制预案的制订　在一些易于受灾的地区,如地震活跃区、江河下游的低洼地区等,应有灾难时期的紧急处置预案,其中应包括传染病控制预案。预案应根据每个易受灾地区的具体情况,确定不同时期的防病重点。机动队伍的配置、急需的防病物资、器材的储备地点与调配方案等,应在预案中加以考虑。

3. 机动防疫队伍的准备　由于灾难的突然冲击,灾区内往往没有足够的卫生防疫和医疗力量以应对已发生的紧急情况。在突发性的灾难面前,已有的防疫队伍也往往陷于暂时的混乱与瘫痪状态。因此,当重大的灾难发生后,必须派遣机动防疫队伍进入灾区支援疾病控制工作。

4. 人员的培训　针对一些易受灾地区,应定期对相关人员进行训练,使其对进入灾区后可能遇到的问题有所了解。在人员变动时,这些机动队伍的人员也应及时得到补充和调整,使其随时处于能够应对突发事件的状态。

(二) 应灾期

在遭受大规模灾难的突然冲击时,实际上不可能开展有效的疾病防治工作。但在这一时期内,以紧急救护为目的而派入灾区的医疗队,应做好以下工作。

1. 环境消毒　对发现和挖掘出尸体的地方及有粪便外溢的地方进行消毒。可用有效氯含量为5 000～10 000mg/L 的消毒剂溶液喷洒消毒,潮湿地方也可直接撒漂白粉。灾民安置点外环境地面用有效氯含量为 1 000～2 000mg/L 的消毒剂溶液喷洒,消毒时间应不少于 60 分钟。

2. 饮水消毒　包括家庭用水和自备水井的消毒。将水煮沸是十分有效的灭菌方法,在有燃料的地方可采用。此外,灾难期间最主要的饮水消毒方法是用消毒剂灭菌。常用的消毒剂为漂白精片或含氯泡腾片,可参阅使用说明书进行饮水消毒,加入消毒剂后,放置 30 分钟,家庭用水的水中余氯含量为 0.3～0.5mg/L 即可,自备水井的水中余氯含量需在 0.7mg/L 左右。如未达到此值,说明投加量不足,但也不能过量加入,以免产生强烈刺激性气味。

3. 尸体消毒　一经发现动物尸体,应立即深埋或焚烧,并向死亡动物周围喷撒漂白粉。遇难者遗体可用有效氯含量为 5 000～10 000mg/L 的消毒剂溶液喷洒消毒,以表面湿润为宜。遗体应尽快火化。

(三) 恢复期

当灾区居民脱离险境,在安全的地点暂时居住下来时,应系统地进行疾病防治工作。

1. 重建公众性疾病监测系统　由于重大灾难的冲击、抗灾工作的繁重以及人员的流动,平时建立起来的疾病监测和报告系统在灾后的初期常常处于瘫痪状态。因而,卫生管理部门及机动防疫队伍所要进行的第一项工作是对其进行整顿,并根据灾民聚居的情况重新建立疫情报告系统,以便及时发现疫情并予以正确处理。监测的内容不仅应包括法定报告的传染病,还应包括人口的暂时居住和流动情况,主要疾病的发生情况,以及居民临时住地及其附近的啮齿类动物和媒介生物的数量。

2. 重建安全饮水系统　由于饮水系统的破坏对人群构成的威胁最为严重,应采取一切可能的措施,首先恢复并保障安全的饮用水供应。

3. 大力开展卫生运动　改善灾后临时住地的卫生条件,是减少疾病发生的重要环节。因此,当居民基本脱离险境,到达安全地点后,就应组织居民改善住地的卫生条件,消除垃圾污物,定期喷洒杀虫剂以降低蚊、蝇密度,必要时进行灭鼠工作。在灾难过后开始重建时,也应在迁回原来的住地之前首先改善原住地的卫生条件。

4. 防止吸血昆虫的侵袭　在居民被迫露宿的条件下,不可能将吸血昆虫的密度降至安全水平。因此,预防虫媒传染病的主要手段是防止昆虫叮咬。使用一切可能的办法保护人群少受蚊虫等吸血昆虫的叮咬,如利用具有天然驱虫效果的植物熏杀和驱除蚊虫,并应尽可能地向灾区调入蚊帐和驱蚊剂等物资。

5. 及时发现和处理传染源　在重大灾难发生后,人口居住拥挤、人畜混居等现象往往难以在短期内得到改善。因此,发现病人,及时正确地隔离与处理是减少传染病发生的基本手段。人类是某些疾病,如肝炎、疟疾等的唯一传染源。在灾区居民中应特别注意及时发现这类病人,并将其转送到具有隔离条件的医疗单位进行治疗。另外,还有许多疾病不仅可发生在人类身上,动物也会成为这些疾病的重要传染源。因此,应注意对灾区的猪、牛、马、犬等家畜和家养动物进行检查,及时发现钩端螺旋体病、血吸虫病及乙型脑炎感染情况,并对成为传染源的动物及时进行处理。

6. 对外流的人群进行检诊　灾难发生后,会有大量人群以从事劳务活动或探亲访友等原因离开灾区。因此,在灾区周围地区,特别是大中城市,应特别加强对来自灾区的人口进行检诊,以便及时发现传染病的流行征兆。在一些有地方性疾病的地区,还应对这些外来人口进行免疫预防,以避免某些地方性传染病的暴发流行。

(四) 后效应期

受灾人群迁回原来居住地后,开始灾后重建工作,灾后的传染病防治工作应包括以下内容。

1. 对返乡人群进行检诊及免疫　在这个阶段,流出灾区的人口开始陆续返回,传染病防治工作的重点是防止在返回人群中出现第二个发病高峰。外出从事劳务工作的人员,可能曾进入一些地方病疫区并发生感染,返回后有可能将疾病或疾病的宿主与媒介带回其家乡。因此,应对返回人员加强检诊,了解他们曾经到过哪些地方病疫区(如鼠疫、布鲁菌病、血吸虫病等),并针对这些可能的情况进行检查,如果发现病人应立即医治。在外地出生的婴儿往往对家乡的一些常见的疾病缺乏免疫力,因而应当加强对婴儿和儿童的检诊,以便及时发现疾病并治疗。由于对流动人口难以进行正常的计划免疫工作,在这些人群中往往会出现免疫空白,因此,对回乡人群及时进行追加免疫,是防止疾病发病率升高的重要措施。

2. 重新对传染病进行调查　灾难常能造成血吸虫病、钩端螺旋体病、流行性出血热等人与动物共患的传染病流行区域扩大,并导致动物病的分布及流行强度的改变。因此,在灾后重建时期内,应当对这些疾病的分布重新进行调查,并采取相应的预防措施,以防止其在重建过程中暴发流行。

(崇 巍　曹 钰)

?

思考题

1. 什么是突发公共卫生事件？特点是什么？

2. 灾难造成传染病流行的机制有哪些？其预防主要有哪些方面？

思考题解题思路

本章目标测试

本章思维导图

灾难医学救援中最关键的是针对伤员的救援，现场急救技术是灾难医学救援中的重要手段。急救人员应当根据现场环境和条件灵活组织与运用资源，为后续治疗争取时间，这对降低伤死率、伤残率具有重要意义。

灾难现场医学救援不同于临床急诊，其具有以下 5 个特点：①现场救援流程包括伤员搜寻与营救、检伤分类、现场急救和转运，具体实施需要根据灾难发生的时间、地点、性质和创伤特点，在黄金时间内给予救治；②救援任务紧迫，救援组织结构松散，救援人员间配合缺乏默契，需要高度统一和指挥，确保救援的效率和效果；③灾难突发，短时间内有大量伤员产生，创伤、疾病种类复杂，伤情不一，且救援环境不安全，场所不稳定，医疗需求和可用资源之间存在巨大差距；④灾难现场对救援人员的巨大精神刺激可导致心理创伤和各种应激性身心疾病，需要早期进行心理干预；⑤为防止灾后暴发疫情，需要进行灾难现场卫生防疫。总体而言，灾难现场医学救援应及时、安全、规范和高效，应采用现场适宜的生命支持技术；对严重创伤遵循分级救治和医疗后送的原则。现场救援还应特别注重保证救援人员的自身安全，以救治更多伤员。

第一节 | 灾难伤员医疗急救

在进入事故、灾难现场或邻近区域前，应快速、全面地评估风险。如果现场不安全，需要等待消防等专业人员确保现场安全后，医疗救援人员才能进入。但应注意现场环境是变化的，建筑结构的改变、燃油的泄漏等都可能使曾经安全的环境转为危险的环境。救援人员应根据灾难类型确定现场安全管理策略，认识已存危险、继发危险和潜在危险，穿戴个人防护装备，采取划定区域、拉警戒线、安置警示标志等措施，核生化现场应区分热区、温区和冷区，确保救援人员、被救人员和旁观者等安全。

一、灾难现场伤员初次评估

(一) 基本生命支持

在灾难现场，应对伤员进行基本生命支持或高级生命支持，但后者需由专业人员实施。应注意，虽然基本生命支持在本节讲述时被分割为多个步骤，但各步骤在施救时应同时进行。如果存在致命性外出血，则应在出血控制后才能进行其他步骤。

1. 维持循环（C, circulation）

（1）心肺复苏：心脏骤停表现为病人意识丧失，呼吸停止，颈动脉、股动脉搏动消失，瞳孔散大，皮肤及黏膜呈灰色或发绀。此时应立即行心肺复苏术。

（2）控制出血：应立即控制致命性外出血，如应用止血带减少肢体损伤所致外出血等，维持循环功能。若判断为胸腹腔内严重内出血时，则需紧急转运至可行急诊手术的医疗机构。

2. 保持呼吸道通畅（A, airway） 气道阻塞可于数分钟内导致病人窒息，进而导致呼吸心跳骤停，因此保持气道通畅是灾难时伤员救治的首要措施。颌面、头部、颈椎和胸部创伤时应特别注意评估并去除导致气道梗阻的因素。无神经系统损伤症状的伤员可因颈椎固定获益，但颈椎固定可能与气道管理矛盾，这种情况下必须优先考虑保持气道通畅。

3. 维持通气（B, breathing） 对有通气功能障碍的伤员应及时寻找原因予以排除，有条件时给予吸氧。无自主呼吸时则应立即行口对口人工呼吸。

（二）高级生命支持

1. **建立气道**　主要包括4种方法。①气管插管：分为经口、经鼻插管，包括使用喉镜、可视喉镜直视插管，在纤维支气管镜引导下插管，或经皮环甲膜穿刺、导丝引导、逆行气管插管术。②环甲膜切开术：适用于需紧急开放气道者，不推荐用于12岁以下儿童，以免术后气管塌陷或狭窄。③气管切开术：适用于喉、气管的急性损伤，气管插管失败，气管插管有禁忌时；方法包括常规标准气管切开术和经皮扩张气管切开术。④双腔气管、食管导管经口插管术：无颈部损伤的伤员在气管插管困难时可考虑应用。

2. **呼吸功能的维持**　应首选气囊活瓣面罩通气，或行气管插管机械辅助通气。开放性气胸应密封包扎伤口。出现进行性呼吸困难、气管严重偏移、广泛皮下气肿等的病人，考虑张力性气胸时，应立即用粗针穿刺抽气减压。发生心脏骤停时立即行心肺复苏。

3. **液体复苏**　在灾难现场出血未控制时，应实施限制性液体复苏；控制出血后应充分、足量补液，并监测血流动力学和尿量等，以指导补液速度和量。成人尿量超过30ml/h说明液体复苏有效；如果达不到，应考虑未充分纠正低血容量或仍然存在大出血，再次评价是否存在心脏压塞、张力性气胸和心源性休克等。应注意低体温可引起"冷利尿"（cold diuresis），实际上是肾脏钠、水重吸收减少的结果，在低体温伤员复苏中应避免误判。

4. **补液给药途径**　灾难现场救援多采用外周静脉进行补液给药，如果外周静脉穿刺3次失败或90秒内未能穿刺成功，推荐行骨髓腔内通路输液。气管插管后也可气管内给药。

（三）其他内脏损伤判断

颅脑伤后要严密观察神志、瞳孔大小及肢体活动。胸部伤后要严密观察有无心包或胸腔内积血，腹部钝性伤后要特别注意有无腹膜刺激征及腹部移动性浊音，有条件时可行胸腔或腹腔穿刺以明确诊断及伤情严重程度。

二、灾难现场伤员急救

（一）止血

根据失血的表现可初步判断失血量。当失血量达全身血量的20%以上时，可出现休克症状，如面色苍白、口唇发绀、出冷汗、四肢发凉、烦躁不安或表情淡漠、反应迟钝、呼吸急促、心悸气短、脉搏细弱或摸不到、血压下降或测不到等。现场常用以下4种止血方法。

1. **指压止血法**　适用于肢体及头面部的外出血。用手指将伤口近心端动脉压向骨表面，以阻断其血液流通，控制伤口出血。

2. **加压包扎止血法**　适用于大多数有活动性出血的伤口。用无菌纱布垫覆盖伤口后，在其上方用棉花团、纱布卷或毛巾等折成垫子，再用绷带紧紧包扎止血。

3. **填塞止血法**　适用于较大而深的伤口。将无菌纱布或止血敷料填塞入伤口内，盖上无菌纱布，再用绷带包扎固定。

4. **止血带止血法**　适用于累及大血管的严重四肢创伤。常用旋压式止血带（图18-1）。严禁用电线、铁丝、绳索代替止血带。止血带应放在出血伤口上方5cm，上臂宜在上1/3处，大腿宜在上2/3处，尽量靠近伤口；不能直接缠在皮肤上，须用三角巾、毛巾、衣服等做成平整的垫子垫上；绑扎止血带的松紧度要适宜，以出血停止、远端动脉搏动不能扪及为度；使用止血带最长不宜超过4小时，通常每小时缓慢放松1次，每次1~2分钟，注意放松前压迫伤口以减少出血。

（二）包扎

包扎可避免伤口污染，控制出血，固定伤口的敷料和夹板，保护受伤的肢体，减轻痛苦。包扎动作要轻、快、准、牢；先用无菌敷料覆盖伤口后再包扎；不可过紧或过松，四肢要露出指（趾）末端，以便观察肢端血液循环情况。可使用绷带或三角巾包扎。

图 18-1　旋压式止血带使用

A、B. 常用的旋压式止血带结构图；C. 可单手操作，以
左上肢止血为例，取出止血带并打开自粘带，将止血
带套到距离肢体伤口约 5cm 远的近心端；D. 拉紧自粘带，
反向粘紧，沿上臂粘紧带子，粘贴时不盖住旋棒；E. 转
动旋棒，直到出血停止；F. 将旋棒卡在固定板卡槽中，
此时出血得到控制；G. 检查止血效果，以远端摸不到动
脉搏动为宜，最后用固定搭扣锁住旋棒和自粘带。

（三）骨折固定

固定可防止骨折端移动,避免骨折端损伤血管、神经等组织,减轻伤员痛苦。固定骨折前,应首先完成基本生命支持等急救措施;对外露的骨折端不应将其回送伤口内,对畸形的患肢也不必复位;固定范围应超过骨折上下相邻的两个关节;固定时动作要轻,固定要牢靠,松紧度要适宜,皮肤与夹板之间尤其骨突出处和空隙部位要垫适量的棉垫或衣服、毛巾等,以免局部受压引起坏死;应将指(趾)端外露;外固定部位应便于随时拆开,以便迅速解除血液循环障碍;凡疑有脊柱骨折者,必须固定后才能搬运。通常采用木制或金属夹板、可塑性或充气性塑料夹板。无条件时可就地取材,如木棍、树枝、布伞、木板、步枪、自身的肢体等作为固定材料。

（四）搬运

尽快撤离危险现场,并转送到有条件的医院救治。首先应完成生命支持和初次评估;在整个搬运过程中,应密切观察伤情变化并及时处理;怀疑头部损伤,上肢、下肢、骨盆骨折或背部受伤的伤员,应平卧运送。

1. 搬运方法

（1）徒手搬运:单人扶行法适宜清醒、伤势不重、没有下肢或骨盆骨折、能自己行走的伤员。背负法适用于老幼、体轻、清醒的伤员。双人可用轿杠式、椅托式、拉车式、扶腋法等。脊柱骨折的伤员应采用三人或四人平托式。

（2）担架搬运:省力、方便的常用方法。常用的担架有半身式担架(图18-2)、全身式担架(图18-3)、组合式(铲式)担架(图18-4)、漂浮担架(图18-5)和其他制式担架,无条件时可用座椅、门板、毛毯、衣物、竹竿等制作临时担架。

2. 特殊伤搬运

（1）脊柱骨折搬运:怀疑脊柱损伤时应防止脊柱弯曲或扭转,搬运时必须托住伤员的头、肩、臀和下肢,保持躯体呈一直线,严禁用一人抬胸、一人抬腿的拉车式搬运。怀疑颈椎骨折需要搬运时,要有专人牵引、固定头部,然后多人分别托肩、臀、下肢,动作一致地将伤员抬放到脊柱板或硬质担架上,颈下垫一小垫子,使头部与躯干呈直线。颈两侧用沙袋或用颈托固定,肩部略垫高,防止头部左右旋转、前屈和后伸。

（2）骨盆骨折搬运:应使伤员仰卧,双下肢髋、膝关节半屈,膝下垫软物;用三角巾或骨盆带围绕臀部和骨盆;多人平托伤员,将其放在木板、担架上搬运。

图18-2　半身式担架使用

半身式担架用于狭小空间内伤员的搬运,可以采用拖、抬、吊等搬运形式。其外包装如图A所示。使用时取出担架,平放于伤病员旁边;将伤病员的头、颈部固定后,轻抬于担架上;依次固定肩胸部、腰部、大腿部、双小腿部,最后固定脚蹬带。可以4人抬或以拖移方式搬运。

图 18-3　**全身式担架使用**

全身式担架可在相对狭小的空间内对伤员进行头部、胸背部及腿部的固定、绑缚,可抬行或水平吊运搬运。A、B. 外包装及结构组成;C. 使用时,将全身固定式担架从包装袋中取出、展开,从背面的附件袋中拿出四支把手;固定、锁死套筒和把手,将伤员抬上担架,用头部、胸部及腿部固定带固定伤员完毕后,即可进行吊运或抬行操作。

图 18-4　**组合式(铲式)担架**

图 18-5　**漂浮担架**

第二节 │ 伤员现场分拣

分拣(triage),也称检伤分类,是为了有效地对伤员实施救治和医疗后送,基于其生理体征、明显的解剖损伤、致伤机制及伤员一般情况等,对伤员伤情做出判断分类。

一、分拣目的

现场分拣是战争及和平时期对批量伤员进行救治时的基本原则,基本策略是"最好的医疗资源用于最大多数的伤员",而不是平时单个或少量伤员救治时的"最好的医疗资源用于最严重的伤员,轻、中度伤员仅等待处理"。

伤员数量超过了救治能力或医疗资源时,救治的前提是分拣,以明确现场救治和转运的先后顺序。现场分拣应达成 3 个目的:①识别需要立刻抢救的伤员,同时将危害环境和他人的伤员与其他人分开;②将轻、中、重伤员分开,以便确定救治优先权;③判定伤员耐受能力和转运的紧急性。

现场需要确定伤员救治的顺序,分拣后必须确立处理的优先次序,确立不同阶段的优先方案,区分需紧急救治、需要限期手术、暂时不需要手术和已死亡的伤员,即第一优先(红色)、第二优先(黄色)、第三优先(绿色)和零优先(黑色)。其中零优先指伴有明显致命伤,放弃救治或者无法挽救的伤员,以最大效率地利用有限的急救资源。

二、现场分拣方法

分拣是从现场到转运途中的持续过程,伤员情况改变时可能需要调整现场分拣的结论。

(一)分拣种类

1. **收容分拣** 是接触伤员时的第一步,目的是快速将伤员分别安排到相应的区域进一步检查和治疗,如直接将需要紧急抢救的危重伤员分拣出来,送往抢救室或立即就地抢救。

2. **救治分拣** 应首先判定创伤的严重程度和主要损伤,确定救治措施。再根据救治措施的紧迫程度,结合伤员数量和救治条件统筹安排救治顺序。

3. **转运分拣** 以伤员尽快到达治疗机构为目的,根据各类救治措施的最佳实施时机、转运工具及转运环境的特点,区分伤员转运的顺序、工具、地点以及体位等医疗要求。

(二)分拣依据

除伤前状态、医疗和环境资源等因素外,分拣时应考虑以下因素。

1. **生命体征** 幸存者需立即明确有无威胁生命的损伤,生命体征异常提示需快速治疗和转运,包括:脉搏<60次/分,或>100次/分;呼吸<12次/分,或>20次/分;收缩压<90mmHg;GCS<14分;修正创伤评分(RTS)<12分。

在灾难现场可遵循简单急救分诊及快速治疗(simple triage and rapid treatment,START)的原则在30~60秒内快速识别伤势严重者,按照"30-2-可以-做"方法分拣。"30"指呼吸频率30次/分,"2"指毛细血管再充盈时间2秒,"可以-做"指遵从指挥的能力。只要呼吸频率<30次/分,毛细血管再充盈时间<2秒,能遵从指挥行走,则为轻伤;满足"30-2"条件但无法行走,则归为"延迟救治";存在无意识、呼吸急促、毛细血管再充盈延迟、桡动脉脉搏缺失,则归为"立即救治"。

2. **解剖损伤** 明显的解剖损伤提示需紧急手术,包括:头、颈、躯干、四肢近端穿透伤,浮动胸壁,两处以上近侧长骨骨折,>15%体表面积、面部和呼吸道的烧伤,骨盆骨折,瘫痪,肢体毁损。

3. **致伤机制** 现场分析致伤机制有助于准确分拣,以下致伤机制提示重伤或需进一步检诊。如高能量交通伤包括:救出时间>20分钟,从机动车中抛出,同车乘客中有死亡者,翻滚事故,高速撞击,机动车撞击速度>5km/h,摩托车撞击速度>20km/h或从自行车上摔下等。

4. **伤前状态** 以下伤前状态提示需到医院进一步检诊:年龄<5岁或>55岁,存在心脏或呼吸系统疾病、糖尿病(特别是使用胰岛素者)、肝硬化或其他肝病、肥胖、出血病史等。

5. **其他因素** 存在导致伤员生理功能衰弱,需要到医院进一步救治的因素,包括长时间掩埋、封闭、饥饿等。

(三)分拣工具

制式的检伤分类箱内有登记本、检伤分类伤票、医用耗材等;箱内第一层为两条检伤分类腰带(图18-6);其下为检伤分类毯等物品。现场分拣通常用4色分拣标签(文末彩图18-7)。

图18-6 检伤分类腰带

1. **红色优先救治的标签** 指伤势严重,威胁生命,需紧急救治和转运。需要维持和/或恢复伤员的生命功能,维持伤员呼吸、循环功能的稳定。

2. **黄色延迟救治的标签** 指伤势较重,但暂无生命危险。应迅速明确并控制创伤后病理生理紊乱,包括进行有针对性的检查和实施各种确定性的救治措施。

3. **绿色等待救治的标签** 指伤势较轻,暂时不需手术,可走动者。应及时确定并处理一些隐匿的病理生理性变化,如低氧血症、代谢性酸中毒等。

4. 黑色期待救治的标签 用于标示存活可能性极小的、无法救治者。

(四) 分拣场所

通常需要设立分拣室(帐篷)或分类场。在收治大批量伤员的各级救治机构入口附近,设立专门的场地来接收到达的伤员。应尽量安置在具备通信、转运、水电供应及物资供应的场所。一般分为下车区、分类区和车辆调整区,伤员应单向流动。要防止轻伤员擅自进入抢救区,须让他们集中在周围较宽阔的区域中。事故或灾难医学救援的各项工作需因地制宜,在环境恶劣时,不必苛求条件,而应分秒必争抢救伤员。有时甚至需要直接在转运救护车等运输工具上进行分类。

注意分拣应反复进行。一是因为伤情是动态变化的,例如,需紧急处置的伤员在复苏过程中出现并发症恶化,或经短时间复苏治疗无效,特别是在伤员数量较大时,就不得不将其归入“期待救治”。二是因为在救治的各个环节,只要有批量伤员等待处置,就必须分出救治顺序。另外,为避免无效分拣或较高的二次分拣率,给后继的救治工作带来困难,分拣不应由低年资医师承担。但由于受多种因素影响,过度分拣占 50% 以上或分拣不足达 10% 是可以接受的。

第三节 │ 伤员分级救治

分级救治(medical treatment in echelons)是分阶段、分层次救治伤病员的组织形式和工作制度,又称阶梯治疗。目的是充分利用有限资源,及时救治危重者,使绝大多数伤员获益,降低死亡率,提高救治效果。主要用于两种情况:①医疗资源相对于伤病员的需求不足,需要将有限的资源首先用于最需要救治和救治效果最显著的伤员;②危及生命或肢体的严重创伤需紧急救治,不允许长时间转运到大型医疗中心或创伤中心,只能就近在黄金时间内给予紧急救治。灾难(尤其是地震)时,灾区及邻近地区的医疗资源被严重摧毁,面对大量伤员,医疗资源(医疗物资、医务人员和医疗场所)无法满足伤员救治的需要,同时,伤员以多发伤为主,伤情重而复杂,决定了灾难中伤员的救治必须遵循分级救治的原则。

一、分级救治原则

(一) 及时合理

伤员自然存活时间有限,随着时间延长,死亡概率增大;有效救治时间内救治可延长伤员存活时间,但延长时间有限,只有得到确定性治疗后伤员生命才可能得到挽救;采取措施的时间不同,其效果不同,时间愈早,措施愈合理,伤员伤死率就愈低。为此,应做好现场的抢救工作,并积极后送,勿使伤员在现场过多、过久地滞留。条件允许时,救治机构应尽量靠前配置。应正确处理即时措施与系列措施之间、局部效果和整体效果之间的关系,以求实现整体救治的最高效率。

(二) 连续继承

分级救治本身就是将完整的救治过程分工、分阶段进行。因此,为保证救治工作的完整,各级救治应连续继承,使整个救治工作不中断,各级救治不重复。前一级救治要为后一级做好准备,后一级救治要在前一级的基础上补充其未完成的救治,并采取进一步的措施,使前后紧密衔接,逐步完善,共同形成一个完整、统一的救治过程。为此,每一个医务人员要对创伤的特点、病理过程和伤员处理原则有统一的认识和理解,每一个救治机构要采取相应的救治形式,并按规定的任务和救治范围实施救治。在分级救治过程中没有完成规定的救治任务,将会导致伤员伤情恶化或严重并发症的发生;反之,超出规定的救治范围过多地进行救治也是错误的,因为这样会延误伤员的后送及进一步治疗,或者增加手术并发症,从而影响整个分级救治链的救治效率。另外,必须按规定填写统一格式的医疗后送文书,在分级救治中准确传递伤病员伤情及处置的信息,使前后继承有所依据,保证伤病员分级救治的连续性和继承性。

(三) 治送结合

后送的目的是使伤病员逐级获得完善的治疗。所以救治与后送相辅相成、缺一不可,必须辩证处理二者的关系,使之有机结合。各级救治机构应根据环境情况、伤病员数量及结构特点、本机构所担负的救治任务及卫生资源状况、分级救治体系的配置和医疗后送力量等,因时因地制宜,不能只强调治疗而延误伤病员向下一级救治机构后送,也不能一味后送而不采取必要的治疗措施,从而造成伤病员在后送途中发生伤病情恶化。

二、分级救治组织

对短时间内发生的大批伤员的救治,最主要的不是技术,而是高效的组织。地震等灾难发生时,短时间内出现大批伤员,而且受灾地的医疗机构存在不同程度的破坏,很多伤员需要后送治疗。

(一) 救援模式

救治机构应有明确的任务分工确保分级救治原则的落实,根据灾情严重程度、伤亡人数、医疗资源残存情况等决定,一般分为二级和三级救援模式:①二级救援模式:即"灾区内基层医院-灾区内三级医院(建制完整、运行良好)";②三级救援模式:更大的灾难发生时,则需启动灾区外的医疗资源,形成三级救援模式,即"灾区内基层医院-灾区内三级医院(建制完整、运行良好)-灾区外医院"。

(二) 救援任务

各级救治机构担负伤病员救治的工作范围是按照统一的救治体制和救治原则对各级救治机构所规定的伤病员救治措施的项目、内容和程度的要求,是分级救治不间断、不重复的保证。救治形式是根据灾难环境、伤员的病理发展过程和救治范围,对救治措施所做的区分。

灾区内医疗单位具体承担哪一级救治任务,应根据医疗单位受灾情况、单位时间内的伤员流量、救治技术和条件、与下一级医疗单位间的交通状况及转运条件等确定,原则上应主要承担紧急和早期救治任务,特殊情况下可兼顾紧急和早期救治、专科救治。

本节按三级模式进行介绍,二级模式中的第二级承担了三级模式中第二级和第三级的任务。

1. **一级救治(现场急救)**　主要是紧急处理危及生命的损伤,维持机体生命功能,保证伤员能安全后送转运。技术范围包括通气、止血、包扎、固定、搬运、基本生命支持(如抗休克)等内容。

现场急救是伤员救治的关键,也是最困难的环节。现场急救力量可来自三个方面:一是灾区未受到破坏的医疗机构,二是灾区附近医院紧急派出的医疗队,三是国家派遣的应急抢救医疗队。2008年,汶川地震的现场救治始于伤后10分钟至数日,包括自救、互救和专业救援等模式,在地震中存留的当地医疗资源起了很大作用,如什邡市120急救站在地震后救治了大量伤员,其他医疗单位也现场救治了大量附近的伤员。但仍有为数众多的伤员未能得到现场救治即被送往医疗单位,导致较高的死亡率、伤残率和感染率。

汶川地震发生了多例解救后早期死亡,与挤压综合征等有关。对于长时间的挤压伤不能盲目解救,在解除压力前应判断伤肢情况,或先用止血带绑扎伤肢近端,对于不能保留的伤肢不应恢复血供。

2. **二级救治**　常由灾区附近医院担任紧急救治和早期救治任务,主要是处理危及伤员生命的损伤、防治并发症。其技术范围主要是3~6小时内实施紧急手术,如截肢术,大血管修补、吻合或结扎术,对开放性气胸行伤口封闭及闭式引流术,对张力性气胸行闭式引流术,实施开胸、剖腹探查止血术或开颅减压术,或进行较完善的清创术等。

严格遵循任务分工是落实分级救治原则的关键。在汶川地震救援的二级救治中,存在超范围救治情况,如对闭合性骨折早期切开复位内固定等,后果是侵占了有限的医疗资源,或降低了诊疗操作的技术标准,增加了感染发生率、再次手术率等。

二级救治也可由医疗救援队以野战医院的形式承担,救援队根据受灾情况、任务类型和地形条件,尽量争取集中展开,以便于统一管理。确定展开区域后,根据医疗救援队编配方案,在选取区域内,先划分出各功能单元区域,确定帐篷展开、检伤分类场(文末彩图 18-8)、车辆停放、保障挂车、发电机、野战厕所等功能单元摆放位置,以便于队伍快速有序展开。帐篷式医疗单元展开定位见图 18-9。

图 18-9　野战医院帐篷式医疗单元展开示意图

3. 三级救治(后方医院的专科治疗)　主要进行专科治疗和确定性手术,对伤后并发症进行综合性治疗,并开展康复治疗。远离灾区的后方医院主要接受治疗时间较长的中、重度伤员。由于环境条件好、技术水平高、资源充足,因此在伤员治疗上无更多特殊之处,但应及时空出床位,调整医疗力量,做好伤员入院的分类和治疗顺序、方案的制订,及时进行专科手术和综合治疗,并及时开展康复治疗。

第四节 ｜ 伤员转运

伤员转运包括院前转运和院间转运。院前转运指伤员从现场到医院的转送,是院前救治的重要组成部分,是现场急救与院内救治之间的桥梁,应最大限度地缩短转院时间。院前转运的质量与伤者的死亡率与伤残率密切相关。院间转运指伤员由基层医院向上级医院转送的全过程,一般在基层医院稳定生命体征或实施紧急手术后启动。院间转运应该由转出医院、接受医院和转运队伍共同执行,综合决定最好的转运方式。灾难时产生批量伤员,需要实行分级救治,院间转运是实现分级救治的前提。

一、伤员转运分类

(一)院前转运

院前转运旨在最大限度地缩短运送时间,转运的原则是"安全、快速"。一旦现场稳定伤员后,专业转运组即应根据优先级别决定伤员转运至最近、最合适的医院或创伤中心接受救治。转运途中与医院保持联系,需紧急检查、手术者,应通知医院做好相关人员和设备的准备。

(二)院间转运

当短时间接收大量伤员,超过医院救治能力,或将要到达能收容伤员的最大数量时,灾区内医院应充当"后送医院",将所有需要进一步治疗的伤员转运至上一级医院救治。应该强调的是院间转运应以前接为主,避免占用前方已经相当紧缺的医疗资源。

当伤员数量少,医院救治能力能够满足伤员需求时,只选择性地后送严重的、需专科治疗的伤员,此时,医院成为"选择性后送医院"。

承担二级救治任务的灾区医院单位时间内的伤员流量是影响早期救治的关键因素,因此,尽快实施院间转运是节约宝贵的二级救治医疗资源的关键。除救援指挥部决策、转运工具到位等因素外,院间转运的展开主要受交通恢复情况的影响。

医护人员依据相关法律实施院间转运。院间转运的适应证通常包括:①伤情需要,基层医院不能提供确定性治疗或处理后出现并发症的伤员;②伤员及家属要求,应该仔细评估伤员伤情后做出判断。禁忌证包括:①休克未纠正,血流动力学不稳定者;②颅脑伤疑有颅内高压,有可能发生脑疝者;③颈髓损伤有呼吸功能障碍者;④胸、腹部术后伤情不稳定,随时有生命危险者;⑤被转运人或家属依从性差;⑥转运队伍缺乏相应的设备、急救能力、应变能力及处理能力等情况。

二、转运原则

以下主要介绍院前转运原则,这些原则同样适用于院间转运。相对于院前转运,院间转运更强调安全性。

(一)转运顺序

已经危及生命,需要立即治疗的严重创伤者优先转运;其次是需要急诊救治的、可能有生命危险的伤员;再次是需要医学观察的非急性损伤;最后是不需要医疗帮助或现场已经死亡者。

(二)通信畅通

调度人员在接到求救电话后,明确联系人、联系方式、详细地址、转运路程等情况。接收医院应询问初步诊断、处理情况等,并在途中与转运队伍保持联系。需紧急检查、手术的伤员,医院应通知相关人员做好准备。

(三)安全评估

转运应遵循 NEWS 原则:①Necessary:每一步骤是否必要?②Enough:治疗是否充分?③Working:治疗是否有效?④Secure:转运是否安全? 转运前应再次全面评估转运的安全性,确保转运安全。

1. 气道 检查气道,确定是否需气管插管。

2. 呼吸系统 转运前记录呼吸状态;检查或安置鼻胃管,以防止使用镇静药或气管插管的伤员发生误吸;检查其他所有导管的位置或装置(如胸腔引流管)是否可靠固定。

3. 心血管系统 转运前记录心率、脉搏、氧饱和度和血压。准备用于控制外出血的绷带等,固定静脉导管,保证足够的血液制品和液体备用。危重伤员应在监护下转运,侵入性通道(如动脉通道、中心静脉压通道、肺动脉导管)应连接于转运监护仪,以便转运中持续的血流动力学监测。

4. **中枢神经系统** 开始转运前,需记录神经系统检查结果和 GCS 评分,适当给予镇静药。

(四)知情同意

完成转运前伤情评估后,应根据到接收伤员的医疗单位的距离、时间、地理、气候、伤情是否稳定和局部资源等综合决定转运方式,并结合转运途中可能出现的意外情况、沿途的医疗单位及救治水平等做出转运中安全评估。如伤情相对稳定适合转运,向伤员及家属交代病情,告知转运的必要性和途中可能发生的危险,取得同意并签字后实施转运。

三、伤员转运方式

伤员的转运不仅是保障运输问题,更重要的是安全问题。转运工具除具有运输功能外,还应具备全程血流动力学监护和有效的生命支持技术,能及时发现病情变化,并能及时处理如呼吸障碍、心律失常、静脉留置针滑脱或堵塞、气管插管移位、骨折固定不当等问题,以避免伤员在转运过程中因病情变化而发生意外。转运工具主要有救护车、卫生列车、直升机和救护艇等(图 18-10)。汶川地震医学救援启动了新中国成立以来最大规模的医疗后送转运,共转运伤员 10 015 人,包括 21 次专列(5 053人)、91 架包机(3 495 人)和 10 000 余次救护车(1 467 人)。

图 18-10 转运工具

(一)转运工具

1. **陆地转运** 是我国伤员转运的主要方式,转运工具包括救护车、卫生列车等。除轻伤等原因外,应常规使用监护型救护车实施转运伤员。监护型救护车应配备铲式担架或多功能自动上下车担架,气管插管用物、供氧系统、心肺复苏机、便携式呼吸机、多参数监护仪、除颤器、负压吸引器,包扎、固定、止血等物品,以及各类急救药物及物品等。

2. 空中转运　具有速度快、机动灵活、舒适安全、便于对伤员进行护理等优点,可缩短后送时间,提高后送效率,尤其适用于偏僻山区、岛屿及交通阻塞、道路中断等救护车不可能完成转运任务的情况。天气、地理、后勤等因素决定飞行的稳定性,接受任务的最终决定应由飞行员做出,机组人员的安全问题应该放在首位考虑。直升机是空中转运中使用较多的转运工具,其飞行高度在2 000～2 500m,受低气压及高空缺氧等因素影响较小,但受垂直气流影响较大,机身颠簸、晃动大,易引起晕机症。直升机转运较救护车转运伤员发生病情恶化的概率更高,血气胸伤员中易出现呼吸困难,一般采用头朝前卧位(朝向机头方向),以减轻加速度对伤员产生的不良影响。

3. 水上转运　用于海上、江湖水域的船只、岛屿发生灾难时,转运工具包括救护艇等船只。其影响因素显著多于陆地或空中转运,如受水域水文、气象、地理等自然条件的影响,救护人员站立不稳、物品难以固定、无菌区域难以保持、生命体征难以监测、护理技术操作难以完成等也显著影响转运途中的监护和救治,故应严格把握适应证,做好转运前准备。

(二) 转运方法

1. 转运前准备

(1)伤员准备:应做好伤员的心理疏导,在转运前确保气道通畅,维持呼吸和循环功能稳定,处理危及生命的损伤,确保伤情处于相对稳定状态。收缩压在90mmHg以上可不输液,直接送往医院;收缩压低于90mmHg者应补液维持血压,快速后送转运。合并骨折者应简单固定;中、重度吸入性损伤者,应行紧急气管切开或做环甲膜穿刺等控制气道以防窒息;休克伤员为便于了解肾功能和灌注情况,应留置导尿管等。

(2)医务人员准备:保持良好的身体状态,准备必要的物品和药品,做到对伤情心中有数,能正确地估计、判断,能处理转运途中可能发生的情况。

2. 转运中处理

(1)转运中体位:伤员顺车体而卧,以减少车辆行进时对脑部血流灌注的影响(图18-11)。重度昏迷者采取侧卧位;呕吐、咯血、有窒息可能者取轻度头低足高位及头偏向一侧位;胸部创伤有呼吸困难者,应取半卧位,躯体妥善外固定于平车上,以避免剧烈震荡而加重出血和再损伤;颅脑损伤者将头部垫高等,上下坡时要保持头高位,以避免头部充血。

(2)转运中监护和处理:理想的转运中救治应达到或接近接收医院的水平,转运队伍必须有能力继续进行心肺支持和补充血容量,连续监测血流动力学,具备移动电话等通信设备(图18-12)。主要监护内容包括常规心电、血压、脉搏、血氧饱和度,危重者应行有创血压、尿量等监测;注意及时清除气道内分泌物,保持气道通畅;加强固定,颈椎骨折者用颈托固定,使头、颈、胸呈一条直线等;避免搬运和行车过程中的颠簸造成静脉通道、气管插管及固定夹板等的移位、脱落和阻塞;保持与拟送达医院的联系,提前告知伤情和到达时间等,以便做好准备。

图18-11　伤员顺车体放置

监测心电图和心率
监测血氧饱和度
监测呼吸
监测血压

图18-12　救护车上监测生命体征

（3）随行资料：所有伤员救治记录的完整文件均应同时送达，包括伤员及其病史记录、致伤机制和事故环境记录、所有影像资料等诊断记录、已给予的救治措施和伤员的反应等。

第五节 │ 救援人员自我防护

灾难现场救援的前提是确保救援人员、被救人员和旁观者安全，故应首先评估灾难现场环境，并采取相应的防护策略和措施。

一、灾难现场环境安全评估

在接近任何灾难现场时，救援人员首先面对的问题是评估现场是否存在潜在的危险，尤其是可能对救护人员、伤病员、现场公众造成伤害的因素。创伤是由各种能量释放至人体组织所引起的，应辨识各种能量，预防可能发生的创伤：①动能：其他交通工具、流动的水或泥石流、暴恐袭击等；②势能：不稳定的建筑物、车辆等垮塌压迫致伤，或复杂的地面导致跌倒等；③热能：火灾、低温等；④电能：电池、高压电、损坏的电缆或带电设备等；⑤化学能：燃油、化学品、毒品等泄漏或污染等。只有在确定现场环境安全的情况下方可施以救援。未接受相关专业救援训练的人员一般不鼓励自行尝试救援。现场危险及对策可分为以下3类。

（一）可见的危险

突发事件现场的环境一般比较差，尤其是自然灾害如地震、火灾、水灾、泥石流等现场，救援人员进入的前提条件是确定没有可见的危险，确保自身安全。

（二）无形的危险

毒气泄漏、生物伤害、核辐射等，救援人员在进入现场前，需要采取切实有效的防护措施，如穿戴防护服、手套、口罩、护目镜等，站在上风口，快进快出，尽量缩短停留时间。

（三）潜在的危险

如遇灾难现场处于高速公路上、化学物资失火、成群燃烧汽车等，救援人员不可盲目进入和久留，同时禁止吸烟，关闭手机，不使用对讲机，不穿带有钉掌的鞋，不拉动电源开关，禁止一切能够产生静电和火花的行为。

二、现场个体防护

个体防护是利用个体防护装备的物理或化学阻隔作用，消除或控制有害物质，使进入或接触人体的有害物质水平符合人体基本安全和健康的要求。在灾难医学救援过程中，救援人员随时都面临着各类致伤因素，有时甚至是致命的损害。一旦受到损害，则救援人员本身成为被救援的对象，不但不能完成救援任务，还将增加其他救援人员的工作量，占用灾难救援时最为重要的社会资源，故医疗救援人员本身的防护具有重要意义。

（一）灾难现场个体防护分级

一般将防护级别分为A、B、C、D 4级。有害环境根据与有害源的距离和危害程度分为热区、温区和冷区。救援人员要明确责任，在相应的区域内开展救援工作，并穿戴相应的防护装备。

1. **A级个体防护**　防护对象包括：①接触高压蒸气和可经皮肤吸收的气体、液体；②可致癌和高毒性化学物；③极有可能发生高浓度液体泼溅、接触、浸润和蒸汽暴露的情况；④接触未知化学物；⑤有害物浓度达到可立即威胁生命和健康的浓度或可经皮肤吸收的化学物；⑥低氧环境。防护装备包括：①全面罩正压空气呼吸器；②全封闭气密化学防护服，防酸碱等各类物质，能够防止液体、气体的渗透；③抗化学物质的防护手套和防护靴；④头部防护安全帽。

2. **B级个体防护**　防护对象包括：①种类明确的气态有毒化学物质，不经皮肤吸收；②达到威胁生命和健康的浓度；③低氧。防护装备包括：①全面罩正压空气呼吸器；②头罩式化学防护服，非气密性,防化学液体渗透;③抗化学物质的防护手套和防护靴;④头部防护安全帽。

3. C级个体防护　防护对象包括:①非皮肤吸收气态有毒物,毒物种类和浓度已知;②非威胁生命和健康浓度;③非低氧环境。防护装备包括:①空气过滤式呼吸防护用品(正压或负压系统),过滤元件适合特定的防护对象,防护水平适合毒物浓度水平;②防护服隔离颗粒物,防少量液体喷溅;③抗化学物质的防护手套和防护靴。

4. D级个体防护　防护对象为非挥发性固态或液态物质,毒性或传染性低。防护装备包括与所接触物质相适应的防护服、防护手套、防护靴等。

(二) 个体防护装备

白大衣、工作服等普通服装在以上几类有害环境中对个体几乎没有防护作用,在灾难救援中医护人员应采用正确的个体防护装备。首先是了解灾难现场可能的有害物毒性、入侵途径和对人体的危害程度,然后选择适用、有效的个体防护装备。

1. 个体防护装备种类

(1) 防护服:各类防护服的性能有较大的差别,适用范围也不同,包括从防护性能最高的正压气密防渗透防护服,到普通的隔离颗粒物防护服。医院传染病房使用的隔离服不能够用于灾难救援。防护服按式样分连身式和分体式结构,按使用方式分为一次性和限次使用防护服(图18-13)。

图 18-13　防护服

(2) 眼面防护用具:眼面防护用具都具有防高速粒子冲击和撞击功能。眼罩对少量液体性喷洒物具有隔离作用。呼吸防护用全面罩可以隔绝致病微生物等有害物通过眼睛、口鼻黏膜侵入。在传染病、呼吸病病房、实验室和灾难现场等环境工作时,要佩戴眼镜或其他眼部保护装置。

(3) 防护手套、鞋靴:与防护服类似,各类防护手套和鞋靴都有相应的适用范围,针对不同化学物,救援人员对手套、鞋靴的防护性能有不同的要求,同时要考虑现场环境的温度、尖锐物、电线或电源等因素,并具有一定耐磨性能。应根据不同灾难现场有针对性地选择。

(4) 呼吸防护器:①过滤式(空气净化式)呼吸防护:有防尘面罩和防毒面具,分为随弃式面罩(简易型,半面型)、可更换半面罩和全面罩3类。②隔绝式(供气式)呼吸防护:隔绝式将使用者的呼吸器官与有害空气环境隔绝,靠本身携带的气源(自我控制呼吸仪,self-contained breathing apparatus, SCBA)或导气管(长管供气式)引入作业环境以外的洁净空气供使用。

2. 防护和洗消

（1）防毒面具使用：防毒面具是用来保护人员的呼吸器官、眼睛和面部免受毒剂的伤害，防止放射性灰尘和细菌进入人体。应选配合适的面具，在试戴时感觉头部压力不明显，面罩边沿与面部贴合紧密，眼窗的中心位置在眼睛的正前方下 1cm。戴上面具，用手掌将过滤器进气孔堵住，用力吸气，如感到堵塞，则说明面具无损坏和佩戴正确。

（2）防毒衣使用：穿戴防毒衣的动作要领可概括为卸下器材、展开防毒衣、穿上防毒衣和戴面具 4 个步骤。脱防毒衣时背风站立，由下而上解开各系带；脱下头罩，拉开胸襟，两手缩进袖内并抓住内袖，然后两手背于身后，脱下手套和上衣；再将两手插进裤腰往外翻，脱下裤子；后退一步，用拇指从头后挑起面罩（或头带）脱下面具；将防毒衣、面具折叠收起；最后将防毒衣、面具包装后放入袋内。脱防毒衣手套和面具时，应防止皮肤接触它们的外表面，以免受染。

（3）洗消：即消除沾染（污染），指利用各种措施，将放射性物质从人员、物体表面除去或使之减少到控制量以下，以减轻放射性物质对人员的伤害。人员受染后，要尽快进行洗消。在沾染区内，应利用救灾间隙进行局部洗消，情况允许时，可撤出沾染区进行全身洗消。应避免因洗消污染饮用水源。对服装、装具的洗消常用拍打法、抖拂法、扫除法和洗涤法。

3. 防护装备使用注意事项　装备的配备应尽可能做到明确到具体人，需了解每个人员的具体特征，如身高、体重、头面型、鞋号、手型及是否戴眼镜等。救援人员一般配备 C 级防护装备，院前急救或医院急诊科不仅接收在现场已经除去污染的伤员，也会接收自行前来就诊的伤员，应设有专区对伤员进行洗消，也要配备少量 B 级防护装置。使用 A 级和 B 级防护时，应评价体能等，确认使用人员能够在使用重型防护装备时从事指定的作业。

个体防护装备在现场使用过程中会沾染上现场的有害物质，错误穿戴有可能造成新的污染和健康危害。不同的装备穿戴顺序不同，一般先佩戴呼吸器，然后穿戴防护服、眼面护具、手套和鞋靴等；摘除时顺序相反。对救援中受到污染的装备，必须及时洗消。受污染的废物处理应遵守国家有关环保规定，请从事专业污染处理的单位和人员承担。灾难发生的初期，在不明事件性质或有害物质浓度、存在方式不详的情况下，需要以最严格的等级要求进行防护。

防护装备的使用具有显著专业性，只有正确使用才能保证自身的健康与安全，但防护装备会影响业务操作，使用者必须在充分了解每种防护装置的性能和限制、使用方法的前提下，才能进行选用和穿着。故有需要使用个体防护装备的单位，应组织使用者进行防护用品的演练，了解每种防护用品的适用性、使用限制、装配方法、佩戴方法、维护保养方法、清洗消毒方法等，并定期检查个体防护装备，注意维护保养，保障防护效果。

在发生化学灾难时，应及时使用防护器材和采取防护措施。灾难医学救援应贯彻抢救伤员和保护救援人员并重的原则，将防护措施作为应对化学灾难的重点，贯穿于整个救援活动的始终。以防护为主，以药物预防为辅。医学救援分队进入现场应选择染毒区的上风或侧风方向。在进入染毒区之前，要按照规程使用防护装备；离开染毒区后，尽快进行人员和器材洗消。

三、继发性创伤应激障碍防治

在灾难救援中，各类救援人员暴露在以往几乎想象不到的生存环境中，不断接触到人生最伤痛的情景，如灾民失去亲人、失去家园和遭受严重创伤等；又不断面对次生灾害的威胁，无论在伤痛程度或伤员数量等方面都非常人所能应对。由于工作性质，他们不能离开这些情境，同时又不能让自己的情绪反应阻碍救援工作，这种两难的情况往往造成继发性创伤应激。

（一）继发性创伤应激的影响

继发性创伤应激（secondary traumatic stress）是指在没有直接经历创伤事件的情况下，助人者在助人的过程当中或之后，表现出困扰性或痛苦的心理症状。继发性创伤应激可显著影响救援实施，包括：①工作效率下降，注意力集中困难；②判断的敏锐度下降，易造成错误判断，影响工作决定的准确性;③救援人员受到继发性创伤应激影响时,易被个人的情绪反应牵动去建立与受助者的治疗关系,过分投入,而不是根据理性、客观的分析去提供协助;④重大创伤应激也可令救援人员感到无力,对救援工作失去希望和干劲,甚至萌生放弃工作的念头;⑤长期的继发性创伤应激可影响救援者个人的思想、情绪、行为,进而长远地影响其生活、工作。

(二) 继发性创伤应激的应对策略

救援人员应准确确立自己在救灾工作中的角色或个人定位,拟定自己的工作方向与步骤。集中处理可控制的部分,暂且放下不能控制的部分;先处理最紧急和最重要的事,将工作分拆、按部就班逐项处理等;将看似无法处理的重大 "危机",通过以上原则转变为能够解决的 "问题",舒缓救援人员所感受到的压力与无助感。具体实施救援前,可以分 3 个阶段进行不同的思想准备,应对可能或已经出现的继发性创伤应激。

1. 救援前应对策略　在出发前,救援人员应主动设想评估救灾环境,如灾难现场与平常工作环境的不同,且混乱、不可预知;了解灾民等工作对象;了解不同专业、不认识的工作伙伴等;适应饮食差异,预备自用药物等。

2. 救援中应对策略　应正确应对、及时识别极端的应激反应,包括睡眠、食欲、身体反应等,如头痛、胃痛、思想混乱、注意力不集中、决策困难、情感麻木、易怒、愤怒、恐惧、焦虑、抑郁、无助、绝望、挫折感、活动量的改变等。这些反应是十分正常的,不代表个人能力的不足,不必因这些反应而感到惊慌、自责或愧疚。

救援人员遇到困难或情绪低落时,应主动寻求辅导;应清楚个人的能力和局限,避免短时间内处理太多具有创伤性的工作,当遇到能力以外的工作时,可适当拒绝。应注意在刻不容缓的救援气氛下,救援人员容易削弱自我照顾的意识,认为在救援期间花时间休息是自私的,只有不断地工作才能做出最大程度的贡献;或认为只有自己才能做某些工作,不能停下来或交由别人负责;或认为轻松下来或继续维持正常的生活是不应该的,甚至觉得幸存者的需要比救援人员的需要更为重要等。出现类似的偏差想法时,救援人员最好先停下来,跟同伴讨论和分析这些想法的正确性,以及它们对自己和整体救援工作的利与弊。

避免出现极端应激反应的措施包括避免单独救援,应以小组形式进行救援工作,并鼓励、要求同伴间互相支持和咨询;工作时间不宜过长,在照顾灾民的同时兼顾自己的身心状态,留意自己的基本需要,如维持适量的营养和休息。

若救援人员出现下列极端的应激反应,应提醒自己或同伴,必要时寻求专业支持:①持续地出现上述生理、情绪、思想和行为反应而没有改善的趋势;②过分地回忆或持续不由自主地想起在救援期间遇见的创伤性画面或体验;③试图在专业领域或个人生活中对事物或别人做出过分的控制;④过分地投入工作而忽略休息或个人基本需要;⑤与其他救助者、朋友、家人疏离,甚至出现严重的人际关系困难,包括因暴躁或愤怒而引起或加剧家庭纠纷;⑥依赖药物或酒精;⑦出现伤害自己或他人的想法或举动;⑧冒不必要的风险。

3. 救援后应对策略　应适当放松和恢复,救援人员在完成了救援工作和离开灾区后,最好预留一段调整期,调整期长短、调整方式因人而异,可以是旅游、交流等。在经历生离死别的灾难事件后,人们常常对生命进行反思,甚至改变个人的世界观,救援人员要有这方面的准备,不至于忧虑自己的反应异常,也可以跟其他同伴一起回顾和谈论救灾工作,增进彼此的支持和认同。如果出现逃避跟他人谈论救助工作、过度使用酒精或药物等,或者以不恰当的方式去抑制这些反应时,要及时接受专业人士的帮助。

(张连阳)

思考题

1. 灾难现场救治伤员的主要生命支持措施有哪些？
2. 灾难现场分拣的目的和主要方法是什么？
3. 灾难伤员分级救治的原则和主要方法有哪些？
4. 灾难现场医学救援与临床急诊有何区别？

思考题解题思路

本章目标测试

本章思维导图

第十九章 | 自然灾难的医学救援

自然灾难（natural disaster）是指主要由自然因素为主导造成的灾难，即由自然界发生异常变化而导致的人员伤亡、财产损失、社会动荡或资源破坏等灾难性事件。自然因素是自然灾难的主要原因，但社会因素也参与自然灾难的形成，人类的各种开发性活动，特别是对自然环境的掠夺性开发，不可避免地会对自然环境造成影响，有时会打破原有的平衡状态或引起自然变异，进而引发或加重自然灾难。自然灾难可分为以下几类：①天文灾难，包括陨石灾害、星球撞击、磁暴灾害等；②气象灾难，包括水灾、旱灾、台风、龙卷风、冻害、雹灾、沙尘暴等；③地质灾难，包括地震、滑坡、泥石流、崩塌、火山爆发等；④水文灾难，包括海啸、厄尔尼诺现象等；⑤生物灾难，包括病害、虫害、鼠害等；⑥环境灾难，包括水污染、大气污染、噪声污染、农药污染等。自然灾难有以下特点：①频繁发生，具有较大的破坏性；②常呈链发性，有时导致复合灾难；③一般随机发生，又有一定的周期性；④常突然发生，也有的缓慢发生。

第一节 | 地 震

地震（earthquake）是地球板块之间挤压碰撞，造成板块边缘及板块内部产生错动和破裂，快速释放能量，导致地面震动的自然现象。强烈地震可在顷刻间使一座城市变成一片废墟。在地震灾难现场，伤病员、被压埋人员众多，情况复杂，早期救助对抢救生命、减少伤残和死亡具有十分重要的作用。抢救越及时，死亡率越低。救援行动的组织与实施分为五个阶段：出动前的行动准备、赶赴现场（包括运输救援工具、设备）、现场救援、现场救援行动的协调、转移或撤离。

一、地震强度与烈度

用地震震级和地震烈度来衡量地震强度的大小。地震震级反映地震释放的能量大小，以地震仪测定的每次地震活动释放的能量多少来确定。震级通常用字母 M 表示。按震级大小地震可分为以下几类：①弱震：震级<3 级；②有感地震：3 级≤震级≤4.5 级；③中强：4.5 级<震级<6 级；④强震：震级≥6 级，其中震级≥8 级的又称为巨大地震。通常也把小于 2.5 级的地震称小地震；2.5～4.7 级地震称有感地震；大于 4.7 级的地震称为破坏性地震。地震烈度是衡量地震破坏程度的指标。影响烈度的因素有震级、震源深度、距震源的远近、地面状况和地层构造等。震级越大、震源越浅，烈度就越大。一般一次地震发生后，震中区的破坏最重，烈度最高，这个烈度称震中烈度。从震中向四周扩展，地震烈度逐渐减小。一次地震只有一个震级，但不同地区烈度不同。

二、灾难特点

（一）突发性强
地震突发性强，猝不及防。一次地震持续的时间往往只有几十秒，震前有时没有明显的预兆，以致来不及逃避。

（二）破坏性大
地震灾难破坏性大，成灾广泛。地震波到达地面以后造成大面积房屋和工程设施破坏，还可能引起火灾、煤气和有毒气体泄漏等次生灾难。若发生在人口稠密、经济发达的地区，往往可能造成大量的人员伤亡和巨大的经济损失。地震发生时，不但伤员数量多，而且伤情复杂。

（三）持续时间长

这包含两个意思：一是主震发生以后，近期内还会发生一些余震，虽然没有主震强，但也会有不同程度的破坏，影响时间比较长；二是由于破坏性大，灾区恢复和重建的周期比较长。

（四）周期性

地震对同一地区来讲具有一定的周期性。某处发生过强烈地震，相隔几十年或上百年，或更长的时间，还可能再次发生地震。

（五）预测难度大

与洪水、干旱和台风等自然灾难相比，地震的预测要困难得多。

（六）社会影响深远

地震由于突发性强、伤亡惨重、经济损失巨大，所造成的社会影响也比其他自然灾难更为广泛、强烈，往往会产生一系列的连锁反应，对于一个地区甚至一个国家的社会生活和经济活动会造成巨大的冲击，对人们心理上的影响也比较大。

三、救援方案

地震预报发布后，政府可宣布有关区域进入临震应急期，应按照地震应急预案的要求，组织有关部门做好应急防范和抗震救灾准备工作。地震灾难发生后，各级抗震救灾指挥部应立即组织有关部门和单位迅速查清灾情，提出地震应急救援的配置方案，并按照以下原则和方法，调集人员和物资，全力以赴开展抢险救灾工作。

（一）自救互救

地震后的自救互救能够为抢救伤员赢得有效时间，节约救援时间，降低死亡率。地震发生后，如果被压或被困在倒塌的废墟内，首先要保持头脑清醒，注意观察自身所处的环境。如手臂能动，应用湿毛巾、衣服或其他布料捂住口鼻，避免灰尘呛闷发生气道损伤或窒息，然后逐步清除掉身体上的压埋物，争取脱离险境。不能脱险时，应在面部和胸部清理出一定空间，保持呼吸畅通。如已受伤，应想办法包扎，并用砖块或可以挪动的坚固物品支撑身体上方的重物，避免其进一步塌落，以扩大和稳定生存空间。当被阻隔在深部废墟下时，要积极设法寻找和开辟逃生通道，朝着有光亮、更安全宽敞的地方移动。尽力寻找水和食物并节约食用，以延长生存时间，等待救援。不要随便动用室内设施，包括电源、水源等，也不要使用明火，闻到煤气或其他有毒异味或灰尘太大时，设法用湿衣物捂住口鼻。如果身边还有其他被困者，可以互相鼓励。注意保存体力，不要盲目大声呼救，当确定不远处有人时再呼救。

（二）现场救援

地震灾难发生后，地震灾区的各级政府应当立即组织当地企事业单位、社区居委会、村委会和未被压埋及自行脱险的人员等一切可调动的力量，全力抢救被压埋人员。据唐山大地震资料统计，半小时内救出人员的存活率高达 99.3%，第一天救出人员的存活率为 81%，第三天则下降为 36.7%。以上数据说明，救援的时间越早，幸存者生存的希望就越大，因此震后 72 小时被称为"救援的黄金时间"。

根据房屋居住情况和邻里提供的信息，被掩埋人员的呻吟、呼喊、敲击管道墙壁的声音以及露在废墟外面的肢体或血迹等，利用现场搜救装备、搜救犬等方法初步判断被埋压人员位置，寻找被困人员。挖掘时要分清支撑物与压埋阻挡物，应保护支撑物，清除压埋阻挡物；不要轻易触动倒塌物或站在倒塌物上，避免造成伤亡。挖掘接近人体时，最好用手一点点拨，不可用利器刨挖；应首先找到被埋压者头部,并采取清理口腔、呼吸道异物等措施,同时,依次按胸、腹、腿的顺序将被埋压者挖出来。对不能自行出来的伤员,不得强拉硬拖,应先查明伤情,采取包扎措施后再行搬动。营救出的伤员可以适量饮水。对长期处在黑暗中的伤员要用深色布料蒙上眼睛,避免阳光刺激。根据伤员的伤情采取正确的搬运方法,怀疑伤员有脊柱骨折的,搬动要小心,防止脊柱弯曲和扭转,要用硬板担架搬运,严禁一人抬胸、一人抬腿的拉车式搬运,以免加重骨折或损伤脊髓,造成终身瘫痪。对暂时无力救出的伤员,要使废墟下面的空间保持通风,递送水和食品,再行营救。

医疗救护是抢救生命的关键。地震发生后,各级抗震救灾指挥机构应迅速组织救灾部门和医疗卫生机构协调伤员转移、接收和救治,尽最大努力减少人员伤亡。由于地震灾区条件的限制,当地的医护人员和医院病床难以满足大批量伤员的救治需求,因此,各级抗震救灾指挥机构应当迅速判断地震灾难的级别,决策部署分级救治策略。对于一般和较大的地震灾难,地方各级抗震救灾指挥机构要迅速组织医务人员、医疗队赴灾区参加现场抢救和检伤分类、早期救治,同时设置近距离后方医院接收伤员。对于重大和特别重大的地震灾难,国务院和省、自治区、直辖市的抗震救灾机构应在全国范围内组织医务人员、医疗队赴灾区参加救援。

现场救援原则:"先多后少",即先救压埋人员多的地方;"先近后远",先救近处的人,不论是家人、邻居还是陌生人,不要舍近求远;"先易后难",先救容易救的人,这样可迅速壮大互救队伍;先救青壮年和医务人员,可使他们在后续救灾中充分发挥作用;"先轻后重",先抢救伤势较轻且生存可能性较大的人员;先救活人,后处理尸体。特别强调的是,救人时不仅要注意被救人的安全,还要注意自身安全,防控次生灾害。

(三) 抢修、抢通生命线系统

在震后救灾过程中,各级抗震救灾指挥机构应当组织交通、电信、建设和其他有关部门和单位采取措施,抢修毁坏的交通、水利、能源、通信等重要生命线系统,保障抗震救灾工作的顺利进行。生命线系统相互联系、相互制约,以网络的形式发挥其社会功能,某一设施被破坏、某一系统功能失效都有可能迅速扩大灾情或影响救援,造成难以估量的损失。生命线工程的抢修原则是:先重灾区后轻灾区;先抢通后完善;先干线后支线;先保重点,后顾一般。

(四) 防控次生灾难的威胁和影响

地震发生后,应当迅速控制危险源,封锁危险场所,做好次生灾难的排查与监测预警工作。防控次生灾难的对策主要有两个方面:一是对已经发生的次生灾难进行及时处置;二是对可能发生的次生灾难进行有效防范。不同的次生灾难的防范措施是不同的,如对于供气工程系统,应紧急(人工或自动)关闭制气、输气、储气用管道阀门,切断气源,控制泄漏;对于储存有毒、有害气体的车间,应进行中和清洗作业,消除灾难源;对于供电站和用电用户,应自动及人工切断电源;居民应熄灭火源,防止火灾发生;对于涉及生物安全的单位,应立即有效控制病原微生物的扩散;对于放射性物质生产或存储单位,应隔离放射性物质;对于水库堤坝、河流及易发生滑坡、泥石流的地方,应进行紧急巡查、监视、上报,及时处理或控制险情,防止水灾,同时对堵塞的河流进行人工疏流排水,必要时采取爆炸决堤来排水。

(五) 妥善安排好受灾群众生活

震后各级抗震救灾指挥机构应当尽最大努力解决好灾民的吃饭、饮水、居住、衣物及卫生防疫等问题,满足灾民最基本的生活需要。

(六) 保持灾区社会秩序稳定

地震灾难发生后,灾区的正常社会功能暂时遭到破坏,社会秩序混乱,犯罪率可能升高。为保证抢险救灾工作的顺利进行,地震灾区县级以上地方抗震救灾指挥机构应当组织公安机关和有关部门采取果断、有效的措施,严厉打击各种犯罪活动,依靠人民群众维护好社会治安秩序。

第二节 ｜ 水　灾

水灾是最常见的自然灾害,占所有自然灾害的一半以上。我国是世界上水灾最多、灾情最严重的国家之一。水灾主要由暴雨引起。我国气象上规定,24 小时降雨量为 50mm 或以上的雨称为"暴雨"。按其降雨强度大小又分为三个等级:24 小时降雨量为 50～99.9mm 或 12 小时降雨量为 30～69.9mm 称"暴雨";24 小时降雨量为 100～249.9mm 或 12 小时降雨量为 70～139.9mm 称"大暴雨";24 小时降雨量≥250mm 或 12 小时降雨量≥140mm 为"特大暴雨"。暴雨预警信号分四级,分别以蓝色、黄色、橙色、红色表示。蓝色:12 小时内降雨量将达 50mm 以上,或者已达 50mm 以上且降雨可能持续。黄色:6 小时内降雨量将达 50mm 以上,或者已达 50mm 以上且降雨可能持续。橙色:3 小时内降雨量将达 50mm 以上,或者已达 50mm 以上且降雨可能持续。红色:3 小时内降雨量将达 100mm 以上,或者已达 100mm 以上且降雨可能持续。短时间内大量降雨,超过河道的容量,或因排水不畅,大量的水聚积在低洼地带,就可形成洪水,山区的暴雨容易形成山洪。此外,北方寒冷地区春季冰雪融化以及水库溃坝也可造成洪水。

一、灾难特点

(一) 破坏性强,波及范围广

洪水速度快,携带巨大能量,将经过之处的房屋、设施、道路、农田等冲毁,同时造成人员伤亡。除此之外,洪灾后由于生态环境发生重大变化,社会基本秩序也不能正常运转,容易造成各种传染病流行,故有"大灾之后有大疫"之说。1998 年,长江发生全流域型特大洪水,超过 1954 年的历史最高水位 44.67m,最高达 45.22m。当时洪水持续时间长,长江干流的沙市、监利、螺山、汉口、九江段超过历史最高水位的天数长达 40 多天,倒塌房屋 81.2 万间,受灾人口 81 万人,死亡 3 000 多人。

(二) 多种机制致人体损伤

水灾可对人体造成各种伤害,甚至危及生命。①淹溺:淹溺是洪灾造成人员伤亡的主要因素。②撞击:洪水往往流速较快,并且携带大量的石头、树木及其他大块物体,很容易造成水中人员受伤。大件物体坠落也可造成人体砸伤。③挤压:建筑物倒塌使人受到挤压,可造成肢体受压、骨折甚至毁损。④寒冷:长时间在春秋季的洪水或冰山融化所致的洪水中浸泡可致体温下降,严重者诱发凝血功能障碍及心律失常而导致死亡。⑤叮咬伤:洪水上涨时,家畜、鼠、昆虫、爬行动物等均开始迁徙,从而使得叮咬伤增多,并可能感染动物源性传染病。

二、救援方案

(一) 避险与逃生

平时应该注意积累灾害时逃生避险的常识,积极参加防灾培训和演习。

1. 撤离到安全地带　洪水来临前,注意收听气象预报和洪水警报。处于洪水下游或地势低洼处的居民须尽快撤离到安全区域,如地势高处或坚固建筑物顶上。楼房内的人视洪水状况逐层向高处转移。

暴雨时,室内人员不要外出。检查电路、炉火等设施是否安全。关闭煤气阀和电源。密切观察房屋漏雨情况和室外水势。地势低处和住在一楼的居民可在门口放置挡水板、堆置沙袋或堆砌土坎。居住在危旧房屋或低洼地势住宅的人员备好防灾急救包,及时转移到安全区域。室外人员应该停止室外活动和作业,尽快回到室内。在户外积水中行走时,要注意观察周围水情,贴近建筑物行走,防止跌入窨井、地坑等。不要过河或桥。不要在山体旁、悬崖下、沼泽地附近通行。最好几个人一起,相互之间用绳子牵着走。发现高压线铁塔歪斜、电线低垂或者折断,要远离,不可触摸或者接近,防止触电。

即使水位迅速上涨,也应待在坚固的建筑物内。在建筑物尚未淹没时,可尽量向上层转移。如有可能,随身携带食品和水。如果屋顶倒斜,则可将自己系在烟囱或坚固的物体上。除非洪水可能冲垮建筑物或水面没过屋顶被迫撤离,否则应尽量待在原地等待救援。可准备泡沫板、木板、塑料板等漂浮物备用,一旦房屋被水冲垮,漂浮物可作逃生用。

2. **落水后逃生**　如果不幸落水,保持冷静最重要。尽量抓住身边的任何漂浮物,借助它们浮在水面,并寻找机会抓住建筑物、大树等固定的物体。不会游泳者不要紧张,落水后应该立即屏气,利用头部露出水面的机会换气,并寻找可以抓住的物体。

3. **山洪避灾要点**　在山区,突遭暴雨侵袭,河流水量会迅速增加,容易暴发山洪。在山区水边行走和中途休息时,应随时注意观察周围环境的异常变化和自己可以选择的退路。上游来水突然混浊、水位快速上涨时,须特别注意。受到洪水威胁时,应该有组织地迅速向山坡、高地处转移,不要轻易游水转移,以防止被山洪冲走。同时还要注意防止山体滑坡、滚石、泥石流的伤害。突遭山洪而被围困于基础较牢固的高岗、台地或坚固的住宅楼房时,要有序原地等待救援或等待山洪消退后即可解围。如被山洪围困于低洼处的溪岸、土坎或木结构的住房,有通信条件的,可利用通信工具寻求救援;无通信条件的,可制造烟火或来回挥动颜色鲜艳的衣物或集体同声呼救,同时要尽可能利用船只、木排、门板、木床等漂流物,进行水上转移。

(二) 现场救援

对于溺水,施救者在注意自身安全的前提下,应尽快将溺水者从水中救出。切记不会游泳的人不应下水救人,儿童不应下水救人,在岸上向溺水者抛绳索、木板、树枝等有可能使溺水者获救。水性好的人下水救人前最好脱掉衣裤和鞋。在溺水者下游一段距离下水,最好从背部抱住溺水者施救。溺水者被救上岸后,应立即开放气道,检查呼吸。如无呼吸,则给予人工呼吸。大多数溺水者吸入水量不多,不会造成气道阻塞。有自主呼吸者,可排出气道内的液体,推荐倾斜俯卧位:将溺水者俯卧,腹部趴在施救者膝盖上,拍击背部,使气道内的水排出。如果溺水者心跳已停止,则开始心肺复苏。先清理口腔里的异物,在给予 2 次人工呼吸后,进行胸外按压,胸外按压和人工呼吸按 30 : 2 的比例交替进行。

特别需注意的是水灾中造成的外伤往往有创口污染,容易并发感染,可用大量清水冲洗创口,并尽快到医院处理。

对于低体温,注意伤员的保暖复温,及时转运。

(三) 灾后防疫

由于水位快速上涨,工业区可遭受破坏,粪池、垃圾、化工原料等进入洪水,污染水源,可导致呼吸道感染、胃肠炎、菌痢、霍乱、伤寒、副伤寒、甲型肝炎、戊型肝炎、钩端螺旋体病及虫媒疾病等。

要确保饮用水洁净。瓶装饮用水、自来水是清洁水。河水、水池水、地面积水都不能直接饮用。若取回的水较清澈,可在容器内加入饮用水消毒剂进行消毒处理后使用。所有非清洁水提倡煮沸后饮用。

灾后卫生管理非常重要。清理垃圾,管束家畜,及时处理各类尸体,不能随意丢弃垃圾,不可随地大小便,必须修建临时厕所和垃圾场。

第三节 ｜ 山体滑坡与泥石流

山体滑坡(landslides)是山体斜坡上某一部分岩土在重力作用下,沿着一定的软弱结构产生剪切位移而整体向斜坡下方移动的现象。2010 年 6 月 28 日,贵州某村寨发生暴雨导致的山体滑坡,导致38 户 107 人被掩埋。

泥石流（debris flow）是在山区或者其他沟谷深壑、地形险峻的地区，由暴雨、冰雪融化等水源激发的含有大量泥沙石块的介于挟沙水流和滑坡之间的土、水、气混合流。影响泥石流强度的因素较多，如泥石流容量、流速、流量等，其中流量对灾情程度的影响最为主要。2010年8月7—8日，甘肃某地暴发的特大泥石流，长5km、宽300m区域被夷为平地，造成1557人遇难、208人失踪。

一、灾难特点

（一）发生突然，来势凶猛

山体滑坡和泥石流通常在短时间内迅速发生，来势凶猛，没有任何预兆，因流速快、流量大、物质容量大和破坏力强，给工农业生产以及人民生命财产造成巨大损失。

（二）破坏性大

山体滑坡和泥石流的危害具体表现在以下几个方面：①摧毁居民房屋、工厂、企事业单位及其他场所，掩埋人畜、毁坏土地，甚至造成村毁人亡；②直接埋没车站、铁路、公路，摧毁路基、桥涵等设施，致使交通中断，还可引起正在运行的火车、汽车颠覆，造成重大的人身伤亡事故；③冲毁水电站、引水渠道等水利设施；④摧毁矿山及其设施，淤埋矿山坑道，伤害矿山人员，造成停工停产，甚至使矿山报废。特别是泥石流，兼有崩塌、滑坡和洪水破坏的多重作用，其危害程度比单一的崩塌、滑坡和洪水的危害更为广泛和严重。

（三）多种机制致人体损伤

山体滑坡和泥石流对人体的危害主要是掩埋、窒息、各种外伤及挤压伤等。山体滑坡和泥石流对人体的冲击、掩埋致使呼吸道吸入泥浆，可造成咽喉直接阻塞而发生窒息，也可因吸入少量异物刺激喉头痉挛而引起窒息，或因冲击造成胸部严重创伤导致呼吸困难而窒息。此外，山体滑坡和泥石流的强烈冲击还可以造成挤压伤、骨折等损伤。

二、救援方案

（一）力量调集

应及时报请政府启动应急预案，调集公安、安监、卫生、地质、国土、交通、气象、建设、环保、供电、供水、通信等部门协助处置，必要时请求驻军和武警部队支援。根据现场情况调集照明、防化救援、抢险救援、后勤保障等消防车辆和大型运载车、吊车、铲车、挖掘车、破拆清障车等大型车辆装备，以及检测、防护、救生、起重、破拆、牵引、照明、通信等器材装备，并派出指挥员到场统一组织指挥。

（二）现场警戒

消防救援人员到场后，要及时与其他部门的工作人员一起，根据滑坡体的方量及危害程度来确定现场警戒的范围。同时立即发布通告，对滑坡体上下一定范围路段实行交通管制，禁止人员、车辆进入警戒区域；通过电话、甚高频（无线电电波）、扩音器等多种形式通知警戒区域内的人员立即撤离；启动应急撤离方案，在当地政府领导下组织人员、财产撤离。

（三）侦察监测

山体滑坡事故发生后，往往还会发生二次或多次山体滑坡。消防救援人员到达事故现场时，首先要对山体滑坡的地质情况进行侦察，确定可能再次发生山体滑坡的区域，对其进行不间断监测，如再次发生滑坡险情，迅速通知现场救援人员撤离。

（四）开辟通道

交通部门迅速调集大型铲车、吊车、推土车等机械工程车辆，在现场快速开辟一个空阔的急救平台和一条供救援车辆进出的通道。

（五）搜救被困人员

滑坡体趋于稳定后，启动搜救工作预案，消防部门主要利用生命探测仪、破拆器材、救援三脚架、起重气垫、防护救生器材、医疗急救箱等设备,深入山体滑坡事故现场搜寻救生。在利用破拆、切割、起吊等装备进行施救时,为防止造成二次伤害,可采用救援气垫、方木、角钢等支撑保护,必要时也可用手刨、翻、抬等方法施救。

对呼吸心跳骤停的伤员应及时清理上呼吸道、进行心肺复苏;对气道阻塞者行环甲膜穿刺术或紧急气管造口;对有舌后坠的昏迷伤员,放置口咽通气道,保持呼吸道通畅,防止窒息;对长骨、大关节伤以及肢体挤压伤和大面积软组织伤的伤员,用夹板固定,应用加压包扎法止血等。当出现大批伤员时,要及时进行检伤分类。注意观察伤员的病情变化。

第四节 ｜ 海　啸

海啸(tsunami)是地震、火山爆发、塌陷和滑坡等地质活动发生于海底,引起海水剧烈的起伏,由此形成的强大的、向前推进的、具有强大破坏力的海浪。海啸通常由震源在海底下50km以内、里氏震级6.5级以上的海底地震引起,产生具有超大波长和周期的海啸波。当海啸波接近沿岸浅水区时,由于深度变浅,波幅陡然增大,有时可达到数十米以上,骤然形成"水墙",瞬时侵入沿海陆地,造成巨大破坏和危害。全球各大洋都有地震海啸发生,但是由于太平洋周边为地震和火山活动的高发地带,所以发生在太平洋的海啸占全球80%左右。2004年的印度尼西亚海啸和2010年的智利海啸都造成了严重的财产损失和人员伤亡。

一、灾难特点

海啸的破坏力来自突然间水位升高引起的淹没和强烈的水浪冲击。灾难分布与海拔高度有关,并沿海岸线呈带状分布,在海边、海拔低的地方容易被迅速淹没、席卷一空,建筑物遭到严重破坏,造成重大人员伤亡。海啸造成的早期伤亡原因主要是溺水,以及由海浪冲击、海水带来的碎片残骸造成的伤亡。其中又以幼童、老年人等体质不佳者居多。海啸发生后,自然或社会环境原有的平衡、稳定状态遭受破坏而引发次生灾难,主要包括火灾、爆炸以及公共设施破坏造成的水源污染、体温过低、蚊虫叮咬、有毒物质泄漏等,其带来的生物性、化学性、物理性损害进一步增加了人员死亡率。

二、救援方案

(一)制订详细的灾难医疗应急预案

海啸过后,地面交通完全瘫痪,并且存在潜在的次生灾害,积极调动资源进行空中救援,在转运伤员的同时,向灾区补充充足的医疗物资及人员对于院前急救有益。由于海啸的不确定性和巨大破坏性,应制订完整和详细的灾难应急预案,并严格、全面地培训医疗急救服务人员。

(二)专业完备的紧急医疗救援

医疗救援仍然以救治灾难造成的创伤为主,同时注意淹溺造成的并发症。在海啸中创伤越严重,存活越困难,特别是头部、脊髓外伤者,即使被送到医院,也很难较长时间存活。在应对海啸的救援团队中不仅需要有内科和外科医师、麻醉手术人员、护理人员,还需要流行病学和感染学专家的共同参与。

(三)建立海啸预警及疏散预案机制

海啸的巨大破坏力使得即使进行高效的医疗救援,死亡率仍然居高不下。人类现有的工程技术,如海墙、防波堤、钢筋混凝土建筑物等,在海啸面前也只能提供非常有限的保护。因此,预警和疏散是目前降低海啸造成伤亡最主要的方法。同时,向公众普及海啸预防知识至关重要。

(王国兴)

思考题

1. 自然灾难的定义和特点是什么？

2. 地震有哪些特点？

3. 地震的现场救援原则有哪些？

4. 水灾通过哪些机制造成人体损伤？

5. 如何对落水人员施救？

思考题解题思路　　　　本章目标测试　　　　本章思维导图

第二十章 | 人为灾难的医学救援

人为灾难（man-made disasters）指人为因素即人类活动导致的灾难。人为灾难主要包括以下8类：①交通事故，包括道路交通事故、铁路交通事故、空难、海难等；②火灾；③矿难；④踩踏事件；⑤危险化学品事故；⑥恐怖袭击；⑦核与辐射事件；⑧战争。人为灾难主要有以下几个特点：①发生频繁；②成因复杂；③损失严重；④可以预防。

第一节 | 交通事故

交通事故（traffic crash）造成的人体损伤称为交通事故伤，简称交通伤（traffic injury）。一般分为机动车事故（motor vehicle crash）、摩托车事故（motor cycle crash）、自行车事故（bicycle accident）和行人事故（pedestrian accident）等类型。广义的交通事故也包括火车事故。

自1889年9月发生第一起致死性交通事故至今，全世界因交通事故致死的人数已超过3 000万。目前，全球每年因交通事故死亡人数超过120万人，致伤3 000万人以上，致残约500万人。据国家统计局发布的数据，2021年全国共发生道路交通事故273 098起，造成62 218人死亡，281 447人受伤。WHO明确指出：道路交通安全是一个严重的人类健康问题。

一、灾难特点

交通事故是最常见的人为灾难，与人们的生活息息相关，发生频率高，损失大，总死亡率和致残率高。交通事故的发生与驾驶人、车辆和道路环境三方面因素相关：驾驶人的因素有疲劳驾驶、超速驾驶、酒后驾驶和违规驾驶等；车辆因素有机械故障和设计缺陷等；道路环境因素包括道路设计施工缺陷，恶劣天气造成路面结冰、能见度降低等。

交通事故是可以预防和减少的灾难，通过提升驾驶人素质，制定严厉的法律法规，改进车辆设计和制造工艺，改善道路条件等，可以明显减少交通事故的发生。通过加强急救体系建设，提高救援能力，可以提高伤员救治水平和救治成功率。

二、致伤机制

交通事故可造成车内外人员创伤，主要机制有：①撞击：人体与车辆或其他钝性物体相撞而导致损伤；②碾压：人体被车辆轮胎碾压、挤压导致损伤；③切割/刺伤：人体被锐利的物体如玻璃、金属等切割、刺入而造成损伤；④跌落：交通事故致车内人体飞出车外或车外人体被撞击后弹起再跌落，跌落后撞击地面或其他物体造成损伤；⑤挥鞭伤：车内人员在撞车或紧急刹车时，因颈部过度后伸或过度前屈，导致颈椎和颈髓损伤；⑥安全带伤：在交通事故中，司机和乘员因使用安全带而发生锁骨、腹部等损伤；⑦方向盘伤：车辆撞击时，司机撞于方向盘上，造成上腹和/或下胸部等损伤；⑧烧伤/爆炸伤：车辆撞击后，起火爆炸引起的复合损伤。

三、伤情特点

在交通事故发生过程中，致人损伤的因素多，致伤机制复杂，伤员个体情况不一，导致伤员的伤情变化差异很大，使得交通伤的临床诊断与救治难度加大。总体来说，严重交通伤有以下特点：①致伤因素多、机制复杂：在受伤过程中可发生撞击、碾压、挤压、跌落、爆炸和挥鞭伤等，同时还可能因安全带、气囊以及中毒等导致人员损伤。因此，同一交通伤伤员可同时发生多种损伤，而同一类损伤可能出现在多个部位和系统。②伤情严重、死亡率高：由于交通伤的致伤机制复杂，伴随一系列复杂的全身应激反应，且相互影响，容易造成复杂的伤情，多发伤、复合伤、休克发生率高。③诊断难、救治矛盾突出：交通伤所致损伤部位多，通常为钝性伤与穿透伤、多部位与多系统的创伤同时存在，很多伤情症状和体征相互重叠。病情多危急，需要紧急救治，时间紧迫，且伤员常无法自诉伤情。因此，对其多发伤进行及时、准确、完整的诊断难度很大。由于多器官、多系统受伤，救治原则及方法相互间可能存在各种矛盾，甚至冲突。

四、现场救援原则

交通伤的救援过程中，现场救援极其重要，其要点为：①环境评估；②请求支援；③确认致伤机制；④初次评估，包括气道、呼吸、循环、意识、暴露；⑤保护气道、颈椎，给氧；⑥控制外出血；⑦建立静脉通道，输液；⑧后送，记录医疗文件，通报接收医院；⑨整个救援过程牢记"不伤害"原则。

（一）现场环境评估和自身防护

交通事故的救援从现场环境评估开始，要确保伤员和施救者的安全。交通事故后的现场危险因素包括车辆、危险物质、火灾、灰尘以及伤员的血液和体液等。

救援人员应有良好的自我保护意识，采取有效措施来避免自身和其他人员受到伤害，将救援过程中受伤或受污染的危险降到最低。救援人员应该正确评估自己面临的潜在的或正在发生的危险。最常用和简单有效的方法是设置提醒标志、使用灯光和反光背心等，防止其他来往车辆的伤害。同时还要注意车辆是否会燃烧或爆炸，是否有落石、坍塌等危险。施救者应进行标准防护。

（二）事故类型评估和伤员分拣

在评估现场环境后，要评估伤员的数量和严重程度，如需要医学救援人员、消防、警察等的支援，应在开始救援之前发出请求。确认致伤机制和能量交换的情况，理解致伤机制能够更好地评估伤员，这一步骤非常重要。

分拣是灾难伤员医学救援的基本要素。交通事故可能出现大量伤员，分拣的目的是在短时间内对伤员进行初次评估，确定伤员需要哪种类型的救治，缩短急救时间，使最需要紧急救治的伤员得到优先救治和后送。现场分拣只能根据简要的病史和体格检查做出判断。分拣是一个程序化的过程，对每个伤员都采取相同的规范化步骤进行分拣。分拣系统将伤员分为4类，并以红色、黄色、绿色和黑色四种醒目的颜色标志牌区分。

（三）现场急救处理

进行初次评估和分拣，识别危重伤员，按照分拣优先级别进行紧急处理和后送。现场急救包括气道管理和颈椎保护，维护呼吸和循环功能，以及止血、给氧、心肺复苏、骨折固定、保护伤口、减少污染等。

（四）现场救援人员之间的协调

在交通事故现场，参与救援的警察、消防、医疗和其他救援人员一定要明确各自的职责，各司其职，互相协调。预先建立一个地区性的应急预案至关重要。在这个系统中，事先要确定一人（一般为警察或消防部门的主要领导）为总指挥，应具备对发生的重大事故现场做出决策的能力，由其全权负责事故现场的统一指挥、协调。

警察往往第一时间到达现场。其重要职责包括疏导交通，控制现场或周围的混乱、拥挤，确定警戒范围，保护现场以备调查；负责驱散或控制干扰现场救援、不听指挥的人员，命令有可能阻塞救援通道的车辆离开现场等。警察应接受初级急救培训，如实施活动性出血的止血包扎、简单的气道管理、颈椎的固定等。还应继续帮助确认和保护死者遗体，收检和保护各类财产，通知地方当局和家属有关死亡的情况，调查失踪人员，最后决定处理损毁的车辆。

消防人员在现场的主要职责是汽车灭火,还应控制任何泄漏的毒物,直接从火灾环境中救出伤员,固定倾斜的汽车,保护其他人员或伤员避免被挂落的电线触电等;将伤员从损毁的汽车中解救出来,清理和移除现场任何可能造成人员伤害的物品,为现场救援建立照明和电力供应。消防员也应接受初级急救培训,可以立即对严重受伤的伤员实施现场急救等。

现场医务人员应用最快速的方法来救治伤员,当伤员众多而医务人员不足时,应请部分消防和其他救援人员参加伤员的急救与转送工作。对伤员的分拣是交通事故现场救治中最为重要也是最难的工作之一,分拣应该由有经验的医师来负责。

假如事故现场被有毒物质污染,则现场必须要有经过专门培训的洗消人员负责处理。进入现场的人员也要穿戴专门防护装备,并对伤员进行现场洗消。

五、预防

总结各类交通事故的发生原因可以发现,大多数交通事故是可以避免的。加强机动车行驶的安全教育和管理,可以很大幅度减少交通事故的发生。创伤预防可分为两方面:一是防止创伤的发生,即防患于未然;二是一旦意外发生创伤,应最大限度地减少伤亡人数和减轻损伤的严重程度。

交通事故预防的主要措施:①教育高危人群尽力避免危险的行为并采取安全的预防措施,例如,养成良好的驾驶习惯,驾乘机动车时系好安全带,禁止酒后驾驶和疲劳驾驶;②通过严格的法律执行,要求所有人禁止危险的行为,如超速驾驶和酒后驾驶;③改进车辆设计、制造工艺,提高安全性能;④对道路、环境进行整治,提高安全等级。

第二节　火　灾

火灾是严重威胁人民生命财产,影响经济发展和社会稳定的常见灾难类型。火灾常发生在商场、影剧院等公众聚集场所,工矿企业,家庭和居民聚集区,也可发生于车辆、地铁、轮船等交通工具事故时。城市高层建筑越来越多,高层建筑具有烟道效应,火灾蔓延快,发生火灾后,人员疏散困难,普通消防灭火设备难以实现高层灭火,救援难度显著增加。高层建筑火灾重在预防,建筑设计施工要符合更高的防火级别要求。

一、灾难特点

火灾灾难特点包括:①火焰、烟气蔓延迅速:火灾发生后,在热传导、热对流和热辐射作用下,极易蔓延扩大。扩大的火势又会生成大量的高温热烟,在风火压力的推动下,高温热烟气以约 $0.3\sim6m/s$ 的速率水平或垂直扩散,给人的逃生和灭火救援带来极大威胁和困难。②空气污染、通气不畅、视线不良:火灾通常导致断电,建筑物内光线极弱,加之烟气的阻隔,基本处于黑暗状态。即使白天发生火灾,由于烟气、水气的综合作用,人的视线也受到很大程度的影响,不利于侦察情况和灭火救人。污染的空气中可夹带有毒物质,对人体造成伤害。③人、物集聚导致杂乱拥挤:火灾的突发性强,救灾形势紧迫,现场常发生人员、车辆、交通、指挥方面的混乱,车辆拥挤,交通堵塞,各级通信指挥的口令、人员的呼喊声混为一片,造成人为阻滞,降低了救人灭火效率。④心理紧张、行为错乱:火灾中,人们处于极度的紧张状态,救生者也面临生死考验,在巨大的心理压力下,面临烈火浓烟,紧张的心理引起思维简单、盲目,最终有可能导致判断和行为的错乱,如盲目聚集的行为、重返行为、跳楼行为等,都可能造成悲剧。另外,救助人员由于心理压力过大,可能造成轻信、失信、胆怯、"热疲劳"性失调等不理智行为,对救援产生不利影响。⑤常造成大量人员伤亡和财产损失:火灾常发生于人口密集的场所,加上建筑防火标准不符合国家规范、消防设施不健全、人们缺乏必要的自救逃生训练等,火灾常造成较大量的人员伤亡和财产损失,甚至影响社会稳定。

NOTES

二、致伤机制及伤情特点

火灾可通过直接伤害和间接伤害造成人体损伤。

1. 直接伤害

（1）火焰烧伤：火灾中火焰表面温度可达800℃以上，而人体所能耐受的温度仅为65℃，超过这个温度值，就会被烧伤。烧伤由火焰、辐射高温、热烟气流、灼热物质等作用于人体而引起。

（2）热烟灼伤：火灾中，通常伴有烟气，烟气中的高温微粒等，通过热对流传播给流动的物质。当人吸入高温的烟气后，呼吸道就会被灼伤，导致组织水肿、分泌物增多，阻塞呼吸道，造成窒息。

2. 间接伤害

（1）浓烟窒息：火灾中伴随燃烧会生成大量的烟气，烟气的浓度由单位烟气中所含固体微粒和液滴的数量决定。烟气的温度依据火源的距离而变化。距火源越近，温度越高，烟气浓度越大。人体吸入高浓度烟气后，大量的烟尘微粒有附着作用，使气管和支气管严重阻塞，损伤肺泡壁，导致呼吸衰竭，造成严重缺氧。

（2）中毒：现代建筑火灾的燃烧物质多为合成材料，所有火灾中的烟气均含有毒气体，在火灾高温燃烧条件下各种建筑材料可以热解出剧毒悬浮微粒烟气，如氰化氢（HCN）、二氧化氮（NO_2）等。上述有毒物质能致人迅速昏迷，并强烈地刺激呼吸中枢和影响肺部功能，引起中毒性死亡。统计资料表明，火灾中死亡人数的80%是由于吸入有毒气体而致死。

（3）砸伤、埋压：火灾区域的温度根据不同的燃烧物质而有所变化，通常在1 000℃上下。在这样高的温度下，建筑结构材料坍塌可造成砸伤、摔伤、埋压等伤害。

（4）刺伤、割伤：火灾造成建筑物、构筑物坍塌，许多物质爆裂后形成各种形式的利刃物，可能刺伤人体。

三、现场救援原则

火灾的救援包括救人和灭火两个方面，"救人第一"是火灾救援的总原则。消防部队是救援的主力军，广大群众也应掌握自救逃生技术和常用的灭火技术。救援人员在火灾现场实施救援时首先必须进行现场环境评估，注意自身安全的防护，避免自身伤亡。

（一）医学救援

火灾现场的医学救援应遵循"先重后轻、先急后缓、先救命后救伤"的原则。烧伤是火灾中常见的伤害种类之一，严重者能引起一系列的全身病理生理紊乱，如休克、呼吸衰竭等。烧伤急救的原则是迅速灭火，阻止烧伤面积继续扩大和创面继续加深，防治休克和感染。具体措施概括如下。

1. 脱离热源　脱去燃烧的衣服，就地滚翻，用水喷洒着火衣服。切勿奔跑，以防风助火势、越烧越旺。不宜用手扑打以防手部烧伤。不得呼叫，防止吸入高热气流或烟气而造成吸入性损伤。

2. 开放气道　要检查呼吸道是否通畅，清除口腔异物，吸氧。

3. 冷水湿敷　对Ⅰ～Ⅱ度中小面积烧烫伤可用冷清水局部冲洗或浸泡伤处，头面部等特殊部位用冰水或冷水湿敷，以降低皮肤表面温度。现场对Ⅲ度烧伤和大面积烧伤则无此必要。寒冷季节进行冷疗时，需注意伤员保暖和防冻。

4. 包扎、止血、固定　对Ⅱ度烧伤，表皮水疱不要刺破，不要在创面上涂任何油脂或药膏，应用干净清洁的敷料或干净的毛巾、床单覆盖或简单包扎。伤处的衣物如需脱下，应先剪开或撕破，不应剥脱，以免再受损伤。对暴露的烧伤创面可用三角巾、无菌敷料或清洁的被单、毛巾、衣服等覆盖并进行简单包扎，以减少创面的污染和再损伤。对伴有创伤大出血者应予止血。对骨折者应作临时固定。

5. 补液　严重烧伤伤员应尽快建立静脉通道，快速有效地补液，预防和纠正休克。未建立静脉通道者可口服盐水。

6. 镇静镇痛 对烧伤后创面疼痛难以忍受者,要安慰和鼓励伤员,使其情绪稳定、勿惊恐、勿烦躁。可酌情使用地西泮或哌替啶肌内注射,或口服镇痛药。

7. 中毒急救 火灾时产生大量有毒物质,均可使人员发生中毒,严重者可导致死亡。呼吸道吸入中毒对人员危害最大。迅速将伤员移至通风处,呼吸新鲜空气,给予吸氧。严重者立即转送医院。

8. 创伤急救 火场中从高处跳下或坠落,可伤及多个系统和器官,应按创伤急救原则实施医学救援。

(二) 灭火

灭火的基本方法有四种,应依据燃烧物质的性质、燃烧特点及火场的具体情况确定采用哪种器具和方法。有些火场,往往需要同时使用几种灭火方法。

1. 灭火方法

(1)冷却灭火法:将灭火剂直接喷洒在燃烧着的物体上,使燃烧物质的温度降低到燃点以下,停止燃烧。用水进行冷却,这是扑救火灾最常用的方法。

(2)隔离灭火法:将燃烧的物体与附近的可燃物质隔离,使燃烧停止。

(3)窒息灭火法:阻止空气流入燃烧区,或用不燃物质冲淡空气中的氧,使燃烧物质由于断绝氧气的助燃而熄灭。如用湿的衣服、被褥、麻袋等覆盖在燃烧物上,使燃烧物与空气隔绝而中止燃烧。

(4)化学抑制灭火法:将足量的化学灭火剂喷射在燃烧物上,使灭火剂抑制和中断燃烧反应,如用干粉、1211灭火剂等灭火。

2. 灭火器种类 常用的有泡沫灭火器、二氧化碳灭火器、干粉灭火器和1211灭火器,各种灭火器有不同的特点。

(1)泡沫灭火器:适合扑灭一般及油类的火灾,但不能用于扑救带电设备的火灾。使用该类灭火器时,将其倒过来稍加摇动,药剂即可喷出。

(2)二氧化碳灭火器:适合扑灭一般及电气设备火灾,但不能扑救金属钾、钠、镁、铝等物质的火灾。这种灭火器的开关有两种形式:①旋转式:像拧开水龙头开关一样打开开关;②压握式:使用时要先拔掉保险插销,一手拿好喷射气体的喇叭筒,另一手压握手把(像骑自行车时刹车一样)。

(3)干粉灭火器:适合扑灭一般及油类、有机溶剂和电器火灾。使用这种灭火器时要先拔掉保险插销,然后压握手把,有喇叭状喷射筒的应将喷射筒对准燃烧物。

(4)1211灭火器:是高效灭火器材,适用于扑灭一般及液体、气体、电气设备、精密仪器、计算机等的火灾。它具有绝缘性强、对金属腐蚀性小、久存不变质且灭火后不留痕迹等优点,但由于其化学成分是二氟氯溴甲烷,会破坏大气臭氧层,现在被列为限制使用产品,并将逐步被淘汰。

灭火器应按国家规范配置在醒目位置,加强管理,定期检验,保证其有效性。要组织群众学习掌握灭火器使用方法,定期进行演练。

(三) 火灾时自救

发生火灾时,应当报警与救火同时进行。如果火灾处于初起阶段,燃烧面积很小,自己有把握将火扑灭,就应立即采用快速有效的方法将火扑灭。因为这时如果不去灭火而去报警,就会由于耽误时间使小火变大火,形成难以扑救的大火灾。如果发现火灾时火势已很大,自己难扑救,就应当立即报警。公安消防部门的报警电话号码是"119",打报警电话应沉着镇定,清楚、扼要地说明起火地点(区街、单位、楼栋名称等)、燃烧的物质、火势情况等。同时应将自己的姓名及联系电话告诉报警台,以便随时联系。报警完毕,应派人在附近交通要道口等候,引导消防车迅速到达火灾现场灭火。

灭火时应注意切断通向火场的电源、燃气源,同时应转移火场附近的易燃易爆危险物品,转移不了的应设法降温冷却。

发生火灾时,如果被大火围困,应保持头脑冷静,不要慌乱,根据火势选择最佳自救方案,以便争取时间尽快脱离危险区。

发生火灾后不要为穿衣、找钱财等而耽误宝贵的逃生时间。应迅速选择与火源相反的通道脱离险境。逃离火场若遇浓烟,应尽量放低身体或爬行,千万不要直立行走,以免被浓烟窒息。衣服被烧着时不要惊慌失措,应赶快在地上翻滚使火熄灭。

如楼梯虽已起火,但火势不很猛烈,可披上用水浸湿的衣裤或者被单由楼上快速冲下。如楼梯火势相当猛烈,可利用绳子或把床单撕成条状连接起来,一端挂在牢固的门窗或其他重物上,然后顺着绳子或布条滑下。逃离火场时不要乘电梯,防止电梯的电路等被火烧坏而被困在电梯内遇险。

如各种逃生之路均被切断,应退居室内,采取防烟堵火措施。应关闭门窗,并向门窗上浇水,以延缓火势蔓延过程。还要用多层湿毛巾捂住口鼻,做好个人防护。同时可向室外扔小的物品,在夜晚则可向外打手电,发出求救信号。如果烟火威胁严重,有生命危险且楼层只有2、3层,被迫跳楼时,可先向地面抛下一些棉被等软性物品,然后用手扶住窗台往下滑,尽量缩小跳落高度并保证双足先落地,以减少颅脑和内脏损伤。

第三节 ｜ 矿　难

矿难是在采矿过程中发生事故造成人员伤亡的灾难。我国煤炭的产量居世界首位,以煤矿为主的矿难事故时有发生,造成大量矿工伤亡。煤矿多是井下作业,自然条件复杂,工作面狭窄、低矮、分散,加上井深巷远,底板凹凸不平,矿井上下交通运输频繁,常存在塌方、冒顶、片帮、跑车、碰罐、瓦斯爆炸、电缆失火、透水等不安全因素。另外,井下存在通风、照明、煤尘、湿度、炮声、炮烟、机械声及其他噪声等不良因素,影响矿工的精神状态、视力和听力。这些因素都与矿难发生相关。

一、灾难特点

常见的矿难包括塌方、瓦斯爆炸、透水等。我国的煤矿多为瓦斯矿井,瓦斯爆炸一直是我国煤矿安全生产的"头号杀手"。瓦斯爆炸伤是矿难中最严重、破坏性最强的群体伤亡事故。瓦斯是井下有害气体的总称,它在煤的生成过程中产生,在开采时释放出来,其中80%以上是无味、无色、易燃、易爆的沼气(甲烷)。井下瓦斯的安全允许浓度是<1%,达到5%时遇到火源立即发生爆炸,浓度达到8%~10%时爆炸力最强。瓦斯爆炸时的压力为749.8~1 013.3kPa。爆炸时的冲击波和反射冲击波压力很大,连续爆炸时的冲击压力更大。当其作用于人体时,将造成多种严重损伤。在井下瓦斯爆炸的瞬间,密闭空间温度可高达2 850℃,开放空间的温度也高达1 850℃。高温可致皮肤、呼吸道的灼伤。瓦斯爆炸要消耗大量氧气,同时产生大量一氧化碳和二氧化碳等有毒、有害气体,尸检血液一氧化碳定性阳性率达86%,一氧化碳中毒系现场死亡的重要因素。

透水事故是矿井在建设和生产过程中,地表水和地下水通过裂隙、断层、塌陷区等各种通道无控制地大量涌入矿井工作面,造成作业人员伤亡或矿井财产损失的水灾事故,是矿山安全事故中最难预测、危害最大的事故之一。

二、致伤机制

1. **砸伤**　井下工作面的冒顶、塌方或煤块、渣块由高处落下等,均可砸伤人体,导致多部位损伤,如四肢骨折、颅脑伤、胸腹及内脏损伤等。

2. **挤压伤**　矿车等移动物体挤压、碾压人体导致损伤,致使胸腹部、骨盆、四肢等部位损伤。

3. **坠落伤**　人体由高处坠落时,多数为足踝部先着地,地面的反作用力向上传导,造成典型的足踝-下肢-脊柱-颅脑损伤。坠落点越高,能量越大,造成的损伤越严重。如果头颅或胸腔直接着地或撞击于突出物上,多造成严重损伤或立即死亡。

4. **切割伤**　绞车钢丝绳切割人体,致人体切割伤。

5. **爆炸伤**　开山放炮,井下处理哑炮时或违章操作突然爆炸,造成身体多处开放性损伤,引起内脏损伤及出血,以及头、面、颈、胸等部位广泛损伤。瓦斯爆炸造成多种损伤,并产生多种有害气体。雷管爆炸伤受伤部位广泛,以人体显露部分(面部)为主,受伤部位出血多、创面不整齐、创面内异物较多,处理复杂且较困难。

6. 溺水窒息 透水事故时,人员躲避不及被水冲走,导致溺水窒息。

三、伤情特点

矿难创伤除发生率高、死亡率高、致残率高外,还具有以下特点。

1. 伤员特征 以井下矿工为主,大多数较年轻。

2. 时间特点 一年中 1~3 月创伤发生率最高,其次为 7~9 月。一天中,凌晨 4~6 时为事故高发时间。

3. 受伤部位 发生率由高至低依次为四肢(61.3%)、颅脑(14.6%)、脊柱(10.4%)、胸腹(5.28%)和骨盆(1.9%)等。

4. 损伤类型 主要包括骨折、颅脑伤、胸腹部脏器伤、软组织伤和烧伤等,还常发生窒息、中毒、溺水等。

四、现场救援原则

我国煤矿系统的急救工作由井下和井口保健站、矿医疗站、矿务局总医院三级急救医疗网负责,急救工作实施强调组织领导、解脱急救、转运等各环节的有机结合,先救后送、边救边送。增强自救互救意识和技能是矿难创伤救援的基础。煤矿救援队是矿难救援的主力,矿难发生后首先下井实施救援,如何尽早开始医学救援是影响救援成功的关键,煤矿救援队员的急救技能训练是提高矿难现场救援水平的重要措施。

发生矿区火灾和爆炸时,必须及时采取灭火措施,及时报告,及时撤离人员。井下遇险人员应由在场负责人或有经验的老矿工带领,有组织、有秩序地选择避灾路线,迎着新鲜风流撤离危险区。位于下风侧的人员应戴上自救器或用湿毛巾捂住口鼻,绕道新鲜风流方向撤离。危险区无法撤离的人员应迅速进入预先筑好或临时构筑的避难所,等待救援。

第四节 | 踩踏事件

踩踏事件指大量人流在拥挤空间活动时,由于多种因素发生秩序混乱,导致人群互相推挤踩踏,造成伤亡的事件。

一、灾难特点

踩踏伤亡事件的发生多见于重大活动或聚会,现场人数众多,如突发意外情况,缺乏疏导管理,秩序极度混乱,人群惊恐慌张,失去控制,此时的个体在大量人流中很难控制自己,一旦有人摔倒,就会像多米诺骨牌一样发生连锁效应,导致严重踩踏事件发生。另外,好奇心驱使下,往人多拥挤处去探索究竟,也是造成不必要的人员集中而踩踏的因素。踩踏事件中死亡者大多数为妇女、儿童及老年人。

二、致伤机制及伤情特点

主要致伤因素有撞击、挤压、碾挫以及烧伤、烫伤等,这些因素可单独发生在某个伤员身上,也可能几个致伤因素同时作用于一个伤员,造成身体多处受伤。一般伤情比较严重,很多伤员存在多脏器损伤,如颅脑损伤、血气胸、肝脾破裂、肢体及肋骨骨折、脊柱损伤等。最初受伤的伤员常得不到及时救助,混乱中遭受反复踩踏,可导致伤情不断加重。伤员的致残率及死亡率均很高。

三、现场救援原则

（一）维持秩序

当发生踩踏意外伤害时,不要惊慌失措,要保持镇静,设法维护好现场秩序,为伤员及时救治创造一个合适的环境。要利用一切有效手段快速疏导现场人员,让人群尽快疏散到安全地点,禁止无关人员滞留现场,防止有人故意制造恐慌气氛,避免再次发生事故。

（二）紧急呼救

如果出现拥挤踩踏的现象,应及时联系外援,寻求帮助。应向周围大声呼救,请人帮助联系有关部门,不要单独留下伤员。利用各种通信联络手段,尽快拨打 110 或 120 等,紧急呼救,并及时反馈现场的方位、伤员数量、伤情程度、处理情况等信息。

（三）现场救治

对踩踏事件中伤员的伤情判断,与交通事故伤或地震坍塌伤等基本类似,需要特别注意的是在踩踏事件中,伤员有可能多处或反复遭受严重踩踏、挤压,伤情可能较为复杂。踩踏事件现场伤员可能是一个或多个,同一伤员可能同时有多处损伤。现场急救要分清主次、轻重、缓急,以先救命、后救伤为原则。

四、预防

（一）大型活动预案

大型活动前先做好风险评估,周密的部署、场地设施的完善是预防踩踏事件发生的关键。凡是人群拥挤、稠密的场所,其设施一定要符合安全、牢固、科学的要求,不允许出现丝毫差错。大型集会的现场组织者,应制定严密的突发事件预案及管理措施,配备足够的警力,对人流的变化实时监控,确保现场秩序井然,避免骚动。一旦出现突发意外情况,立即组织人群按预案进行快速疏散,采取果断有力的措施,有效控制事态扩大和发展。

学校是踩踏事件易发地点,儿童懵懂,容易乱冲乱撞,在上下课或做一些活动时容易发生拥挤。老师平时就要注意培养儿童处事冷静的态度,培养儿童的秩序意识,在日常生活中,经常灌输相关知识,并组织人员疏散演习。学校要改善和管理好各场地的照明设备,并保持逃生通道的畅通。在集体活动时,人员活动更要有组织,防止恐慌事件的发生,尽量多设置疏散通道。其实最简单的预防措施就是错时下课、错时分流,主动控制人流,避免瞬间人流过于密集。

（二）规避拥挤人流

身处人群相对集中的场所,要加强自我保护意识,遇到意外切忌惊慌。一定要时时保持警惕,不要被好奇心理所驱使而进入拥挤人流中。遭遇拥挤的人流时,良好的心理素质是顺利逃生的重要因素,力争做到遇事不慌。发觉拥挤的人群向着自己行走的方向涌来时,要保持情绪稳定,不要被别人影响,惊慌只会使情况更糟,应该马上避到一旁,不要奔跑,以免摔倒。切记不要逆着人流前进,那样非常容易被推倒在地。如果所在楼层有可以暂时躲避的宿舍、水房等空间,可以暂避一时。

（三）拥挤人流中避险方法

在拥挤的人群中,要时刻保持警惕,同时发扬团队精神。心理镇静是个人逃生的前提,服从大局是集体逃生的关键。当发现有人情绪不对或人群开始骚动时,就要做好准备,保护自己和他人;已被裹挟至人群中时,要切记和大多数人的前进方向保持一致,不要试图超过别人,更不能逆行,要听从指挥人员口令。

若身不由己陷入人群之中,一定要先稳住双脚。一定不要采用体位前倾或者低重心的姿势,即便鞋子被踩掉,也不要贸然弯腰提鞋或系鞋带。如有可能,抓住一样坚固牢靠的物体,待人群过去后,迅速而镇静地离开现场。在拥挤的人群中,双手交叉抱于胸前,保留安全间隙,避免胸肺受到挤压,保持呼吸顺畅并尽量保持身体平衡,随人流而动。千万不能被绊倒,避免自己成为拥挤踩踏事件的诱发因素。当发现前方有人突然摔倒后,旁边的人一定要大声呼喊,尽快让后面的人知道前方发生了什么事,否则后面的人群继续向前拥挤,就非常容易发生拥挤踩踏事故。如果此时带着儿童,要尽快把儿童抱起来。一旦被挤倒,应立即采取自我保护措施,不要惊慌,立即侧卧,身体蜷缩,双手紧抱头部,这样可以减少可能被踩踏的面积,并有效保护人体重要的颈部、胸部和腹部等部位。等人群通过后,要迅速爬起离开。如果已经被挤倒且无法采取侧卧位,也要尽量呈俯卧位,双手抱头,双肘尽量支撑身体,腰部向上呈弓形,以尽量保护头、颈、胸、腹等重要部位。切记远离玻璃窗,以免因玻璃破碎而被扎伤。

第五节 | 危险化学品事故

危险化学品包括爆炸品、压缩气和液化气、易燃液体、易燃自燃和遇湿易燃物品、氧化剂和有机过氧化物、毒害品、放射性物品、腐蚀品等八大类,常见的有数千种,每一种危险化学品可具有多种危险性。危险化学品具有易燃、易爆、毒害、腐蚀、放射性等危险特性,由于性质不稳定,容易受外界条件的影响,若在运输、装卸、贮藏作业中受到光、热、撞击、摩擦等条件的作用,就极易发生爆炸、燃烧、中毒、腐蚀、放射线辐射的严重事故,造成人员伤亡、财产损失和环境破坏。

一、灾难特点

1. **突发性** 危险化学品事故往往突然发生。

2. **群体性** 短时间可能出现大批化学中毒、爆炸伤、烧伤伤员,需要同时救治,且不能按常规医学救援办法施救。事故具有发展成为社会公众事件的普遍趋势,可激发矛盾,影响社会稳定。

3. **快速和致命性** 在事故现场,化学品对人体可能造成的伤害包括中毒、窒息、化学灼伤、烧伤、冻伤等。在较短的时间内可导致多人同时中毒或受伤,病死率高,其实际杀伤威力与危险化学品的种类和当时的气候条件有很大的关系。硫化氢、氮气、二氧化碳在较高浓度下均可因急性反应性喉痉挛、反应性延髓中枢麻痹或呼吸中枢麻痹等,于数秒钟内使人发生"电击样"死亡。

二、致伤机制

危险化学品事故在危害程度上远远大于其他事故,事关国家公共安全、社会稳定、民众健康。对人的主要危害是急性中毒和慢性中毒,可累及各个系统。

1. **呼吸系统** 引起呼吸道炎症、化学性肺炎或肺水肿。

2. **神经系统** 引起运动障碍、肌肉萎缩、头痛、头晕、视物模糊等。

3. **血液系统** 引起溶血、再生障碍性贫血、白血病等。

4. **消化系统** 引起出血性胃肠炎、中毒性肝病等。

5. **循环系统** 引起心悸、胸闷、心前区不适等。

6. **泌尿系统** 引起肾损伤等。

7. **其他** 可损害骨骼、眼、皮肤等,或引起化学灼伤、辐射性损伤或职业性肿瘤。

三、伤情特点

一种危险化学品的危险性可能是多种多样的,如既有易燃性、易爆性、氧化性,还可能兼有毒性、放射性和腐蚀性等。如磷化锌既可遇水产生易燃气体,又有相当强的毒性;硝酸既有强烈的腐蚀性,又有很强的氧化性。同时,化学物质爆炸致复合伤,其损伤的复合效应不是各单一致伤效应的简单相加,而是冲击波、热力和毒气等(后文简称冲烧毒)各种致伤因素的相互协同、相互加重的综合效应,伤情复杂、严重。治疗中最大的难题是难以处理好不同致伤因素带来的治疗矛盾。例如:化学品爆炸很容易导致冲烧毒复合伤,而如何处理好烧伤的液体复苏与治疗肺冲击伤需慎重输液和抗中毒的矛盾是治疗冲烧毒复合伤的关键。

四、现场救援原则

现场救援通常由政府职能部门牵头负责,动用国防、司法、环保、消防、卫生、交通等职能机构,按照高效率的联动方案实施。

危险化学品突发事件应急救援工作是一项系统工程,需要精干、熟练的指挥管理人才负责应急救援及抢救的指挥,依据一整套合理、高效、科学的管理方法,充分发挥现场急救和应急救援专家组的技术指导作用,迅速组织强有力的抢救队伍实施救援。

1. **应急处置**　①应创建一条安全有效的绿色抢救通道;②控制危险化学品事故源;③通过检测确定污染区边界,做出明显标识,制止人员和车辆进入,对周围交通实行管制;④将受伤人员撤离至安全区,进行抢救,及时送至医院紧急治疗;⑤检测确定有毒有害化学物质的性质及危害程度,掌握毒物扩散情况;⑥指导受染区居民进行自我防护,必要时组织群众撤离;⑦根据有毒有害化学物质的理化性质和受染情况,对受染区实施清洗和消毒;⑧寻找并处理各处的动物尸体,防止腐烂危害环境;⑨做好通信、物资、气象、交通、防护保障;⑩抢救队伍所有人员还应根据毒情穿戴相应的防护装备,并严格遵守防护纪律。

2. **医学救援**　根据病情、接触情况和毒物性质等制订医学救援方案,迅速将伤病员撤离现场,清除毒物以阻止局部进一步损伤和吸入体内;加速毒物排出;对症和支持治疗。

(1)迅速转运:现场正确施救对降低死亡率最为重要,应按照现场救治原则实施现场抢救,根据伤情,对伤病员及时进行鉴别分类,掌握后送指征,使伤员在最短时间内能获得必要治疗。

(2)注意必要的防护措施:①呼吸防护:在确认发生毒气泄漏或危险化学品事故后,应马上用手帕、餐巾纸、衣物等随手可及的物品捂住口鼻,手头如有水或饮料,最好把手帕、衣物等浸湿。最好能及时戴上防毒面具、防毒口罩;②皮肤防护:尽可能戴上手套,穿上雨衣、雨鞋等,或用床单、衣物遮住裸露的皮肤,如已备有防化服等防护装备,要及时穿戴;③眼部防护:尽可能戴上各种防毒眼镜、防护镜或游泳用的护目镜等;④食品防护:污染区及周边地区的食品和水源不可随便动用,须经检测无害后方可食用。

(3)积极的对症和支持治疗:危险化学品事故造成的复合伤,在临床上病情发展迅猛,救治极为困难,死亡率极高,所以综合治疗是至关重要的,包括吸氧、超声雾化吸入、抗过敏或碱性中和剂的应用、消除高铁血红蛋白血症、采取适当的体位、保证组织细胞供氧、纠正水电解质紊乱和酸碱失衡等维护重要脏器功能的对症治疗和支持疗法,积极促进机体的修复和愈合。

(4)加强健康宣教:突发危险化学品事故给伤员造成的精神创伤是明显的,要特别注意公众的心理危害程度并及时采取正确的应对策略。

五、预防

1. **落实法规性文件要求**　我国政府颁布《中华人民共和国职业病防治法》《中华人民共和国安全生产法》《化学品安全技术说明书编写指南》《危险化学品安全管理条例》《国家突发公共事件总体应急预案》和《国家突发公共卫生事件医疗卫生救援应急预案》等,这些法规和强制性标准的颁布,对危险化学品的管理具有重要的作用,使化学事故的应急救援和事后调查有法可依,为事故的处理提供法律上的保障,为动员社会各方力量防范、应对化学品突发中毒事件提供了法律依据。

2. **构建化学品安全监管体系**　加强机构建设,除了进一步加强各政府部门职能之外,为了解决化学品监管职责过于分散的状况,进一步明晰权责,需要建立一种有效、权威的协调机制,提高监管效率,打破条款分割的管理模式,把品种管理和划段管理有机地结合起来,形成统一协调的化学品安全监管体系。

3. 加强重点防范 针对化学事故发生的特点,确定重点目标,对可能造成社会影响广、伤亡重、经济损失大的目标加强防范,同时也要兼顾散发、频发的局限性灾难事故。对人员稠密、成分复杂且流动量大的地点如地铁、车站、码头等重点目标,要配合公安、消防、卫生、建筑、运输等相关部门进行综合管理。还要经常注意和研究化学事故的新动向和特点,以便及时采取相应的防范措施。

4. 强化执法监督管理和安全技术培训 执法检查职能部门要制定相应的执法制度,使检查经常化、规范化、正规化,防患于未然。重点开展中小化工企业安全生产专项治理,对不合格单位坚决整改,创造安全环境。交通安检部门加强对运输企业的监管,加强对危险化学品道路运输的安全管理,控制"流动危险源",减少事故发生。经常、定期地检查、监督安全操作和防护规程的落实情况,对违规的部门和个人予以坚决纠正和教育,决不姑息,常抓不懈。

5. 强化市场监管 完善市场规则,审慎开展资质资格认证,依法保护行业利益。重视思想工作和职业道德建设,完善考核激励机制。开展经常性的安全知识宣传和健康教育活动,内容应包括工业卫生防护、化学物的毒性及其预防、现场急救以及正确使用个人防护设备的方法,以建设一支高觉悟的职工队伍。

6. 加强应急准备 化学事故应急救援的基础是全面到位的应急准备。要拟好预案,准备好必要的设备设施和物资、人员配备。医院应了解在化学品突发中毒事件救治过程中需要承担的具体职责和任务,以及受害者的现场救治与分类检伤、住院期间的系统诊断与治疗、康复与心理治疗,根据自身工作特点制订相应专业技术预案,完成相应的物资和管理方面的准备,包括防护用品、抢救药品、器材的采购和维护。

7. 构建化学品安全网络信息体系 加强宣传教育,提高群众对化学事故预防和救援的认识,使其掌握必要的知识和技能以提高自救互救能力。宣传教育要做到制度化、经常化、社会化。可以社区和人群为单位建立事故预防和救援机构,充分发挥群众的积极性和主动性,为化学事故的预防控制提供双保险。

第六节 | 恐怖袭击

恐怖袭击(terrorist attacks)是指极端分子人为制造的针对但不仅限于平民及民用设施的不符合国际道义的攻击方式。恐怖袭击事件从 1996 年开始有明显上升趋势。2001 年 9 月 11 日基地组织劫持民航飞机攻击美国世界贸易中心大楼和五角大楼,从此恐怖袭击受到国际社会的空前关注。2007年全世界共报道 14 499 起恐怖袭击,共造成 44 310 人受伤和 22 685 人死亡,较 2006 年增加 20%～30%,其中 70% 是平民。2014 年,全世界共有 13 463 次恐怖袭击,导致 32 700 人死亡和 34 700 人受伤,其中炸弹袭击约占 42%。恐怖分子利用多种手段制造恐怖事件,如爆炸、劫机、投毒等,可造成大量人员伤亡和财产损失,制造恐怖气氛,威胁社会稳定。本节主要介绍恐怖爆炸袭击。

一、灾难特点

简易爆炸装置因为制作简单、成本低廉,同时爆炸威力巨大,可造成毁灭性的破坏和大量人员伤亡,被各国的反政府组织和恐怖分子越来越多地用于恐怖袭击。恐怖爆炸袭击危害极大,常导致大规模伤亡事件(mass casualty incident, MCI),具有突发性、高致命性、群体伤等特点,救治困难和矛盾突出,立即死亡率达 13%,幸存者中住院率达 30%。

爆炸事件对物体破坏的严重程度,主要取决于引起爆炸的物品的性质、数量和爆炸场所与周围环境的距离等。爆炸发生突然,作用时间短,从发生到作用终止的时间一般只有数秒钟,对于多数爆炸事件事故现场的人群,根本没有时间反应和疏散、逃跑或自救互救。爆炸现场还可能存在以下几种险情:①现场仍有尚未爆炸的爆炸物品,极易因救援、调查人员的移动、撞击等外力作用,引发再次爆炸;②炸毁的建筑物再次倒塌;③爆炸后的封闭空间存在毒气;④电器设备仍然带电等。

二、致伤机制

恐怖爆炸的致伤机制:一是爆炸力直接作用伤。由爆炸产生的高温高压气体和高速飞散的各种碎片引起的人体损伤和烧伤。恐怖分子为了加强对人员的杀伤,往往在爆炸物品外再包裹大量铁钉,爆炸时铁钉飞溅,人员伤亡更加严重。二是爆炸力间接作用伤。爆炸时空气冲击波作用于建筑物,引起门窗玻璃和物件破碎、房屋倒塌等而造成的损伤,如抛坠伤、压伤,或由人群拥挤造成的踩踏伤等。

爆炸伤常是典型的复合伤,可分为炸碎伤、炸裂伤、炸烧伤、超压伤、弹片伤、抛射伤、抛坠伤、摔伤、压伤、踩伤等。

三、现场救援原则

发生恐怖爆炸事件后,应迅速评估现场安全形势,配合警方处置恐怖分子,阻止灾难蔓延。迅速自救,有序进行疏散,维护火灾爆炸事故现场秩序,引导人员疏散和快速撤离现场。

(一)爆炸后自救

1. **卧倒、保护好头部** 在爆炸发生时,首先看到的是光或者光闪,随后听到爆炸声,先别着急逃跑,在安全距离内的人员应立即卧倒,脚朝炸点方向。同时一手枕在额前,另一手盖在头后,保护好头部,并避免吸入过多有毒烟气。

2. **避开危险物、逃离现场** 在确保短时间内不会发生第二次爆炸后,选择时机迅速离开现场,逃生过程中要时刻观察周围环境,确定最近的安全出口,避开可能破碎或倒塌的玻璃窗或墙壁等,伏低身体缓慢前进。

(二)现场急救

1. **脱离险境和初次评估** 应迅速将伤员从危险区抢救到安全地点,及时施救。检查伤员受伤情况,先救命、后治伤,先救重伤,后救轻伤。保持呼吸道通畅,神志不清者将其头侧卧,必要时行气管插管。有效利用急救资源,就地取材,进行止血、包扎、固定,尽可能选用无菌敷料、三角巾、较清洁的布,以避免二次污染。烧伤时要迅速清除烧灼的衣物,尤其是化纤类的物质,防止形成二次灼伤;烧灼伤伤口不要立即涂药,应采取降温、保护创面等措施,并及时将伤员转运到有条件救治的医院。

2. **爆炸伤伤口处理** 尽量保存离断的肢体,离断肢(指)可以放在洁净的塑料袋内,外包冰块降温储存,为后期修复、愈合打下基础;颅脑伤有耳鼻流血者不要堵塞;胸部有伤口随呼吸出现血性泡沫时,应尽快封住伤口;腹部内脏流出时不要将其还纳,而要用湿的无菌敷料覆盖后用碗等容器罩住保护,使其免受挤压,尽快送医院处理。

3. **现场防护和洗消** 遇到现场可能存在有毒有害气体时要防护好眼、呼吸道和皮肤等有毒有害气体进入的途径,穿戴护目镜、头盔、口罩、手套、靴子、防护服等,有条件的救援队员应穿戴专业的防护装备,如带供氧装置的防护服。脱离现场后脱去染毒服装并及时进行洗消,包括冲洗眼睛、全身淋浴,同时洗消伤员。

第七节 | 核与辐射事故

核事故是指核电厂或其他核设施严重偏离运行工况的状态,一旦发生,放射性物质的释放可能或已经失去应有的控制,达到不可接受的水平。辐射事故是指放射源丢失、被盗、失控,或者放射性同位素和射线装置失控导致人员受到异常照射。

自 1895 年伦琴发现 X 射线以来,核能和放射性元素被人们广泛用于军事、工业、医疗等领域,与普通公众的生活密切相关,给人们带来了巨大的益处。随着核电的快速发展,核电的安全问题日益突出。1979 年 3 月 28 日美国三哩岛核电站事故、1986 年 4 月 26 日苏联切尔诺贝利核电站 4 号反应堆爆炸、2011 年 3 月 11 日日本福岛核事故等,均造成大量放射性物质释放,甚至直接因辐射导致死亡,而且可能有数十万人因此罹患肿瘤,至今仍有数百万人生活在受污染的地区,这些事故也带来沉重的经济负担。核与辐射事故时向环境释放大量放射性物质,导致工作人员和公众受到意外的过量照射,威胁人员生命和健康。

一、核与辐射事故分级

(一) 核事件分级

根据核设施(核电站)发生核突发事件对于场内、外和纵深防御能力的影响,国际上将核事件分成8个级别:①0级,指偏离,从安全方面考虑无危害;②1级,为异常,指偏离规定功能范围;③2级,称事件,指场内明显污染或一个工作人员受过量照射,具有潜在安全后果的事件;④3级,严重事件,指有极小量的场外释放,公众受小部分规定限值照射,场内严重污染或一个工作人员有急性健康效应,其效应接近事故且丧失纵深防御措施;⑤4级,主要在设施内的事故,指有少量场外释放,公众受规定限值级照射;反应堆芯放射屏障重大损坏或一个工作人员受致死性照射;⑥5级,有场外危险的事故,指场外有限释放,很可能要求实施计划的干预;堆芯放射屏障严重损坏;⑦6级,严重事故,指场外明显释放,很可能要求实施计划的干预;⑧7级,特大事故,指场外大量释放,有广泛的健康和环境影响。

(二) 辐射事故分级

根据辐射事故的性质、严重程度、可控性和影响范围等因素,将辐射事故的卫生应急响应分为特别重大辐射事故、重大辐射事故、较大辐射事故和一般辐射事故四个等级。

1. **特别重大辐射事故**　是指Ⅰ类、Ⅱ类放射源丢失、被盗、失控造成大范围严重辐射污染后果,或者放射性同位素和射线装置失控导致3人以上(含3人)受到全身照射且剂量大于8Gy。

2. **重大辐射事故**　是指Ⅰ类、Ⅱ类放射源丢失、被盗、失控,或者放射性同位素和射线装置失控导致2人以下(含2人)受到全身照射且剂量大于8Gy或者10人以上(含10人)急性重度放射病、局部器官残疾。

3. **较大辐射事故**　是指Ⅲ类放射源丢失、被盗、失控,或者放射性同位素和射线装置失控导致9人以下(含9人)急性重度放射病、局部器官残疾。

4. **一般辐射事故**　是指Ⅳ类、Ⅴ类放射源丢失、被盗、失控,或者放射性同位素和射线装置失控导致人员受到超过年剂量限值的照射。

二、核与辐射事故特点

1. **突发性和救援快速性**　核事故往往突然发生,事故发生时要求能及时、迅速、有效实施医学救援,包括医疗救助,饮用水和食物的应急监测和控制,稳定碘片的发放,应急响应工作人员的个人剂量监测等。因此,核应急必须具有快速反应功能。

2. **辐射危害大**　事故发生后,放射性物质进入大气形成放射状烟云和悬浮颗粒,不仅可造成人员近期损伤,还可导致后代畸形。照射可以分为外照射和内照射。外照射是指人体外部的放射源(主要是γ射线)对人体组织器官的照射,可造成一定危害;内照射是指由于各种原因吸入或食入悬浮颗粒中的放射性核素对甲状腺、肺或其他组织器官的照射,以及沉积于体表、衣服上的放射性核素对皮肤的照射。照射所致的损伤程度取决于受照方式、核素的种类及相对量。

3. **损伤多为复合伤**　除急性外照射和内照射损伤外,事故伤员常合并多种创伤或烧伤等,形成复合伤。

4. **社会心理影响大**　由于公众对于核的恐慌,核与辐射事故极易引起人群心理紊乱、焦虑、压抑等,严重影响人们的身心健康,干扰、破坏正常的生产和生活秩序,造成重大经济损失。这种社会心理效应,其危害可能比辐射本身造成的后果更加严重。

5. **影响范围大、持续时间长**　核电站爆炸事故形成大量的放射性烟云,扩散到周围地区甚至其他国家,半衰期长的核素长期污染土壤、水源和食物,严重影响人员健康,并造成巨大经济损失。早期的危害主要来源于放射性核素的吸入及放射性烟云的外照射;中期和后期的危害主要来源于辐射性物质地面沉积的外照射及摄入污染的食物和水。

三、现场救援原则

发生核与辐射事故或事件后,应立即采取医学救援措施,以便最大限度减轻核事故造成的损失和不良后果,避免或减少人员伤亡,保障人员的健康和安全。同时,对于已受伤的人员,积极进行救治,尽量减少伤亡。

根据伤员受辐射情况、受污染的程度和临床表现,进行分类和分级救治。对于受急性辐射损伤或怀疑受急性辐射损伤的伤员,则需立即转运到辐射损伤专科医疗机构治疗。

(一) 辐射监测

核事故时发生体表污染危害的主要来源是产生 α、β 射线的放射性核素。体表污染的检测需要配备 α、β 射线表面污染测量仪。由于 α 射线射程短,从而造成 α 放射性核素伤口污染程度难以测量,需要配置伤口探测仪器。这些仪器应放置在去污室,以便动态检测去污情况。

内污染是指进入人体的放射性核素超过自然存在量,是一种机体内部受核素污染的状态,内污染不一定产生内照射放射病。内照射放射病是指内照射引起的全身性疾病,既有电离辐射作用造成的全身表现,又有该放射性核素所针对的靶器官的损害。放射性核素可能以固态、液态和气态等形式存在,可经多种途径进入人体。^{3}H、^{131}I 和 ^{90}Sr 等可经正常皮肤进入体内;当皮肤有伤口时,其吸收率可大大增加(如 ^{147}Pm)。放射性气体或气溶胶则可通过呼吸道进入体内,如 ^{131}I。放射性核素还可通过污染水源、食物等,通过消化道进入人体。通过调查可基本进行定性诊断;对于可能有过量放射性核素进入人体者,则需定量测定,为医学干预提供依据。测量方法包括采集人体的排泄物进行测量,或通过体外直接测量。如对于发射 γ 或 X 射线的核素,通过全身和/或局部(甲状腺、肺部等)测定估算体内剂量。

(二) 辐射防护

辐射防护应贯穿于整个医学救援过程,包括:①公众卫生防护:医学应急组织与相关部门合作,指导公众采取适当防护措施。通过采取隐蔽或撤退,服用抗放药,对体表和呼吸道进行防护,对可能或已污染的饮用水和食物进行控制,消除体表放射性污染,以及心理效应防治等措施,尽量避免或减少辐射对公众的照射。②救援人员防护:遵循控制受辐射水平和剂量限制原则,穿戴防护衣具或使用防护器械,监测辐射水平,服用抗放药,控制作业时间等,应在照射尽可能低的环境中救援,如不在剂量超过 1mSv/h 的地方逗留、小心进入剂量大于 10mSv/h 的地区、未经允许不得进入剂量大于 100mSv/h 的地区等,应该采取时间、距离和屏蔽手段防护自己,不在污染区进食、饮水等,在预计照射前 4 小时服用稳定碘等。

(三) 现场急救

现场医疗救治主要由核设施的医疗卫生机构组织医务人员和安防人员实施,遵循快速有效、先重后轻、保护救援人员与被救援人员的原则。区分伤员为非辐射性损伤和辐射性损伤两类。对于非辐射性损伤伤员,按照创伤、烧伤等的常规急救原则进行;对于辐射性损伤人员,首先处理危及生命的损伤,然后再考虑伤员的受照情况,以便对辐射性损伤做出合理的估计,应详细了解受照情况。对体表、伤口及体内有辐射污染者,应给予及时检查、诊断和必要的初期治疗。

现场急救的主要工作应包括:①危重伤员急救;②设立临时分类点,初步确定是否存在体表污染和内污染,并尽可能收集用于受照剂量估算的物品和生物样品;③酌情发放稳定碘和/或抗放药;④对于体表污染伤员进行去污洗消,对于内污染者采取促排治疗;⑤填写伤员登记表,根据初步检伤分类,组织及实施后送伤员至医院。

(四)体表污染去污洗消和体内污染医学处理

1. **体表污染去污洗消**　是核与辐射事故医学应急和干预中的重要组成。完整的去污洗消分区应包括头部、四肢、躯干、伤口和不能站立伤员等的洗消处理区域,以及生物样品取样室、观察室和去污洗消出入口等。应在辐射损伤专科医师指导下严格遵循相应规范来实施整个去污洗消过程。

(1)皮肤去污:目的是将体表污染量降低到不足以引起皮肤的急、慢性辐射性损伤的程度;同时防止放射性核素经皮肤吸收,或通过污染食物和水造成内污染。当继续去污的效果有所降低,或皮肤出现刺激反应时,即使皮肤残留的污染量仍远高于上述控制水平,也应暂停去污或每天轻轻清洗2～3次。

皮肤去污应严格按照相应的预案或流程实施。在保证生命体征相对稳定的前提下,先清洗容易转移和污染重的部位,再清洗难以除去的皮肤污染。去污过程应使用一次性用具,防止污染转移或扩大。同时,医务人员应按规定做好自身防护,防止操作时造成二次污染。一次性防护用品作为放射性废物存放和处理,洗涤皮肤的废水均应按规定保留和处理。

(2)污染伤口的处理:污染伤口是指带有放射性核素的物品或碎片击伤人体组织时所形成的具有放射性核素污染的伤口。另外,含有放射性核素的化学性烟气或腐蚀性化合物作用于人体暴露的皮肤、黏膜或破坏皮肤黏膜的保护层,例如眼、上呼吸道和消化道黏膜等,造成化学性烧伤,也可污染伤口。

污染伤口的处理包括伤口的初期和外科处理、放射性核素即污染物的处理,需要有经验的外科医师和辐射防护专业人员共同完成,且需综合考虑近期和远期效应的治疗过程。污染伤口的初期处理包括:①放血和使用止血带压迫,防止伤口处的静脉血回流;②及时用敷料擦去流出的血液;③清除可见的异物;④用生理盐水彻底冲洗伤口;⑤深及真皮下的伤口,应尽快使用各种洗涤剂清洗创面。需在伤口污染检测仪检测结果指导下清创,应防止检测仪受到污染而误导清创。伤口处理时应先轻后重、分步实施、严防交叉污染和范围扩大,防止清创过程加速放射性核素的吸收。经上述初期处理仍然有以下情况的伤口,应考虑外科手术治疗:①虽经初期处理,伤口仍严重污染者;②污染部位在非功能部位;③存在深部组织污染时。

2. 体内污染医学处理 对于内污染的医学干预,即放射性核素进入体内并需要医学干预的剂量,目前尚无统一标准,需要结合伤员具体情况、综合分析和权衡利弊后做出决定,在抢救生命的基础上,减少吸收和加速排出。我国推荐当大于2ALI(年摄入量限值)时应考虑促排。欧美相关组织推荐小于1ALI者不需要医学干预;1～10ALI时可考虑促排治疗;当大于10ALI时,应采取全面治疗措施。

(1)减少放射性核素吸收:包括脱离污染环境,进行体表洗消去污,减少呼吸道和消化道吸收等。

1)减少呼吸道吸收的方法:包括采取清理鼻腔、剪去鼻毛、大量生理盐水冲洗和使用血管收缩药麻黄碱等措施彻底清理上呼吸道。对于下呼吸道的污染应用祛痰药,如碘化钾和氯化铵;对于极毒核素,如^{239}Pu且剂量大于100ALI时,应积极采取全身麻醉下支气管-肺泡灌洗术。

2)减少消化道吸收的方法:方法与经消化道中毒的处理相同。对于食入时间不足4小时者,常采取漱口、催吐和洗胃的方法,洗胃时间一般不超过30分钟,且需收集洗胃液送检放射量。洗胃后可使用医用活性炭和泻药促进排泄。对于摄入时间超过4小时者,可根据相应的放射性元素使用相应的阻吸收剂,例如:对于^{90}Sr、Ra等二价放射性元素,使用硫酸钡和/或活性炭50g沉淀剂,再使用缓泻剂导泻;对于^{90}Sr和^{137}Cs可使用其特异性的阻吸收剂——海藻酸钠和普鲁士蓝,使其在肠道中的吸收降低。另外,为了防止甲状腺的损害,服用稳定性的碘(^{127}I)阻断放射性的碘在甲状腺的蓄积,越早服用效果越佳。但成人服用的总剂量不宜超过10片(即1g稳定碘);小于3岁的儿童每次25mg,3～12岁的儿童为50mg。

(2)加速放射性核素排出:目的是加速进入体内的放射性核素的排出,减少其在体内的蓄积量和缩短其在体内的滞留时间,以期尽可能减少内照射造成的辐射性损伤。阻吸收剂和促排剂均应早期、足量使用,以期达到良好效果。

1)金属络合剂:常用的络合剂包括巯基络合剂,如二巯基丙磺酸钠(DMPS)、二巯基丁二酸钠(DMS);氨羧基络合剂,如依地酸钙钠(EDTA)、喷替酸(DTPA)等。这些络合剂的使用应根据放射性核素的种类合理选用,并采用短疗程、间歇给药的原则,同时注意防止肾功能的损害。

2)加速代谢措施:对于均匀分布的核素,如^3H、^{137}Cs等,可通过大量饮水和排尿法促进其排出。对于亲骨性的核素(Sr、Ra、Ca),可采用早期高钙饮食,晚期低钙饮食2周,加脱钙疗法(氯化铵、甲状旁腺素等)使其排出。

(3)使用降低放射性损伤药物

1)硫醇类及其衍生物:硫醇类化合物结构中含有自由的或者潜在的巯基(—SH),其中备受关注的也是最有效的药物是氨磷汀。通常推荐的常规剂量为静脉注射氨磷汀$200\sim350mg/m^2$,注射时间不少于30分钟。

2)激素类:雌二醇、雌三醇等天然甾体激素,或己烷雌酚、己烯雌酚等人工合成激素。这些药物在动物实验中都显示一定程度的辐射防护作用,并且在照射前后给药均有一定效果。

第八节 | 战 争

战争不仅是战区人民的灾难,也是全人类的灾难,更是整个地球的灾难。局部战争大多是常规武器战争,可导致生命的摧残、大规模饥荒和大量难民、巨大的财产损失、环境破坏等。而一旦动用核武器、化学武器和生物武器,其造成的灾难远超局部常规武器战争。本节主要介绍常规武器战争灾难。

一、灾难特点

(一)伤亡巨大

战争带给人类的是生命的摧残。2003年爆发的伊拉克战争历时7年,据不完全统计,有数十万平民和军人伤亡。

(二)财产损失巨大

战争对经济、生产建设带来毁灭性打击,常使国家经济陷入崩溃。阿富汗战争期间,美军战争直接耗资超过9 000亿美元,间接支出或高达2万亿美元。伊拉克战争仅美国就耗费1.8万亿美元,约7 630亿美元用于战争开支。

(三)环境污染和疾病流行

自然和资源是战争最大的牺牲品,战争将导致大气污染、水体恶化、生物死亡、物种灭绝、土地沙化,造成可怕的生态灾难。现代战争对环境的影响主要有化学污染、放射性污染、生物污染、电磁辐射污染、噪声污染、战争诱发地震、战争影响气候等。一场战争造成的环境污染相当于人类几十年进行正常生产、生活造成的污染,这些污染也需要几十年时间来清除,同时耗费大量资金。

由于野战卫生条件不佳、阵亡者尸体来不及掩埋,以及受伤者来不及救治,常暴发大规模瘟疫。

(四)难民和儿童问题

居民的生活因受战争的影响陷入混乱,物价高涨,生命和财产安全没有保障,失业率极高,医疗和普通公民受教育的水平都很低。伊拉克战争使大约480万～920万伊拉克民众沦为难民或被迫离开故土。

儿童是战争最大的受害者,联合国儿童基金会2003年报告:1990—2003年,全球共有200多万儿童在战争中丧生,有600多万儿童受伤,1 200多万儿童无家可归。

二、伤情特点

战伤是作战时由敌方武器直接或间接造成的损伤,战斗行动和战争环境所造成的某些损伤如交通事故伤、冷(冻)伤等也属战伤范畴。直接损伤是敌方各种武器直接作用于人体而造成的损伤,而间接损伤是指武器攻击使房屋、工事、壕沟等倒塌而致的撕裂伤、挤压伤等。激光武器、微波武器、电磁脉冲武器、集束炸弹等新型炸弹、粒子束武器、次声武器等已应用于战场,使损伤种类多、损伤范围广、损伤程度重,机体损伤与精神创伤同时存在。

1. 致伤因素多、死亡率高　致伤因素已从单因素、单途径、单处杀伤向多因素、多途径、多处杀伤发展,产生综合杀伤效果,如燃料空气炸弹爆炸时,同时可能造成冲击波、热效应、弹片伤和窒息等多因素杀伤,现场死亡率高。

2. 批量伤员呈全方位分布　伤员见于陆、海、空等战场,且可分布于前沿阵地、战役甚至战略后方;伤员不仅有军人,还有众多平民。

3. 大出血是主要的可预防性死亡伤类　据美军资料,阿富汗战争和伊拉克战争中不可预防性死亡以颅脑创伤为主(83%),可预防性死亡主要为急性大出血(80%),出血部位按发生率高低排序依次为躯干(48%)、四肢(31%)及交界部位(21%)。

三、现场救援原则

战伤救治工作建立在卫勤组织、战伤外科技术与装备的基础上,是勤务与技术、装备的结合。现代化战争中的战伤救治既要分级救治,又要避免因分级过多而使伤员得不到及时救治;救治需与防护结合,需要军民结合协同救治;救治时应迅速脱离战场,快速判断伤情和急救,及时后送实施损害控制救治。

(一) 分级救治

分级救治是根据各种条件和医学要求,将伤病员的整个救治过程,由纵深梯次配置的各级救治机构,按照各自的救治范围分工完成。目的是充分利用有限资源,及时救治危重者,使绝大多数伤员获益,降低死亡率,提高救治效果。各国军队分级救治模式不一,根据救治技术体系划分为战现场急救、早期治疗、专科治疗和康复治疗4个基本救治环节和阶梯,以伤病员尽早得到确定性治疗为目的,根据各类救治机构所处环境、保障能力和实际需求,因时因地制宜,灵活掌握分级救治的任务和阶梯。在保持救治连续和继承性的前提下,尽量减少救治的阶梯。有条件时,救治技术和力量应前伸配置,即可越级后送。为达到最佳救治效果,战伤救治技术措施应在人员负伤后尽早实施。各环节救治时间可根据战场环境和救治力量灵活掌握。

(二) 现场急救和早期救治

1. 现场急救　战伤救治始于战现场急救,即战伤战术救治,指伤员在被送往上一级救治阶梯的医疗救治机构之前,在战术环境中实施的急救措施。

(1) 初级急救:由卫生战士、作战官兵承担,以自救互救为主,首次战现场急救,宜在人员负伤后10分钟内实施。技术范围包括:①止血带控制四肢致命性大出血,伤口绷带加压包扎止血,指掌压迫止血;②体表出血控制;③气道开放与呼吸维持;④核生化武器损伤个人防护药物与装具的使用;⑤镇痛药、抗生素、阻吸收剂、神经毒剂解毒药的使用;⑥眼结膜囊冲洗等急救处理。

(2) 高级急救:由营救护站等救治机构承担,宜在人员负伤后1小时内实施。技术范围包括:①检伤评估;②清除堵塞口鼻的异物,手法开放气道,放置口(鼻)咽通气道等;③伤口保护性包扎、肢体简易固定,肢体挤压松解处置,拖拽或使用担架搬运;④包扎、固定与搬运;⑤防护与洗消,药物应用和急救处理。

2. 早期救治　战伤早期救治应遵循损伤控制外科策略,及时实施恰当的外科诊疗操作控制出血、污染等;遵循损伤控制复苏策略,积极防治休克、致命三联征、感染及脏器功能损害。早期救治宜在人员负伤后3小时内实施。

(1) 紧急救治:由野战医院、旅救护所、海军支队(基地)救护所、航空兵场站救护所以及相当救治机构承担,内容包括检伤分类、基本检查、麻醉、紧急外科处置、生命体征及器官功能监护、紧急内科重症处置等。

(2) 外科复苏:由野战医院、经手术力量加强的旅救护所以及相当救治机构承担,职责除前述紧急救治外,还包括诊断与评估、麻醉、外科急救手术、损伤控制手术、重症监护与复苏治疗。

(张连阳)

思考题

1. 人为灾难有哪些特点？

2. 交通事故可通过哪些机制导致损伤？救援的要点有哪些？分拣可将伤员分为哪几类？

3. 对火灾伤员进行医学救援有哪些措施？

4. 矿难伤员的致伤机制有哪些？

5. 国际上将核事件分几级？核事故有什么特点？

6. 战伤现场急救和早期救治技术包括哪些？

思考题解题思路

本章目标测试

本章思维导图

第二十一章 | 灾难心理救援

灾难心理救援指在国家有关部门领导下,主要由精神科医师、临床心理学家、社会工作者对灾害相关人群联合实施的紧急精神卫生服务。主要内容有:群体社会心理监测、调控;个体心理应激反应管理、疏导;心理创伤预防及精神障碍诊断、治疗;初步康复性干预。主要对象是:直接受害者及其家属,救援人员,生命线保障人员,以及灾害地区以外的易感、高危人群。

第一节 | 群体性灾难应激反应

20 世纪 90 年代,我国在处理重大公共卫生事件的救援活动中,开始增加了精神卫生及心理干预的内容。尤其是 SARS 流行期间,心理救援首次大规模进入公众视野,成为重大事件应急机制的有机组成部分。《中华人民共和国精神卫生法(2018 修正)》规定:"各级人民政府和县级以上人民政府有关部门制定的突发事件应急预案,应当包括心理援助的内容。发生突发事件,履行统一领导职责或者组织处置突发事件的人民政府应当根据突发事件的具体情况,按照应急预案的规定,组织开展心理援助工作。"例如,2008 年汶川地震救援期间,心理救援发挥了重要作用。心理救援采用"生物-心理-社会医学模式"为指导思想,充分认识社会-心理因素在预防、预警、预报,以及对疾病和社会人群进行有效控制、重建正常社会生活和消除后遗问题等方面的重要意义,并且采取相应的措施。心理救援人员之间,以及心理救援人员与其他救援队伍、管理部门、社区之间,要紧密合作,应用规范的技术。

一、常见的群体应激反应

灾难发生后,通常把幸存者的心理反应大致分为恐慌、震惊,短期反应,以及长期反应三个心理应激反应阶段。

若出现继发的或后续的应激事件,则有可能加剧幸存者的病理性心理应激反应,以至出现各种严重的精神病理症状,包括各种不同程度的抑郁、焦虑、自杀以及急性应激障碍(acute stress disorder,ASD)、创伤后应激障碍(post-traumatic stress disorder,PTSD),一部分人会出现酒精和药物依赖以及人格障碍。

按照医学心理学关于"应激"的理论,个体层面的应激反应大致可分为警觉期、抵抗期和衰竭期。该理论也可用来描述社会群体的应激反应。适当的应激反应是必要的,但群体水平上过早、过长、过强或过弱的应激反应都不利,应该科学地组织和管理心理救援活动,否则容易导致灾害地区人群出现对救灾、抢险、恢复重建活动不利的社会心理,以及不稳定现象,且救援活动本身也会产生副作用。

在灾难引起的早期应激反应中,可能出现以下现象,直接影响救灾工作,甚至威胁社会安定。

1. 应激不足 表现为麻痹大意,反应迟缓,进入不了警觉期。

2. 应激过度 表现为有些预防措施过滥、过猛,卫生机构和管理部门的工作行为忙乱,不计成本和长远代价,管理信息拥堵,公众恐慌,出现迷信、流言等现象。

3. 灾民的精神科问题 创伤后压力反应及伤恸反应,是一种在异常或非常态环境下可能出现的正常反应,幸存者、社区居民及救灾者都可能会经历这些反应。

4. 应急人员的躯体和心理障碍 应急部门的人员也可能在接受抢险任务,以及在处理险情过程中过度紧张、劳累而出现明显的躯体和心理障碍。

二、社会认知、情绪紊乱与调控

重大灾难后容易发生不良影响的社会心理因素有以下方面。

1. 公众对知情权的要求与获取信息的可能性存在差距,由此形成对公共信息发布的不信任。

2. 公众对生命安全的追求与社会保障体系、救助措施、医疗体系的供给存在差距,由此形成不安全感。

3. 公众社会交往、互助的需要与社会支持系统遭受灾害破坏的现状不相适应,由此产生困惑、无助无望、失落感或抱怨、淡漠等行为。

4. 公众的科学文化素养、道德素养与社会管理的理性要求、道德和法律要求存在差距,由此产生非理性认识和愚昧、自私、反社会或无政府主义的行为。

5. 现代社会中,部分公民的自立意识、批判性思维发育不足,对于权威的依附、依赖及被动的态度与情感模式仍然占优势,在危急时刻可能迅速助长较广泛的心理暗示,与上述对主流信息的不信任感发生矛盾的结合,容易形成谣言和恐慌的社会心理温床。

第二节 | 心理救援系统的建立与运作

灾难发生后,可以利用各种社会力量,建立扩展心理卫生和社会支持系统。从社会组织角度看,除了单位、社区、街道、村镇、群众团体、红十字会等正式组织外,合法的社团、慈善机构、志愿者组织也应该包括在应急动员力量之内。从职业角度看,我国现有的心理救援队伍由精神科医师、心理学者、社会工作者整合而成。

根据国家法律和专业技术上的要求,心理救援系统的内容包括:

1. **突发事件应急处理指挥系统** 精神卫生工作者可以作为指挥或咨询、督导、执行人员发挥作用。有条件的情况下,设立专门的心理问题处理部门,负责心理干预措施的制定和落实。

2. **突发事件的监测与预警** 针对重点地区、人群,结合自然环境变化和人群生产、生活及社会运作的风险因素态势,运用观察、现场调查、回顾性调查、前瞻性调查、媒体分析、文献资料分析等方法,向决策部门和公众提出预警报告和相应心理干预的建议。

3. **突发事件信息收集、分析、通报** 突发事件发生后,及时、广泛和深入地了解相关个体和群体层面的心理行为反应,并向有关部门提交分析报告和建议。

4. **对突发事件分级并提出技术性方案** 制订的方案应包括如下内容。

(1)针对个体和群体的危机干预技术。

(2)沟通交流技术,支持性心理治疗技术,心理健康教育和咨询技术。

(3)识别严重心理障碍和建议转诊、会诊的技术,常用精神科药物使用技术。

(4)现场控制技术以及应急处理队伍心理健康管理技术等。

以上技术均应有相应手册。此外,还应熟悉应急设施、设备、救治药品和医疗器械及其他物资的储备情况与调度方法。

5. **专业队伍的建设和培训** 在医疗机构的应急技术培训中,应该有社会心理干预内容。组建的应急医疗队应该按照统一、规范的教材要求,安排充分的心理卫生理论和技术培训。

第三节 | 灾民社区心理救援服务

一、灾难心理卫生团队的筛选和训练

灾难心理卫生协助需要根据服务地区特点进行配合。当规划心理卫生复原计划时,应该充分考

虑到地区受灾难影响的人口分布及特点。城市、郊区及乡村有不同的需求、资源、传统及价值观,因此必须考虑地区的族群及文化特质,提供的服务要符合当地的文化及表达方式。灾难复原服务若能与当地原有的、被信任机构相配合,将可能得到更好的接纳,发挥最大的作用。此外,若当地的组织、各个族群和文化团体能整合到服务系统中,将更为有效。

灾难心理卫生工作者的角色和责任是多元化的,要努力保证工作的成功,就需要按照工作人员的特殊技能及人格特质来安排不同的任务。

1. **主动参与**　能够在受灾邻舍、大型避难所、灾难援助申请中心或其他灾区环境下积极主动地接触不同的个案。

2. **大众教育**　参与大众教育的人员需要擅长公开演讲及与媒体接触,需要良好的写作技巧以制作宣传册。

3. **地区联络**　与地区各领导者建立及保持联系,需要了解并能有效处理各团体间协作的关系。要能成功地和当地团体互动,需要了解地方独特的文化、社会网络、正式及非正式的领导者,并擅长与邻里建立人际关系。

4. **危机辅导**　对大部分灾难幸存者,不需要长时间的心理治疗,危机处理、短期治疗、心理团体互助支持及工作上的实际援助都十分有效。灾难心理卫生工作者必须对这些方法有所认识并掌握娴熟的技巧。

二、社区心理卫生服务的意义

心理救援需要密切联系当地民众,以社区作为基地和平台。社区心理救援服务的作用及意义如下:

1. 能在灾后第一时间启动对受灾人员的心理救援,把灾难造成的伤亡降到最低。

2. 能尽快稳定受灾人员情绪,减少恐惧和应激,使灾民基本安全感得以恢复。

3. 能减少社会恐慌,迅速吸收、组织、分配社会资源,包括医疗卫生、文化教育、政府及其他渠道的各种资源,提高生存率,减少二次伤害的发生,降低伤残率和死亡率,预防次生灾害的发生。

因此,在灾后重建中要及早建立包括心理卫生服务在内的各种社区服务功能。

三、社区心理卫生服务的基本原则

1. **统一组织协调**　灾后社区心理卫生服务应在政府各级主管部门的统一协调和安排下进入,配合政府的灾后救助任务,融入灾后救援系统进行组织和实施,发挥心理卫生专业的特点和优势。

2. **时序性**　灾后社区心理卫生服务应遵循灾难医学本身的特点,在灾后不同的阶段提供针对不同需求的专业服务,遵从灾后应急救援本身的时序特点。

3. **科学救灾与当地文化适应**　心理卫生专业人员应特别注重受灾人群本身的文化特点,根据灾民的需求和文化习俗,利用传统文化资源优势,充分发挥灾民自身文化中积极有利的方面;避免忽视灾民感受而把僵化的技术和诊疗程序,甚至把与文化有冲突的理论和方式强加给灾民;要具备基本的跨文化沟通能力,尊重并虚心学习灾民的生活方式、信仰、语言、习俗,理解其认知、情绪和行为特点,包括求助行为、沟通方式、应激反应和哀伤反应方式,获得他们的信任和支持。

4. **职业道德与伦理**　心理卫生专业人员应具有良好的伦理和职业道德,遵循不加重伤害原则。在灾后的急性期,提供情绪支持和陪伴、生活照料、医疗救治。尽量学会处理精神科以外的医学问题,不以专业范围为由推诿;必要时要协助护理等工作。

5. **资源整合**　心理卫生专业人员的工作应整合到当地政府组织实施的灾后救援工作中,成为政府灾后救援工作的一部分,也需要与其他灾后工作部门,如民政部门、教育部门、社工服务部门、防疫与公共卫生部门、群众团体等共同配合。

6. **需求导向,便捷服务**　当地的领导干部和灾民代表是社区重要的组成部分,大部分社区心理卫生服务的开展需要得到他们的信任,以深入到灾民的家庭、亲友以及特困和伤亡严重的民众中,细致访谈、了解需求,分享情感、提供日常生活的帮助,宣讲心理卫生知识,发挥当地灾民的积极作用。需要强调的是,有些需要精神医学治疗甚至自杀风险高的病人往往不会自主求医,心理卫生专业人员不能坐在诊室等病人来,而应主动提供服务。

四、社区心理卫生服务的三阶段的任务

社区心理卫生服务要顺应灾后应激反应及康复过程本身的规律,在三个阶段,包括急性应急阶段、灾后一周到灾后半年(短期反应阶段)、灾后半年至灾区社区功能基本恢复(长期反应阶段)开展针对性的工作。

1. **急性应急阶段**　从灾难发生到灾后一周,是高危人群筛查与处理阶段。此阶段以降低死亡率,提高救治率和存活率,减少伤残发生,稳定和保障幸存人员基本生活和安全为主。

2. **灾后一周到灾后半年(短期反应阶段)**　此阶段的重点是发现发生心理危机、应激相关障碍或应激伴发的各种认知、情绪、行为问题的幸存者及精神疾病易感的高危人群,并提供精神医学处理、药物治疗、危机干预、心理援助与指导、心理治疗等。

3. **灾后半年至灾区社区功能基本恢复(长期反应阶段)**　是灾后心理康复与重建阶段。此阶段受灾人员的心理社会功能基本建立,应随访各种心理卫生服务的目标人群,帮助他们在三级社区心理卫生服务系统中得到全面治疗。

五、三阶段常见精神卫生问题及其处理

(一) 第一阶段(急性应急阶段)

1. **常见问题——急性应激障碍**　此期可出现定向障碍、焦虑、恐惧、哀痛及情感麻木,常有依恋家人、生活自理能力下降等行为幼稚化表现,可因为创伤性记忆闪回而出现幻觉、错觉,部分灾民可出现睡眠障碍、噩梦、慢性疼痛、胸闷等生理功能改变。

2. **心理救援服务要点**　识别不同年龄人群的灾难性应激反应,快捷评估和处理急性应激伴发的各种心理卫生问题。处理急性应激障碍病人,防止发展成创伤后应激障碍。对出现严重心理危机的病人,如应激相关的精神病、严重焦虑、抑郁、失眠、严重躯体应激反应等给予有效的药物治疗和心理支持性干预;对有明显自杀念头和行为的病人给予必要的住院或药物治疗。

3. **心理救援技术**

(1)建立心理卫生服务小组:获得灾民基本人口资料,制定心理卫生状况评估简表,包括:基本人口学特征,躯体健康、基本应激反应状况,如意识、情绪、思维、行为、生活自我照顾能力、参与社区活动能力、应激强度,目前有无自杀危险;既往医学及精神健康状况;家庭伤亡情况、财产毁损情况等。

(2)受灾人群的访谈:每组 2～3 人对安置点的灾民逐户访谈,特别要注意以下技巧。

1)尊重、理解,建立良好的关系,尽量用他们熟悉的语言或本地语言。

2)从关心灾民的健康和生活切入,包括随身携带适合灾后的方便日用品、常用非处方药品等。

3)适当的身体检查,如测血压、血糖等,同时观察灾民的精神状况,有效建立关系。

4)运用非言语交流,如友好、关切的目光接触,灾民可接受的躯体接触;注意观察灾民的表情、目光、语言及行为反应方式。

5)适应和尊重灾民的文化习俗,访谈形式不拘,可单独或多人同时进行。

6)倾听为主,了解信息,穿插对关键心理卫生信息的提问;简要记录并提前告知灾民。不可只顾记录或在问卷、量表上评分而不顾灾民的感受。

7)避免使用专业术语,在给予关怀和支持的气氛下用他们能理解的方式提问。

8)每个或每组灾民一次访谈时间以 10～15 分钟为宜,避免疲劳、注意力不集中。

9)重视同房间灾民、社区居民或家属提供的信息;不可随意照相,如必要,应首先征得其同意。

（3）陪护性支持技术：对严重应激状态的儿童、老年人、妇女、丧亲者给予适当的陪护性支持，陪护人员尽可能稳定，避免单纯劝慰和空泛的保证。

（4）建立社区安全岛：尽快建立安全、支持系统。根据条件，尽可能让家庭、家族成员尽早见面团聚，社区、村组邻近的灾民在一起，尽快恢复正常化和稳定的生活秩序。例如，儿童稳定化的要素包括：在与以前尽可能相似的环境中，与熟悉的人在一起，获得以前熟悉的玩具，与熟悉的伙伴一起，便于彼此支持、照顾、分享情感和学习应对灾难的经验。

（5）建立临时的医疗服务站，在安置点提供心理应激医学服务，配置必要的常用精神药物。

（6）针对受灾人员的社区服务

1）社区心理关爱的活动本地区化：在社区环境中通过传统文化中的积极信念、格言、故事分享、民族风情、音乐、民俗等，建立社区心理的安全岛。

2）针对心理危机的个体，重点建立个人档案，落实专门专业人员跟进，进一步评估、治疗或心理干预。

3）对不同性质的受灾群体，如学生、教师、丧亲者、丧子者、房屋倒塌者和隔离者进行团体支持和干预。

值得注意的是：药物治疗对较严重的心理危机状态也是重要的措施，但灾民可能对此不理解。对此，专业人员要耐心进行健康教育。可鼓励那些通过治疗好转的灾民成为最有效的健康教育者，利用他们的经历去影响和说服有治疗指征的病人，让他们得到及时治疗。

（二）第二阶段（灾后一周至灾后半年）

1. 常见问题　急性应激后的灾民往往还会面临慢性的心理社会应激，如由于躯体的残疾和功能障碍，家园丧失，在就业和生活目标重建等方面都会产生现实的困难。病情严重、迁延不愈的病人有可能发展为PTSD。提供及时、有效的心理卫生服务将减少近期和远期心理障碍的发生，减少灾难有关的心理障碍所致的社会功能残疾。

2. 心理救援服务要点

（1）配合政府建立起持久稳定的心理卫生社区服务，对所在社区居民的心理健康水平建立初步的档案，并进行分层归类，按需服务，分别干预。

（2）心理卫生服务与心理健康促进并进：重视灾民及其社区的积极因素，面向发展潜能、复原力和资源，综合开展心理健康促进。心理健康促进的措施包括：提供生存技术和知识的培训；结合本土文化的资源，发挥优势，促进自愈和适应。

3. 心理卫生救援技术

（1）文化资源取向的社区心理卫生服务：与当地政府、各种与救援相关的组织机构建立良好的合作关系，建立共同干预工作组。

（2）结合本地文化特点的团体心理干预：如可开展"希望之家"小组活动，参加人员包括社区精神科医师、心理治疗师、社工、安置点管理人员、灾民代表。

（3）个案心理干预：灾后伤员因躯体损伤及心理创伤，需要专门的精神卫生服务。内容包括：对受伤人员心理状况的评估，可采用心理健康状况评估表（SRQ）；对受伤人员建立心理卫生服务档案，并按期随访服务；采用适合受伤人员的心理干预技术；对灾后受伤合并急性重度精神障碍的病人进行分诊、转诊及治疗；对救治医务人员进行心理干预；对受伤人员家属的心理健康教育。

（4）心理干预的注意事项：实施心理干预要考虑灾害的阶段性、受灾群众的特征及文化习俗。以下行为不受欢迎，要避免：只关心发问卷、做调查，轻服务；强迫灾民谈自己不愿意谈的内容；强迫当地人员参加"心理咨询培训"；把灾民看成弱者，过分控制和要求灾民，不尊重他们的习俗和文化；强迫他们写自己的经历，然后把他们写的东西带走；扰乱灾民的生活方式，做出不现实的承诺；复杂、耗时且困难的作业和游戏；与灾民的需求不相符的心理干预技术；因轮换人员或没有组织地反复要求灾民被咨询。

(三) 第三阶段(灾后半年以后)

阶段目标和工作内容如下。

1. 恢复灾民正常稳定的生活秩序,完善灾后重建的基础和康复设施。

2. 对灾民心理康复所必需的人员,包括精神科医师、乡村全科医师、初级心理卫生保健人员进行培训和督导。

3. 在国家、省级、专科医院、县级综合医院及乡镇五级心理卫生服务模式中让病人得到便捷、有效的治疗。

4. 社区心理健康的广泛普及、教育,通过义诊、社区文化活动,帮助社区居民掌握基本的心理健康知识,提高他们对常见精神疾病的知晓率,早期发现病人,消除偏见和羞耻感,提高主动就医率。

5. 整合政府、社会及外来资源,充分利用社区自身资源,多部门、多渠道合作,开展生产自救、再就业技能训练,创建符合灾区文化的实用康复设施。

6. 重视和挖掘灾民文化资源优势,创新灾后康复模式,如建立自助心理康复团体。本土文化取向的心理康复可以重建居民的自信和价值感。

7. 做好当地全科医师及初级心理卫生人员培训。培训内容以实用、够用、能用为原则,使社区全科医师具备基本的灾后社区心理卫生服务知识,掌握心理救援服务技术,通过示范、实践、督导等途径,培养出一批能够并且愿意长期从事心理康复服务工作的人员,使他们成为社区心理康复的骨干或助手。

(裴红红)

思考题

1. 请简述群体应激反应的特点。

2. 心理救援系统的内容有哪些?

思考题解题思路

本章目标测试

本章思维导图

推荐阅读

［1］ 沈洪,刘中民. 急诊与灾难医学. 3 版. 北京:人民卫生出版社,2018.

［2］ 葛均波,王辰,王建安. 内科学. 10 版. 北京:人民卫生出版社,2024.

［3］ 陈孝平,张英泽,兰平. 外科学. 10 版. 北京:人民卫生出版社,2024.

［4］ 陈国强,钱睿哲. 病理生理学. 10 版. 北京:人民卫生出版社,2024.

［5］ 万学红,卢雪峰. 诊断学. 10 版. 北京:人民卫生出版社,2024.

［6］ 李俊. 临床药理学. 7 版. 北京:人民卫生出版社,2024.

［7］ 王吉耀,葛均波,邹和建. 实用内科学. 16 版. 北京:人民卫生出版社,2022.

［8］ 王正国. 野战外科学. 北京:人民卫生出版社:2010.

［9］ 王一镗,刘中民. 灾难医学理论与实践. 北京:人民卫生出版社,2013.

［10］ 吴孟超,吴在德. 黄家驷外科学. 8 版. 北京:人民卫生出版社,2021.

［11］ 中国工程院. 精准医学与创伤救治. 北京:高等教育出版社,2017.

［12］ GUNN S W A. 灾难医学与人道救援词典:第 2 版. 孙海晨,周荣斌,译. 北京:人民卫生出版社,2015.

［13］ MARX J A. Rosen's emergency medicine. 9th ed. Saint Louis:W.B. Saunders Inc,2016.

［14］ PARRILLO J E,DELLINGER R P. Critical care medicine:principles of diagnosis and management in the adult. 5th ed. New York:Elsevier Inc,2019.

［15］ PERMAN S M,ELMER J,MACIEL C B,et al. 2023 American Heart Association focused update on adult advanced cardiovascular life support:an update to the American Heart Association Guidelines for Cardiopulmonary Resuscitation and Emergency Cardiovascular Care. Circulation,2024,149(5):e254-e273. doi:10.1161/CIR.0000000000001194.

［16］ CLINE D M,MA O J,CYDULKA R K,et al. Tintinalli's emergency medicine manual. 8th ed. New York:McGraw Hill Education,2017.

中英文名词对照索引

C 反应蛋白　C-reactive protein, CRP　199

ST 段抬高型心肌梗死　ST-segment elevation myocardial infarction, STEMI　87

A

阿托品　atropine　164

阿托品化　atropinization　164

胺碘酮　amiodarone　242

B

白细胞介素 -6　interleukin-6, IL-6　199

鼻出血　epistaxis　128

病态窦房结综合征　sick sinus syndrome, SSS　66

不伤害原则　principle of non-maleficence　273

不稳定型心绞痛　unstable angina, UA　87

C

肠内营养　enteral nutrition, EN　227

肠外营养　parenteral nutrition, PN　227

迟发性多发性神经病　delayed polyneuropathy　162

抽搐　tic　40

出血　bleeding　109

创伤后应激障碍　post-traumatic stress disorder, PTSD　264, 324

创伤急救　trauma care　248

D

代偿性抗炎反应综合征　compensatory anti-inflammatory response syndrome, CARS　211

低钙性抽搐　low calcium seizures, LoCaS　44

低体温　hypothermia　181

低血容量性休克　hypovolemic shock　148

低血糖昏迷　hypoglycemic coma　34

低血糖症　hypoglycemia　34

地震　earthquake　298

癫痫　epilepsy　45

电击　electric shock　243

电击伤　electrical injury　187

动脉血压　arterial pressure, AP　216

冻伤　frostbite　180

毒蕈碱样症状　muscarinic symptoms　162

多发伤　multiple injury　255

多器官功能障碍综合征　multiple organ dysfunction syndrome, MODS　209

F

发热　fever　6

非 ST 段抬高型心肌梗死　non-ST-segment elevation myocardial infarction, NSTEMI　87

非劳力性 / 经典型热射病　classic heatstroke　179

肺动脉楔压　pulmonary artery wedge pressure, PAWP　217

肺动脉压　pulmonary arterial pressure, PAP　218

肺结核　pulmonary tuberculosis　113

肺栓塞　pulmonary embolism, PE　57

肺血栓栓塞症　pulmonary thromboembolism, PTE　57

分级救治　medical treatment in echelons　287

分拣　triage　285

蜂螫伤　bee sting　193

复合伤　combined injury　259

腹腔镜输尿管取石　laparoscopic ureterolithotomy, LUL　107

腹泻　diarrhea　136

G

感染性休克　septic shock　148

高级心血管生命支持　advanced cardiovascular life support, ACLS　240

高热抽搐　febrile seizures, FS　43

高渗性高血糖状态　hyperosmolar hyperglycemic state, HHS　38

高血压危象　hypertensive crisis　81

高原病　high-altitude illness　182

高原肺水肿　high-altitude pulmonary edema, HAPE　183

高原脑水肿　high-altitude cerebral edema, HACE　183

公正原则　principle of justice　273

冠状动脉灌注压　coronary perfusion pressure, CPP　233

过敏性休克　allergic shock　148

H

海啸　tsunami　304

呼气末 CO_2 分压　partial pressure of end-tidal carbon dioxide, $PetCO_2$　234

呼吸困难　dyspnea　47

昏迷　coma　17

混合性抗炎反应综合征　mixed antagonistic response syndrome, MARS　211

J

机械通气　mechanical ventilation　241

基本创伤生命支持　basic trauma life support, BTLS　250

基本生命支持　basic life support, BLS　234

急救医疗服务体系　emergency medical service system, EMSS　1

急性感染　acute infection　199

急性高原反应　acute mountain sickness, AMS　183

急性冠脉综合征　acute coronary syndrome, ACS　87

急性呼吸窘迫综合征　acute respiratory distress syndrome, ARDS　59

急性尿潴留　acute urinary retention, AUR　146

急性肾损伤　acute kidney injury, AKI　142

急性食物中毒　acute food poisoning　168

急性心力衰竭　acute heart failure, AHF　55

急性胸痛　acute chest pain　85

急性一氧化碳中毒　acute carbon monoxide poisoning　175

急性应激障碍　acute stress disorder, ASD　324

急性有机磷杀虫剂中毒　acute organophosphorous insecticides poisoning　161

急诊科　emergency department, ED　2

急诊医疗服务　emergency medical service, EMS　1

急诊医学　emergency medicine　1

挤压伤　crush injury　262

挤压综合征　crush syndrome　262

继发性创伤应激　secondary traumatic stress　295

简单急救分诊及快速治疗　simple triage and rapid treatment, START　286

间隙综合征　compartment syndrome　188

降钙素原　procalcitonin, PCT　200

交通伤　traffic injury　306

交通事故　traffic crash　306

节肢动物　arthropod　193

结核菌素纯蛋白衍生物　purified protein derivative, PPD　114

浸渍综合征　immersion syndrome　177

经皮肾镜取石术　percutaneous nephrolithotomy, PCNL　107

酒精中毒　alcoholism　172

K

咯血　hemoptysis　109

控制通气　control ventilation, CV　241

L

劳力性热射病　exertional heatstroke　179

雷击　lightning strikes　243

冷利尿　cold diuresis　282

利多卡因　lidocaine　242

连续性肾脏替代治疗　continuous renal replacement therapy, CRRT　229

颅内压增高　increased intracranial pressure　78

M

脉搏指示连续心输出量　pulse-indicated continuous cardiac output, PiCCO　218

镁剂　magnesium　242

N

脑出血　intracerebral hemorrhage　23

脑电图　electroencephalogram, EEG　221

脑复苏　cerebral resuscitation　231, 244

脑梗死　cerebral infarction, CI　28

脑栓塞　cerebral embolism　30

脑血流量　cerebral blood flow, CBF　244

泥石流　debris flow　303

尿潴留　urinary retention, UR　146

农药　pesticide　161

O

呕吐　vomiting　130

P

偏头痛　migraine　84

平均动脉压　mean arterial pressure, MAP　216

瀑布效应　cascade　149

Q

气道异物梗阻　foreign body airway obstruction, FBAO　238

全身性感染　systemic infection　213

全心舒张末期容积　global end-diastolic volume，GEDV　218

R

热痉挛　heat cramp　179

热射病　heat stroke　179

热衰竭　heat exhaustion　179

人为灾难　man-made disasters　306

容量控制通气　volume control ventilation，VCV　241

S

山体滑坡　landslides　302

烧烫伤　burn　185

少尿　oliguria　140

社区获得性肺炎　community-acquired pneumonia，CAP　203

神经低血糖表现　neuroglycopenic symptom　34

神经源性休克　neurogenic shock　149

肾和输尿管结石　renal and ureteral calculi　106

肾绞痛　renal colic　106

肾上腺素　epinephrine　242

生命垂危病人　patient with life threatening condition　2

生命伦理学　bioethics　273

生长抑素　somatostatin　121

室上性心动过速　supraventricular tachycardia，SVT　70

室性心动过速　ventricular tachycardia，VT　68

手动除颤器　manual defibrillator　237

输尿管镜取石术　ureteroscope lithotripsy，URL　107

损伤控制外科　damage control surgery，DCS　258

T

碳酸氢钠　sodium bicarbonate　242

糖尿病酮症酸中毒　diabetic ketoacidosis，DKA　36

体外冲击波碎石　extracorporeal shock wave lithotripsy，ESWL　107

头痛　headache　76

突发公共卫生事件　public health emergency　274

托颌法　jaw thrust　236

W

危重症监护　critical care　2

无复流现象　no-reflow phenomenon　245

无尿　anuria　140

蜈蚣螫伤　centipede sting　195

X

痫性发作　epileptic seizure　45

现场人员　first responder；lay rescuer　235

限制　restriction　273

消化道出血　gastrointestinal hemorrhage　115

小儿心肺复苏　pediatric cardiopulmonary resuscitation，PCPR　237

哮喘慢阻肺重叠　asthma-COPD overlap　51

蝎螫伤　scorpion sting　194

心肺复苏　cardiopulmonary resuscitation，CPR　231

心悸　palpitation　62

心律失常　cardiac arrhythmia　62

心室电风暴　ventricular electrical storm，VES　72

心室扑动/心室颤动　ventricular flutter/ventricular fibrillation　70

心输出量　cardiac output，CO　218

心源性休克　cardiogenic shock　148

心脏性猝死　sudden cardiac death，SCD　231

心脏指数　cardiac index，CI　218

心脏骤停　sudden cardiac arrest，SCA　231

心脏骤停后综合征　post-cardiac arrest syndrome，PCAS　232

胸腔内血容量指数　intrathoracic blood volume index，ITBVI　218

胸外按压　chest compression　235

休克　shock　148

序贯性系统衰竭　sequential system failure　209

眩晕　vertigo　20

血管加压素　vasopressin　122

血流动力学监测　hemodynamic monitoring　216

血尿　hematuria　123

血清淀粉样蛋白 A　serum amyloid A，SAA　200

Y

压力控制通气　pressure control ventilation，PCV　241

烟碱样症状　nicotinic symptoms　162

淹溺　drowning　177，242

盐酸戊乙奎醚　penehyclidine hydrochloride　164

仰头抬颏法　head tilt-chin lift　236

腰椎间盘突出症　lumbar intervertebral disc herniation　103

乙酰胆碱酯酶　acetylcholinesterase　161

意外低体温　accidental hypothermia　180

原发性支气管肺癌　primary bronchogenic carcinoma　114

院内心脏骤停　in hospital cardiac arrest，IHCA　234

院前急救　prehospital care　1，248

院外心脏骤停　out of hospital cardiac arrest, OHCA　234

晕厥　syncope　14

Z

灾难医学　disaster medicine　1, 267

灾难医学救援　disaster medical rescue　270

责任　responsibility　273

支气管扩张症　bronchiectasis　112

支气管哮喘　bronchial asthma　50

蜘蛛螫伤　spider bite　194

植入型心脏复律除颤起搏器　implantable cardioverter

defibrillator, ICD　69

中间型综合征　intermediate syndrome, IMS　162

中心静脉压　central venous pressure, CVP　217

中毒　poisoning　157

中暑　heat illness　178

蛛网膜下腔出血　subarachnoid hemorrhage　31

主动脉夹层　aortic dissection, AD　90

资源　resource　273

自然灾难　natural disaster　298

自主性原则　principle of autonomy　273

尊重原则　principle of respect　273

彩图 12-1　冻疮

彩图 12-2　局部冻结性冻伤

彩图 12-3　鼠咬伤婴儿

适用于有生命危险需立即救治的伤员，用红色标记

伤情并不立即危及生命，但又必须进行手术的伤员，可用黄色标记

所有轻伤，用绿色标记

抢救费时而又困难，救治效果差，生存机会不大的危重伤员用黑色标记

A　危重伤

B　重伤

C　轻伤

D　濒死伤

伤员分拣

彩图 16-1　批量伤员现场分拣

彩图 18-7　4 色分拣标签(正、反两面)

彩图 18-8　帐篷展开、检伤分类场示意图

52检